W0268644

Erwin Kuntz
Erkrankungen der Gallenblase und Gallenwege

Prof. Dr. A. SCHRETZENMAYR,

dem unermüdlichen Initiator und Förderer
der ärztlichen Fortbildung

Erkrankungen der Gallenblase und Gallenwege

Prof. Dr. med. **Erwin Kuntz**

Chefarzt der Medizinischen Klinik II
Kreis- und Stadtkrankenhaus Wetzlar

Mit einem Geleitwort von

Prof. Dr. med. H. A. Kühn, Würzburg
und
Prof. Dr. med. E. Ungeheuer, Frankfurt

Mit 68 einfarbigen und 58 farbigen Abbildungen
Im Anhang 50 Multiple-Choice-Fragen

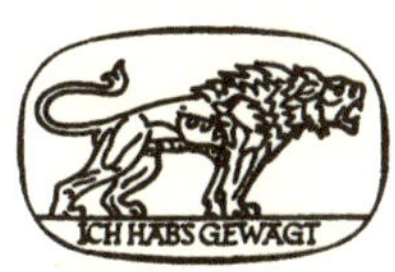

J. F. LEHMANNS VERLAG MÜNCHEN

© J.F. Lehmanns Verlag, München 1974
Softcover reprint of the hardcover 1st edition 1974

Alle Rechte vorbehalten
Lithos: Graph. Kunstanstalt Osiris, München
Satz, Druck, Bindung: Universitätsdruckerei H. Stürtz AG, Würzburg

ISBN 978-3-642-86637-1   ISBN 978-3-642-86636-4 (eBook)
DOI 10.1007/978-3-642-86636-4

Inhalt

VIII

Vorwort

Einführung und Zielsetzung

Zahlreiche Teilnehmer meines Seminars über „Gallenwegserkrankungen" in Bad Gastein und Davos – im Rahmen der Fortbildungskongresse der Bundesärztekammer – trugen immer wieder den Wunsch an mich heran, dieses Seminar in Buchform vorliegen zu haben.

Auch wenn man sich seit vielen Jahren mit besonderem Interesse Fragen der Gastroenterologie widmet, so zögert man doch vor der schwierigen Aufgabe zurück, einen möglichst schematisierten, möglichst didaktischen und gleichzeitig auch aktuellen Überblick über das Gebiet der Gallenwegserkrankungen zu geben.

Die große Resonanz der zahlreichen Fortbildungsvorträge über Gallenwegserkrankungen, zahlreiche Diskussionsgespräche und persönliche Anfragen haben mich ermutigt, mit dieser monographischen Übersicht einen Beitrag zur praktischen Gastroenterologie zu liefern – *aus der Praxis für die Praxis.*

So wendet sich diese Übersicht vor allem an meine Seminar-Teilnehmer, darüber hinaus aber auch an die praktisch und klinisch tätigen Ärzte, Internisten und Chirurgen und an alle an Fragen der Gastroenterologie Interessierte. Diese Arbeit möchte aber auch den jüngeren Kollegen in den letzten klinischen Semestern einen didaktischen Überblick über ein bedeutsames Teilgebiet der Medizin vermitteln und durch die beigefügten multiple-choice-Fragen – wie auch jedem Leser – die Möglichkeit der Selbstkontrolle geben.

Bewußt wurde bei der Darstellung auf wissenschaftliche oder experimentelle Details verzichtet; Arbeitshypothesen habe ich nur so weit wie nötig gestreift; widersprüchliche Auffassungen im Schrifttum wurden nicht zur Verunsicherung des Lesers ausgeweitet, sondern vereinfacht oder zur Synthese genähert – ohne damit ein Werturteil oder gar eine Entscheidung praejudizieren zu wollen. Als Ziel blieb mir stets vor Augen: die fachliche Freude an einem Teilgebiet der Medizin zu wecken, denn:

> *mit der fachlichen Freude steigert sich das Interesse,*
> *mit dem Interesse das fachliche Wissen,*
> *mit dem fachlichen Wissen die Sicherheit in Diagnostik und Therapie –*
> *und das ist letztlich stets unser aller Ziel und Endzweck unseres beruflichen Lebens.*

Der Schwerpunkt wurde bewußt auf die in Zukunft immer mehr geforderte Detail-Diagnostik gelegt, denn nur sie bietet auch eine gute Ausgangsbasis für eine differenzierte Therapie. Daher sollte aus internistischer Sicht auch die operative Seite der Gallenwegserkrankungen dem Nicht-Chirurgen vereinfacht und schematisiert dargestellt werden – völlig frei der Absicht, Operationstechnik oder -taktik einer kritischen Würdigung unterziehen zu wollen. Vielmehr wurde eine Synthese der konservativen und operativen Betrachtung der Gallenwegserkrankungen als eine in sich geschlossene Einheit angestrebt.

Ein zwar relativ großes, dennoch auf 400 Arbeiten reduziertes Literaturverzeichnis soll dem Interessierten eine weitere Vertiefung in einzelne Fragen ermöglichen. Dabei wurden vor allem solche Arbeiten zitiert, die durch weitere Literaturangaben eine breitere Übersicht über eine spezielle Frage erleichtern. Den einzelnen Kapiteln dieses Buches folgt jeweils eine Zusammenfassung wichtig erscheinender Literaturnummern. Dem Literatur-Verzeichnis selbst ist eine Übersicht über bedeutsame Monographien aus dem Gebiet der Gallenwegserkrankungen nachgestellt.

Auf ein möglichst ausführliches Sachregister wurde größter Wert gelegt, um ein rasches Aufsuchen auch detaillierter Sachbegriffe zu ermöglichen.

So sei herzlich gedankt für die wertvollen Anregungen aus Diskussionen, kollegialen Gesprächen und Anfragen. Herzlicher Dank gilt der fachlichen Beratung durch Herrn Prof. Dr. W. BECKER, Chefarzt der Chirurgischen Klinik, und Herrn Priv.-Doz. Dr. D. BEDUHN, Chefarzt der Radiologischen Klinik des Kreis- und Stadtkrankenhauses Wetzlar, sowie meinen früheren Kollegen, Herrn Dr. E. JÄGER, Chefarzt der Chirurgischen Abteilung, und Herrn Dr. K. H. VOGEL-GESANG, Chefarzt der Röntgen-Abteilung am Diakonie-Krankenhaus Schwäbisch Hall. Ihre Anregungen und Hinweise haben zur Geschlossenheit des Buches wesentlich beigetragen.

Herzlicher Dank gebührt auch allen Kollegen, die mir liebenswürdigerweise Bildmaterial zur Verfügung stellten; sie sind in einer besonderen Übersicht aufgeführt. Wir waren der Meinung, daß ein möglichst instruktives Bildmaterial, aber auch ein farbliches Absetzen von Tabellen und Schemata das Lesen des Textes erleichtert, Verständnis und Einprägsamkeit fördern und das Interesse weckt.

Herzlicher Dank gilt meinem früheren Lehrer, Herrn Prof. Dr. H. A. KÜHN, der letztlich die Anregung zu intensiverer Beschäftigung mit gastroenterologischen Fragen gab und seine Mitarbeiter durch Lehre und klinische Tätigkeit zu begeistern verstand, sowie Herrn Prof. Dr. E. UNGEHEUER, dessen instruktive Fortbildungen, auch im gemeinsam durchgeführten Seminar, und dessen großes chirurgisches Zahlenmaterial mir persönlich großen Gewinn bedeuteten und darüber hinaus sogar ausgesprochen konservativ eingestellte Ärzte tief beeindruckten. Ich bin dankbar, daß sich beide bereitfanden, dem vorliegenden Buch ein internistisches und ein chirurgisches Geleitwort voranzustellen.

Abschließend sei dem Lehmans Verlag, insbesondere den Verlegern B. SPATZ und V. SCHWARTZ für ihre Hilfe und Beratung, aber auch für die großzügige Ausstattung und die farbliche Gestaltung des Buches herzlich gedankt.

Die vorliegende Übersicht strebte weder nach Vollkommenheit noch nach Proportionalität, sondern sie möchte eine systematisierte Orientierungshilfe für Klinik und Praxis sein und der ärztlichen Weiterbildung dienen.

E. Kuntz

XII

Internistisches Geleitwort

Erkrankungen der Gallenwege, vor allem die Cholelithiasis, haben seit den Kriegs- und Nachkriegsjahren im Gefolge des zunehmenden Wohlstands und der damit verbundenen Überernährung stark zugenommen. Das spiegelt sich auch in der großen Zahl von Einzelpublikationen über Pathophysiologie, Klinik und Therapie dieser Krankheiten wider. Da seit dem 1956 erschienenen Buch von SCHÖNDUBE keine zusammenfassende Darstellung der Gallenwegserkrankungen im deutschen Schrifttum erschienen ist – dieses Gebiet wird meist zusammen mit den Leberkrankheiten abgehandelt –, ist es zu begrüßen, daß erstmals wieder eine monographische Abhandlung über dieses wichtige Grenzgebiet zwischen innerer Medizin und Chirurgie erscheint. Das um so mehr, als in den letzten 10 Jahren zahlreiche neue wichtige Erkenntnisse erarbeitet wurden. Sie betreffen sowohl die Pathophysiologie als auch Diagnostik und Therapie. Mein ehemaliger Gießener Mitarbeiter Prof. Dr. E. KUNTZ, jetzt Chefarzt der II. Medizinischen Klinik des Krankenhauses Wetzlar, seit Jahren in der ärztlichen Fortbildung tätig, legt in seinem Buch, gestützt auf große eigene Erfahrungen, eine Pathophysiologie und Klinik der Gallenwegserkrankungen vor, die der Bedeutung dieses für Praxis und Klinik gleichermaßen wichtigen Gebietes voll gerecht wird. Breiter Raum wird dabei der Diagnostik und Therapie gewidmet, ausführlich wird auch auf die Indikationen und Möglichkeiten der chirurgischen Therapie eingegangen. Damit wird vor allem den Bedürfnissen des praktizierenden Arztes Rechnung getragen, ist er es doch, der dem Kranken nur zu oft die Notwendigkeit eines operativen Eingriffs verständlich machen muß. Daß die Beschäftigung mit Problemen der Gastroenterologie in den Jahren der Zusammenarbeit in Gießen die Anregung zu diesem Buch gegeben hat, erfüllt mich verständlicherweise mit großer Freude, bedeutet es doch eine nachträgliche Bestätigung unserer damaligen gemeinsamen Arbeit.

Ich bin überzeugt, daß dieses Buch vielen Ärzten, sicher auch manchen Studenten, ein wertvoller Begleiter bei ihrer Arbeit werden wird.

Prof. Dr. H. A. KÜHN
Direktor der Med. Univ.-Klinik Würzburg

Chirurgisches Geleitwort

Die Morbidität der Gallenblasen- und Gallenwegsaffektionen stieg in West-
europa, in Skandinavien und Nordamerika von etwa 10% auf nahezu 25% an.
Bei einem so verbreiteten Krankheitsbild kann die soziale Bedeutung und die
Gefährlichkeit für den Träger nicht genügend hervorgehoben werden. Zwangs-
läufig mußte diese Häufigkeitszunahme zu einer Überprüfung herkömmlicher
Ansichten über Genese, Pathophysiologie, Prophylaxe, Diagnostik und Therapie
führen.

Es ist das Verdienst von E. KUNTZ, in seinem Seminar über Gallenwegserkrankungen auf den verschiedenen Fortbildungskongressen der Bundesärztekammer
einer breiten Schicht von praktischen Ärzten, Internisten und Chirurgen die
heutigen Kenntnisse auf diesem Gebiet übermittelt zu haben. Wer seine klaren,
didaktisch hervorragenden Vorträge gehört hat, weiß, daß besonders eine Monographie von ihm nicht nur durch Aufbau und Gliederung, sondern vor allem
durch die Form der Übermittlung des aktuellen Standes der Erkenntnisse über
Erkrankungen der Gallenblase und der Gallenwege alle Leser ansprechen wird.
Das Erstaunliche ist, daß Herr KUNTZ als Internist auch in hervorragender Weise
die modernen Gesichtspunkte bezgl. Indikationsstellung und chirurgischer Behandlung bei Erkrankungen der Gallenblase und der Gallenwege abgehandelt
hat. So gelang es ihm, in systematischer Reihenfolge die diagnostischen und
therapeutischen Möglichkeiten, auch auf chirurgischem Sektor, klar darzulegen.
In hervorragender Weise wurde der Text durch zahlreiche Skizzen, Tabellen und
besonders durch Farbabbildungen aufgelockert und verständlich gemacht. Bei
der Beschreibung der verschiedenen Operationsmethoden kam es dem Autor
weniger darauf an in chirurgische Details zu gehen, als vielmehr dem Nicht-
chirurgen vereinfacht und schematisiert operative Möglichkeiten aufzuzeigen.
Auch wurde klar hervorgehoben, daß nur durch eine optimale Zusammenarbeit
zwischen Ärzten der konservativen Seite und Chirurgen eine der jeweiligen
Situation angepaßte Behandlung von Gallenblasen- und Gallenwegserkrankungen möglich ist. Bei der Zunahme chirurgischer Interventionen wegen Erkrankungen der Gallenblase und der Gallenwege im letzten Jahrzehnt (z. B.
5800 Eingriffe in 10 Jahren im Krankenhaus Nordwest Frankfurt a. M.) war dem
Nichtchirurgen klar geworden, daß durch verschiedene präoperative und intraoperative diagnostische Verfahren sowohl Letalität wie auch Spätkomplikationen
auf ein Minimum zu reduzieren sind.

Herrn KUNTZ ist es meiner Ansicht nach gelungen, mit seinen Ausführungen
über die Erkrankung der Gallenblase und der Gallenwege nicht nur ein *Lehrbuch*,
sondern gleichzeitig auch ein *Repetitorium* fertigzustellen. Für den praktisch
tätigen Arzt, besonders für alle gastroenterologisch interessierte Fachärzte stellt
es ein Nachschlagebuch dar, das selbst noch für erfahrene Kliniker viele Anregungen geben wird! Ich bin sicher, daß das Buch von E. KUNTZ eine weite

Verbreitung findet und daß es ebenso gerne gelesen wird, wie seine Seminar-
veranstaltungen auf den verschiedenen Fortbildungsveranstaltungen über die
Erkrankungen der Gallenblase und Gallenwege besucht werden.

Prof. Dr. E. UNGEHEUER,
Direktor der Chirurgischen Klinik
Krankenhaus Nordwest,
Frankfurt a. Main-Praunheim

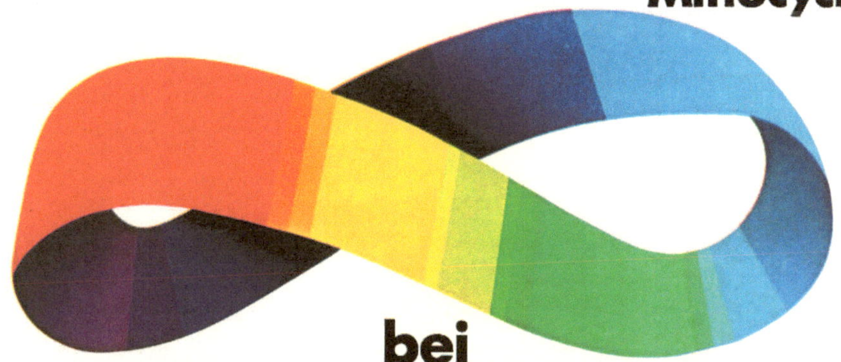

Zusammensetzung
KLINOMYCIN® ist 7-dimethylamino – 6 – deoxy – 6 – demethyltetracyclin (Minocyclin).
1 überzogene Tablette enthält 115.845 mg Minocyclin-monohydrochlorid-Dihydrat (entsprechend 100 mg Minocyclin-Base).
1 Meßlöffel Sirup zu 5 ml enthält 50 mg Minocyclin.

Indikationen
Infektionen durch empfindliche grampositive und gramnegative Bakterien - einschließlich der L-Formen, Mykoplasmen, Spirochäten, Rickettsien und große Viren. KLINOMYCIN® ist angezeigt bei Infektionen der Atemwege, der Gallenwege, des Urogenitaltraktes, der Haut, im HNO-Bereich, in der Gynäkologie und bei Allgemeininfektionen.

Kontraindikation
Überempfindlichkeit gegen Tetracycline.

Nebenwirkungen
Übelkeit, Brechreiz, Schwindelgefühl sowie Diarrhoe wurden beobachtet. Glossitis, Stomatitis, Pruritus ani und Störungen des hämatopoetischen Systems sind nicht auszuschließen.

Zur Beachtung
Strengste Indikationsstellung in der Schwangerschaft und bei Kindern bis zum schulpflichtigen Alter (Zahnverfärbung und Schmelzhypoplasie möglich). Bei schweren Nierenschädigungen im Stadium der Anurie oder hochgradiger Oligurie (unter 500 ml Harn täglich) sollte, bis weitere Untersuchungen vorliegen, KLINOMYCIN® nicht gegeben werden. Bei Blutharnstoffwerten über 90 mg % halbe Dosierung. Bei gestörter Leberfunktion, insbesondere bei Abflußstörung der Galle, ist Vorsicht geboten; die Leberfunktion sollte überwacht werden. Erhöhte Lichtsensibilität wurde nicht beobachtet. Unverträglichkeitserscheinungen bei gleichzeitigem Alkoholgenuß sind möglich. Da vereinzelt Übelkeit, Brechreiz und Schwindelgefühl auftreten können, sollte in diesen Fällen mit einer vorübergehenden Verminderung der Verkehrstüchtigkeit gerechnet werden. Wie bei allen Antibiotika kann es zum Überwuchern von nicht empfindlichen Erregern und Pilzen kommen. In diesem Falle ist therapeutisch entsprechend zu verfahren.

Dosierung und Anwendung
Tabletten: Erwachsene und Jugendliche erhalten zu Beginn der Therapie 2 Tabletten. Anschließend wird 1 Tablette alle 12 Stunden verabreicht.
Sirup: Initial 4 mg/kg Körpergewicht, dann 2 mg/kg Körpergewicht alle 12 Stunden. Da KLINOMYCIN® unabhängig von der Nahrungsaufnahme rasch resorbiert wird, erfolgt die Einnahme zu den Mahlzeiten mit reichlich Flüssigkeit. Die gleichzeitige Gabe von Antazida und Adsorbentien beeinträchtigt die Resorption.

Verschreibungsformen
 9 Tabletten DM 27.90   60 ml Sirup DM 18.65 (Originalpackung)
15 Tabletten DM 41.55   40 ml Sirup DM 12.95 (Pckg. für Kleinkinder)
Alle Preise lt. A.T.

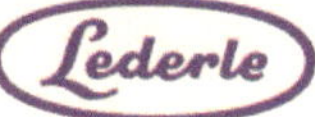

Cyanamid GmbH   8 München 60   ABTEILUNG LEDERLE ARZNEIMITTEL   CYANAMID

Das intrahepatische Gallenwegssystem

Die polyedrischen ein- bis mehrkernigen **Leberzellen** (Hepatozyten) bilden ein
1-zelliges Mauerwerk (muralium) in Form von Leberzellbalken (lamina hepatis).
Dieses trabekelartige Balkennetz bildet gleichzeitig ein zwischen sich gelegenes
röhrenförmiges Lakunen-System (lacuna hepatis), in welchem die Sinusoide aufgehängt sind. Mittels Perforationen in den Leberzellbalken kommunizieren die
Lakunen miteinander und bilden somit ein Labyrinth (Abb. 1).

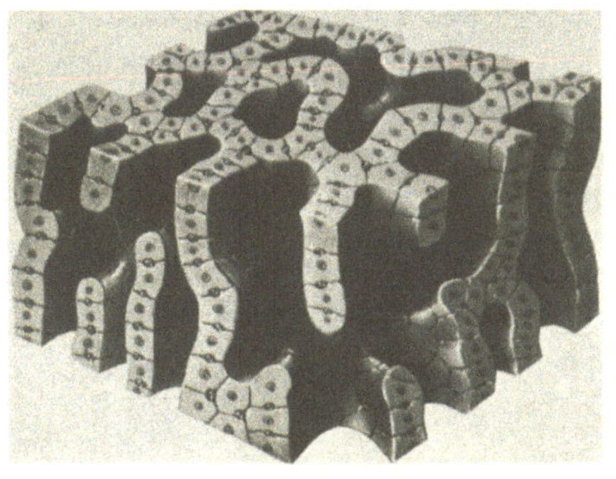

Abb. 1: Aufbau des Leberparenchyms in drei-
dimensionaler Sicht (schematisiert) mit Leberzellbalken und Sinusoid-Lakunen (ELIAS, 1949)

Die Wände der **Sinusoide** werden von Endothelzellen bzw. v. KUPFFERschen
Sternzellen gebildet und weisen ebenfalls Wandöffnungen auf, die in den DISSEschen
Raum einmünden. Über diesen Spaltraum steht das Sinusoid-Blut (Endverzwei-
gung der V. portae und A. hepatica) mit der Leberzelle in engem, stets zweiseitigem
Kontakt (Abb. 2).

Alle Leberzellen weisen an ihrer Außenfläche eine – vom Plasmalemm der
Leberzelle gebildete – rinnenförmige Vertiefung auf, die zusammengesetzt ein
röhrenartiges **Gallenkanälchen** (Canaliculus biliferus EPPINGER, 1902; ASCHOFF,
1905; Gallenkapillare) bilden und daher kein eigenes Wandepithel besitzen. Die
Leberzellen sind entlang dem Gallenkanälchen durch eine ununterbrochene
Kitt- bzw. Schlußleiste und durch lediglich knopfartige peribiliäre Desmosomen
(dense-bodies) fest und dicht aneinander geklebt. Daher kann nur bei pathologischen Zuständen Galle aus den Gallenkanälchen in den Interzellularraum aus-
treten und so über den DISSEschen Raum zum Ikterus führen. In der Nähe dieser
Gallenkanälchen ist das Cytoplasma der betreffenden Leberzelle am dichtesten
gefügt, so daß es bei einer Leberzellnekrose zum längeren Überleben der hier

1

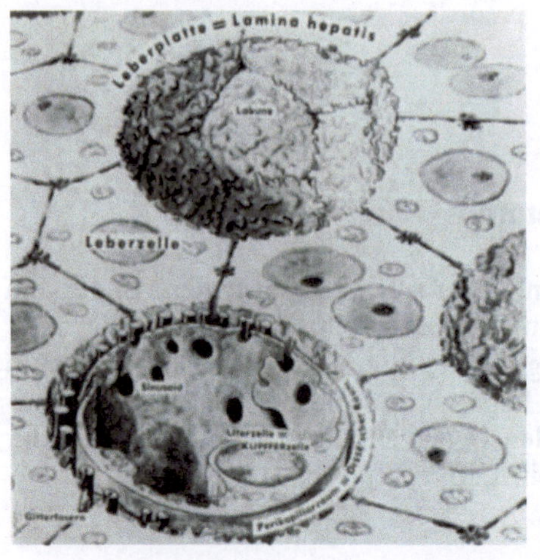

Abb. 2: Aufbau des Leberparenchyms (schematisiert) aus 1- oder 2-kernigen Hepatozyten mit Darstellung der lacunae hepatis und den durch den DISSESCHEN Raum sowie das Gitterfasernetz – als letzte Ausläufer der GLISSONSCHEN Kapsel – abgetrennten Sinusoiden (ELIAS, 1949)

gelegenen Gallenkanälchen kommt. Etwa $^3/_4$ aller Gallenkanälchen werden von jeweils 2 Leberzellen, etwa $^1/_4$ von jeweils 3 Leberzellen gebildet. Dieses Raumnetz der Gallenkanälchen ist also ein in sich völlig geschlossenes Röhrensystem, das innen durch Mikrozotten (Mikrovilli), sog. Gallenpole der Leberzelle, ausgekleidet und somit erheblich oberflächenvergrößert ist (Abb. 3, 4, 5).

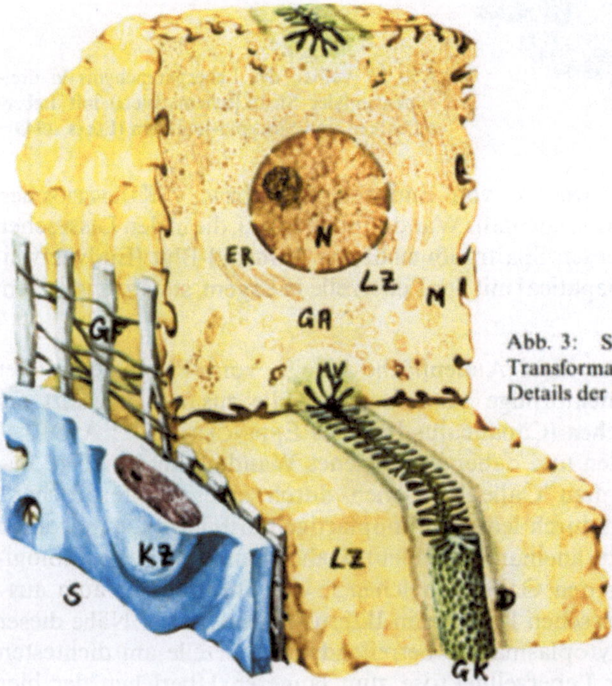

Abb. 3: Schematisierte, dreidimensionale Transformation elektronenmikroskopischer Details der Leberzelle mit Gallenkapillare:

S	Sinusoid
KZ	v. KUPFFERsche Zelle
LZ	Leberzelle
GF	Gitterfasernetz
GK	Gallenkapillare
MV	Mikrovilli
D	Desmosomen
GA	GOLGI-Apparat
M	Mitochondrien
ER	endoplasmatisches Retikulum

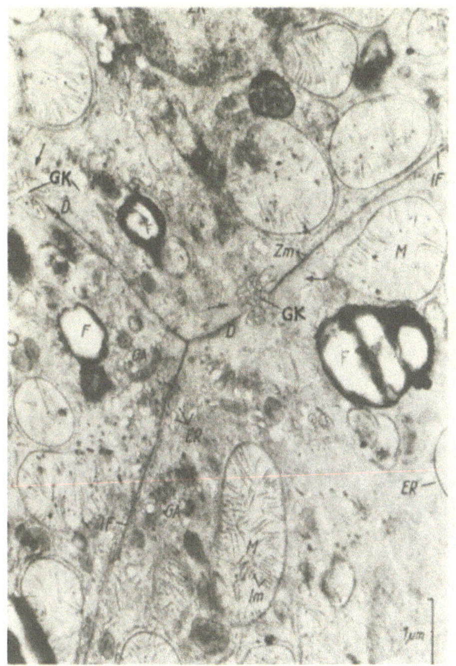 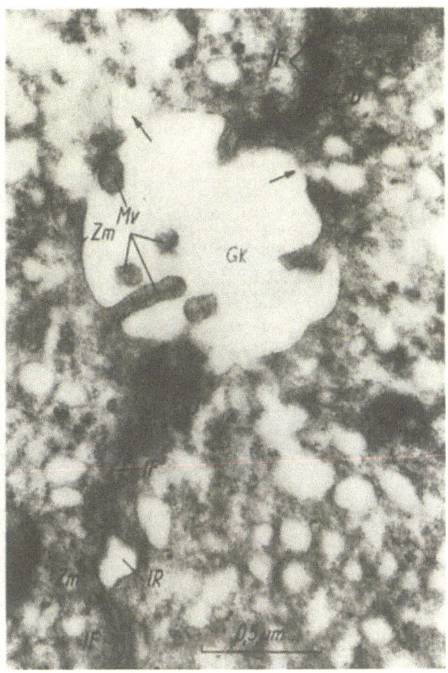

Abb. 4: Grenzbereich dreier benachbarter Leberzellen (Vergr. 22 600fach) (COSSEL, 1964)

Zm Zellmembran
IF Interzellularfuge
GK Gallenkapillare
D Desmosomen
ZK Zellkern
GA GOLGI-Apparat
ER endoplasmat. Retikulum
M Mitochondrien
Im Cristae mitochondriales
F Fetttropfen

Abb. 5: Grenzbereich zweier Leberzellen mit Gallenkapillare (Vergr. 57 250fach) (COSSEL, 1964)

Zm Zellmembran
IF Interzellularfuge
GK Gallenkapillare
IR Interparenchymat. Raum
Mv Mikrovilli
D Desmosomen mit osmiophilem Cytoplasma

Eine besondere, ebenfalls einzellige Leberplatte ist die Grenzplatte (lamina limitans) (ELIAS, 1949), die mit dem übrigen muralium verbunden ist und die Portalfelder (GLISSONsche Dreiecke) schlauchartig umgibt. Die Gallenkanälchen-Netze der Leberplatten münden über das Gallenkanälchen-Netz der Grenzplatte in die **Ductuli** (intralobuläre Ductuli, Cholangiolen) an der Läppchengrenze. Diese Ductuli bilden entlang der Grenzplatte einen Plexus und stehen dann mit den portalen, interlobulären Gallengängen in offener Verbindung. Ein Teil der Ductuli liegt außerhalb der Grenzplatte im periportalen Gewebe und werden HERINGsche Kanäle genannt. Die ampullenartig erweiterte Übergangsstelle zwischen Gallen-

3

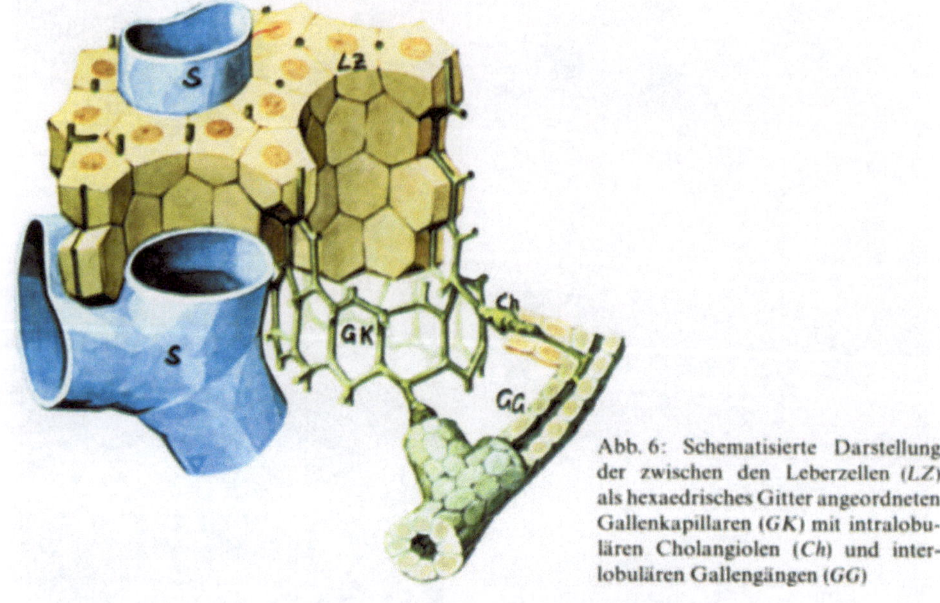

Abb. 6: Schematisierte Darstellung der zwischen den Leberzellen (*LZ*) als hexaedrisches Gitter angeordneten Gallenkapillaren (*GK*) mit intralobulären Cholangiolen (*Ch*) und interlobulären Gallengängen (*GG*)

kanälchen und Ductulus – am Ende der HERINGschen Kanäle – wird auch als Schaltstück (CLARA, 1930) bezeichnet; sie ist nach ASCHOFF *„die Achillesferse der Leber"* *und oftmals der Sitz einer schwelenden Cholangiolitis* (Abb. 6).

Entsprechend diesem Aufbau des intrahepatischen Gallensystems fließt die Galle im imaginären Leberläppchen über die Ductuli intralobulares und die **Ductus** interlobulares entgegen dem intralobulären Blutstrom zur Läppchen-Peripherie hin ab (Abb. 7).

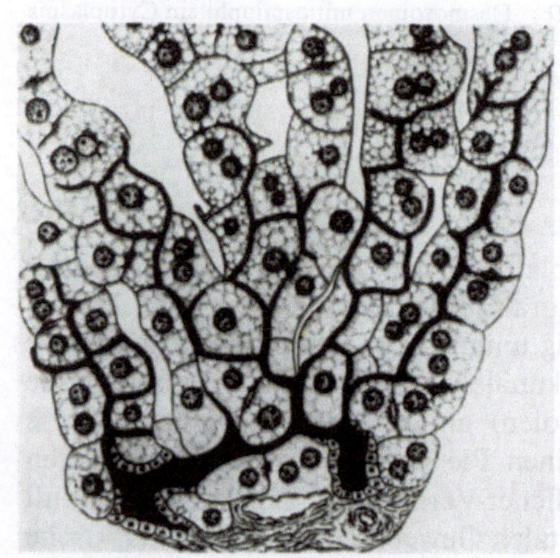

Abb. 7: Schematisierter Abfluß der Galle aus den Leberzellen über die Ductuli intralobulares (Gallenkapillaren) und die Ductuli interlobulares – entgegen dem Blutstrom – zur Läppchenperipherie und zum Periportalfeld

Die Cholangiolen münden nun in die größeren portalen (interlobulären) Gallengänge, die eine eigene, aus Leberzellen entstandene Epithelzellwand aufweisen. Auch die Epithelzellen sind zur Ganglichtung hin durch Kitt- bzw. Schlußleisten miteinander verklebt; sie tragen ebenfalls einen Stäbchensaum. Die Gallengänge vereinigen sich zu immer größeren intrahepatischen Gallengängen, so daß sich ein baumartig-verästeltes Gallengangs-System bis zum stammartigen, meistens extrahepatisch gelegenen Zusammenfluß von **Ductus hepaticus** dexter und Ductus hepaticus sinister ergibt. Dabei bildet die Hepaticus-Gabel einen individuell-variablen Winkel von 45–180° (Konfluens).

Das extrahepatische Gallenwegssystem

Durch den – gelegentlich aber auch intrahepatischen – Zusammenfluß des Ductus hepaticus dexter et sinister entsteht der **Ductus hepaticus communis** (Abb. 8).

Seine Länge variiert zwischen 0,5–9,5 cm, durchschnittlich 4,5 cm. Sowohl die Variabilität der Länge als auch die individuell-unterschiedliche Breite des Ductus hepaticus communis werden von der im Einzelfall recht verschiedenen Lage der Vereinigungsstelle bewirkt. Dabei können sich beide Ductus hepatici sowohl stumpfwinkelig als auch spitzwinkelig vereinigen, aber auch weitere Variationen des Verlaufs aufweisen:

So wird der Ductus hepaticus communis in 55,7 % der Fälle von 2 Ductus hepatici, in 32,7 % von 3, in 10,3 % von 4 und in 1,3 % der Fälle von 5 Ductus hepatici gebildet. Selten findet sich ein obliterierter Ductus hepaticus. Akzessorische Ductus hepatici kommen in 15,8 % der Fälle vor; dabei können sie sich mit dem

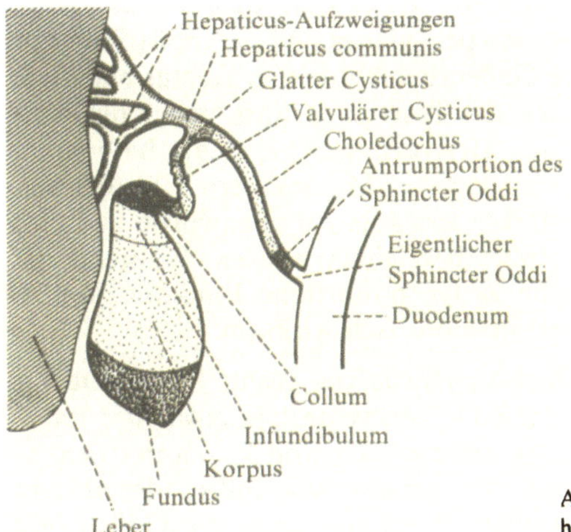

Abb. 8: Schematisierte Darstellung der extrahepatischen Gallenwege und der Gallenblase

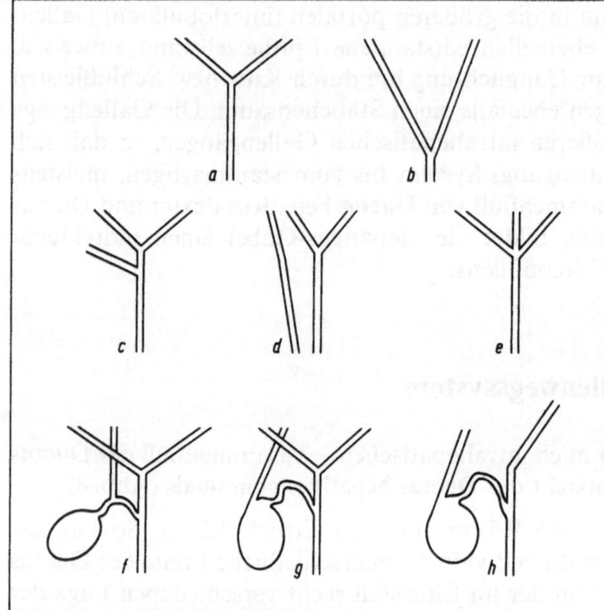

Abb. 9: Klinisch wichtige Variationen des Ductus hepaticus:
a hohe Hepaticus-Gabel
b tiefe Hepaticus-Gabel
c Akzessor. D. hepaticus in den D. choledochus
d Akzessor. D. hepaticus in das Duodenum
e Trifurcatio
f Akzessor. D. hepaticus in D. cysticus
g Akzessor. D. hepaticus in die Gallenblase
h D. hepaticus dexter-Mündung in die Gallenblase

Ductus cysticus oder dem Ductus choledochus vereinigen. Nur selten findet sich ein eigener Verlauf mit eigener Einmündung in das Duodenum. Von praktisch-chirurgischer Bedeutung ist das seltene Vorkommen eines direkt in die Gallenblase einmündenden akzessorischen Ductus hepaticus oder des Ductus hepaticus dexter (Abb. 9).

Aus dem Ductus hepaticus communis entspringt mit spitzwinkeligem Abgang (etwa 80%) und mit S-förmigem Verlauf der durchschnittlich 3–4 cm lange **Ductus cysticus**. Dieser Seitengang weist eine pars glabra und pars convoluta auf. Eine ventilartige Klappe verhindert den Gallenrückfluß in den Ductus hepaticus communis. In den geschlängelten Anteil des Ductus cysticus ragen die blutgefäßreichen Falten der Valvula spiralis HEISTERI, gleichsam als halbmondförmige Spiralklappen. Gleichzeitig eingelagerte Muskelfasern ermöglichen Verengung und Dilatation, wobei verstärkte muskuläre Faltenwülste auch als Collum-Cysticus-Sphinkter (LÜTKENS, 1926) bezeichnet werden. Während der LÜTKENSsche Sphinkter vorwiegend eine aktive motorische Funktion besitzt, ist die HEISTERsche Spiralklappe nur passiv-motorisch wirksam.

In etwa 80% der Fälle mündet der Ductus cysticus von rechts in den Ductus hepaticus communis ein, in etwa 10% der Fälle von ventral, in etwa 10% retroduodenal und in etwa 2% von dorsal. Als seltene Variation kreuzt der Ductus cysticus den Ductus hepaticus communis oder mündet von links, oder aber er ist vor der Einmündung spiralig gewunden. Weiterhin kann die Gallenblase

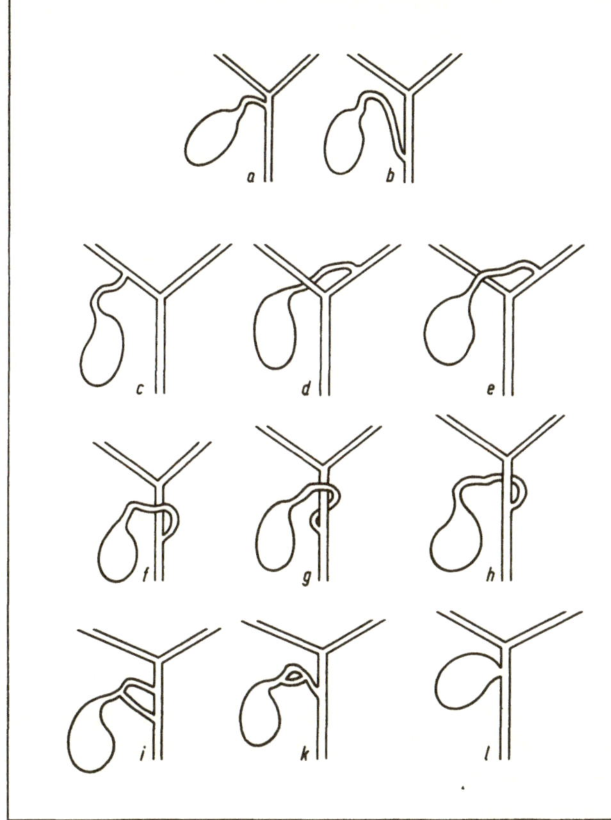

Abb. 10: Klinisch wichtige Variationen des D. cysticus:
a hohe Einmündung
b tiefe Einmündung
c Einmündung in den re. D. hepaticus
d Einmündung in den li. D. hepaticus (dorsal hinterkreuzt)
e Einmündung in den li. D. hepaticus (ventral überkreuzt)
f überkreuzt-linksseitige Einmündung
g spiralig-überkreuzte rechtsseitige Einmündung
h hinterkreuzt-linksseitige Einmündung
i gedoppelter D. cysticus mit getrennter Einmündung
k gedoppelter D. cysticus mit vereinter Einmündung
l fehlender D. cysticus

allmählich – ohne Ductus cysticus – direkt in den Ductus hepaticus communis einmünden. Nur sehr selten finden sich 2 Ductus cystici. Solche verschiedenartigen Varianten des Ductus cysticus können für die Entstehung von Beschwerden oder von Abflußstörungen verantwortlich sein, sie können aber auch intraoperative Schwierigkeiten bereiten (Abb. 10).

Gallengangs-Atresien – infolge Störungen der Rekanalisation in der 10. Embryonalwoche – betreffen sowohl den intra- als auch den extrahepatischen Anteil der Gallenwege, gelegentlich auch beide Abschnitte gleichzeitig. Die Atresie findet sich bei Mädchen häufiger als bei Knaben. Inwieweit eine (i. allg. recht eingreifende) chirurgische Behandlung Erfolg verspricht bzw. inwieweit das Leben des Kindes akut gefährdet ist oder für die folgenden Jahre ein Siechtum erwarten läßt, hängt im Einzelfall von der Ausdehnung der Atresie ab.

Vom Abgang des Ductus cysticus an wird der bisherige Ductus hepaticus communis als **Ductus choledochus** bezeichnet. Er ist etwa 2,8–9,5 cm lang, durchschnittlich 6,2 cm breit und weist einen Durchmesser von 6–10 mm auf, wobei er sich von etwa 5 mm über 6–8 mm bis maximal 12–13 mm duodenalwärts-konisch erweitert. Die Variation der Länge und Breite beruht auf der variablen Einmündung des Ductus cysticus. Dabei verläuft der Choledochus zunächst supraduodenal, sodann retroduodenal und letztlich intraduodenal, wobei er vor seiner Einmündung in das Duodenum etwa 2 cm intrapankreatisch verläuft. Infolge des intraduodenal-schräg-rechts gerichteten Verlaufes ist der Gallenabfluß besonders günstig. Die Choledochus-Wand enthält längsgerichtete glatte Muskelbündel, stellenweise ist die Wand aber auch muskel-frei. Die innere Wandung ist glatt, lediglich im Papillen-Bereich faltig. *Das mittlere Verlaufsdrittel ist relativ gefäßarm und somit schlecht ernährt, so daß dieser Bereich zu Stenosen disponiert.*

Der Ductus choledochus mündet an der **Papilla maior** (VATERI) in das Duodenum, etwa 2–3 cm vom Pylorus entfernt an der Hinterwand des Duodenum. Die hirsekorngroße Öffnung wird von einer plica dachziegelartig verdeckt. Hier mündet auch der Ductus pancreaticus WIRSUNGIANUS, wobei durch den Zusammenfluß meistens eine Gangerweiterung entsteht, die Ampulla VATERI. Nach TÖNDURY (1970) lassen sich *4 Vereinigungstypen* des Ductus choledochus mit dem Ductus pancreaticus nachweisen (Abb. 11):

1. gemeinsame Mündung in Papilla maior mit Ampulla VATERI
2. getrennte Mündung mit septaler Trennung der Ampulla VATERI
3. gemeinsame Mündung mit weit-distaler Vereinigung ohne Ampulle
4. gemeinsame Mündung mit weit-cranialer Vereinigung ohne Ampulle

Der differenzierte Verschlußapparat der Papilla maior wird vom **Sphinkter ODDI** gebildet (1887; von GLISSON aber bereits etwa 1650 angenommen). Er besteht aus 3 verschiedenen Schließmuskeln:

1. Sphinkter choledochi proprius
2. Sphinkter ampullae (sog. WESTPHALscher Pylorulus)
3. Sphinkter pancreatici (inkonstant und schwach).

So kann auch bei geschlossenem Papillenbereich Pankreassaft sezerniert werden. Der Sphinkter ODDI ist fast stets in Tätigkeit; dabei wird das Durchfluß-Volumen an Galle durch Verlängerung oder Verkürzung der Öffnungsphase der jeweiligen Peristaltikwelle gesteuert; die Peristaltikfrequenz ändert sich praktisch nicht (Abb. 12).

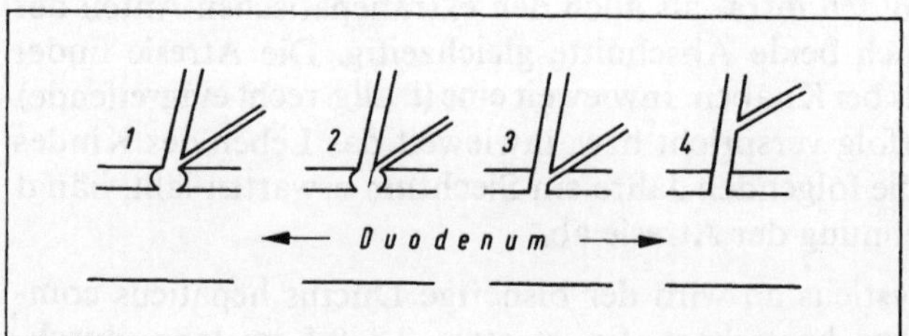

Abb. 11: Vereinigungs-Typen von D. choledochus und D. pancreaticus (n. TÖNDURY, 1970)

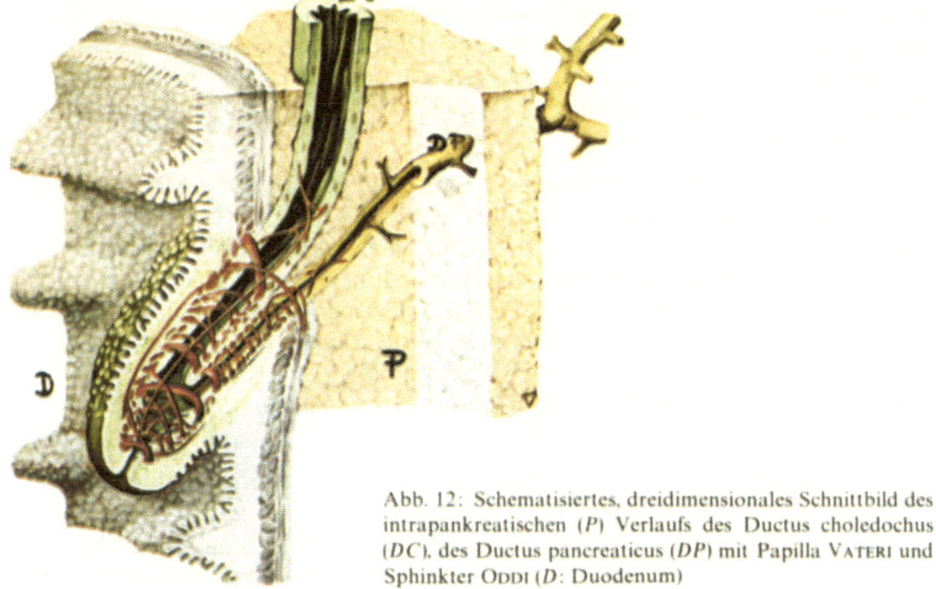

Abb. 12: Schematisiertes, dreidimensionales Schnittbild des intrapankreatischen (*P*) Verlaufs des Ductus choledochus (*DC*), des Ductus pancreaticus (*DP*) mit Papilla VATERI und Sphinkter ODDI (*D*: Duodenum)

Das Lumen der Papille ist mit kleinsten falten- bzw. klappenartigen Mucosa-Erhebungen ausgekleidet, die den Falten der Valvula spiralis HEISTERI ähneln und wahrscheinlich den Verschlußmechanismus des Sphinkter ODDI ergänzen. In der Ampulle wird die Galle mit Pankreas-Sekret durchmischt und dann in das Duodenum abgegeben.

Die Gallenblase

Die Gallenblase (Vesica fellea) weist i. allg. eine birnenförmige Gestalt auf und liegt, von Peritoneum überzogen, in der fossa vesicae felleae der Leberunterfläche. Sie ist etwa 8–12 cm lang und 2–5 cm breit.

Die Gallenblase besteht aus Fundus, Corpus, Infundibulum und Collum, wobei Ductus cysticus, Collum und Infundibulum auch unter dem Begriff **Siphon** zusammengefaßt werden (Abb. 8).

Bei spitzwinkeliger, syphonartiger Abknickung des Infundibulum wird dieses oft erweitert (HARTMANNsche Tasche), so daß dieser Recessus ein bevorzugter Sitz von Steinen und Verwachsungen ist. Am Collum findet sich in der Regel ein markanter Lymphknoten (MASCAGNIscher Lymphknoten).

Die Wand der Gallenblase weist eine innere longitudinale und eine äußere spiralförmig sich überkreuzende, beim Menschen relativ schwach entwickelte und locker gefügte **Muskelschicht** auf. Sie ist im kontrahierten Zustand etwa 0,5–0,8 mm dick. Lediglich im Collum- und Infundibulum-Bereich ist diese Muskelschicht stärker ausgeprägt, wobei zirkuläre Muskelfasern am Übergang vom Collum zum Ductus cysticus einen ringförmigen Schließmuskel (Collum-Cysticus-Sphinkter, LÜTKENS, 1926) bilden (Abb. 8).

Die Schleimhaut besteht aus einschichtigem Zylinderepithel mit Stäbchensaum, das zyklische Veränderungen (sekretorische Phase – resorptive Phase) aufweist. Sodann folgt eine subepitheliale und eine fibromuskuläre Schicht (tunica muscularis) sowie die Subserosa und Serosa (tunica serosa). Schleimhautfalten (plicae reticulares) mit einem reichen Blutgefäßnetz unterteilen die Gallenblase in wabenartige Felder, auf deren Grund wieder niedrigere Fältchen und Grübchen erkennbar sind. Lediglich im Infundibulum-Bereich finden sich schleimproduzierende Drüsenzellen. *Bei einem starken Reizzustand der Gallenblasen-Schleimhaut (z. B. Cholelithiasis) treten vermehrt Becherzellen auf.*

Die Gallenblasenwand weist manchmal kleine, divertikelartige, epitheliale Einstülpungen auf (LUSCHKA*sche Gänge*). Diese können sich durch entzündliche Prozesse zu gangartig in die Schleimhaut eingesunkene tiefe Sinus mit sackartiger Erweiterung an ihrem Gangende entwickeln (ASCHOFF-ROKITANSKI-*Sinus*). Infolge intramuraler Fibrose mit Verengung des Ausführungsganges werden gelegentlich diese hyperplastischen Sinus zu Cysten umgebildet (Cholecystitis glandularis cystica).

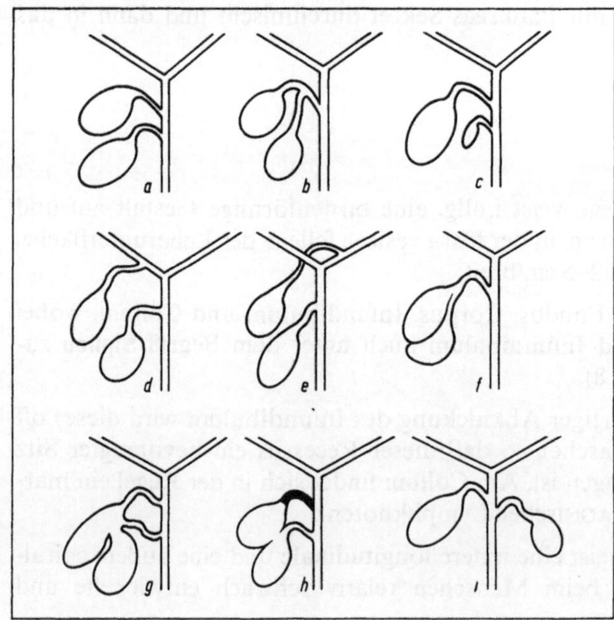

Abb. 13: Klinisch wichtige Variationen der Gallenblase:
a doppelte Gallenblase mit 2 D. cystici
b doppelte Gallenblase mit gemeinsamem D. cysticus
c doppelte Gallenblase mit 1 rudimentären Gallenblase
d doppelte Gallenblase mit D. hepatocysticus re.
e doppelte Gallenblase mit D. hepatocysticus li.
f doppelte Gallenblase mit gemeinsamer Serosa und septaler Trennwand
g doppelte Gallenblase, vereint, mit 2 D. cystici
h doppelte Gallenblase, vereint, mit 1 verschlossenen und 1 freien D. cysticus
i doppelseitige Gallenblase

Darüber hinaus lassen sich gelegentlich auch kleine, aberrierende Lebergallen-
gänge nachweisen, die sich aus dem Leberparenchym direkt in die anliegende
Gallenblasenwand einstülpen. Sie können sich an ihrem Gangende in der Adven-
titia der Gallenblasenwand sackartig erweitern. Diese gangartigen Lebergallen-
gänge können entzündliche Prozesse von den Gallengängen der Leber auf die
Gallenblasenwand – und wohl auch umgekehrt – weiterleiten. (Im englischen
Schrifttum werden diese Gänge als LUSCHKAsche Gänge bezeichnet.)

Auch die Gallenblase weist verschiedenartige und zahlreiche **Anomalien** auf:
Neben Variationen der Lage mit Verletzungsgefahr bei Leberbiopsie, der Form
und der Größe finden sich eine Agenesie oder eine Hypoplasie, wobei eine Agenesie
auch von einer intrahepatischen Lage (vesica fellea occulta) und eine Hypoplasie
von einer chronisch-entzündlichen Schrumpfgallenblase vorgetäuscht werden
kann. Bei einer Gallenblasen-Agenesie sind die Gallengänge normal angelegt,
meistens aber erweitert („Ersatzgallenblase“).

Selten sind 2–3 Gallenblasen angelegt: gleichseitig oder gegenseitig, getrennt oder
vereint, gleichgroß oder ungleichgroß (Abb. 13).

Gelegentlich findet sich die Gallenblase im Mesenterium (*Mesocyste* = Mesenterium vesicae fellae). Dieses kann sich so verlängern, daß die Gallenblase mit
ihrem Ductus cysticus frei in der eigenen Peritonealduplikatur aufgehängt ist
(vesica pendula = *Pendelgallenblase*). Torsionen einer solchen Gallenblase kommen vor (Volvulus mit haemorrhagischer Inkarzeration).

Blutversorgung

Die Gallenblase wird von der **A. cystica** versorgt, die aus der A. hepatica dextra
entspringt und sich am Gallenblasen-Hals in einen vorderen und hinteren Ast
aufteilt. A. cystica und A. hepatica dextra versorgen den Hepaticus und die
Hepaticus-Gabel (Abb. 14).

Die **A. hepatica dextra** unterkreuzt in etwa 80 % der Fälle den Ductus cysticus,
während sie in etwa 20 % diesen überkreuzt. In etwa 25 % der Fälle sind 2 Aa. cysticae nachweisbar. In selteneren Fällen kann die A. cystica auch aus der A. hepatica
communis, oder aus der A. hepatica sinistra, oder aus der A. gastroduodenalis
u. a. entspringen.

Der Ductus choledochus wird vorwiegend von der **A. retroduodenalis** aus der
A. gastroduodenalis versorgt.

Die **V. cystica** mündet in die V. portae, so daß Bakterien und Toxine aus der
Gallenblase in die Leber gelangen können. Dabei lassen sich die intramural
gelegenen Gallenblasenvenen in ein subserös-großkalibriges, ein fibro-muskulär
gelegenes und in ein subepithelial-kleinkalibriges Venennetz unterscheiden, die
aber miteinander in Verbindung stehen. Der Abfluß aus den Gallenblasenvenen

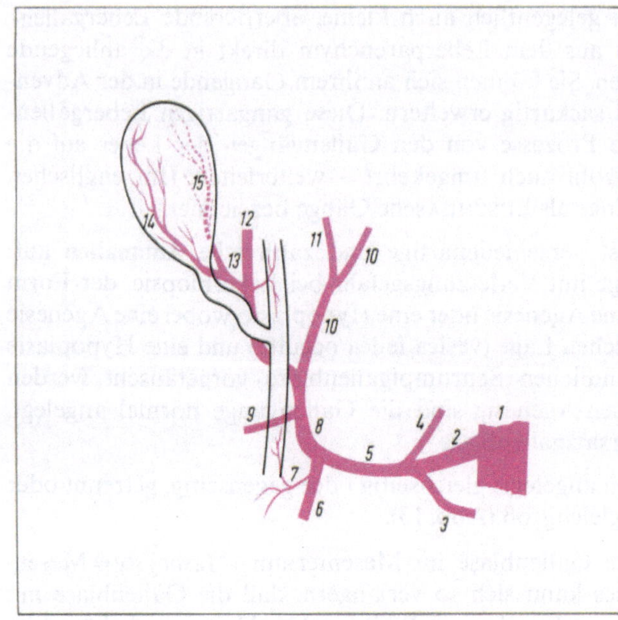

Abb. 14: Schematisierte Darstellung der arteriellen Blutversorgung der Gallenblase und großen Gallenwege

1 Aorta abdominalis
2 Truncus coeliacus
3 A. gastrica sinistra
4 A. lienalis
5 A. hepatica communis
6 A. gastroduodenalis
7 A. retroduodenalis
8 A. hepatica propria
9 A. gastrica dextra
10 R. sinistra art. hepaticae
11 R. media art. hepaticae
12 R. dextra art. hepaticae
13 A. cystica
14 R. anterior art. cysticae
15 R. posterior art. cysticae

erfolgt über die Vv. cholecysto-hepaticae in die intrahepatischen Pfortaderäste sowie entlang des Ductus cysticus in die Choledochusvenen. Letztere stehen sowohl mit den intrahepatischen Pfortaderästen als auch mit den pancreatico-

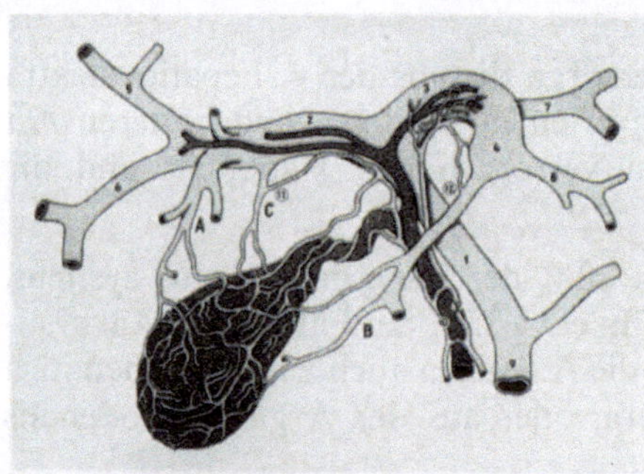

Abb. 15: Schematische Darstellung des venösen Systems der Gallenblase und der großen Gallenwege (OTTO, 1972)

A	Truncus centralis inf. dext.	7	Ramus lateralis sup. sin.
B	Ramus paramedianus inf. sin.	8	Ramus lateralis inf. sin.
C	Ramus paramedianus inf. dext.	9	V. mesenterica sup.
1	Vena portae	10	V. choledochi inf.
2	Ramus principalis dext.	*10A*	V. choledochi sup.
3	Pars transversa vom Ram. princ. sin.	11	Mündung der unteren Choledochusvene in den Ramus paramedianus inf. dext.
4	Pars umbilicalis vom Ram. princ. sin.	12	Mündung der oberen Choledochusvene in den Ramus paramedianus inf. sin.
5	Ramus lateralis sup. dext.		
6	Ramus lateralis inf. dext.		

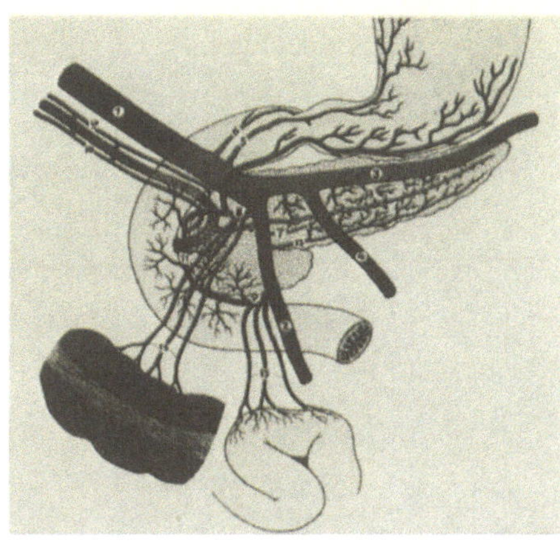

1	V. portae
2	V. mesenterica sup.
3	V. linealis
4	V. mesenterica inf.
5	V. coronaria dextra
6	V. pylorica
7	V. colli pancreatis
8	V. panreatico-duodenalis ant. sup.
9	V. pancreatico-duodenalis communis
10	V. choledochi inf.
10 A	V. choledochi sup.
11	Vordere pancreatico-duodenale Arkaden
12	V. pancreatica longitudinalis magna
13	Vv. pancreaticae
14	Vv. colicae
15	Vv. jejunales

Abb. 16: Schematische Darstellung der venösen Verbindungen zwischen Choledochus und Pankreas (Ansicht von vorn) (OTTO, 1972)

duodenalen Venenarkaden in Verbindung. Somit ist eine venöse Abflußbahn über die Choledochusvenen zwischen Gallenblase und Pankreaskopf erwiesen. Dies erklärt die haematogene Entstehung einer Begleitpankreatitis bei Cholecystitis, und zwar ausschließlich einer Kopfpankreatitis (KNORRE, 1964; DOERR, 1964 u. a.) (Abb. 15, 16).

Innervation

Die Innervation der Gallenblase und Gallenwege erfolgt durch Vagus, Sympathicus und den rechten N. phrenicus (Abb. 17):

Die *sympathischen Fasern* entspringen aus D 7 bis D 10 und verlaufen über die Nn. splanchnici maiores und über ihre Synapsen im Ganglion coeliacum zum Leberhilus. Sie bewirken eine Hypotonie der Gallenblase, der Gallenwege und des Duodenum, wobei diese Nervenfasern gleichzeitig auch afferente sensitive Fasern aus dem Bereich der Gallenblase, Gallenwege und Pankreas erhalten.

Die *parasympathischen Fasern* erreichen ebenfalls über das Ganglion coeliacum die Leberpforte, wo sie zusammen mit den sympathischen Nervenfasern einen vorderen und hinteren Plexus hepaticus bilden, denen sich auch noch Nervenfasern aus dem Plexus phrenicus zugesellen. Die Synapsen der praeganglionären parasympathischen Fasern liegen in den intramuralen Ganglien der Gallenblase und der Gallenwege. Dabei werden Gallenwege und Sphinkter ODDI durch den rechten Vagus versorgt, und zwar im Sinne einer Tonussteigerung.

13

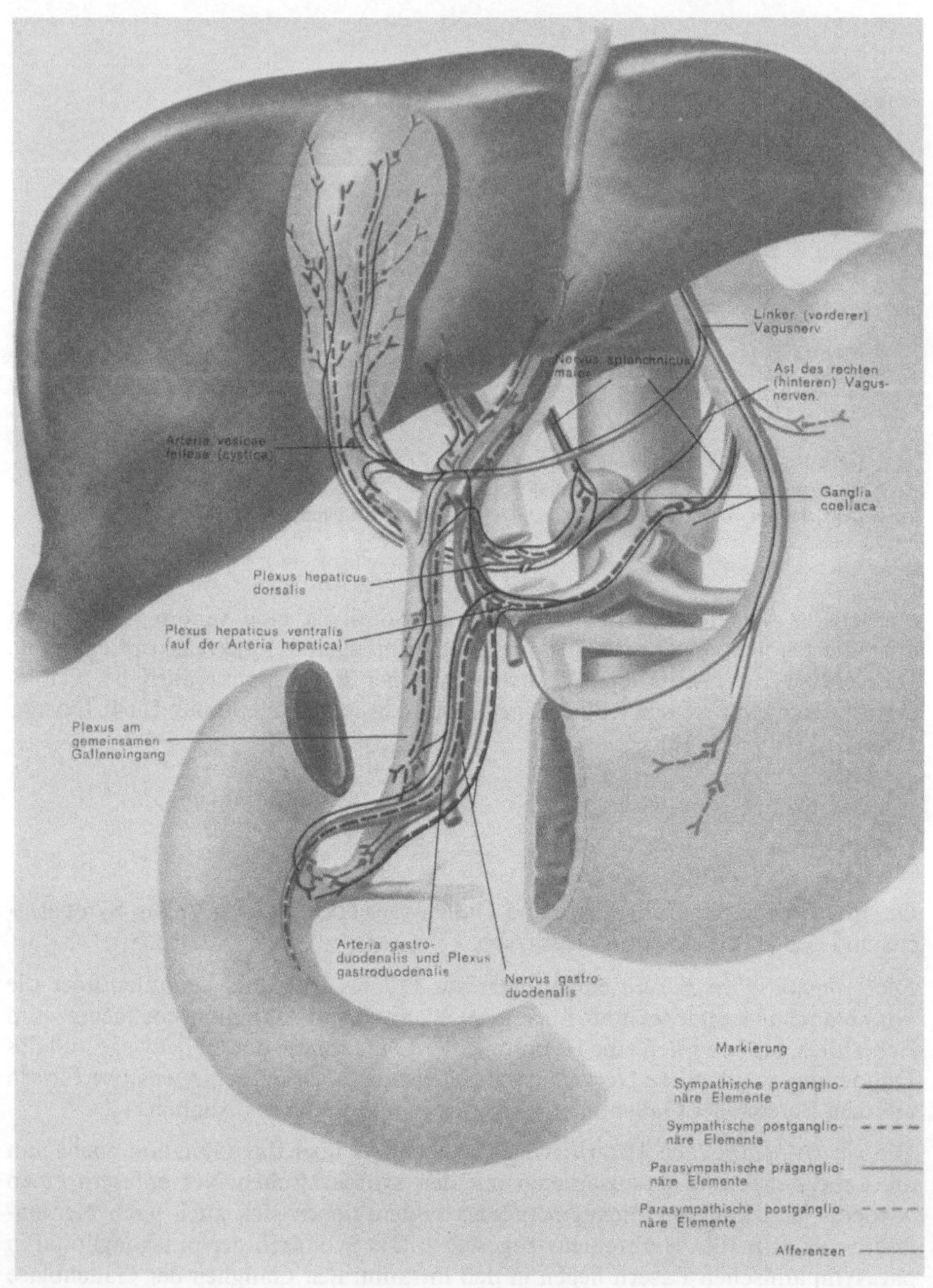

Abb. 17: Schema der Innervation der Gallenblase und der Gallenwege (NETTER)

14

Von diesem vorderen und hinteren Plexus hepaticus gehen dann sympathische und parasympathische Fasern zur Gallenblase und zu den Gallenwegen, wo sie jeweils einen submukösen, intramuskulären und subserösen Plexus bilden.

Gleichzeitig verlaufen sympathische und parasympathische Fasern entlang der A. hepatica und der V. portae und enden in den interlobulären Spalträumen der Leber.

Eine besonders intensive Innervation findet sich im Bereich des Infundibulum, des proximalen Anteils des Ductus cysticus und im Bereich des Sphinkter ODDI. Der rechte *N. phrenicus* führt sensitive Fasern aus der Leberkapsel und den extrahepatischen Gallenwegen. Er entspringt, wie die Nerven der Nackenmuskulatur, dem Halsbereich C3 bis C5.

Die in der Wand der Gallenblase und Gallenwege gelegenen zahlreichen autonomen Ganglien können als periphere Zentren funktionieren und eine neurohumorale Regulation gewährleisten.

Literatur

5, 7, 96, 103, 108, 130, 140, 153, 159, 211, 212, 241, 250, 262, 273, 292, 298, 337

Bildung der Galle

Die Galle wird von den Leberzellen rhythmisch-kontinuierlich als *Sekret* und gleichzeitig als *Exkret* gebildet.

Die **Tagesmenge** beträgt 600–1200 ml, wobei die jeweils produzierte Menge von der Nahrungsaufnahme (Zeitpunkt, Menge, Art), von intermediären Stoffwechselvorgängen und von vegetativ-nervalen Einflüssen gesteuert wird und somit qualitativ und quantitativ beeinflußbar ist.

Dieser Vorgang der Anregung zur Gallenbildung würde sprachlich korrekt **Cholerese** ($\dot{\epsilon}\rho\epsilon\vartheta\dot{\iota}\zeta\omega$ = stark anregen, $\dot{\epsilon}\rho\dot{\epsilon}\omega$ = reizen) bezeichnet werden. So würde man unter dem Begriff Choleretica alle die Stoffe bzw. Stimulatoren zusammenfassen, die die Leberzelle zur Bildung von Galle anregen. Für den Vorgang der Gallenbildung selbst müßte dann korrekterweise der Begriff **Cholepoese** ($\pi o \iota \epsilon \tilde{\iota} \nu$ = bilden) gebraucht werden, doch ist die Differenzierung dieser beiden Termini nicht üblich, sondern es wurde bislang *unter dem Begriff der Cholerese sowohl die Anregung als auch der Vorgang der Gallenbildung verstanden.*

CHOLERESE-HEMMUNG
1. Hunger
2. Leberdurchblutung ↓ (O_2-Mangel)
3. Portalvenen-Zufluß ↓
4. Sympathicotonie
5. KH-Zufuhr
6. Leberzellschädigung

CHOLERESE-STEIGERUNG
1. Nahrungsaufnahme ins Duodenum
2. Leberdurchblutung ↑
3. Portalvenen-Zufluß ↑
4. Vagotonie
5. Eiweiß- bzw. Fett-Zufuhr, Eidotter
6. Gallensäuren
7. Hepatokrinin (= Sekretin)
8. β-Rezeptorenblocker

Die Gallenbildung unterliegt einer **Tagesrhythmik** (sog. zirkadianer Cholerese-Rhythmus): Der assimilatorischen Welle der Glykogenspeicherung in der Leber-zelle (FORSGREN, 1929), die mit einer gleichzeitigen Wasser- und Eiweiß-Aufnahme in die Leberzelle gekoppelt ist und die vom Läppchenzentrum zur Peripherie fort-schreitet, kommt von der Läppchenperipherie her eine sekretorische Welle ent-gegen. Dabei erfolgt nach dem Höhepunkt der assimilatorischen Phase ein Abschwellen der Leberläppchen mit gleichzeitiger Erweiterung der läppchen-peripheren Gallenkapillaren, da hier auch in der Peripherie – als auch dem O_2-reicheren Gebiet – die Gallensekretion beginnt. Daher kann der Gallenabfluß über die bereits erweiterten Gallenkapillaren leicht erfolgen. Mit zentralwärts fortschreitender Gallensekretion werden auch die weiter zentral gelegenen Gallen-kapillaren erweitert, und es wird somit ein ungestörter Gallenabfluß auch aus dem Läppchenzentrum erreicht. Wahrscheinlich ist der osmotische Druck der Galle als Regler des Gallenflusses anzusehen. Die Galle fließt also peripherwärts, gegen-sinnig zum zentralwärts gerichteten Blutstrom.

Zeitlich gesehen alterniert somit die Gallensekretion mit der Glykogenspeicherung in der Leberzelle, deren Rhythmik auch bei Cholestase, wenn auch verringert, erhalten bleibt. Bei einem Choledochusverschluß nimmt der Glykogengehalt der Leberzelle stark ab, steigt aber bei i. v. Glukose-Zufuhr stark an. In der dissimila-torischen Phase am Nachmittag mit nur noch minimalem Glykogenbestand der Leberzelle besteht das Maximum der Gallenbildung, während in der assimila-torischen Phase nach Mitternacht mit maximaler Glykogenspeicherung eine minimale Gallenbildung erfolgt.

Die operative Durchtrennung des periarteriellen Nervenplexus führt zu folgenden Einwirkungen auf die Cholerese:

1. Zunahme des Gallenflusses
2. Weitere Zunahme des Gallenflusses nach Decholin®-Gabe
3. Aktivitätssteigerung des Leberzellstoffwechsels.

Der genaue Ort und der Vorgang der Gallenbildung in der Leberzelle ist noch unbekannt; angeblich kommt dem GOLGI-Apparat und den biliären Mikrovilli eine Bedeutung zu.

Füllung der Gallenblase

Außerhalb der Verdauungsphase wird die über die Gallenkanälchen → Cholan-giolen → Gallenwege → Ductus hepaticus abfließende Galle infolge Verschluß der Papilla VATERI durch Kontraktion des Sphinkter ODDI in den Choledochus und somit auch in den Ductus cysticus zurückgestaut. Über den sich öffnenden Collum-Cysticus-Sphinkter wird die Galle in der Gallenblase angesammelt:

1. Choledochus-Verschlußdruck   = 12–15 cm H_2O
2. Ductus cysticus-Gallenblasen-Entfaltungsdruck = 12–15 cm H_2O

Das **Fassungsvermögen** der Gallenblase beträgt 30–90 ml. Diese 30–90 ml Blasengalle entsprechen etwa 250–350 ml Lebergalle. Bei einer durchschnittlichen Tagesproduktion von 600–1200 ml Lebergalle müßte sich die Gallenblase rein rechnerisch 3 × täglich entleeren. Dies würde auch in etwa den üblichen 3 Tagesmahlzeiten entsprechen. Auf Grund der guten Dehnungsfähigkeit der gesunden Gallenblase wirkt sie als ein Druckregler des Gallenwegssystems. Die Galle sammelt sich in der Gallenblase nach dem Prinzip der **Schichtung** an, und zwar in vertikaler und konzentrischer Schichtung. Dabei lassen sich 4 Phasen unterscheiden (LINDENBRATEN, 1968):

1. Phase der haubenförmigen Schichtung
2. Phase der Zwei-Schichtung (= infolge physiko-chemischer Verschiedenheit der Galle)
3. Phase der Drei-Schichtung (= infolge resorptiver Vorgänge)
4. Phase der Homogenisierung

Bei der Gallenblasen-Kontraktion kommt es zu keiner Durchmischung der Galle, vielmehr setzt sich die Verdichtung der Galle im Verlauf der Kontraktion fort.

Die Deponierung einer ausreichend großen Menge an Lebergalle in der Gallenblase ist aber nur dann gewährleistet, wenn die dünnflüssige (und somit voluminöse) Lebergalle durch **Wasserentzug** eingedickt wird. Diese Wasserresorption ist eine aktive Leistung der Gallenblasenschleimhaut, indem die wäßrige Phase der Galle durch die Zellen hindurch in die bei der Resorptionsarbeit sich öffnenden Interzellularspalten transportiert wird und von hier in die V. cystica gelangt. Innerhalb von 1 Stunde vermag die intakte Gallenblase die Hälfte ihres wäßrigen Inhalts zu resorbieren. Möglicherweise verläuft dieser Vorgang als aktive H-Resorption nach folgendem *Reaktionsschema*:

1. $H + HCO_3 \rightarrow CO_2 + H_2O$
   Das H_2O wird abtransportiert, CO_2 bleibt in der Gallenblase und unterhält die abgelaufene Reaktion.
2. $CO_2 + Na + H_2O \rightarrow NaHCO_3 + H$
   Gleichzeitig wird also H gegen Na ausgetauscht und der Reaktionsvorgang weiter unterhalten.

Am schnellsten wird von der Gallenblase das Natrium resorbiert, nahezu gleich schnell wie Wasser. Die Resorption von Calcium und Kalium verläuft langsamer; HCO_3 und Cl werden noch langsamer resorbiert. Diese resorptive Tätigkeit der Gallenblase wird durch Vagusreiz gesteigert.

18

Abfluß der Galle

Nach Füllung der Gallenblase, aber auch nach ihrer Entleerung in der Verdauungsphase in das Duodenum, wird die Lebergalle – nach Überwindung des Sphinkter ODDI-Druckes durch den steten Gallensekretionsdruck der Leberzellen – nahezu kontinuierlich in das Duodenum abgegeben. Dabei ist der Gallenblasen-Collum-Cysticus-Choledochus-Öffnungsdruck höher als in umgekehrter Richtung. Insgesamt fließen $^1/_8$–$^1/_{10}$ der Lebergalle unverändert in das Duodenum ab. (Bei zwischenzeitlichem Verschluß des Sphinkter ODDI werden dann wieder entsprechende Mengen von Lebergalle in die Gallenblase zurückgestaut.)

DRUCKWERTE

1. Lebersekretionsdruck $= 30$–39 cm H_2O
2. Choledochus-Verschlußdruck $= 12$–15 cm H_2O
3. Cysticus-Gallenblase-Entfaltungsdruck $= 12$–15 cm H_2O
4. Gallenblasen-Kontraktionsdruck $= 22$–30 cm H_2O
5. Collum-Cysticus-Choledochus-Öffnungsdruck $= 18$–22 cm H_2O
6. Sphinkter ODDI-Öffnungsdruck $= 12$–15 cm H_2O
7. Duodenaler Druck $= 8$–10 cm H_2O

Der Gallenabfluß wird somit einerseits durch den Sekretionsdruck der Leberzelle, andererseits durch die (relativ geringe) muskuläre Motorik in den großen Gallenwegen und die Funktion des Sphinkter ODDI peristaltikartig bewirkt. Der Sphinkter ODDI soll einen „normalen" Druck in den Gallenwegen aufrechterhalten und das Druckgefälle zwischen Leberzelle und Duodenum – gesteuert durch den Druck im Choledochus – erhalten. Dabei führt der Sphinkter ODDI rhythmisch-peristaltische Bewegungen aus, die bei der Öffnungsphase cranio-caudalwärts und bei der Verschlußphase caudo-cranialwärts verlaufen. Die Öffnungs- und Verschlußzeit des Sphinkter ODDI sind mit je etwa 3 Sekunden gleich lang, lediglich in der Verdauungsphase wird die Öffnungszeit auf etwa 6 Sekunden verlängert bei gleichbleibender Peristaltik. Anscheinend korreliert der Sphinkter ODDI mit der „Windkesselfunktion" des Choledochus.

Dieser Vorgang des Gallen-Abflusses wird als **Cholagogie** ($\dot{\alpha}\gamma\tilde{\omega}\gamma\eta$ = Abzug) bzw. **Cholekinese** ($\kappa\iota\nu\varepsilon\tilde{\iota}\nu$ = bewegen) bezeichnet.

Die Cholagogie bzw. Cholekinese unterliegt einer humoralen und vegetativen Steuerung:

1. **Humorale Steuerung**
   a) Eiweiß-Spaltprodukte
   b) Fette, Öle, Eidotter $\Big\}$ = Tonisierung des Sphinkter ODDI mit
   c) HCl (Hyperchlorhydrie) Freisetzung von Cholecystokinin

d) Chemorezeptoren an Papilla VATERI? (NICULESCU, 1955)

e) Medikamentös:

Sphinkter ODDI-Öffnung: HCl ↓

Atropin, Buscopan®, Amylnitrit

Sphinkter ODDI-Verschluß: HCl ↑

Morphin, Prostigmin,

konzentrierte $MgSO_4$

f) *Cholecystokinin* (IVY, OLDBERG, 1928): Cholecystokinin wird im Duodenum und oberen Jejunum durch Chymus- bzw. Galle-Reiz gebildet und durch den Vagus aktiviert. Auf dem Blutweg gelangt es zur Gallenblase – bereits 1–2 Minuten nach seiner Bildung –, wo es die Kontraktion in etwa 10 Minuten bewirkt. Bei Leber- oder Pankreaserkrankungen ist Cholecystokinin unzureichend vorhanden, so daß eine große, prall gefüllte Gallenblase resultiert. Das von HARPER und RAPER 1943 entdeckte Pankreozymin (Cholecystokinin und Pankreozymin bilden zusammen Cecekinin) könnte mit Cholecystokinin zumindest chemisch identisch sein, zumal beide 33 Aminosäuren besitzen.

Diese mechanisch-humorale Steuerung der Cholekinese reicht i. allg. für die Grundfunktion aus; erst zusätzlich wird das vegetative Nervensystem eingeschaltet. *Bei Fastenkuren (Null-Diät) kommt es zu einer ungenügenden oder fehlenden Gallenblasen-Kontraktion, da der duodenale bzw. jejunale Reiz fehlt; dies kann zu einem Anstieg der Gallen-Viskosität bzw. Dyskolloidalität mit Neigung zur Cholelithiasis führen.*

2. Vegetative Steuerung

a) Eine *Vagotonie* bewirkt:
Aktivierung des Cholecystokinin
Kontraktion der Gallenblase
Erschlaffung des Collum-Cysticus-Sphinkter
Erschlaffung des Sphinkter ODDI

b) Eine *Sympathikotonie* bewirkt:
Erschlaffung der Gallenblase
Tonusverlust der Gallenwege
Hemmung der Gallenwegs-Peristaltik
Kontraktion des Sphinkter ODDI

Eine Sympathektomie bewirkt daher i. allg. eine Steigerung des Choledochus-Druckes mit Dyskinesie. Eine Vagotonie des Dünndarms führt i. allg. zu einem Verschluß des Sphinkter ODDI und somit zum Gallenstau. Vagotomierte Patienten neigen daher zu einer Erschlaffung der Gallenblase mit Tonusverlust der Gallenwege und somit zu Cholelithiasis und zu hypotoner Dyskinesie. Demgegenüber führt ein sehr starker Vagusreiz zu einer Störung der Motilität und einem Sphinkter-ODDI-Spasmus:

Normaler Sphinkter-Druck: 12–15 cm H_2O
Sphinkter-Spasmus: > 15 cm H_2O
Cholestase: > 25 cm H_2O
Kolik: > 30 cm H_2O
Hypotonie: < 10 cm H_2O

Die Gallenblasen-Entleerung erfolgt in etwa 20–40 Minuten, wobei es infolge Cholecystokinin zu einer aktiven konzentrischen Kontraktion kommt. Wegen ihrer gleichzeitigen Dehnungsfähigkeit ist die Gallenblase auch ein wichtiger Druckregler der Gallenwege. Eine funktionsgerechte Gallenblasen-Entleerung erfordert eine Koordination folgender 3 Bereiche, die eine relative Autonomie aufweisen:

1. Fundus-Corpus-Bereich
2. Infundibulum
3. Collum-Cysticus-Bereich

Die *Gallenblasenkontraktion* wird gehemmt durch Opiate, Atropin und Ergotamin, sie wird stimuliert durch Histamin, Adrenalin, Cholecystokinin (Cecekin®) und Pitressin.

Dabei bewirkt *Cecekin*® nicht nur die Kontraktion der Gallenblase, sondern auch eine Cholerese, eine verstärkte Sphinkter-ODDI-Motilität und eine Steigerung der Duodenalperistaltik.

Zusammensetzung der Galle

Die Galle weist – als Exkret und gleichzeitiges Sekret – folgende grundsätzliche **Inhaltsstoffe** auf:

1. Abbau- bzw. Zwischenprodukte des Intermediär-Stoffwechsels
2. Biosynthetische Eigenprodukte
3. Entgiftete Ausscheidungsstoffe

Die Zusammensetzung der Galle wird zunächst davon bestimmt, ob es sich um eine unveränderte Lebergalle, eine eingedickte Blasengalle oder um eine sog. Mischgalle handelt. Darüber hinaus wird die Galle qualitativ und quantitativ durch pathologische Prozesse (Erkrankungen) verändert. Unter dem Einfluß von Sekretin werden in den Cholangiolen (Ductuli) Wasser und Bikarbonate aktiv hinzugefügt.

1. Lebergalle

Die goldgelbe, dünnflüssige, etwas schleimige Lebergalle gelangt nur in einer Menge von $^1/_8$–$^1/_{10}$ der Tagesproduktion (60–150 ml) ins Duodenum:

Lebergalle			
pH	5,7–8,6	Gallensäuren	1,2–1,7 %
spez. Gewicht	–1016	Gallensäuren	
Wasser	97–98 %	(konjug.)	0,9–1,2 %
Trockensubstanz	2–3 %	(freie)	0,3–1,5 %
Eiweiß	180 mg%	Cholsäure	0,4–0,6 %
Cholesterin	80–180 mg%	Desoxycholsäure	0,85 %
Bilirubin	17–71 mg%	Gallensalze	0,5–1,8 %
Fettsäuren	260 mg%	Lezithin	250 mg%
Kupfer	0,35–2,1 mg%	Chloride	90–100 mval
Fermente	?	Bikarbonate	20–25 mval

2. Blasengalle

Die in der Gallenblase durch resorptive sowie chemische Vorgänge entstandene dunkelbraune Blasengalle (90–270 ml) steht mit dem Blutserum im osmotischen Gleichgewicht:

Blasengalle			
pH	6,5–7,0	Gallensäuren	2,3–7,7 %
spez. Gewicht	–1060	Gallensäuren	
Wasser	82–84 %	(konjug.)	1,8–6,2 %
Trockensubstanz	16–18 %	(freie)	20 %
Eiweiß	450 mg%	Cholsäure	1,1–3,3 %
Cholesterin	900 mg%	Desoxycholsäure	1,1–4,3 %
Bilirubin	50–800 mg%	Gallensalze	1,5–9,7 %
Fettsäuren	–1600 mg%	Lezithin	350 mg%
Kupfer	–	Chloride	15–30 mval
Fermente	?	Bikarbonate	8–15 mval

Dabei werden die Cholesterine durch Gallensäuren, deren Konzentration auf das 4–6fache der Lebergalle ansteigt, in Lösung gehalten (Mischungsverhältnis 1:20 bis 1:30). Gleichzeitig werden der Blasengalle noch Mucine (1–4 %), wie auch Fettsäuren und Phospholipide als Schutzkolloide zugesetzt.

Während manche Substanzen ganz aus der Blasengalle verschwinden (z.B. Kupfer), treten andere neu auf (z.B. Milchsäure). Über die Galle werden Farbstoffe, Medikamente, Metalle u.a. ausgeschieden.

3. Mischgalle

Durch Zusammenfließen von Leber- und Blasengalle entsteht die sog. Mischgalle, die dem Duodenum in einer täglichen Menge von 400–800 ml zugeführt wird.

Gallenfarbstoffe und Gallensäuren

1. *Gallenfarbstoffe*

Das aus 4 Pyrrol-Ringen mittels 4 Methin-Brücken in β-Stellung aufgebaute *Porphyrin* (Porphin) bildet die Ausgangssubstanz aller vorkommenden Porphyrin-Derivate. Dabei ist das *Protoporphyrin IX* ($C_{34}H_{34}O_4N_4$) das einzige der 15 möglichen Isomeren, das bislang in der Natur gefunden wurde. In Form des Eisen-Komplexes ($=$ Häm, Protohäm: $C_{34}H_{32}O_4N_4Fe$) bildet es die prosthetische Gruppe des Haemoglobins. Dabei werden die beiden Eisen-Valenzen mit den beiden H-Atomen der zentralen NH-Gruppe besetzt. Der Komplex des Protoporphyrins mit Fe^{III} wird *Ferrihäm* genannt; er bildet ein Hydrochlorid (OH) ($=$ Haematin) und ein Chlorid (Cl) ($=$ Hämin). Dementsprechend bilden sich dann auch Haemoglobin (II) und Haemiglobin (III) (Abb. 18):

Haemoglobin wird – nach Bildung eines Hb-Haptoglobin-Komplexes im RES (Leber, Milz, Knochenmark), überwiegend aber in der Leber – durch oxydative Aufspaltung des Porphyrin-Ringes zwischen I und II abgebaut. Es entsteht zunächst das *Verdoglobin* ($=$ Choleglobin), das dementsprechend noch den Globin-Anteil und das Eisen in 3-wertiger Form enthält.

Aus Verdoglobin entsteht mittels Haemoxygenase das *Biliverdin*. Es ist im Blut nicht vorhanden; Globin bzw. Protein-Anteil und Eisen sind abgespalten, letzteres vorwiegend in das Ferritin. Biliverdin wird durch enzymatische Reduktion in gelbrotes **Bilirubin** überführt. Aus 1 g Hb werden etwa 35 mg Bilirubin gebildet, so daß bei einem täglichen Abbau von 6 g Hb etwa 210 mg Bilirubin für den Stoffwechsel anfallen.

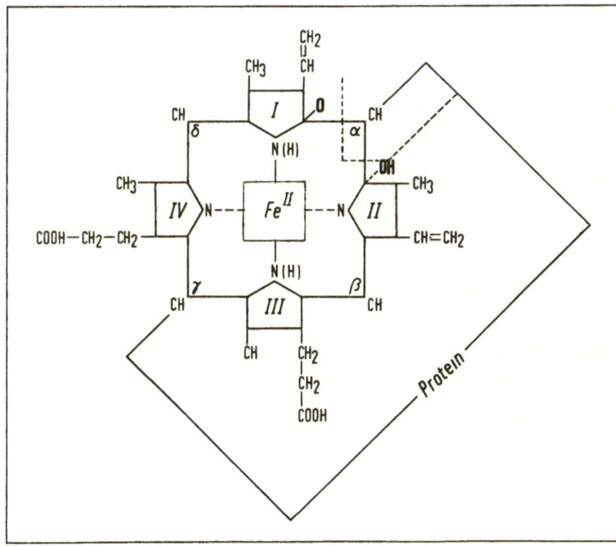

Abb. 18: Strukturformel des Haemoglobin:

Porphyrin-Ring $+$ 4 Methyl-Reste $+$ 2 Vinyl-Reste $+$ 2 Propionsäure-Reste $=$ Protoporphyrin IX;

Protoporphyrin IX $+$ Fe $=$ Haem (Protohaem);

Haem $+$ Globin $=$ Haemoglobin

Dieses vorwiegend in der Leber gebildete Bilirubin stellt sog. *primäres Bilirubin* dar, das auch als freies bzw. ungebundenes Bilirubin bezeichnet wird; es ist wasserunlöslich und somit nicht nierengängig. In der Leberzelle wird die Glucuronsäure durch Uridin-Triphosphat aktiviert, so daß nun Uridin-Diphosphoglucuronat entsteht, die sich in Glucuronyltransferase umwandelt. Dieses Enzym konjugiert Bilirubin an Glucuronsäure, so daß *sekundäres Bilirubin*, d.h. gebundenes (konjugiertes), wasserlösliches und somit nierengängiges Bilirubin, entsteht.

1916 beobachteten VAN DEN BERG und MÜLLER erstmals, daß sich Bilirubin bei der Kupplung mit diazotierter Sulfanilsäure verschieden verhält: primäres Bilirubin reagiert erst mit Diazo-Reagenz nach Vorbehandlung mit Alkohol, Harnstoff u.a. und wird daher auch als *indirektes Bilirubin* bezeichnet, während sekundäres Bilirubin direkt reagiert, so daß es dementsprechend auch als *direktes Bilirubin* definiert wurde.

Das nunmehr konjugierte Bilirubin wird von den Leberzellen in die Gallenkapillaren ausgeschieden und gelangt über die Galle in den Darm. Dieser noch ungeklärte Mechanismus der Bilirubin-Ausscheidung ist die „enge Pforte", die kompetitiv gehemmt werden kann (z.B. durch Rifamycin, Kontrastmittel). Im Darm wird Bilirubin-Glucuronid unverändert bis zum Colon transportiert, während ein kleinerer Anteil im Dünndarm in Form des Mesobilirubins vorliegt. Die Umwandlung von Bilirubin in *Mesobilirubin* und in Mesobilinogen beginnt in der Leber und wird auch in der Leberzelle abgeschlossen; lediglich Mesobilinogen entsteht nur zu 10% in der Leber, zu 90% im Darm. Aus Mesobilirubin bilden sich *Mesobilinogen* und *Sterkobilinogen* durch Einwirkung von β-Glucuronidase und Darmbakterien. Dabei ist Mesobilinogen identisch mit Urobilinogen. Mesobilinogen findet sich nicht im Blut und an sich auch nicht im Urin. Mesobilinogen wandelt sich in Mesobilin, Sterkobilinogen in Sterkobilin um, die vorwiegend im Stuhl, gering auch im Urin ausgeschieden werden. Im Dünndarm wird ein Teil des Mesobilinogen resorbiert und über die Vv. mesenteriales bzw. V. portae der Leber zugeführt, um z.T. wieder mit der Galle ausgeschieden oder z.T. zu Dipyrrolen abgebaut zu werden (= **enterohepatischer Kreislauf**) (Abb. 19).

Im Colon wird Sterkobilinogen resorbiert und über den Plexus haemorrhoidalis unter Umgehung der Leber direkt dem großen Kreislauf zugeführt und über die Niere ausgeschieden. In kleineren Mengen gelangen Sterkobilin, Mesobilin und Mesobilinogen im Urin zur Ausscheidung. Alle diese im Urin ausgeschiedenen Gallenfarbstoffe werden im klinischen Sprachgebrauch unter dem Begriff **Urobilinogen** bzw. **Urobilin** zusammengefaßt. Dabei geht Sterkobilinogen durch Spontanoxydation in Sterkobilin über.

Während im Stuhl etwa 150–250 mg Gallenfarbstoffe (Sterkobilinogen, Sterkobilin, Mesobilin, Bilifuscin) täglich ausgeschieden werden, sind es im Urin nur etwa 1–3 mg (Sterkobilin, Mesobilin, Mesobilinogen).

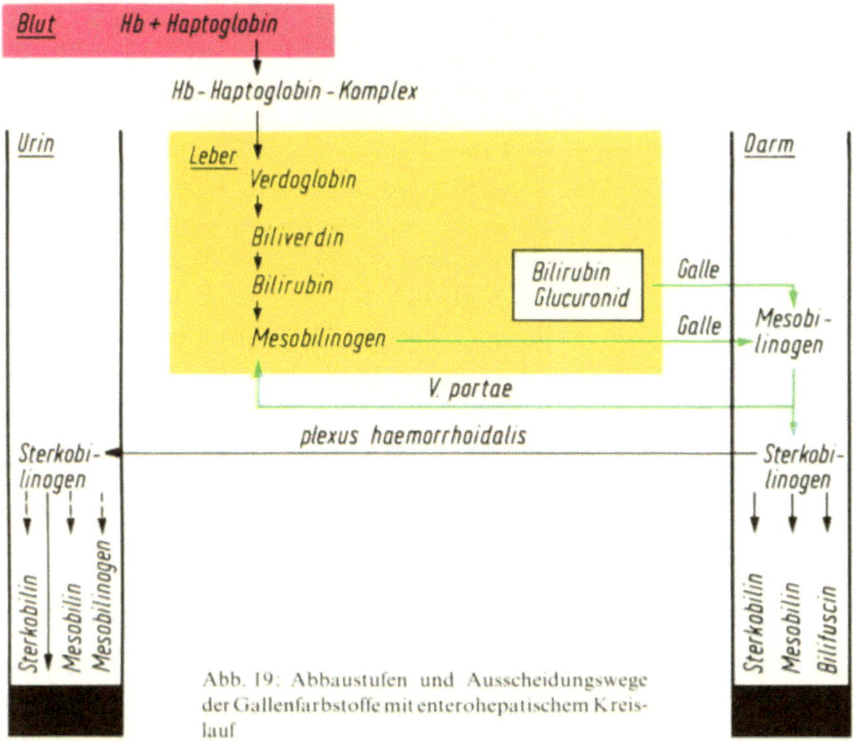

Abb. 19: Abbaustufen und Ausscheidungswege der Gallenfarbstoffe mit enterohepatischem Kreislauf

Protoporphyrin IX $= C_{34}H_{34}O_4N_4$

↓

Verdoglobin

↓

Biliverdin (= blaugrün) $= C_{33}H_{34}O_6N_4$ (Oxyd.)

↓

Bilirubin (= orangerot) $= C_{33}H_{36}O_6N_4$ (Red.)

↓

Mesobilirubin (= farblos) $= C_{33}H_{40}O_6N_4$ (Red.)

↙ ↘

Mesobilinogen $= C_{33}H_{44}O_6N_4$ (Red.)

↓

Mesobilin $= C_{33}H_{42}O_6N_4$ (Oxyd.) (orangegelb)

Sterkobilinogen $= C_{33}H_{48}O_6N_4$ (Red.)

↓

Sterkobilin $= C_{33}H_{46}O_6N_4$ (Oxyd.) (goldgelb)

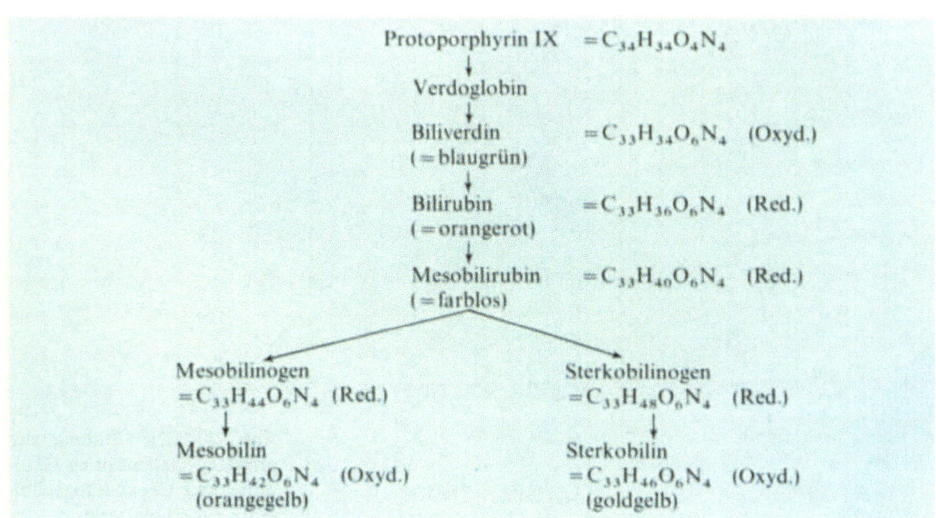

2. *Gallensäuren*

Die Gallensäuren entstehen ausschließlich aus Cholesterin (BLOCH et al., 1943) und stellen auch mengenmäßig das wichtigste Abbauprodukt des Cholesterins dar; sie entstehen im endoplasmatischen Retikulum, letztlich in den Mitochondrien:

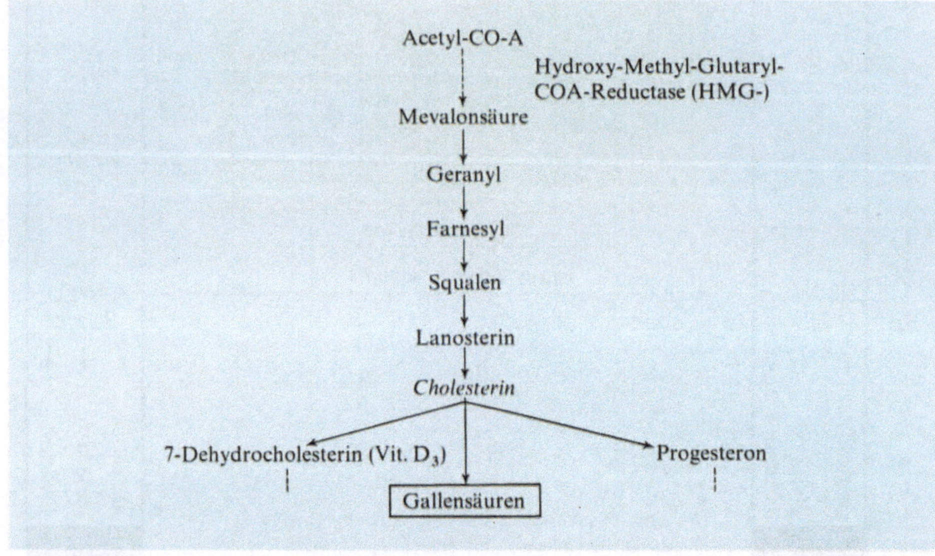

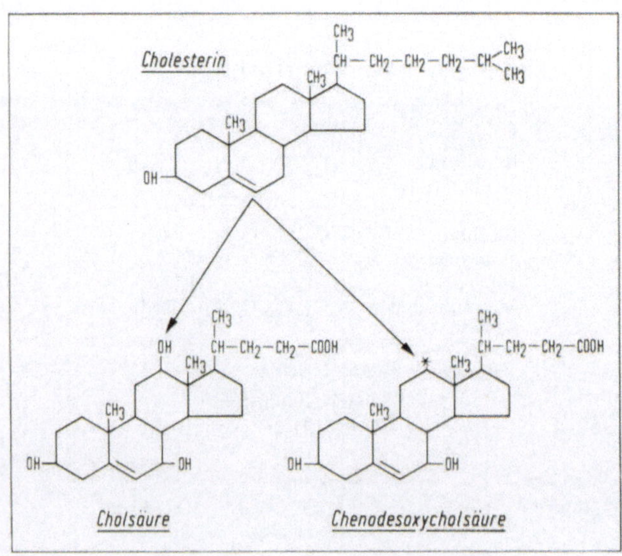

Abb. 20: Die Bildung der primären Gallensäuren Cholsäure und Chenodesoxycholsäure aus Cholesterin

26

Die Gallensäuren stellen spezifische Bestandteile der Galle dar. Ihre Bildung erfolgt in der Leberzelle in engem Zusammenwirken von Organellen (Mitochondrien, endoplasmatisches Reticulum, Lysosomen). Dabei entstehen in der Leberzelle die **primären Gallensäuren**: Cholsäure und Chenodesoxycholsäure (Abb. 20). Sie werden in der Leberzelle an Taurin oder Glycin gebunden, so daß dementsprechend **konjugierte Gallensäuren** entstehen (Abb. 21):

1. Glykocholsäure	3. Chenodesoxyglykocholsäure
2. Taurocholsäure	4. Chenodesoxytaurocholsäure

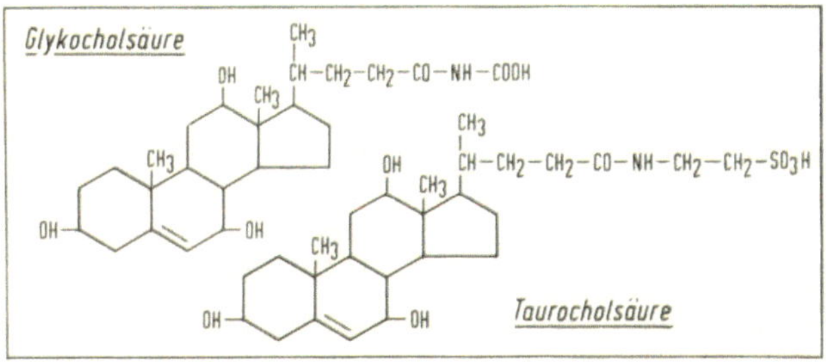

Glykocholsäure
CH3
OH   CH—CH2—CH2—CO—NH—COOH
CH3
CH3
OH   CH—CH2—CH2—CO—NH—CH2—CH2—SO3H
CH3
CH3
OH
OH
CH3
OH
OH
OH
OH   Taurocholsäure

Abb. 21: Die Bildung von konjugierten Gallensäuren in der Leberzelle infolge Kopplung der Cholsäure bzw. Chenodesoxycholsäure an Glycin oder Taurin.

Ihre Ausscheidung in die Gallenkapillaren erfolgt als Natrium- oder Kalium-Salz in micellarer Form, vorwiegend als Natriumglykocholat. Das Mengenverhältnis der Taurocholsäure zur Glykocholsäure in der Lebergalle beträgt etwa 3:1 (–5:1). *Dabei bewirken lediglich die nicht-oxydierten, konjugierten Gallensäuren eine echte Cholerese.*
Die Gallensalze stellen Detergentien (sog. polare Amphiate) dar. Bei einer bestimmten Konzentration und spezifischen Temperatur bilden sie multimolekulare kugelige Aggregate mit großer Oberflächen-Aktivität (sog. *Micellen*). Sie weisen dementsprechend eine äußere hydrophile Zone und einen inneren hydrophoben Kern auf (s. u.). In micellarer Form üben die Gallensalze keine osmotische Wirkung aus, jedoch werden Menge und Viskosität der Galle durch die ausgeschiedenen Gallensalz-Micellen beeinflußt.
Konjugierte Gallensäuren, die das Colon erreichen, werden von Darmbakterien entkoppelt (Taurin, Glycin, Salze) und dehydroxyliert, so daß die sog. **sekundären Gallensäuren** entstehen (Abb. 22):
Unter dem Begriff der **freien Gallensäuren** sind somit einerseits die in der Leberzelle noch nicht konjugierte Cholsäure und Chenodesoxycholsäure sowie andererseits die im Colon durch bakterielle Entkopplung und Dehydroxylierung entstandene Desoxycholsäure und Lithocholsäure zu verstehen:

1. Cholsäure	3. Desoxycholsäure
2. Chenodesoxycholsäure	4. Lithocholsäure

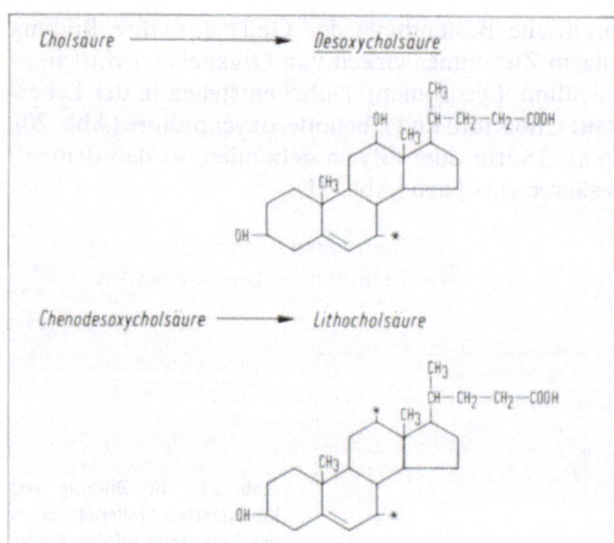

Abb. 22: Die Bildung von sekundären Gallensäuren infolge darmbakterieller Entkopplung und Dehydroxylierung der konjugierten Gallensäuren

Abb. 23: Schema des enterohepatischen Kreislaufs der Gallensäuren

Pro Tag werden etwa 0,4–0,8 g Gallensäuren neu gebildet, was auch dem tatsächlichen täglichen Verlust durch den Stuhl entspricht. Die Leber weist einen Pool von 3–5 g Gallensäuren auf und etwa 20 g befinden sich stets im Körperkreislauf.

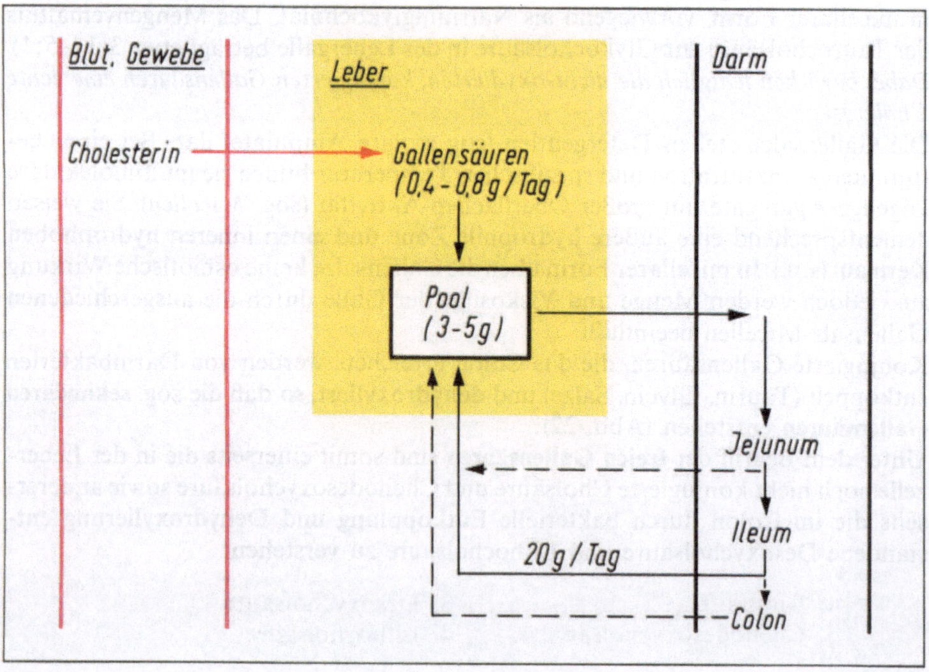

Somit wird auch hier ein **enterohepatischer Kreislauf** geschlossen, in welchem der Gallensäuren-Pool des Körpers mehrfach (6–8mal) rezirkuliert (Abb. 23):

Die in den Darm ausgeschiedenen konjugierten Gallensäuren werden im Ileum aktiv – unter Energieverbrauch – resorbiert (94–97 %); ein nur geringer Anteil gelangt bereits im Jejunum – und zwar praktisch nur glycin-gekoppelte Gallensäuren – zur Resorption. Aus dem Colon können geringe Mengen von Desoxycholsäure sowie spurweise auch Lithocholsäure rückdiffundieren und somit die Leber erreichen, wo sie erneut konjugiert und über die Lebergalle wieder ausgeschieden werden. Im Stuhl werden nur Desoxycholsäure und Lithocholsäure eliminiert.

Dieser enterohepatische Kreislauf der Gallensäuren kann durch mangelhafte Zufuhr oder verstärkten Verlust gestört werden:

STÖRUNG DES GALLENSÄUREN-KREISLAUFS

1. *Gallengangsverschluß*
   (:Desoxycholsäure ↑, Cholesterin ↑, Bilirubin ↑)
2. *Gallensäuren-Verlust durch Gallefistel*
   (:Steatorrhoe, Glycinkonjugate ↑)
3. *Ileum-Resektion*
   Gallensäurenverlust-Syndrom (HOFMANN, GRUNDY, 1965)
   (a) kompensiert: Stuhlgewicht ↑, Diarrhoe)
   (b) dekompensiert: Diarrhoe, Tenesmen, Steatorrhoe, B 12 ↓,
                      Cholesterin ↓, Calcium ↓), Glycinkonjugate ↑)
4. *Blindschlingen-Syndrom* ("blind-loop")
   (: Steatorrhoe)
5. *Gallensäuren-Bindung im Darm*
   an: Cholestyramin, Neomycin

Die Gallensäurensynthese in der Leber wird somit im wesentlichen durch den Rücklauf der Gallensäuren aus dem Ileum im Sinne eines „feed-back-Mechanismus" reguliert, so daß bei einem Gallensäuren-Verlust die Synthese in der Leber auf das 4- bis 10fache gesteigert werden kann (=kompensiert).

Lebergalle und Blasengalle weisen sehr divergente **Mengen** an Gallensäuren auf, wobei die Werte der Blasengalle recht große Schwankungsbreiten besitzen:

GALLENSÄUREN-MENGE	*Lebergalle*	*Blasengalle*
Gesamt-Gallensäuren:	1,24–1,72 %	2,3–7,7 %
konjugierte Gallensäuren:	0,96–1,20 %	1,8–6,2 %
freie Gallensäuren:	0,28–0,52 %	15,0–20,0 %
Cholsäure:	0,39–0,63 %	1,2–3,3 %
Desoxycholsäure:	0,85–0,88 %	1,1–4,3 %
Gallensalze:	0,50–1,80 %	1,5–9,7 %

Den Gallensäuren kommen folgende **Aufgaben** zu, über die hinaus sie in weitere Stoffwechselvorgänge eingreifen:

Darüber hinaus sollen freie Gallensäuren eine hemmende Wirkung auf die ATP-ase-Aktivität, den Glucose-Verbrauch und -Transport sowie auf den O_2-Verbrauch in der Leberzelle besitzen und einen Einfluß auf die Fettsynthese (Umwandlung von Fettsäuren bzw. von Glucose in Triglyceride) ausüben. Diese Wirkungen kommen anscheinend den konjugierten Gallensäuren nicht zu.

Aufgaben der Galle

1. Fettverdauung

Zum besseren Verständnis der Fettverdauung sei eine schematisierte Einteilung der Lipide vorangestellt:

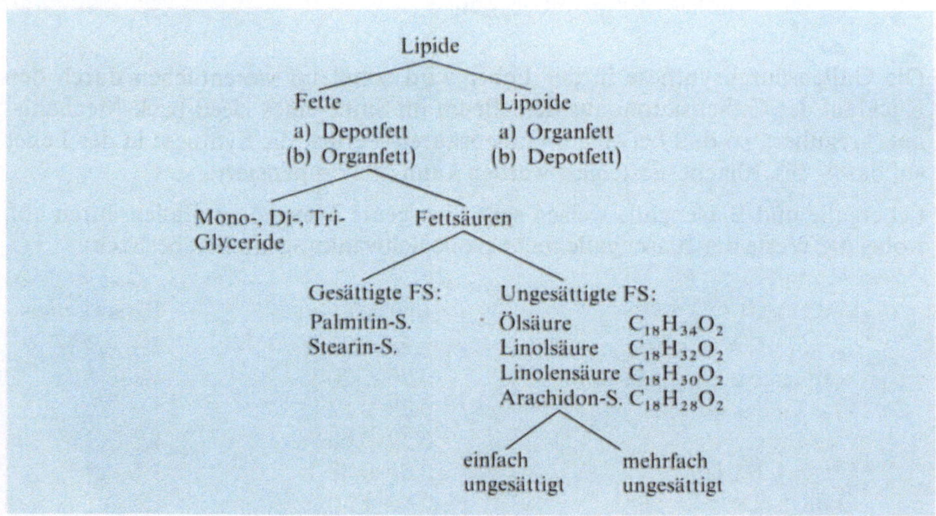

Die Fettspaltung und Fettverdauung sowie die Fettresorption erfolgen im unteren
Duodenum und oberen Jejunum. Dieser Vorgang dauert i.allg. 4–5 Stunden und
verläuft in **4 Phasen**:

1. Emulgierung und partielle Hydrolyse der mit der Nahrung aufgenommenen Triglyceride
2. Eintritt der partiell-hydrolysierten Glyceride und freien Fettsäuren in
   die Epithelzellen der Dünndarmschleimhaut (Pinozytose)
3. Biosynthese von Triglyceriden aus langkettigen Fettsäuren in der
   Dünndarmschleimhaut
4. Bildung von Chylomikronen (Transportform der Triglyceride mittels
   Bindung an ein Lipoprotein) und Abfluß über die Lymphe

Im Dünndarm liegen somit die Glyceride (Tri-, Di-, Mono-Glyceride) und freien
Fettsäuren in **3 Zustandsformen** vor:

1. Ölige Phase (= Emulsion)
2. Micellare Phase (= Solubilisation)
3. Wäßrige Phase

Die möglichst feine Verteilung der Fetttropfen in den wäßrigen Verdauungs-
sekreten wird durch oberflächenaktive Stoffe (Gallensäuren, Lezithine) bewirkt;
sie setzen die Oberflächenspannung zwischen Öl und Wasser herab und ermöglichen somit die Bildung einer **Emulsion.** Erst dann kann die fermentative Lipolyse
durch Lipase einsetzen.

Lipasen sind – wie alle bisher bekannten Enzyme – Proteine. Die von SCHÖN-
HEYDER und VOLQVARTZ 1946 sowie COHEN 1971 dargestellte Magenlipase spaltet
nur kurzkettige Triglyceride (4–8 C-Atome); sie spielt keine wesentliche Rolle. Die
Pankreas-Lipasen sind Hydrolasen aus den Acinuszellen, die in aktiver Form (!)
in den Zymogen-Granula gespeichert werden. Bei Bedarf werden sie freigesetzt.

Lipasen spalten zunächst die emulgierten Triglyceride, dann Diglyceride und
schließlich Monoglyceride, aber stets nur in emulgierter Form (2000–10000 Å).
Nur auf solche oberflächenvergrößerten Fette kann die Lipase einwirken. Dabei
steigern Calcium und Magnesium die Aktivität der Lipase, wie auch die Gallensäuren, die das pH-Optimum im schwach-sauren Bereich herstellen. Letztendlich
spaltet die Lipase auch die Monoglyceride in Glycerin und Alkohol. Ein Fehlen
der Pankreaslipase führt also stets zur Steatorrhoe, eine ungenügende Fettresorption zu Calcium-Verlust im Stuhl (Ca + FS = Kalkseifen). Einer im Pankreas-
sekret vorhandenen Phospholipase scheint keine wesentliche Bedeutung zuzukom-
men.

In der Dünndarmschleimhaut befindet sich eine weitere Lipase, die sich von der
Pankreaslipase unterscheidet: sie spaltet bevorzugt Tributyrin und wirkt beim
Umsatz von Monoglyceriden langkettiger Fettsäuren mit. Intrazellulär bewirkt sie
die hydrolytische Spaltung der kurz- und mittelkettigen Triglyceride, die unge-
spalten von den Mucosazellen resorbiert worden waren. Die so entstandenen

Fettsäuren mit 4–10 C-Atomen werden dann nicht mehr verestert, sondern nach Albumin-Bindung direkt ins Portalvenen-Blut abgegeben.

Zur intestinalen Resorption müssen die emulgierten und gespaltenen Fette in eine klein-molekulare Aggregatform (40–80 Å), in die sog. **micellare Form** (=Solubilisation) überführt werden (HOFMANN, BORGSTRÖM, 1962):

> *Amphiphile* Substanzen sind solche, die bei Körpertemperatur wasser-unlöslich sind (Fettsäuren, Glyceride); sie können aber durch amphiphatische Substanzen, die bereits bei Körpertemperatur Micellen bilden, in Lösung gebracht werden.
>
> *Amphipatische* Substanzen sind z. B. mit Taurin oder Glykokoll konjugierte Gallensäuren. Sie lagern sich an Phasen-Grenzflächen (Öl-Wasser) an, wobei sie ihren hydrophilen (wasserlöslichen) Pol nach außen in die wäßrige Phase richten, ihren hydrophoben (fettlöslichen) Pol dagegen nach innen an die ölige Phase. Auf diese Weise entstehen kugelige, klein-molekulare Aggregate, die Mizellen, die die intestinale Resorption der in ihrem Inneren eingeschlossenen, an sich wasserunlöslichen Lipide (Fettsäuren, Glyceride) ermöglichen, d. h. nicht-polare (amphiphile) Substanzen werden polarisiert (Abb. 24):

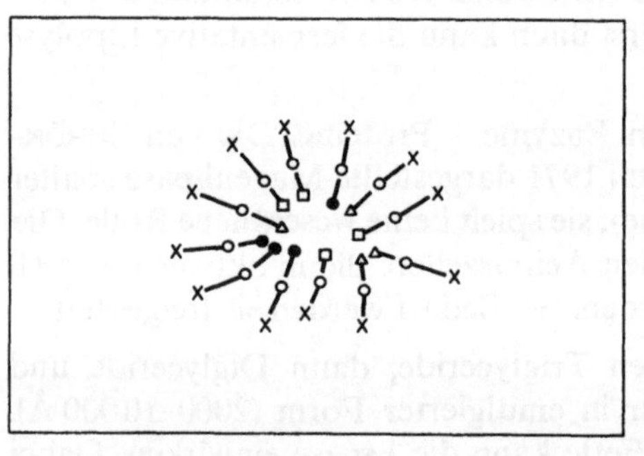

Abb. 24: Intestinale Resorption emulgierter und gespaltener Fette in klein-molekularer Aggregatform (micellare Form, Solubilisation):
○——× Gallensäuren,   ●——× Monoglyceride,
□——× Fettsäuren,   △——× Cholesterin

Diese Mizellen werden aber nicht als Ganzes resorbiert, sondern die Gallensäuren der Mizellen bleiben im Darmlumen zurück, und nur die Monoglyceride und Fettsäuren werden vom Bürstensaum der Mucosa resorbiert. Dabei werden die kurzkettigen Fettsäuren (4–10 C-Atome) unverestert direkt in die V. portae abgegeben und der Leber zugeführt, während die langkettigen Fettsäuren (> 10 C-Atome) und die Monoglyceride in der Mucosa-Zelle zu Triglyceriden resynthetisiert werden und nach Kopplung an ein Lipoprotein als Chylomikronen in das Lymphsystem gelangen.

Die Gallensäuren werden erst im unteren Ileum resorbiert (**enterohepatischer Kreislauf**) (Abb. 25):

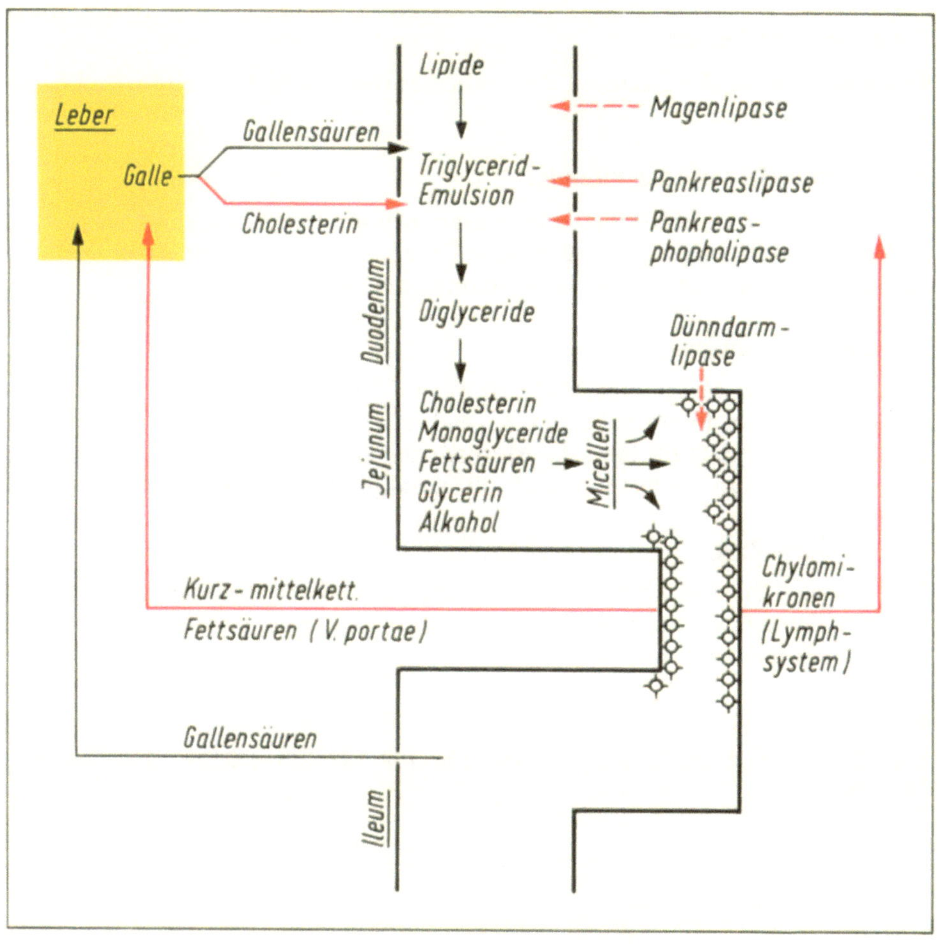

Abb. 25: Schematisierte Darstellung der intestinalen enzymatischen Fettverdauung und der Resorption der Fette mittels Micellen-Bildung über V. portae und D. thoracicus mit enterohepatischem Kreislauf der Gallensäuren

2. Eiweißverdauung

Galle bzw. Gallensäuren stellen den Reiz dar für die Sekretion von Lipase und Trypsin und bewirken ein pH-Optimum auch für die Eiweißverdauung. Nicht-emulgierte Fette umhüllen das Eiweiß im Darm und machen es somit fermentativ-unverdaubar! Die Galle neutralisiert die HCl im Chymus und ermöglicht so die Enzym-Wirkung.

3. Cholerese-Steigerung

Der enterohepatische Kreislauf der Gallensäuren steuert über einen feed-back-
Mechanismus auch die Cholerese.

4. Resorption fettlöslicher Vitamine

Die Vitamine A, D, E, K können nur zusammen mit Fetten resorbiert werden, so
daß im Verlaufe einer Fett-Verdauungsstörung bzw. eines Gallensäuren-Verlust-
syndroms auch eine A-, D-, E-, K-Avitaminose eintreten kann.

5. Peristaltik-Anregung

Freie Fettsäuren weisen eine Hydrotropie auf. Hierdurch wird die Wasser-Resorption aus dem Darm gehemmt, so daß der Stuhl weicher und voluminöser
wird, was die Peristaltik bzw. die Motorik des Darmes anregt. Darüber hinaus
wirken Gallensäuren selbst motilitäts-steigernd in Dünn- und Dickdarm.

6. Sekretin-Bildung

Die Sekretin-Bildung wird durch Reizung der oberen Duodenalschleimhaut
durch HCl und Galle angeregt. Sekretin wirkt nicht nur auf das Pankreas ($H_2O \uparrow$,
$NaHCO_3 \uparrow$), sondern auch choleretisch.

Literatur

5, 46, 54, 78, 105, 112, 121, 152, 153, 164, 171, 179, 188, 215, 278, 292, 318, 344, 364,
383 398

DIAGNOSTIK

Die Diagnostik der Gallenwegs-Erkrankungen und die differentialdiagnostische Abgrenzung von biliären bzw. cholestatischen Leber-Erkrankungen hat seit etwa 20 Jahren einen ungeahnten Aufschwung genommen. Neben zahlreichen neuartigen Untersuchungsmethoden haben jedoch die altbewährten diagnostischen Verfahren ihre Stellung behaupten können oder wurden durch Modifikationen dem Stand der heutigen Erkenntnisse angepaßt.

Aufgrund der engen morphologischen Beziehung von Leber und Gallenwege und der vielfältig miteinander verflochtenen funktionellen Leistungen ist neben speziellen Untersuchungstechniken stets auch die moderne Leber-Diagnostik zu berücksichtigen. So stützt sich die moderne Gallen-Diagnostik auf folgende 4 Säulen, mittels derer heute eine **Detail-Diagnostik** möglich geworden ist: 1. klinische Befunde, 2. laborchemische Befunde, 3. röntgenologische Befunde, 4. endoskopische bzw. morphologische Befunde (Abb. 26):

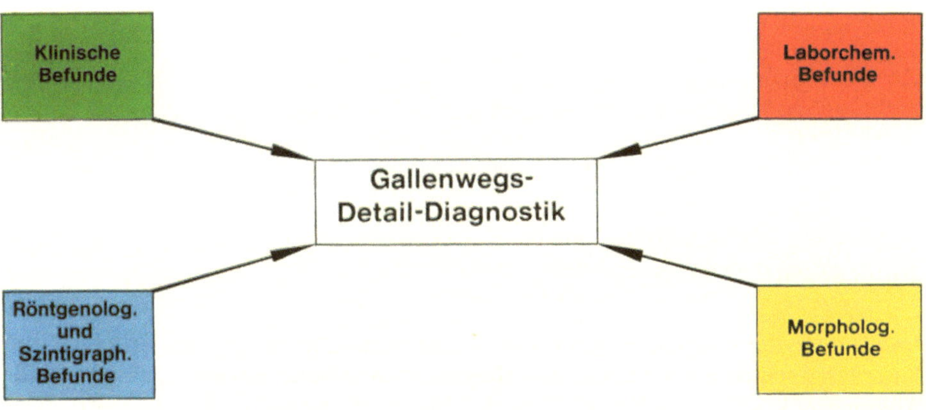

Abb. 26: Die 4 Säulen der Gallenwegs-Detaildiagnostik

Dabei kommen die einzelnen Untersuchungstechniken dieser 4 Diagnostik-Säulen in rationellen Schritten zur Anwendung:

eine weitgehend optimale praeoperative Diagnostik muß stets durch eine ergänzende intraoperative Diagnostik erweitert werden.

I. Klinische Diagnostik

Für die klinische Feststellung einer Gallenwegs-Erkrankung bieten sich folgende
4 diagnostische Untersuchungs-Verfahren an:

Dabei stellen Anamnese mit organ-bezogener Fragetechnik sowie körperliche
und palpatorische Befunderhebung eine ausgesprochene Vorfeld- bzw. bed-side-
Diagnostik in Praxis und Klinik dar, während die Duodenalsondierung mit
differenzierten Detail-Untersuchungen der Fachpraxis bzw. Klinik vorbehalten
bleibt.

1. **Anamnese**
   a) *Familiäre Häufung*
   b) *Lokalisation der Beschwerden*
   c) *Art der Beschwerden:*
      α) allgemeine Beschwerden
      β) vegetative Beschwerden
      γ) psychische Beschwerden
      δ) algische Beschwerden
      ε) dyspeptische Beschwerden
   d) *Zeitliche Zuordnung der Beschwerden:*
      α) Nahrungsaufnahme
      β) Diätfehler
      γ) seelische Belastung
      δ) endokrine Einflüsse

Im Rahmen der klinischen Diagnostik steht verständlicherweise die Erhebung der
Krankengeschichte am Anfang aller diagnostischen Bemühungen. Dabei kann die
Anamnese sowohl uncharakteristische als auch typische Beschwerden oder
Beobachtungen ergeben.

Gezielte Fragen führen am ehesten zum Ziel!

a) Vor allem bei Cholelithiasis-Kranken ist eine **familiäre Häufung** dieses Leidens
   feststellbar – wahrscheinlich jedoch infolge „familiärer" Häufung lithogen-
   disponierender Faktoren.

b) Als typisch gilt die **Lokalisation der Beschwerden** im rechten Oberbauch; ausstrahlende Schmerzen werden vor allem im Bereich des Mittelbauches, im Rücken (rechts-paravertebral), im Bereich der rechten Schulter und der rechten Halsseite, gelegentlich auch am Hinterkopf, lokalisiert. Ausstrahlende Schmerzen zum linken Ober-Mittelbauch oder im Bereich des Rückens (links-paravertebral in Höhe von D_{7-10}) finden sich bei Erkrankungsprozessen der Papilla VATERI, bei praepapillärem Stein oder bei Pankreas-Mitbeteiligung.

c) Die **Art der Beschwerden** ermöglicht i. allg. keine verläßliche Aussage über das erkrankte Organ, vor allem dann nicht, wenn im Vordergrund allgemeine, vegetative oder psychische Beschwerden stehen.

So finden sich an *allgemeinen Beschwerden:* Leistungsabfall, Schwäche, Müdigkeit, Arbeitsunlust und Schlafstörung – wie es aber auch als pseudoneurasthenisches Syndrom vielen gehetzten Menschen unserer Zeit zu eigen ist.

Vegetative Beschwerden werden häufig in Form von Schweißneigung, Herzklopfen, Herzstolpern, Dyskardie bzw. Stenokardie und Schwindelerscheinungen angegeben – wie jedoch auch bei cardiovasculären Erkrankungen.

Oder es lassen sich *psychische Beschwerden* wie Reizbarkeit, Antriebsverlust, Depression oder „cholerische" Zustände erfragen – was ebenfalls, insbesondere während des involutiv-klimakterischen Lebensabschnittes, auf eine falsche diagnostische Fährte lenken kann.

Oder es bestehen vielfältige *dyspeptische Beschwerden:* pappiger Mundgeschmack, Inappetenz, Aufstoßen, Übelkeit, Völlegefühl, Blähsucht, Nahrungsintoleranz und Obstipation – wie aber auch bei verschiedenen anderen Magen-Darm-Erkrankungen.

Algische Beschwerden finden sich sehr häufig in Form von Druckgefühl bzw. Druckschmerz oder Spannung im rechten Oberbauch, echten Oberbauchschmerzen bis zu kolikartiger Steigerung, sowie Kopfschmerzen oder Migräne-Anfälle.

Diese Fülle an sehr unterschiedlichen subjektiven Klagen zeigt, daß es kein charakteristisches Beschwerdebild für eine Gallenwegs-Erkrankung gibt und daß sogar Rückschlüsse auf den Schweregrad einer Gallenwegs-Erkrankung nicht möglich sind.

d) Als charakteristisch für das Bestehen von Gallenwegs-Erkrankungen kann eine gewisse **zeitliche Zuordnung der Beschwerden** zu bestimmten Ereignissen des Alltags bzw. des Lebensablaufes gelten: So findet sich eine deutliche Verstärkung der Beschwerden nach *Nahrungsaufnahme,* während bei „leerem" Magen eher ausgesprochenes Wohlbefinden besteht. *Diätfehler* bzw. individuell recht verschiedenartige Nahrungsintoleranzen führen zum Auftreten oder zur Verstärkung des Beschwerdebildes, während demgegenüber gleichartige Diätfehler z.B. im Urlaub oftmals erstaunlich gut toleriert werden, so daß der Patient zu einer gewissen diätetischen Sorglosigkeit nach Rückkehr in das

Berufsleben verleitet wird, die er erneut mit einer „gebührenpflichtigen Verwarnung", nicht selten in Form einer Gallenkolik, bezahlen muß. So ist die Abhängigkeit der Gallenbeschwerden von *seelischen Belastungen*, Ärger, Aufregungen oder Konfliktsituationen schon seit dem Altertum bekannt und hat Anlaß zu manchen diesbezüglichen sprichwortartigen Erkenntnissen gegeben. („Er ärgert sich galle-gelb", „ihm läuft vor Ärger die Galle über" u.a.) Aber auch von *endokrinen Einflüssen* wird das Beschwerdebild des Gallenkranken geprägt: So werden vor allem Menstruation, Gravidität und Klimakterium zum erstmaligen Auftreten bzw. zu einer Verstärkung der Beschwerden führen.

Aus diesen anamnestischen Angaben hebt sich als besonders charakteristische **Trias** hervor:

1. Nausea
2. Fettintoleranz
3. Rechtsschmerz

Nausea ist ein recht häufiges Symptom und weist eher auf Erkrankungen der Gallenblase bzw. der Gallenwege als auf solche des Magens hin. Sie tritt vor allem nach den Mahlzeiten auf, vorwiegend morgens.

Fettintoleranz besteht vor allem gegenüber ranzigem oder gebratenem Fett sowie gegenüber Mayonnaise, Marzipan, Nußfett, Pommes frites. Die Fettintoleranz beruht z.T. auf dem Einsickern des Fettes in die Speisen, so daß die Fette kaum fermentativ erreicht und daher nur ungenügend verdaut werden können, z.T. beruht sie auf der Bildung von Acroleinsäure bei hohem Erhitzen der Fette, aber auch auf der ungenügenden Emulgierbarkeit tierischer Fette.

Rechtsschmerz tritt häufig periodisch auf, wobei 3tägige Beschwerdeschübe (3-Tage-Typ, Crise de trois jours, GUTMANN) von längeren beschwerdefreien Intervallen gefolgt sind.

2. **Körperliche Befunde**
   a) Ikterus
   b) Urinfarbe, Stuhlfarbe
   c) Temperatur
   d) reflektorische Krankheitszeichen

Im Rahmen der allgemeinen körperlichen Untersuchung kommt verständlicherweise einigen Befunden eine besondere Bedeutung zu:

Bei der Feststellung eines **Ikterus** sind folgende Fragen aufschlußreich:
    Skleren-Ikterus bzw. Haut-Ikterus?
    Akute oder allmähliche Entwicklung des Ikterus?
    Flüchtiger oder konstanter Ikterus?
    Geringgradiger oder ausgeprägter Ikterus?

Auch Angaben über eine **Farbänderung** des **Urins** bzw. des **Stuhls** während der letzten Tage (dunkel, bierbraun, hell, tonfarben) sind wichtige Parameter der Vorfeld-Diagnostik von Gallenwegs-Erkrankungen.

Änderungen der **Körpertemperatur** (Fieberschübe, Schüttelfrost, subfebrile Temperaturen) können wichtige Hinweise auf das Bestehen eines entzündlichen Prozesses im Bereich der Gallenblase bzw. der Gallenwege sein.

Zahlreiche und verschiedenartige **reflektorische Krankheitszeichen** werden vom Patienten selbst beobachtet und anamnestisch angegeben, aber auch bei der körperlichen Untersuchung objektiv erfaßt. Dabei treten diese Erscheinungen vorwiegend bei Cholelithiasis auf, kommen aber auch bei entzündlichen Gallenwegs-Erkrankungen vor:

Sehr häufig (in bis zu 60% der Fälle) wird eine rechtsseitige *Mydriasis* beobachtet, während eine rechtsseitige *weite Lidspalte* und *Tränenfluß* weitaus seltener feststellbar sind.

Stirnkopfschmerzen bzw. heftige *Migräne-Anfälle* („biliäre" bzw. „chologene" Migräne) sollten erst dann als „Migräne" akzeptiert werden, wenn eine Erkrankung der Gallenwege ausgeschlossen werden konnte.

Rechtsseitiger *Schulterschmerz* bis zum Syndrom der Schultersteife werden durch eine Reizung des Plexus brachialis erklärt und können daher Anlaß einer vielmonatigen erfolglosen Fehltherapie sein.

Anfälle von paroxysmaler *Tachykardie, Extrasystolie* und *stenocarde Beschwerden* erfordern auch nach eigenen Erfahrungen in jedem Einzelfall den Ausschluß einer Gallenwegs-Erkrankung. Zahlreiche eigene Beobachtungsfälle waren jahrelang ineffektiv als Angina pectoris behandelt worden, wobei die gleichzeitig bekannte, komplikative Cholelithiasis wegen der bestehenden, klinisch jedoch nicht eindeutig bestätigten Angina pectoris als „inoperabel" angesehen wurde. Dieses von FRANKE (1955) mit Recht hervorgehobene „cholecysto-coronare Syndrom" erfordert zunächst die sorgfältige Abklärung des cardiologischen und biliären Befundes, sodann jedoch stets beim Nachweis organischer Gallenwegs-Veränderungen die Prüfung der Operationsindikation.

Häufig angegebene *Schwindel-Erscheinungen* wurden schon von v. BERGMANN als „vertigo e vesica fellea laesa" bezeichnet. Sie beruhen darauf, daß die Nähe des N. vagus zum N. trigeminus und N. vestibularis zur gegenseitigen Alteration mit Auftreten von Schwindel-Erscheinungen führt. Daher kann auch die Injektion von Novocain in die rechte Supra-Orbital-Gegend bei chologenem Schwindel bzw. bei Gallenkolik therapeutisch erfolgreich sein.

Hyperästhesie und *Dermographismus* im Bereich von D_5–D_9 werden als Viscero-Cutan-Reflex im Bereich HEADscher Zonen gedeutet.

Solche reflektorischen Krankheitszeichen können dem sorgfältigen Beobachter eine Fülle von diagnostischen Hinweisen geben, können aber auch allzuleicht zu einer Vielfalt **differentialdiagnostischer Irrtümer** führen wie Hyperthyreose, Migräne, HWS-Syndrom, Omarthrosis bzw. Periarthritis humero-scapularis mit Schultersteife und Coronarinsuffizienz.

3. **Palpatorische Befunde**

a) Jonassches Zeichen
b) Höglersches Zeichen
c) Boassche Druckpunkte
d) Bard-Pic-Courvoisiersches Zeichen
e) Palpation des Abdomen:
   α) bimanuell-ventrale Palpation (Gilbert)
   β) bimanuell-ventrodorsale Palpation (Chauffard)
   γ) Pronscher Handgriff
   δ) Chirayscher Handgriff
   ε) Murphysches Zeichen

Mittels Palpation können gelegentlich sowohl umschriebene Schmerzbereiche als auch tastbare Veränderungen festgestellt werden:

Oftmals besteht ein charakteristischer Druckschmerz am Hinterkopf, und zwar am Ansatz des N. trapecius in der Nähe des N. occipitalis maior, der als **Jonassches Zeichen** im Schrifttum bekannt geworden ist.

Ein spontaner Schmerz oder Druckschmerz an der rechten Halsseite, gelegentlich auch in Form einer Hyperalgesie, ist durch Reizung des N. phrenicus bedingt und wird als **Höglersches Zeichen** (1934) bezeichnet. (Der N. phrenicus entspringt nämlich – wie die Innervation der Nacken-, Hals- und Schulter-Muskulatur – dem Halsbereich C_3–C_5.)

Charakteristische Schmerzbereiche, spontan oder auf Druck, entlang der Wirbelsäule rechts-paravertebral D_5–D_9, gelegentlich aber auch in Form einer Hyperästhesie der Haut mit verstärktem Dermographismus oder von Muskelspasmen bis zum Auftreten einer spastisch-bedingten Skoliose werden als **Boassche Druckpunkte** bzw. Boassches Zeichen definiert. – Die Beseitigung von Schmerzempfindungen im Bereich der Gallenblase bzw. Gallenwege mittels Leitungsunterbrechung (5–10 ml 1%iges Novocain rechts an der Spitze von D_{9-10}) erfolgt über das Ggl. coeliacum und die Nn. splanchnici (Laewen, 1922).

Das von **Bard-Pic-Courvoisier** 1888 beschriebene Zeichen: große, prallgestaute Gallenblase als tastbare, eher harte, birnenförmige Resistenz im rechten Oberbauch kann sowohl durch einen malignen als auch durch einen benignen Verschluß bedingt sein. In jedem Einzelfall ist die sorgfältige Abklärung dieses Befundes erforderlich; *keinesfalls darf voreilig und unerwiesen eine maligne Genese postuliert werden!*

Am bedeutungsvollsten ist die **Palpation des Abdomens**, die schonungsvoll durchgeführt werden soll. Bei zu erwartender Schmerzhaftigkeit im rechten Oberbauch wird ein vorsichtiges Herantasten aus dem linken, schmerzfreien Unterbauch nach rechts oben den Untersuchungsgang erleichtern und den Patienten auch nicht zu angstbedingten Abwehrspannungen verleiten. Darüber hinaus kann die Palpation durch reflektorische Bauchdeckenspannung, Aerocolie oder Adipositas mitunter sehr erschwert sein.

Dennoch ist es erforderlich, die Untersuchung des Abdomens auf folgende **Fragen** zu konzentrieren:

1. *Lokalisation des maximalen Schmerzpunktes*
2. *Tastbare Resistenz*
3. *Oberfläche eines tastbaren Tumors*
4. *Atemverschieblichkeit einer tastbaren Resistenz*
5. *Lebergröße und Leberkonsistenz*

Unter normalen Bedingungen ist die Gallenblase nicht tastbar. Bei Erkrankungen kann die Gallenblase als schmerzhafte Resistenz oder birnenförmiger Tumor palpabel werden. Dabei ist zu bedenken, daß die Gallenblase einerseits unter dem rechten Leberlappen verborgen sein kann oder andererseits eine ptotische Gallenblase gelegentlich im rechten Mittelbauch oder Unterbauch mehr oder weniger druckschmerzhaft getastet wird, oftmals besser sogar am stehenden Patienten.

Für eine sachgemäße Palpation der Gallenblase bzw. der Leber stehen verschiedene **Techniken** zur Verfügung:

α) Die **bimanuell-ventrale Palpation** (GILBERT) ist vorwiegend zur Leberpalpation geeignet: Der Untersucher sitzt rechts vom Patient, das Gesicht dem Kranken zugewandt; die Finger beider Hände konvergieren, während die Handflächen divergieren. Mittels vorsichtiger, aber dennoch kräftiger Palpation werden nun während der Atmungsphasen Lebergröße und Leberkonsistenz festgestellt (Abb. 27).

β) Die **bimanuell-ventrodorsale Palpation** (CHAUFFARD) dient wie die GILBERTsche Untersuchungstechnik der Leber-Palpation, lediglich drängt hier die linke Hand von der Nieren- bzw. Lumbal-Gegend aus nach vorn, der rechten palpierenden Hand entgegen (Abb. 28).

γ) Die Palpation der Gallenblase erfolgt vorwiegend mit Hilfe des **Pronschen Handgriffes:** Hierbei liegen beide Hände auf dem rechten Rippenbogenbereich, beide Daumen werden dicht nebeneinander in den Gallenblasenbereich eng-umschrieben eingedrückt, maximal im Exspirium. Mittels dieser umschrieben-lokalisierten Daumen-Palpation werden Druckschmerzhaftigkeiten im Gallenblasenbett festgestellt, die bei bimanueller Palpation dem Nachweis entgehen (Abb. 29).

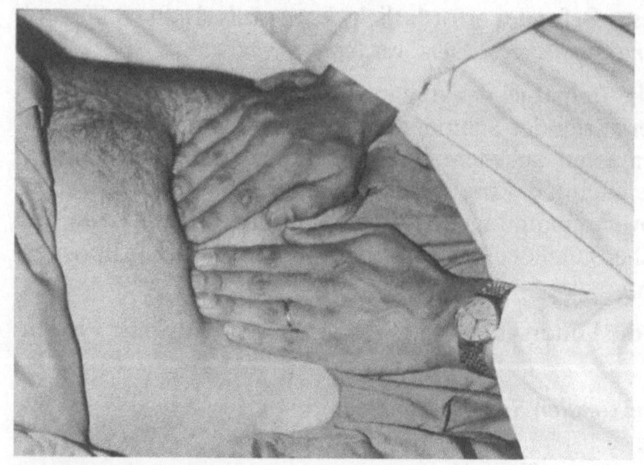

Abb. 27: Bimanuell-ventrale Palpation der Leber bzw. von Oberbauchtumoren (GILBERT)

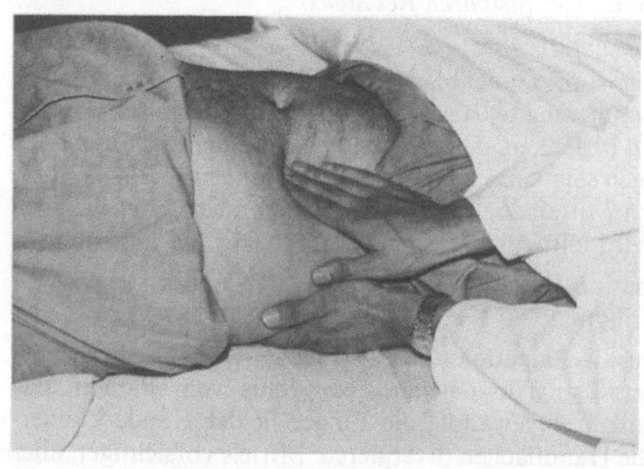

Abb. 28: Bimanuell-ventro-dorsale Palpation der Leber bzw. von Oberbauchtumoren (CHAUFFARD)

δ) Bei adipösen Patienten läßt sich i.allg. die PRONsche Untersuchungstechnik nicht anwenden. Daher wurde von **Chiray** (1936) ein Palpations-Handgriff angegeben, der dem PRONschen Handgriff an Zuverlässigkeit gleichgesetzt werden kann: Der adipöse Patient wird in Linksseitenlage gebettet, wobei die fettreiche Bauchdecke nach links-unten fällt und den rechten Oberbauch freigibt. Der Untersucher steht rechts hinter dem Kranken und dringt mit der rechten Hand unter den rechten Rippenbogen in Richtung Gallenblase vor, wobei ggf. eine umschriebene Druckschmerzhaftigkeit ausgelöst wird (Abb. 30).

ε) Eine Verbesserung der Gallenblasen-Palpationstechnik wird durch Anwendung des sog. **Murphyschen Zeichens** erreicht: Bei Anwendung

42

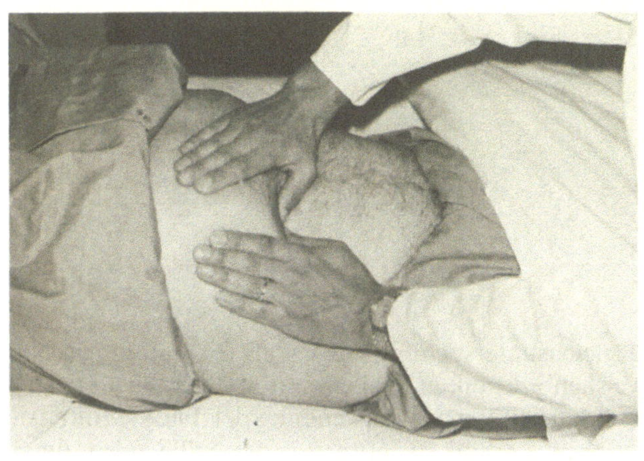

Abb. 29: PRONscher Handgriff zur lokalisierten Palpation der Gallenblase

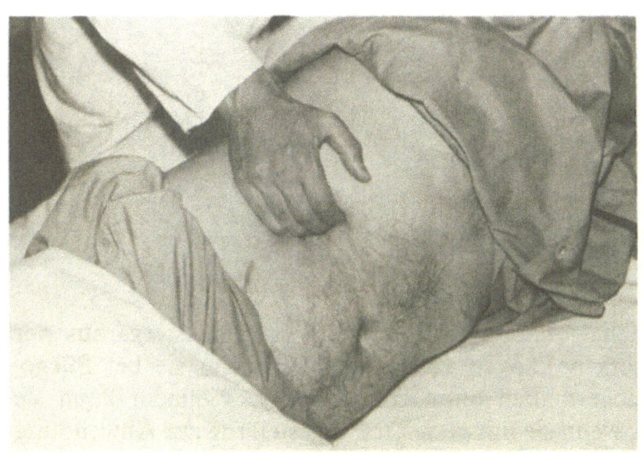

Abb. 30: CHIRAYscher Handgriff zur Palpation der Gallenblase bei Adipositas

des PRONschen oder CHIRAYschen Handgriffs wird bei tiefer Inspiration des Patienten ein umschriebener heftiger Schmerz in der Gallenblasengegend angegeben, oftmals in Form eines sog. inspiratorischen Stop (gleich wie bei Pleuritis diaphragmatica).

Bei einer Gegenüberstellung der Untersuchungsergebnisse der Gallenblase bei röntgenologisch und zusätzlich durch Laparoskopie gesicherter abklingendsubakuter, subchronischer oder chronischer Cholecystitis (mit oder ohne Cholelithiasis) können wir an *eigenem Krankengut* die eindeutige Überlegenheit der PRON-MURPHYschen bzw. CHIRAY-MURPHYschen Untersuchungstechnik gegenüber der GILBERT-CHAUFFARDschen Palpation aufzeigen:

	N	+	Ø
GILBERT-CHAUFFARD	22	3	19
PRON	15	10	5
PRON + MURPHY	15	12	3
CHIRAY	7	4	3
CHIRAY + MURPHY	7	6	1
	22	18	4

Die subtil durchgeführte Vergleichsuntersuchung zeigt, daß ein pathologischer Palpationsbefund bei nachweislich erkrankter Gallenblase mittels der üblichen „Leberpalpation" nur in etwa $^1/_7$ der Fälle, bei Anwendung der PRON-MURPHY-schen bzw. CHIRAY-MURPHYSCHEN Technik in etwa $^6/_7$ der Fälle, also 6mal häufiger, festgestellt werden konnte.

4. Duodenalsonde

a) Bakterien-Nachweis
b) Parasiten-Nachweis
c) Nachweis von Salzen
d) Nachweis von Zellen
e) Prüfung der Motilität
f) Bromsulfophthalein-Erscheinungszeit
g) Galle-Veränderungen

Die Anwendung der Duodenalsonde (EINHORN, 1910) ist keineswegs aus der Diagnostik der Gallenwegserkrankungen verbannt, auch wenn sie bei Pflegepersonal und Patienten gleichermaßen unbeliebt sein mag. Vielmehr kann sie wertvolle Aufschlüsse geben, wenn sie mit gezielter Fragestellung zur Anwendung gelangt. An diese Untersuchungsmethode müssen jedoch 2 grundsätzliche *Forderungen* gestellt werden:

1. *korrekte methodische Durchführung*
2. *keine unzulässige Deutung der Ergebnisse*

Technik: Dem seit etwa 12 Stunden nüchternen Patienten wird im Sitzen, evtl. nach vorheriger geringer Spray-Anaesthesie des Rachens, die Gummi-Sonde mit Metall-Olive bzw. ausreichend großen Sonden-Öffnungen eingeführt. Bis zur Marke 45 cm kann der Patient umhergehen. Bei allmählichem Weiterwandern der Sonde vom Magenfundus (45 cm) zum Pylorus (60 cm) werden Luft und Magensaft abgesaugt. In anschließender Rücken-Rechtsseitenlage wandert die Sonde mit der Peristaltik durch den Pylorus bis zur Marke 75 cm. Dabei kann die Pylorus-Passage spontan erreicht werden oder auch – schnell und zuverlässig – durch i.v. Injektion von Paspertin® bzw. durch 2–3 Schluck einer gesättigten

Natriumbikarbonat-Lösung. Die Sonden-Spitze bzw. Olive soll sich korrekterweise in der pars inferior duodeni befinden. Erforderlichenfalls ist die Sondenlage röntgenologisch zu prüfen.

A-Galle: Bei richtiger Sondenlage setzt bald die Sekretion und der Austritt von Choledochus-Galle ein. Diese ist i. allg. klar, goldgelb und weist eine alkalische Reaktion auf. Eine Beimischung von Magensaft verursacht eine milchige Trübung. Der Bilirubin-Gehalt (Galle mit NaCl-Lösung 1:10 verdünnen, zentrifugieren; Bestimmung des Bilirubin-Gehaltes im weitgehend klaren Überstand) beträgt 3–15 mg%.

B-Galle: Bei genügender Menge an A-Galle wird nun die Kontraktionsfähigkeit der Gallenblase geprüft, so daß B-Galle (Blasengalle) gewonnen wird:

1. Injektion von 20–30 ml 30%igem *MgSO₄* (MELTZER, 1917; LYON, 1919) in die Sonde mit Zeitpunkt-Festlegung. Die Kontraktion der Gallenblase sollte auf neuromuskulärem Weg innerhalb 10–20 Minuten eintreten. Allerdings verursacht MgSO₄ gelegentlich eine Desquamations-Duodenitis bzw. eine allergisch-haemorrhagische Duodenitis, wodurch die Cytologie erheblich verfälscht werden kann.

2. Injektion von 20 ml körperwarmem *Olivenöl*, das humoral wirksam wird, indem es bei Kontakt mit der Duodenalschleimhaut Cholecystokinin bildet bzw. freisetzt. Somit stellt Olivenöl den stärksten Reiz zur Gallenblasen-Kontraktion dar. Die Latenzzeit beträgt ebenfalls 10 bis 20 Minuten. Ggf. können beide Reize auch nacheinander zur Anwendung kommen.

3. Injektion von 2 ml (6 VE) *Hypophysin* i. m. (SCHÖNDUBE, KALK, 1924). Die Latenzzeit beträgt etwa 3–10 Minuten.

4. Injektion von *Cholecystokinin:* 4 mg/10 ml physiologische NaCl-Lösung langsam i. v. Die Latenzzeit beträgt – wie beim Hypophysin – 3–10 Minuten.

Bei fehlendem Gallenblasen-Reflex können **pharmakodynamische Testverfahren** zur Anwendung kommen, um die Frage einer funktionell- oder morphologisch-bedingten Abfluß-Störung zu prüfen. Hierfür stehen folgende Möglichkeiten zur Verfügung:

1. Intraduodenale Injektion über die liegende Sonde von 20 ml 1%iges Novocain zur Lösung eines Sphinkter-ODDI-Spasmus.

2. Orale Einnahme einiger Tropfen von einer 1%igen Alkohol-Nitro-glycerin-Mischung zur Lösung des Collum-Cystikus-Sphinkter.

3. Inhalation einiger Tropfen von Amylnitrit zur Lösung des Collum-Cystikus-Sphinkter.

4. I. m. Injektion von $^{1}/_{4}$ mg Atropin.

Diese nun gewonnene Blasengalle ist dunkelgrün und weist einen Bilirubin-Gehalt auf, der etwa 10mal höher ist als der der A-Galle bzw. mindestens 50 mg% betragen sollte; i.allg. liegt der Bilirubin-Gehalt der B-Galle bei 80 bis 100 mg%, bei Stauungszuständen jedoch bei etwa 400 mg% (bis sogar über 6000 mg%). Eine normal konzentrierte B-Galle spricht i.allg. auch für eine normale Kontraktionsfähigkeit der Gallenblase, somit auch für eine freie Durchgängigkeit von Ductus cysticus und Choledochus. Tritt nach Anwendung von Cholecystokinin Übelkeit, Erbrechen oder Schmerz auf, dann liegt ein erhöhter Druck in den Gallenwegen vor, der sich nach Eintritt des Reflexes und Entleerung der B-Galle schnell verliert (=funktionell) oder bei fehlendem Reflex weiter bestehen bleibt (=organische Wegstörung im Collum-Cysticus-Bereich).

C-Galle: Nach Beendigung des Reflexes und Entleerung der Gallenblase (etwa 20–40 Minuten) fließt bald wieder goldgelbe Galle ab, die aus den kleinen Gallengängen als neugebildete Galle nachfließt. Sie entspricht praktisch der A-Galle in Aussehen und Zusammensetzung.

a) **Bakterien-Nachweis**

NETTER hatte bereits 1886 festgestellt, daß auch normalerweise im unteren Choledochus-Anteil Bakterien vorhanden sind. Von dieser Feststellung kann man auch heute noch ausgehen; die Keim-Zahl ist jedoch gering.

Die bakteriologische Untersuchung der Galle ist vor allem deshalb sehr problematisch, weil die Keime aus dem oberen Verdauungstrakt (Mund, Rachen, Oesophagus, Magen) stammen können oder durch sekundäre Verunreinigung der Sonde bzw. der Reagenzröhrchen in die Galle gelangt sind; es kann sich aber auch um harmlose Keimbesiedlungen des Duodenums oder der Gallenwege handeln.

Im allgemeinen korreliert der Keimnachweis in der praeoperativ gewonnenen Sonden-Galle nicht mit der intraoperativ gewonnenen Gallenblasen-Punktat-Bakteriologie und ebensowenig mit dem bakteriologischen Untersuchungsergebnis der entsprechenden Gallenblasenwand.

Der Nachweis von Keimen in der A-Galle, vermehrt nachgewiesen nach i.v. Injektion von Decholin® in der B-Galle, bzw. der Nachweis von Erregern in der B-Galle bei steriler A-Galle kann dagegen im Einzelfall ein Hinweis auf einen bakteriellen Prozeß sein. Pathognomonisch ist natürlich stets der Nachweis von Salmonellen oder Tuberkelbakterien.

b) **Parasiten-Nachweis**

Wichtig ist vor allem der Nachweis von *Lamblia intestinalis* (LAMBL, 1859), die als aktiv-bewegliche, charakteristisch-birnenförmige Einzeller mit 4 paarigem Geißel-Besatz in der Galle – und nur hier oder im Duodenalsaft – vorkommen. (Im Stuhl sind nur Cysten nachweisbar.) Diese Flagellaten können sowohl als Saprophyten in der Galle ansässig sein, sie können aber auch (1–8% der Fälle) die Ursache einer Cholecystitis chronica oder einer Cholangitis werden, die als solche natürlich „therapieresistent" ist, da Lamblien nur auf bestimmte Chemotherapeutika ansprechen. Lamblien werden im Gallensondat-Sediment mikroskopisch an ihrer lebhaften Beweglichkeit im Blickfeld erkannt, aber nur dann, wenn die Galle *warm* gewonnen, *warm* zum Labor gebracht und *warm* untersucht wurde, da Lamblien bei Zimmertemperatur ihre Beweglichkeit verlieren. Unbewegliche und damit i.allg. abgestorbene Lamblien sind nicht zu diagnostizieren. Eine Züchtung ist nicht möglich.

Darüber hinaus können im Einzelfall *Entamoeba coli* als pathogene Keime der Gallenwege in Frage kommen. Üblicherweise sind Entamoeba coli harmlose Darmbewohner mit träger Beweglichkeit.

Des weiteren können gelegentlich Eier von *Ascaris lumbricoides* (Abb. 38, 85) sowie von *Fasciola hepatica* (Abb. 31), aber auch Larven von *Strongyloides stercoralis* im Duodenal-Sondat nachgewiesen werden.

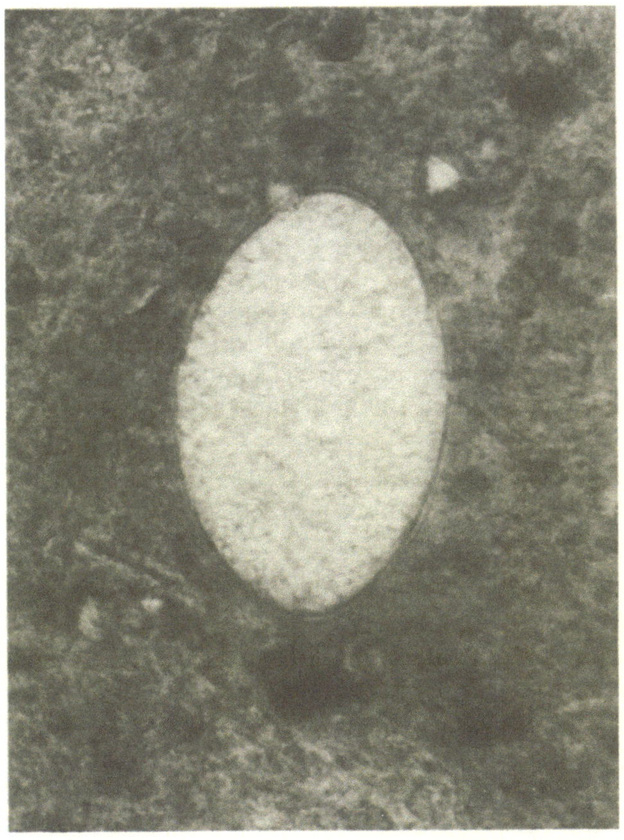

Abb. 31: Ei von Fasciola hepatica im Duodenal-Sondat (400fache Vergr.)

c) **Nachweis von Salzen**

Die Feststellung von Bilirubinkalk-Schollen und von Cholesterin-Tafeln kann ein wichtiger Hinweis auf eine entsprechende Cholelithiasis sein. Aber auch bei der sog. Cholesterose findet sich eine starke Zunahme des Cholesterin-Gehaltes in der B-Galle.

d) **Nachweis von Zellen**

Zur cytologischen Untersuchung der Galle ist es wichtig, die Untersuchung möglichst schnell durchzuführen, d.h. es sollten zwischen Gallengewinnung und dem Abzentrifugieren des Sedimentes nicht mehr als 15 Minuten verstreichen. Durch Zugabe von 5000 E Trasylol® zum Sondat kann ggf. eine Zellnekrobiose gehemmt werden. Die Galle-Sedimente können entweder nativ-unfixiert oder nach Ausstreichen auf dem Objektträger und Färbung nach PAPPENHEIM bzw. PAPANICOLAOU untersucht werden. Am zuverlässigsten ist die Nativuntersuchung mit dem Phasenkontrastmikroskop.

Normal: Der Nachweis von Schleimflocken oder von einigen Zellen ist ebenso normal wie die Feststellung einiger Salze. Auch die B-Galle ist in der Regel zellfrei.

Entzündung: Der Nachweis zahlreicher bzw. massenhafter Leukozyten gilt als Entzündungszeichen, besonders dann, wenn sich die Leukozyten auf Grund einer positiven Peroxydase-Färbung (Gelbbraun-Färbung des Cytoplasmas) als „echt" erwiesen haben und wenn der Leukozyten-Nachweis nach i.v. Injektion von Decholin® wesentlich stärker ausfällt als in der A-Galle. Es ist jedoch zu bedenken, daß Leukozyten und Erythrozyten in der Galle aufgelöst werden, so daß echte Leukozyten nur mittels Peroxydase-Färbung erkannt werden können. Allerdings besitzt nicht jede Galle diese lytische Fähigkeit. Ebenso sprechen die deutliche Vermehrung von Schleimflocken sowie der Nachweis von im Verband angeordneten Epithelien für einen entzündlichen Prozeß:

Duodenal-Epithelien: Große, hochprismatische Zellen mit feinem Oberflächen-Bürstensaum und ovalem Kern an der Zellbasis. Sie liegen im Sediment einzeln oder im Verband.

Choledochus-Epithelien: Auffallend lange, schmale Zellen mit einem sehr schmalen längsovalen Kern.

Cholangen: Kleine zierliche Epithelzellen mit einem kleinen rund-ovalen Kern. Eine deutliche Vermehrung dieser Zellen weist auf eine Cholangitis hin.

Leberzell-Abbauformen: Relativ große, rundliche oder polyedrische Zellen mit großem Kern; das Cytoplasma erscheint homogen und ist schiefergrau bis gelbgrau gefärbt bei Peroxydase-Negativität; perinukleär finden sich oft perlschnurartig angeordnete kleine Tröpfchen sowie innerhalb des Cytoplasmas rötliche oder gelbliche Granula. Diese zellulären Elemente weisen auf eine schwerwiegende Cholangitis mit Untergang von Leberparenchym, i. allg. auf eine sekundär-biliäre Cirrhose hin.

e) Prüfung der Motilität

Die Kontraktionsfähigkeit der Gallenblase und die Durchgängigkeit der Gallenwege kann sowohl röntgenologisch als auch mittels der Duodenalsonde geprüft werden. Dabei können beide Methoden allerdings auch divergierende Ergebnisse bringen. Vor allem funktionelle Dyskinesien lassen sich grobklinisch erkennen.

hypotone Dyskinesie: Keine oder nur sehr geringe Entleerung von B-Galle (Reflex $\emptyset$ oder ($+$)).

hypertone Dyskinesie: Gute, kräftige Entleerung von B-Galle mit jedoch längerer Entleerungsdauer (Reflex $++$, heftig und langandauernd)

hyperkinetische Dyskinesie: Guter, kräftiger Entleerungsreflex, aber vorzeitig einsetzend und schnell ablaufend.

f) Bromsulfophthalein-Erscheinungszeit

Die Bromsulfophthalein-Erscheinungszeit (CAROLI, TANASOGLU, COHEN, 1952) ermöglicht wichtige *Aussagen:*

1. Das Bestehen einer Obstruktion: Erfassung eines partiellen ikterisch oder anikterisch verlaufenden Choledochus-Verschlusses.

2. Das Bestehen eines Überdruckes in den Gallenwegen (> 220 mm H_2O)

3. Der Ausschluß einer Gallenwegs-Atresie bei Kleinkindern.

Normalerweise tritt Bromsulfophthalein nach 10–15 Minuten (und früher) in der Galle auf. Eine Erscheinungzeit von > 20 Minuten ist pathologisch. Voraussetzuß ist jedoch eine exakt liegende Duodenalsonde sowie ein Gallenfluß von mindestens 1 ml/Minute. Dabei wird die Galle pro Minute in einem neuen Reagenzglas aufgefangen mit Zusatz von 10%iger NaOH.

g) Ferment-Aktivitäten

Bei entzündlichen Erkrankungen der Gallenblase bzw. Gallenwege können die Fermentaktivitäten der LDH, GPT, GOT, AP und LAP in der Blasengalle um ein Vielfaches den Serumwert übersteigen. Bei Cholestase sinken diese Fermentwerte ab. Über das Verhalten der GLDH und γGTP liegen noch keine ausreichenden Ergebnisse vor.

h) Galle-Veränderungen

Bestimmte Veränderungen der Galle können nun mit biochemischen bzw. pathognomonischen Befunden in Zusammenhang gesetzt werden:

Albuminocholie = Leberschädigung, Alkoholabusus,
Intoxikationen, Phosphor-, Arsen-
Vergiftung
Bakteriocholie = Infektionen
Dyscholie = Stoffwechselstörungen, Enzymopathien
Glykocholie = Diabetes mellitus
Haemobilie = Traumen, Tumor, Parasiten
Kalzibilie = Calcium-Carbonat-Fällung z. B. bei
entzündlichem Cysticus-Verschluß
Pleiochromie = Haemolyse, Galle-Eindickung

Literatur

1, 14, 15, 55, 74, 101, 132, 135, 186, 218, 263, 284, 290, 302, 320, 323, 357, 361, 367, 381, 382, 388

II. Laborchemische Diagnostik

Die laborchemische Diagnostik von Gallenwegs-Erkrankungen und die differentialdiagnostische Abgrenzung von biliären bzw. cholestatischen Leber-Erkrankungen hat seit etwa 15 Jahren, insbesondere seit Einführung der Enzym-Diagnostik, einen ungeahnten Aufschwung genommen und wurde nahezu bis zum Perfektionismus entwickelt.

Die Labordiagnostik steht grundsätzlich in der Rangfolge an 2. Stelle – nach der klinischen Befunderhebung – und kann diese in umfassender Weise ergänzen. Negative laborchemische Ergebnisse bei gleichzeitig klinischen Befunden erfordern unbedingt laborchemische Kontrolluntersuchungen, um sowohl die – relativ geringen – individuell-physiologischen Grenzwert-Schwankungen als auch die – relativ geringe – methodische Fehlerbreite beurteilungskritisch einzubeziehen.

Eine gezielte laborchemische Diagnostik macht sich bestimmte Untersuchungs-Kombinationen zu Nutze. Mit Hilfe solcher Kombinationen lassen sich wesentlich bessere und zuverlässigere Einblicke in die biochemischen Verhältnisse des Gallenwegsystems, des Lebergewebes oder des Pankreas gewinnen – bei dennoch rationellem Arbeitsaufwand. Verständlicherweise sind je nach persönlicher Erfahrung des Untersuchers gewisse „Variationen" eines solchen Untersuchungsprogrammes möglich. *Aus eigener klinischer Erfahrung haben sich folgende laborchemische Kombinations-Programme gut bewährt:*

1. Unspezifische Entzündungszeichen
2. Gallen-Farbstoffe
3. Enzym-Diagnostik

4. Cholestatisches Syndrom
5. Prothrombin
6. Bromsulfophthalein-Probe.

Mittels dieser Untersuchungen kann ein bestehender Entzündungsprozeß im Bereich der Gallenwege erkannt werden; allerdings können im Einzelfall diese unspezifischen Entzündungsreaktionen auch normal ausfallen und somit weitere diagnostische Probleme aufwerfen. Natürlich handelt es sich um Aussagen, die lediglich auf das Bestehen entzündlicher Prozesse hinweisen – ohne Organbezug –, wobei diese Befunde in das übrige laborchemische Bild integriert werden müssen.

An sich führt jede Infektion bzw. ihre toxischen Störungen zu einer Beeinflussung des **Blutbildes**, vor allem hinsichtlich Leukozytose und Linksverschiebung. Während akute Erkrankungen des Gallenwegsystems relativ regelmäßig solche Veränderungen bewirken, ist dies bei chronischen Prozessen weitaus seltener und auch weniger ausgeprägt zu erwarten.

Trotz Einführung anderer und teilweise auch empfindlicherer Methoden nimmt die **Blutsenkungsgeschwindigkeit** (WESTERGREN, 1924) für die Erkennung pathologischer Vorgänge im Organismus ob ihrer klinischen Zuverlässigkeit und technisch-einfachen Durchführbarkeit eine Vorzugsstellung ein. Die differentialdiagnostische Bedeutung ist jedoch gering, zumal sie durch eine komplikative Entwicklung bzw. eine Zweitkrankheit stärker beeinflußt sein kann als durch das Grundleiden. Eine Erhöhung der BSG ist nicht in jedem Fall mit einer eigentlichen Krankheit gleichzusetzen wie z. B. bei Menstruation, Reizkörpertherapie, eiweißreicher Ernährung u. ä. Eine Erhöhung findet sich natürlich bei allen mit Zellzerfall (Entzündungen, Eiterungen) oder mit Zellproliferationen (Gravidität, Frakturen, Neoplasie) einhergehenden Prozessen, aber auch bei Anaemie, fieberhaften Infekten und Dysproteinaemien verschiedener Aetiologie. Eine erhöhte BSG erfordert somit stets die weitere Abklärung.

Die **Elektrophorese** (TISELIUS, 1930) hat eine große klinische Bedeutung erlangt, seitdem man mit ihrer Hilfe die gestörte Protein-Zusammensetzung des Blutserums bzw. die veränderte Wanderung kolloidaler Teilchen im elektrischen Feld bei verschiedenen Krankheitsprozessen feststellen kann. Dabei stellen die einzelnen Globulin-Fraktionen zwar gleichartig in der Elektrophorese wandernde Gemische dar, die aber biologisch und chemisch unterschiedliche Eiweißkörper darstellen. Auf Grund der heterogenen Zusammensetzung der einzelnen Globulin-Fraktionen kann eine quantitative Änderung einer Fraktion bei ganz verschiedenen Krankheitsprozessen beobachtet werden. Quantitative Verschiebungen innerhalb der Einzelkomponenten einer Globulin-Fraktion müssen daher nicht ein patho-logisch-verändertes Elektrophorese-Diagramm zur Folge haben, d.h. die Fest-stellung einer „normalen" Elektrophorese schließt nicht unbedingt das Bestehen eines Krankheitsprozesses aus!

Die vielfältigen Veränderungen des Serumprotein-Bildes wurden in sog. Reak-tionskonstellationen (RIVA, 1957) bei reaktiver Dysproteinaemie zusammen-gefaßt:

Typ I = Vermehrung der γ-Globuline (γ-Typ)
Typ II = Vermehrung der α-Globuline (α-Typ)
Typ III = Vermehrung der γ, α-Globuline (Misch-Typ)

Eine akute Entzündung im Bereich der Gallenwege bzw. Gallenblase wird i. allg. mit einer Zunahme der α_2- (meistens auch α_1-) und β-Globuline einhergehen. Ein Anstieg der α_2-Globuline findet man aber auch bei einer Abflußstörung im Bereich der Gallenwege. Eine Zunahme der β-Globuline weist auf eine Cholestase oder subchronische Prozesse der Gallenwege hin, während eine Vermehrung der γ-Globuline für das Bestehen chronisch-entzündlicher Prozesse spricht. Die cholangitische Cirrhose ist durch eine Vermehrung der α_2- und β-Globuline mit direktem Übergang der β-Fraktion in die γ-Zacke („Schulter") gekennzeichnet.

Während die BSG erst innerhalb von 24–72 Stunden auf einen entsprechenden Krankheitsprozeß reagiert, wird das **C-reaktive Protein** (CRP) (TILLET, FRANCIS, 1930) bereits innerhalb von Stunden positiv. Diese Reaktion wird daher auch als sog. „chemischer Reflex", das der Reaktion zugrunde liegende Protein auch als „akute-Phase-Protein" bezeichnet.

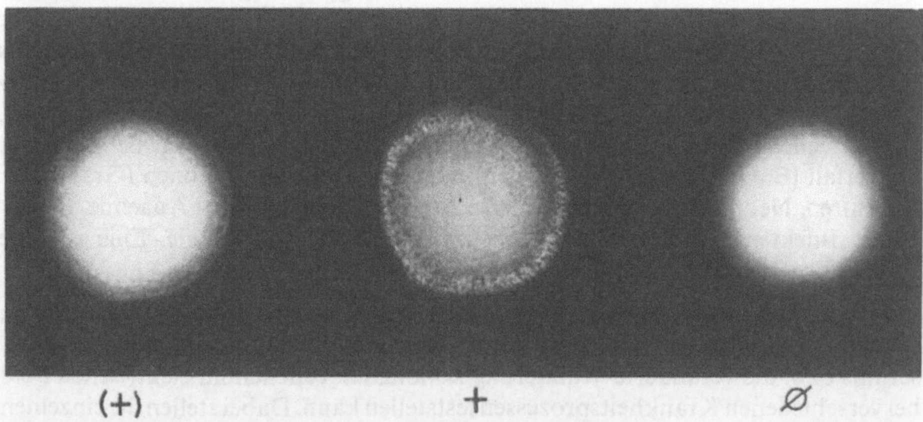

Abb. 32: Schwach-positiver (+), positiver + und negativer ∅ Ausfall der Latex-CRP-Agglutinations-reaktion

Bei Gesunden ist es nie nachweisbar; sogar spurweise Praecipitate gelten als pathologisch. Beim Abklingen der Entzündung oder beim Übergang in die chronische Phase verschwindet i. allg. die CRP-Reaktion; bei akuten Schüben tritt sie wieder auf. Daher erbringt eine wiederholte Bestimmung der CRP mittels der technisch einfachen, schnellen und billigen Objektträger-Methode (Abb. 32) – zusammen mit der BSG – die zuverlässigsten Ergebnisse.

Der **Serum-Eisenspiegel** ist bei längerdauernden entzündlichen Prozessen oder bei Neoplasien deutlich vermindert.

Bei kombinierter Anwendung und regelmäßigen Kontrollen dieser laborchemischen Methoden kann doch ein recht guter Überblick über das Bestehen eines entzündlichen bzw. toxischen oder neoplastischen Prozesses, die Akuität oder Chronizität, die Regredienz oder Progredienz sowie über evtl. interkurrente Schübe und über den Therapie-Erfolg gewonnen werden.

2. Gallenfarbstoffe

a) Urin = Urobilinogen   b) Serum = Bilirubin
Urobilin
Bilirubin

Trotz der modernen hepato-biliären Funktionsproben hat der Nachweis der Gallenfarbstoffe im Urin bzw. des Serum-Bilirubins keineswegs an Bedeutung verloren. Die technisch einfachen bzw. zwischenzeitlich weiter vereinfachten und verbesserten Nachweismethoden gelten als brauchbare Suchreaktionen in der Diagnostik und Verlaufsbeurteilung der Leber- und Gallenwegs-Erkrankungen.

Seit über 70 Jahren wird der Nachweis von **Urobilinogen** unverändert mit der Aldehydreaktion (p-dimethylaminobenzaldehyd) (EHRLICH, 1901) durchgeführt. Diese Reaktion ist jedoch nicht für Urobilinogen spezifisch, sondern es werden auch Sterkobilinogen und weitere Pyrrol-Derivate nachgewiesen. Dabei beweist eine gleichzeitige Pentdyopent-Reaktion die tatsächliche Anwesenheit von Urobilinogen, da Sterkobilinogen nicht in Pentdyopent umgewandelt wird. Für den Nachweis von Urobilinogen sollte nur frischer Nachturin verwendet werden, da sich durch längeres Stehen Urobilinogen in Urobilin umwandeln kann und somit als solches natürlich nicht durch die Urobilinogen-Reaktion zu erfassen ist. Hierauf beruhen teilweise die sog. falsch-negativen Reaktionen, die die an sich recht zuverlässige laborchemische Methode in Mißkredit brachten. Darüber hinaus ergibt die EHRLICHsche Aldehydreaktion aber auch recht häufig falsch-positive Ergebnisse, wie z. B. durch PAS, Sulfonamide, Sulfonylharnstoffe, Antipyrin, Pyrridin u. a. und auch häufige Störmöglichkeiten wie z. B. durch Fieber, Infektionskrankheiten, Blei-Intoxikation, Salate, Alkohol, Haemolyse, Enteritis, Tetracyclin, Vitamin B u. a. In stark-ikterischem Urin kann die HCl des EHRLICH-schen Reagenz das Bilirubin zu Biliverdin oxidieren, wie auch diese sog. „grüne

Aldehydreaktion" durch Coli, Aminogruppen und Harnstoff hervorgerufen werden kann. *Der Nachweis von Urobilinogen in Wärme hat keinerlei klinische Bedeutung, denn diese Reaktion beruht auf dem Nachweis von Indoxyl; es handelt sich also nicht um Urobilinogen oder Sterkobilinogen und somit auch nicht um eine „normale" Urobilinogen-Reaktion!*

Neuerdings erfolgt der semiquantitative Nachweis von Urobilinogen mittels **Urin-Teststäbchen,** denen als Reaktionsprinzip die Kupplung von Urobilinogen mit p-Methoxybenzoldiazoniumfluoborat zu einem roten Azofarbstoff zugrunde liegt (Ugen-Test®). Diese Urobilinogen-Teststäbchen sollen wesentlich spezifischer als die EHRLICHsche Aldehydprobe, weniger störanfällig (außer gegenüber Formaldehyd) und somit auch klinisch aussagekräftiger sein, so daß diese Methode in der Routine-Diagnostik ihren festen Platz haben sollte. Die Farbreaktion wird nach 10 Sekunden an der Vergleichsskala abgelesen und verläuft von hellrosa (1 mg %) über rosa (4 mg %), rosa-hellrot (8 mg %) nach hellrot (12 mg %) (Abb. 33).

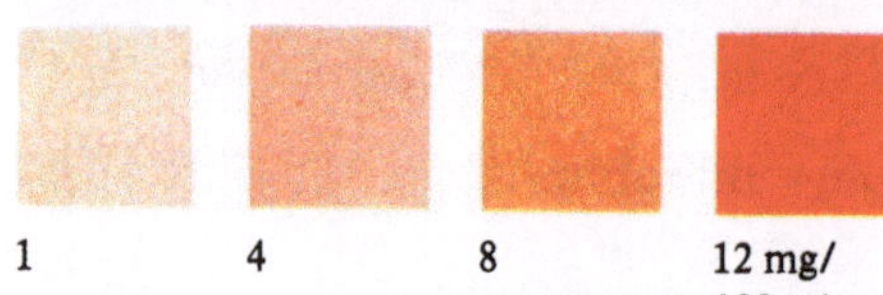

Abb. 33: Semiquantitativer Urobilinogen-Nachweis im Urin mittels Urin-Teststäbchen (Ugen-Test®)

Eine weitere semiquantitative Urobilinogen-Nachweismethode im Urin mittels Teststäbchen beruht auf der EHRLICHschen Aldehydreaktion in der Methode WATSON-SCHWARZ (Urobilistix®). Die Farbreaktion wird nach 60 Sekunden an der Vergleichsskala abgelesen und verläuft von zitronengelb (0,1 mg % = normal) über hellgelb-gold (1 mg % = Grenzwert) nach hellbraun (4 mg % = pathologisch) und braun (4 mg %, 8 mg %, 12 mg %).

Für die Teststäbchen-Methode ist jedoch wichtig, daß

1. die Reaktionszeiten genau eingehalten werden,
2. der Farbskalenvergleich bei Tageslicht erfolgt,
3. frischer, gut gemischter Urin von Zimmertemperatur verwendet wird,
4. die Uringefäße sauber und somit frei von störenden Substanzen sind,
5. die Teststäbchen korrekt aufbewahrt werden.

Bei Beachtung der methodischen und klinischen Voraussetzung für eine korrekte Urobilinogenreaktion kann i. allg. auf die **Urobilin**-Bestimmung verzichtet werden, vor allem also, wenn frischer Urin mittels Urobilinogen-Teststäbchen untersucht wird. Ansonsten wäre stets die gleichzeitige Bestimmung des Urobilinogen mittels EHRLICH-Reagenz und die Urobilin-Bestimmung mittels Zinkacetat (SCHLESINGER, 1903) erforderlich. Wir haben oftmals die Diskrepanz beider Methoden (s. o.): negative Urobilinogen-Reaktion bei positivem Urobilin-Nachweis im klinischen Bereich beobachtet. Eine quantitative, photometrische Bestimmung der Harnurobiline wurde von HOEFLMAYR und FRIED angegeben. Hierbei wird – nach Oxydation von Urobilinogen und Sterkobilinogen – das entstandene Harnurobilin gegen einen Vergleichsstandard (Kalzeinlösung) gemessen Die Methode wird als sehr empfindlich, spezifisch, gut reproduzierbar und methodisch einfach bezeichnet (Haurytest „Urobilin" [®]).

Auch die Bestimmung des **Bilirubin** im Urin wird zweckmäßigerweise semiquantitativ mit Bilirubin-Teststäbchen (Ictostix [®]) durchgeführt, wobei in der Regel nur das direkte Bilirubin – da nur dieses harnfähig ist – erfaßt wird (Abb. 34). Die pathologische Reaktion tritt nach 20 Sekunden auf, indem eine gelbbraune bis braune Färbung bemerkbar wird. Diese Teststäbchen-Reaktion ist jedoch wesentlich weniger empfindlich als eine diesbezügliche Tabletten-Reaktion.

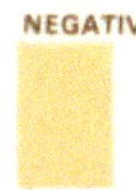

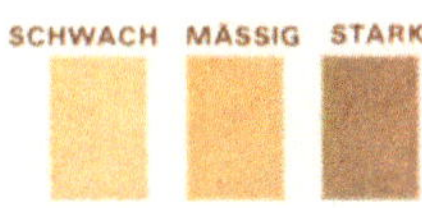

Abb. 34: Semiquantitativer Bilirubin-Nachweis im Urin mittels Urin-Teststäbchen (Ictostix [®])

Der Nachweis von Bilirubin im Serum gilt als komplexer Lebertest, da er von dem Ausmaß des Erythrozyten-Zerfalls, der Konjugationsfähigkeit der Leberzelle und ihrer Exkretionsleistung, aber auch von der Durchgängigkeit der Gallenwege und von der enteralen Rückresorptionsquote abhängig ist.

Jede Bilirubin-Erhöhung wirft die Frage der **Differentialdiagnose des Ikterus** auf:

Ein Verschluß-Ikterus entsteht erst dann, wenn $> {}^2/_3$ der Gallenwege verlegt sind. Ab etwa 1,2 mg% Bilirubin wird dieses an elastische Fasern (Elastin) abgelagert, wodurch die ikterische Verfärbung entsteht.

	Ikterus	Urin	Stuhl	Duodenal-Sondat	Urin	
					Ubgen. Ub.	Bil.
1. Praehepat. Ikterus	Flavin-Ikterus = gold-gelb	normal	dunkel	dunkel	+	Ø
2. Intrahepat. Ikterus	Rubin-Ikterus = rötlich-gelb	dunkel	hell	hell	+	+
3. Posthepat. Ikterus	Verdin-Ikterus = grüngrau-gelb	dunkel	ton-farben	hell/Ø	Ø	+

Die klinisch wichtige und sich oftmals stellende Differentialdiagnose zwischen Verschluß-Ikterus und Parenchym-Ikterus läßt sich in den meisten Fällen bereits laborchemisch klären oder zumindest in den Wahrscheinlichkeitsbereich bringen:

VERSCHLUSS-IKTERUS		PARENCHYM-IKTERUS	
Bilirubin	↑, ↑↑	Bilirubin	↑, ↑↑
AP	↑, ↑↑	AP	oB (↑)
LAP	↑, ↑↑	LAP	oB (↑)
γGTP	↑	γGTP	↑, ↑↑
GLDH	↑	GLDH	↑, ↑↑
Eisen	oB (↓)	Eisen	(↑), ↑
Kupfer	↑	Kupfer	oB (↑)
GOT, GPT	oB (↑)	GOT, GPT	↑, ↑↑
GPT : GLDH	1, 5–10	GPT : GLDH	> 10
$\dfrac{\text{GOT} + \text{GPT}}{\text{GLDH}}$	5–15	$\dfrac{\text{GOT} + \text{GPT}}{\text{GLDH}}$	> 20, > 30

3. Enzym-Diagnostik

    a) AP, LAP, GLDH, γGTP   = Gallenwege
    b) GOT, GPT, LDH   = Leberzelle, Haemolyse
    c) α-Amylase, Lipase, Diastase   = Pankreas

Die im Blutplasma nachweisbaren Enzyme werden i. allg. nicht nach ihren Wirkungen, sondern nach ihrer jeweiligen Herkunft und Funktion eingeteilt. Dabei lassen sich unterscheiden:

1. Plasma-Enzyme
2. Sekret-Enzyme
3. Zell-Enzyme
   a) Hauptketten-Enzyme
   b) Organspezifische Enzyme

Dabei weisen die einzelnen Organe und Gewebe einen sehr unterschiedlichen Enzymbestand auf, so daß eine Zuordnung pathologisch-erhöhter Enzym-Aktivitäten zu ihren jeweiligen Organen möglich ist; dies gilt vor allem für die Sekret-Enzyme wie z. B. α-Amylase, Prostata-Phosphatase u. a., in gewisser Weise auch für einige Zell-Enzyme des energieliefernden Stoffwechsels wie z. B. GOT, GPT, GLDH, alkalische Phosphatase u. a. Bei einer Schädigung solcher Organe oder Gewebe treten die zugehörigen Enzyme ins Blutplasma über und bilden dann in einer bestimmten Kombination sog. **Enzym-Konstellationen,** die eine noch verläßlichere Aussage über den mutmaßlichen Ort der Schädigung und die Intensität der Schädigung erlauben.

Die Herabsetzung der exkretorischen Funktion der Leber läßt sich sowohl als Parameter einer Leberparenchymschädigung als auch der Durchgängigkeit des Gallenwegsystems heranziehen. Dabei handelt es sich um den Vorgang der endogenen Clearance, wenn körpereigene Enzyme zeit- und mengengerecht ausgeschieden werden.

Die **alkalische Phosphatase** (AP) besteht aus verschiedenen Phosphatase-Isoenzymen, die in Osteoblasten, Dünndarm, Leber, Tumoren, Gallenwegsystem, Schilddrüse gebildet werden. Für die Ausscheidung der AP als Exkretions-Enzym durch die Leberzelle in die Galle ist keine direkte Stoffwechselleistung der Leberzelle erforderlich. Es besteht keine Korrelation zwischen AP und Bilirubin, jedoch zwischen AP und dem Verschlußgrad der Gallenwege. Ab einem Druck von 23–27 cm H_2O in den Gallengängen ist mit einem AP-Anstieg zu rechnen. Daher werden die höchsten AP-Werte beim Choledochus-Verschluß infolge Pankreaskopf-Carcinom nachgewiesen. Eine Differenzierung der extrahepatischen von der intrahepatischen Cholestase gelingt jedoch mittels der AP nicht. Nach Beseitigung des Abflußhindernisses wird die AP-Aktivität schnell wieder normal, es sei denn, daß eine sekundäre Leberparenchymschädigung noch restiert. Da die AP aber auch bei zahlreichen anderen Prozessen erhöht sein kann, ist ihre klinische Aussagekraft vor allem in Verbindung mit weiteren Enzym-Aktivitäten verwertbar (Abb. 35).

Die **Leucin-Aminopeptidase** (LAP) stellt ein proteolytisches exkretorisches Enzym dar, das sich in zahlreichen Geweben des Körpers, so auch in der Leberzelle und in den Gallenwegsepithelien, jedoch nicht im Knochen befindet. Eine starke Zunahme der LAP ist auch in der Gravidität nachweisbar (chemische Mitreaktion der Oxytocinase), beim Mamma-Carcinom, bei Tumoren des Pankreas, des Magen-Darmtraktes, bei Oestrogen-Einnahme, bei Periarteriitis nodosa und bei chronisch-cardialer Stauung. Darüber hinaus ist die LAP bei verschiedenartigen Lebererkrankungen und insbesondere bei allen Prozessen mit Cholestase erhöht, jedoch ist sie zur Differentialdiagnose des Ikterus nicht geeignet. So ist aber bei jedweder Abflußstörung der Galle auch die LAP mehr oder weniger stark pathologisch erhöht (Abb. 35).

	GOT, GPT	AP	LAP
1. Cholestatische Hepatitis	↑↑–↑↑↑	↑↑↑	↑↑↑
2. Cholestatische Hepatose	N –(↑)	↑↑↑	↑↑↑
3. Gallenwegserkrankungen	N –↑	↑↑↑	↑↑–↑↑↑
4. Biliäre Cirrhose	(↑)–(↑↑)	↑↑–↑↑↑	↑↑–↑↑↑
5. Leber-Echinococcose	N –(↑)	↑↑–↑↑↑	↑↑–↑↑↑
6. ZIEVE-Syndrom	(↑)–↑	↑ –↑↑	↑↑–↑↑↑
7. Hepatitis mononucleosa	↑	N –(↑)	↑ –↑↑
8. Alkohol-Leber	N –↑	N –(↑)	↑ –↑↑
9. Hepatitis infectiosa	↑↑–↑↑↑	N –(↑)	(↑)–(↑↑)
10. Chronische Hepatitis	↑ –↑↑	N –↑	N –↑

	GOT, GPT	AP	LAP
1. Chronische Stauungsleber	N –(↑)	(↑)–(↑↑)	(↑)–(↑↑)
2. Hyperthyreose	N –(↑)	(↑)–↑	N
3. Gravidität, Oestrogen-Therapie	N –(↑)	N –(↑)	(↑)–↑↑
4. Periarteriitis nodosa	N –(↑)	(↑)–↑	(↑)–(↑↑)
5. Carcinom: Mamma, Pankreas, Darm, Leber, Niere	N –(↑)	N –(↑)	↑ –(↑↑)

	GOT, GPT	AP	LAP
Osteopathien: M. PAGET, Osteomalacie, Metastasen	N	(↑↑)–↑↑↑	N

Abb. 35: Differentialdiagnose cholestatischer Syndrome mittels Enzym-Konstellationen (GOT/GPT – AP – LAP)

Die **Glutamatdehydrogenase** (GLDH) stellt ein mitochondriales (unilokuläres) Leberzell-Enzym dar; pro 1 g Leberfeuchtgewicht konnten etwa 1400–1500 E GLDH-Aktivität nachgewiesen werden. Nicht nur bei einer Leberzellnekrose, sondern auch bei einer Gallenstauung steigt die GLDH-Aktivität entsprechend an, wobei die GLDH oftmals feiner bzw. zuverlässiger auf eine Gallenstauung reagiert als die alkalische Phosphatase. Allerdings ist die Aktivitätssteigerung der GLDH oft auch nur sehr kurzfristig.

Für die Differentialdiagnose des Ikterus kann auch der sog. **Schmidtsche Quotient** herangezogen werden: (GOT + GPT) : GLDH; bei Metastasenleber findet sich ein Quotient von < 10, bei benignem oder malignem Verschluß von 5–15, bei akutem Schub einer chronischen Hepatitis bzw. Cirrhose von 30–40, bei cholestatischer Hepatose von 40–50 .

Das vorwiegend membran-gebundene exkretorische Leberzell-Enzym **γ-Glutamyltranspeptidase** (γGTP) findet sich auch in Niere, Pankreas, Milz und Dünndarm. Eine Zunahme der γGTP besteht u.a. bei cholestatischen Leber-Erkrankungen (akute Hepatitis mit cholestatischem Einschlag, chronische cholestatische Hepatitis, chronische cholangiolitische Hepatitis, biliäre Cirrhose) sowie bei mechanischem Gallenwegs-Verschluß.

So kommt es bei einem **Verschluß-Ikterus** schon frühzeitig zu einem relativ hohen Anstieg der GLDH und γGTP bei nur mäßiger Transaminasen-Aktivität. *Beim frischen Verschluß, vor allem bei Gallenkoliken, läßt sich ein sehr hoher Anstieg der GLDH feststellen (112 E/ml eigene Beobachtung).* Dabei weist ein maligner Verschluß konstant hohe bzw. noch ansteigende GLDH-Werte auf, während diese beim benignen Verschluß eher sinkende Tendenz aufweisen. Überhaupt erweist sich die GLDH oft als ein empfindlicherer Parameter für eine Gallenstauung als die alkalische Phosphatase, wobei das Verhältnis GPT : GLDH einen Quotienten von 1,5–10 bei extra- oder intrahepatischem Verschluß ergab, während ein hepatozellulärer Ikterus stets einen Quotienten von über 10 aufweist.

Über eine **sekundäre Leberzellschädigung** im Verlaufe von Gallenwegserkrankungen geben die Aktivitätswerte der Glutamat-Pyruvat-Transaminase (GPT), der Glutamat-Oxalat-Transaminase (GOT) und der Laktatdehydrogenase (LDH) recht zuverlässigen Aufschluß. Pro 1 g Leberfeuchtgewicht sind etwa 1700–1800 mE GPT, etwa 2900–3000 mE GOT und etwa 6700–6800 mE LDH nachweisbar. Dabei stellen GPT und LDH zytoplasmatische (unilokuläre) Enzyme dar, während die GOT ein zytoplasmatisch-mitochondriales Enzym (bilokulär) darstellt. Die zytoplasmatischen Enzyme treten bereits bei einer Zellwand-Permeabilitätsstörung ins Serum über, die mitochondrialen Enzyme erst bei einer Leberzell-Nekrose. *Gelegentlich steigen auch bei einem akuten Verschluß-Syndrom GOT und GPT flüchtig bis zu 300 mE an (eigene Beobachtung).*

Auf eine **sekundäre Pankreasmitbeteiligung** bei Gallenwegserkrankungen (oder eine primäre Pankreopathie als Mit-Ursache einer Cholecysto-Cholangiopathie) weisen die Aktivitätssteigerung der α-Amylase, der Diastase und der Lipase hin. Bei stärkerer Miterkrankung des Pankreas werden sich auch mehr oder weniger typische Beschwerden im Sinne des „Pankreassyndroms" bemerkbar machen. Im allgemeinen werden dann auch Röntgenbefunde (Kompression bzw. Ausweitung der Duodenalschleife, Tonusänderungen, Pelotteneffekte, Gießkannenphänomen u.a.) nachweisbar. Ein Anstieg von Fermentaktivitäten im Blut (α-Amylase, Lipase) bzw. im Urin (Diastase) ist besonders dann zu erwarten, wenn mittels *Provokationsmethoden* eine schon bestehende Tendenz zur Fermententgleisung gefördert wird. Hier kommen daher Provokationen mittels Sekretin und Pankreozymin zur Anwendung.

Empirisch hat sich uns in der Klinik bewährt, Urin-Diastase, α-Amylase bzw. Lipase nüchtern am Morgen der Röntgen-Gallenuntersuchung zu bestimmen und am Nachmittag nochmals, um die Reizmahlzeit für die Gallenblasenkontraktion gleichzeitig bereits als eine Pankreas-Provokation mitzubenutzen.

Die gezielte Erfassung einer exkretorischen Pankreasinsuffizienz ist jedoch nur mittels BARTELHEIMER-Sonde möglich, um Fermententgleisungen im Duodenal-Sondat zu erfassen.

4. Cholestatisches Syndrom

Eine Cholestase bzw. Cholestagnation kann auf extrahepatischer oder intrahepatischer Abflußstörung beruhen. Dabei ist die intrahepatische Cholestase auf eine Störung der hepatozellulären Gallenbildung bzw. des duktulären Gallentransportes infolge verschiedenartiger Ursachen bei ansonsten völlig freien Gallenwegen zurückzuführen. Die extrahepatische Cholestase hat ihre Ursache in partiellen oder kompletten Verschlüssen der Gallenwege. Ein cholestatisches Syndrom – gleich welcher Ursache – kann sich verschiedenartig darstellen:

    a) komplett   —— inkomplett
    b) akut   —— chronisch-schleichend
    c) flüchtig   —— konstant
    d) extrahepatisch —— intrahepatisch

Dementsprechend wirft das cholestatische Syndrom eine Vielzahl von Fragen auf. Laborchemisch sind das intra- und extrahepatische Syndrom praktisch identisch:

> Serum-Bilirubin ↑ (ab 28–30 cm H_2O)
> AP ↑ (ab 23–27 cm H_2O)
> LAP ↑
> GLDH ↑, γGTP ↑
> Serum-Kupfer ↑
> Serum-Cholesterin ↑
> Bromsulfophthalein-Erscheinungszeit ↑

5. Prothrombin

Mit dem sog. **Quick-Wert** (Thromboplastinzeit) erfaßt man pauschal die Einzel-
faktoren II, V, VII, X und somit die 2. Phase der Blutgerinnung. Dem Prothrombin (II) kommt eine größere Bedeutung insofern zu, als es auch bei intakter Leberzelle, jedoch ungenügender Vitamin-K-Zufuhr oder -Resorption vermindert
sein kann. Ein Mangel an Prothrombin kann daher sowohl auf eine Leberzell-
insuffizienz (partial oder global) als auch auf einen Vitamin-K-Mangel, z.B. im
Verlauf von Gallenwegserkrankungen, hinweisen. Hierauf beruht der **Koller-Test**
zur Differenzierung eines verminderten Quick-Wertes bzw. eines mechanischen
Ikterus von einem hepatozellulären Ikterus:

   a) Bei einem Quick-Wert von $<70\%$ = Injektion von 10 mg K_1 i.v.:

      α) Falls Normalisierung des Quick-Wertes auf $>75\%$ in 24 Stunden =
         Leber o.B.
         = Vitamin-K-Mangel bei evtl. Gallenwegserkrankung

      β) Falls keine Normalisierung auf $>75\%$ in 24 Stunden
         = Lebererkrankung

   b) Bei fehlendem Anstieg des Quick-Wertes nach 24 Stunden (β) werden
      nochmals 2–3mal je 10 mg Vitamin K_1 an 2–3 Tagen i.v. verabfolgt:

      α) Bei einem deutlichen Anstieg bzw. Normalisierung
         = leichter Leberparenchymschaden

      β) Bei einem fehlenden Anstieg oder sogar weiterem Absinken
         = schwerer Leberparenchymschaden

6. Bromsulfophthalein-Probe

Die Bromsulfophthalein-Probe (BSP) stellt eine der gebräuchlichsten und auch
eine der zuverlässigsten Leberfunktionsproben dar. Mittels der BSP wird sowohl
die reine initiale Clearance einer exogen-zugeführten Substanz als auch die Gluku-
ronisierungskapazität der Leberzelle gemessen. Die höchste Treffsicherheit ist
dann zu erreichen, wenn nicht nur die „Aufnahmephase" (etwa 20 Minuten nach
der Injektion), sondern auch die „Exkretionsphase" (bis etwa zur 60. Minute nach
der Injektion) miterfaßt werden. *Daher ziehen wir die Bestimmung des absoluten
Konzentrationswertes (mg % in der 60. Minute post injectionem) vor.*

METHODIK
1. 0,1 ml (5 mg)/kg KG Bromsulfophthalein nach Nüchternblut-Ent-
   nahme körperwarm am nüchternen, liegenden Patienten injizieren
2. streng intravenöse Injektionszeit etwa 30–45 Sekunden
3. Nadel nach der Injektion etwa 3–4 Minuten in der Vene belassen
   (um evtl. Nebenwirkungen ggf. sofort i.v. behandeln zu können)
4. Ruhelage des Patienten während der folgenden 60 Minuten
5. Erneute Blutentnahme exakt nach 60 Minuten

Falsch-positive Werte: 1. nach körperlicher Belastung während des Testes
2. nach Alkoholabusus
3. bei Anabolika-Therapie
4. bei Antikonzeptiva-Einnahme
5. bei Fieber
6. bei aktiver chronischer Polyarthritis
7. bei Herzinsuffizienz
8. nach rö. Cholecysto-Cholangiographie (2–3 Tage)

Falsch-negative Werte: 1. bei Sulfonamid-Therapie
2. bei Antidiabetica
3. bei zeitlicher Ungenauigkeit über die 60. Minute hinaus

NEBENWIRKUNGEN

1. Starke Gewebsreaktionen (bis zu Nekrosen) bei paravenöser Injektion
2. Thrombophlebitis, lokal bzw. regional
3. Allergische Reaktionen
4. Übelkeit, Erbrechen, Kopfdruck, Schwindel, Atemnot u.ä.
5. Anaphylaktische Reaktionen, Schock

Bei genauer Beachtung der Methodik sind Nebenwirkungen selten; die meisten beruhen auf der *zu schnellen* Injektion einer *zu kalten* Bromsulfophthalein-Lösung! Darüber hinaus soll langsames Faustöffnen und Faustschließen während der Injektion die lokale Verträglichkeit verbessern.

Durch grundsätzliche *Vorinjektion eines Cortison-Derivates* (z.B. 25–50 mg Solu-Decortin®-H; 4 mg Celestan® solubile) durch die liegende Nadel werden nicht nur leichtere, sondern auch ernstere Nebenwirkungen vermieden bzw. stark vermindert. Wir selbst haben mit dieser Methode bei nun über 3000 Proben keine allergischen bzw. anaphylaktischen Nebenwirkungen beobachtet. Diese „Schutzmaßnahme" mittels i.v. Vorinjektion eines Cortison-Derivates ist besonders dann zu empfehlen, wenn Bedenken in die Bromsulfophthalein-Verträglichkeit von seiten des Patienten bestehen oder wenn eine solche Maßnahme ggf. aus Praxisgründen angebracht erscheint. Die BSP wird durch Cortison-Derivate im Ergebnis nicht beeinflußt. Auch einem Diabetiker ist im Einzelfall aus Sicherheitsgründen diese Cortison-Gabe zumutbar. (Hinsichtlich der Behandlung von akuten Unverträglichkeitsreaktionen s.S. 69.)

Falls diese Vorinjektion nicht erfolgt, sollten jedoch unbedingt i.v. injizierbare („solubile") Cortison-Derivate und Plasmaexpander griffbereit zur Verfügung stehen.

1. **Transportstörung**
   a) Lebercirrhose
   b) Leberdurchblutung
   c) Herzinsuffizienz
   d) Schock, Blutung u.ä.
   e) körperliche Belastung

2. **Aufnahmestörung**
   a) Leberzellschädigung
   b) kompetitive Träger-Blockade durch:
      Bilirubin
      Gallensalze
      Rö.-Kontrastmittel
      Alkohol
      Toxine

3. **Konjugationsstörung**
   a) Leberzellschädigung
   b) Alkohol
   c) Toxine

4. **Ausscheidungsstörung**
   a) Leberzellschädigung
   b) DUBIN-JOHNSON-Syndrom
   c) Verschluß-Syndrom
   d) Hemm-Substanzen:
      Oestrogene
      Anabolika
   e) kompetitive Träger-Blockade durch:
      Bilirubin
      Gallensalze
      Rö-Kontrastmittel
      Alkohol
      Toxine

Literatur

150, 162, 208, 209, 256, 327, 381

III. Röntgenologische Diagnostik

Bereits 2 Jahre nach Entdeckung der Röntgenstrahlen (1895) gelang 1897 erstmals die röntgenologische Feststellung von Gallensteinen mittels Leeraufnahme (GILBERT, FOURNIER).

Leeraufnahme

Die Übersichtsaufnahme des rechten Oberbauches erfolgt in leichter Körperdrehung des Patienten (20–30°), und zwar im 2. schrägen Durchmesser, um eine Überlagerung des Gallenblasenbereiches durch die Wirbelsäule zu vermeiden. Bei gezielter Fragestellung sollte die Leeraufnahme nicht versäumt werden, wenn auch ihr Informationswert begrenzt und lediglich auf bestimmte *Fragestellungen* beschränkt bleibt:

a) Bei ikterischen Patienten erbringt sie – bei Bestehen einer Cholelithiasis – in 10–30 % der Fälle den Nachweis kalkhaltiger Steine (Abb. 110).

b) Weiterhin lassen sich nachweisen:
   Porzellan-Gallenblase (Abb. 80)
   Eierschalen-Gallenblase
   Kalkmilchgalle
   Luftfüllung von Bulbus duodeni (Abb. 112)
   Luftfüllung der Gallenwege (Abb. 57a, 112)
   Luftfüllung der Gallenblase (Abb. 69)
   Aerocolie der rechten Colonflexur
   Verkalkung in Leber, Pankreas etc.

c) Aber auch zur Lebergröße kann ggf. Stellung genommen werden, da eine Lebervergrößerung dann anzunehmen ist, wenn der äußere Winkel des rechten Leberlappens >60° beträgt.

d) Letztlich kann die Verschieblichkeits-Einschränkung des rechten Zwerchfells bzw. die Entstehung von Streifenatelektasen im rechten Unterfeld ein Hinweis auf eine Cholecystopathie bzw. Cholangiopathie sein.

Kontrastmittel-Aufnahme

Die röntgenologische Untersuchung der Gallenblase mittels Kontrastmittel geht auf die Arbeiten von GRAHAM und COLE (1924) zurück, die erstmals Tetrabromphenolphthalein und später *Tetrajodphenolphthalein* verwandten.

Als erster bedeutsamer Schritt in der Weiterentwicklung der Kontrastmittel für die röntgenologische Darstellung der Gallenblase ist die Herstellung von *dijodierten* Kontrastmitteln vom Pyridon-Typ anzusehen, wie z.B. Biliselectan® (1939), Priodax® (1940) und Telepaque® (1950).

Eine weitere Verbesserung stellten ab 1953 die *tri-jodierten* Kontrastmittel vom Benzolsäure-Typ dar, die infolge ihrer Amino-Gruppe am aromatischen Ring eine noch bessere hepatobiliäre Affinität aufweisen. Die Galle-Gängigkeit der Kontrastmittel beruht auf ihren sperrigen Seitenketten, so daß eine starke Albumin-Bindung mit verbesserter Galle-Gängigkeit bei gleichzeitig verschlechterter Ausscheidung durch die Nieren bewirkt wird. Diese tri-jodierten Kontrastmittel werden daher bei oraler Verabfolgung zu 30–40 % über die Galle und den Darm ausgeschieden. Auf Grund ihres relativ hohen Jod-Gehaltes (etwa 63–73 %) ergeben sie dennoch eine gute Darstellung der Gallenblase – gelegentlich auch der Gallenwege –, da das Kontrastmittel durch Eindickung der Galle infolge Wasserresorption in einer hohen Konzentration in der Gallenblase bzw. in den Gallenwegen angereichert wird (Abb. 36). Nachteilig wirkt sich allerdings aus, daß die Resorption des Kontrastmittels nicht gleichmäßig bzw. nicht ungestört erfolgt – vor allem bei Magen-Darmstörungen, daß sich die Gallenwege nicht oder nur sehr unzulänglich darstellen und daß das Kontrastmittel z.T. aus dem Darm rückresorbiert und somit die Leberzelle stärker belastet wird. Klinisch bewährte Kontrastmittel sind z.B. das Biloptin® (1959) und das Osbil®.

So stellte die Entwicklung *intravenös* injizierbarer tri- bzw. tetra-jodierter Kontrastmittel einen wesentlichen Fortschritt dar, zumal diese Kontrastmittel zu 90 % über die Galle ausgeschieden werden. Bedeutungsvoll ist auch, daß die i.v. Kontrastmittel nicht aus dem Darm rückresorbiert werden, d.h. sie weisen keinen enterohepatischen Kreislauf auf und belasten somit nicht die Leberzelle. Allerdings besitzen die i.v. Kontrastmittel eine intensivere Albumin-Bindung, so daß sie über einen längeren Zeitraum der Leberzelle kontinuierlich angeboten werden und daher diese stärker belasten. Die Albumin-Bindung kann demgegenüber aber auch blockiert sein, und zwar durch Bilirubin, Sulfonamide, Antidiabetica, Salicylsäure, Barbiturate, Bromsulfophthalein u.a., so daß die Kontrastmittel-Ausscheidung über die Leberzelle verringert oder aufgehoben sein kann.

Mit der Einführung des Biligrafin® (1953) und des Bilivistan® (1963) als i.v. Kontrastmittel – jeweils durch LANGECKER u. Mitarb. – wurden neue Maßstäbe in der röntgenologischen Untersuchungstechnik der Gallenblase und Gallenwege gesetzt.

Kontrastmittel-Nebenwirkungen

Orale Verabfolgung

Bei oraler Verabfolgung von Kontrastmitteln treten nur selten und dann auch nur harmlosere Nebenwirkungen auf, die i. allg. keine Behandlung erforderlich machen: Schwindel, Blässe, Übelkeit, Erbrechen, Kopfschmerzen, Hitzegefühl, Dyspnoe, Hustenreiz.

i.v. Verabfolgung
Verständlicherweise ist bei i.v. Anwendung von Kontrastmitteln häufiger und auch mit stärkeren Nebenwirkungen zu rechnen. Aber nur selten treten schwere anaphylaktische Reaktionen mit Atemstillstand, Schock und Kreislaufversagen ein. Die Häufigkeit solcher schweren Zwischenfälle wird mit 0,0027–0,0035 ‰ (bzw. Mortalität von 1:186000) angegeben. Dabei weisen Galle-Kontrastmittel die höchste Quote der Nebenwirkungen aller röntgenologischen Kontrastmittel auf: 6,9–46 %. Schwerere Allgemeinerscheinungen treten in etwa 5 ‰ der Fälle auf.

Lokal:	Gefäßwandreizungen
	Gefäßschmerzen
	Thrombosierungen
Allgemein:	Nausea, Erbrechen
	Juckreiz, Hautreaktionen
	Hitzegefühl
	Kopfschmerzen, Schwindel, Niesen
	Dyspnoe, Hustenreiz
	Schüttelfrost
Speziell:	Bei i.v. Anwendung ist kein Transaminasen-Anstieg zu erwarten, wohl aber nach Infusions-Applikation oder bei oraler Verabfolgung. Bei Lebervorschädigung muß mit additiver *Leberzellschädigung* gerechnet werden, die i. allg. aber relativ schnell abklingt.
	Eine Beeinflussung der *Schilddrüsen-Funktion* ist zu erwarten (etwa 2–4 Monate lang), und zwar doppelt so lang als bei Nieren-Kontrastmitteln, denn die stärkere und vermehrte Albuminbindung des Galle-Kontrastmittels führt zu einer auch längeren Einwirkungsdauer bei auch höherer Konzentration. Bei gegebener Disposition kann daher eine Hyperthyreose ausgelöst oder eine bestehende Überfunktion verstärkt werden, und zwar bei etwa 65 % der Fälle. Die Ursache dürfte freies Jod im Kontrastmittel als Verunreinigung oder die Abspaltung von Jod aus dem Kontrastmittel aus noch ungeklärtem Grund sein.
	Nierenversagen, auch mit tödlichem Ausgang, ist vereinzelt beobachtet worden, vor allem bei oraler Verabfolgung der doppelten Kontrastmitteldosis. Die Ursache ist zu suchen in: Spasmen der Nierengefäße mit Hypoxaemie und Tubulusnekrose, direkte Nephrotoxizität bei hepataler Ausscheidungssperre oder mangelhafter Entgiftung des Kontrastmittels durch die Leber. Eine zusätzliche Gefahr stellt eine vorangegangene Dehydratation dar.

Die **Ursache** der Nebenwirkungen durch Galle-Kontrastmittel ist nicht sicher geklärt. Diskutiert werden *3 Möglichkeiten:*

1. Allergie
2. Freisetzung von Histamin-Stoffen
3. Toxische Wirkungen auf Gefäßwände, Hirn, vegetative Zentren

Gegen eine Allergie sprechen:

1. das Fehlen von nachweisbaren Reaginen
2. das Auftreten der Nebenwirkungen bereits bei Erst-Verabfolgung
3. die fehlende Häufung der Nebenwirkungen nach wiederholten Kontrastmittel-Gaben.

Für eine Allergie bzw. Histamin-Freisetzung sprechen die Vermeidung der Nebenwirkungen bei Vor-Injektion von Antihistaminica oder Cortison-Derivaten.

Kontraindikationen

Im wesentlichen sind folgende Kontraindikationen zu beachten:

Absolut:
1. Jodallergie
2. Erheblicher Leberschaden
3. Niereninsuffizienz
4. Tetanie bzw. Hypocalcaemie

Relativ:
1. Allergische Diathese
2. Dehydratation
3. Ileus
4. Starke Darmgas-Überlagerung
5. Akute Cholecystitis
6. Akute Cholangitis
7. Ausgeprägter Ikterus
8. Erhebliche Myocardschädigung

VORSICHTSMASSNAHMEN

1. Beachtung der Kontraindikationen
2. Entfernung von Zahnprothesen
3. Bereitstellung von Notfall-Besteck
4. Bereitstellung von Notfall-Medikamenten
5. Korrekte Injektion:
   am liegenden Patienten!
   körperwarmes Kontrastmittel!
   weitlumige Kanüle!
   langsame Injektion! (1 ml = $^1/_2$–1 Minute)
   langsames Öffnen und Schließen der Faust
6. Nadel nach der Injektion 3–4 Minuten in der Vene belassen (um ggf. bei Zwischenfällen einen sofortigen venösen Zugang zu haben).

1. Cortison-Derivate
   (z. B.: Celestan® solubile) (3 Amp. à 4 mg).
   Dexa-Scheroson® (2 Amp. à 6,5 mg)
   Solu-Decortin®-H (4–6 Amp. à 25 mg)
2. Antihistaminica (z. B. Tavegil®, 2 ml i. v.)
3. Calcium (im Einzelfall)
4. Lasix® (im Einzelfall)
5. Lytischer Cocktail: Dolantin® 0,1 + Atosil® 0,05 + Atropin® 0,0005
   (im Einzelfall)
6. Novocain® (10 ml 1 %ig i. v. = 1 ml in 10 Sekunden)
7. Plasmaexpander
8. Streptase®
9. Beatmung, Sauerstoffzufuhr, Intubation

Röntgenologische Methoden

1. Orale Cholecystographie

Die wohl gebräuchlichste und auch nebenwirkungsärmste Röntgen-Untersuchung der Gallenblase – nicht der Gallenwege – stellt die orale Cholecystographie dar, die auf die Arbeiten von DOHRN und DIEDRICH (1939, 1940) zurückgeht. Sie ist heute eine unerläßliche Methode im Rahmen der Suchdiagnostik des rechten Oberbauches.

Die Gallenblasen-Füllung erfolgt über die V. portae → Leberzelle → Gallengänge → Gallenblase, wobei gleichzeitig die Funktion dieser Bereiche geprüft wird. Voraussetzung ist somit eine gute Resorption des Kontrastmittels aus dem Darm, eine gute Ausscheidung über die Leberzelle in die Galle und eine normale Funktion der Gallenblasenschleimhaut, da das nur in geringer Menge der Blasengalle angebotene Kontrastmittel durch Wasserresorption konzentriert werden muß. Daher ist auch erst nach 10–12 Stunden die Gallenblase kontrastreich dargestellt (Abb. 36).

Gelegentlich kann bei der Kontrastfüllung der Gallenblase ein sog. *Umschichtungsphänomen* beobachtet werden: durch verstärkte Wasser-Resorption durch die Gallenblasen-Schleimhaut bildet sich ein dichter Randsaum als Begleitschatten, der z.B. einen großen Solitärstein vortäuschen kann.

Vorbereitung:

1. Am Vortag soll eine gründliche Darm-Entleerung erfolgen, ggf. mit Hilfe von Laxans (z.B. Rizinus)
2. Die Kost sollte am Vortag schlackenarm und fettarm sein, keine blähenden Nahrungsmittel beinhalten, jedoch gut resorbierbar sein.

3. Bei Meteorismus bzw. zur vorbeugenden Darm-Entgasung ist Ceolat®, Paraktol® u.ä. indiziert.
4. Rauchen sowie weitere Nahrungsaufnahme sind nach dem Abendessen des Vortages verboten.
5. Am Untersuchungsmorgen: nicht essen, nicht trinken, nicht rauchen!

Dosierung

Als normale Dosis werden z.B. 6 Tabletten Biloptin® (0,5 g/Tabl. = 3,0 g) unzerkaut mit etwas Flüssigkeit am Vorabend verabfolgt. Die gleichzeitige Darstellung der Gallenwege kann gelingen, wenn der Patient am anderen Morgen nochmals 3 Tabletten (= 1,5 g) bzw. sogar 6 Tabletten (= 3,0 g) etwa 3 Stunden vor der vorgesehenen Röntgen-Untersuchung einnimmt, ggf. zusammen mit Paspertin®.

Röntgen-Technik

Die Röntgen-Aufnahmen erfolgen sowohl im Stehen wie auch im Liegen jeweils auf dem Bucky-Tisch, wobei dickere Patienten etwas weniger in den 2. schrägen Durchmesser gebracht werden, denn nur so können die Gallengänge aus dem Wirbelsäulenschatten herausgedreht werden.

Die Aufnahmen im Liegen erfolgen bei leichter Anhebung der rechten Körperseite (20–30°). Die röntgenologische Untersuchung kann 12–14 Stunden nach oraler Einnahme des Kontrastmittels vorgenommen werden. Bei negativer Cholecystographie sind weitere Aufnahmen nach 4, 8 und 24 Stunden angebracht. Im allgemeinen werden die Aufnahmen bei niedriger KV-Zahl angefertigt, wobei die Darstellung der Gallenblase möglichst mit harter Technik, die der Gallenwege mit

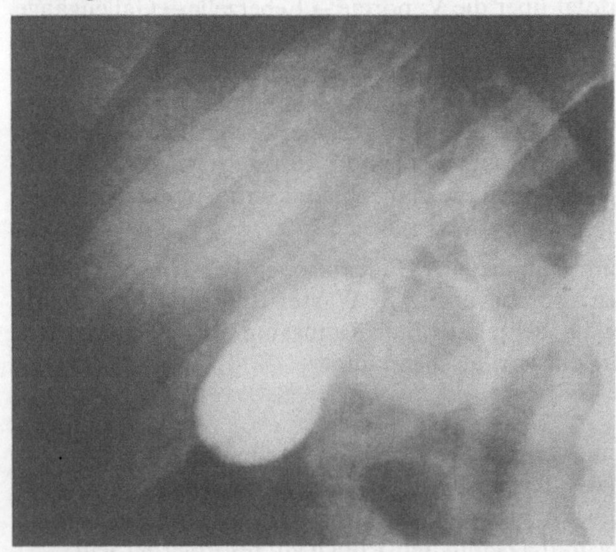

Abb. 36: Normales Cholecysto-Cholangiogramm mittels oral verabfolgtem Kontrastmittel: Gute Füllung der Gallenblase mit regelrechter Darstellung des siphon-artigen Cysticus-Verlaufes und guter Anfärbung von Hepaticus-Gabel und Choledochus

weicher Aufnahmetechnik erfolgen sollte. Bei Patienten mit gestörtem Atem-Anhaltemechanismus sind harte Aufnahmen mit verkürzter Belichtungszeit zu empfehlen.

Bei Patienten mit noch geringem, aber ansteigendem **Ikterus** (<2 mg%) infolge einer sich in Entwicklung befindlichen Lebererkrankung kann die Darstellung der Gallenblase und Gallenwege (oral oder i.v.) stärker beeinträchtigt sein als bei Patienten mit stärkerem Ikterus (>2 mg%), der sich aber – wie auch die zugrunde liegende Lebererkrankung – in Rückbildung befindet.

Prüfung der Dehnungsfähigkeit

ADLER und SCHMIDT stellten 1925 fest, daß nach i.v. Verabfolgung von 10 ml 20 %igem Decholin® eine Verbreiterung der kontrastgefüllten Gallenblase dann eintritt, wenn ihre Wandfunktion intakt ist. Diese Beobachtung wurde von TATERKA (1930) sowie von ULIN u. Mitarb. (1954) bestätigt. Die Größenzunahme war meistens recht deutlich und betrug oft das Doppelte des bisherigen Gallenblasenschattens. Das Füllungsmaximum wurde etwa 45 Minuten nach der Decholin®-Injektion erreicht, so daß zweckmäßigerweise die Aufnahmen in der 30. und 45. Minute angefertigt werden. Diese Größenzunahme beruht auf einer vermehrten Gallenzufuhr, möglicherweise aber auch auf einer Wasserabgabe aus der Gallenblasenwand, und entspricht der größtmöglichen physiologischen Ausdehnungsfähigkeit der Gallenblase. Darüber hinaus ermöglicht diese wenig bekannte und kaum ausreichend überprüfte Methode die Darstellung von Wandveränderungen. *Eine fehlende Größenzunahme wurde sogar als Frühzeichen einer Cholecystitis angesehen.*

Prüfung der Kontraktionsfähigkeit

Die aktive Kontraktionsfähigkeit und Entleerung der Gallenblase werden mittels Eigelb (BOYDEN) bzw. Reizmahlzeit aus Sorbit (9 g) + Eigelbpulver (10 g) geprüft, wodurch die Freisetzung von Cholecystokinin im Duodenum bewirkt wird. Die Kontraktion der Gallenblase erfolgt 20–40 Minuten nach der Reizmahlzeit, so daß die Röntgen-Aufnahme etwa nach 30 Minuten angefertigt wird. Die Kontraktionsfähigkeit gilt als normal, wenn sich die Gallenblase um mehr als die Hälfte verkleinert (Abb. 37). Eine ungenügende oder fehlende Kontraktion kann durch Cecekin® i.v. erzwungen werden. Eine schwere Wandschädigung der Gallenblase bzw. eine schwerere Leberschädigung muß angenommen werden, wenn auch nach Cecekin® innerhalb 10 Minuten (normalerweise 3–5 Minuten) keine nachweisbare Kontraktion erfolgt. Häufig treten jedoch nach Cecekin®-Injektion gewisse Nebenwirkungen in Form von Hitzegefühl im Kopf, Schmerzen in der rechten Oberbauchseite, Schweißausbruch und Erbrechen auf. Schmerzen im Bereich der Gallenblase nach Reizmahlzeit werden als entzündlich- bzw. dyskinetisch-bedingt angesehen (sog. *„intolerante Gallenblase"*) und gelten als Krankheitszeichen.

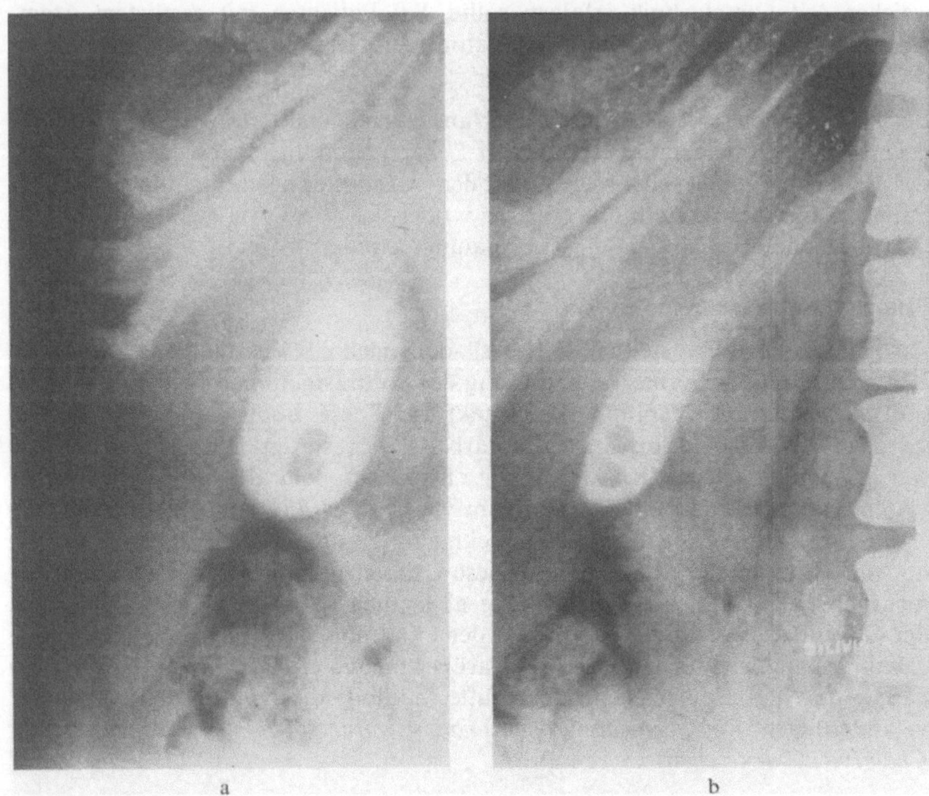

a   b

Abb. 37a und b: Gute Kontraktion der Gallenblase nach Reiz bei Cholelithiasis

Nebenwirkungen

Die Nebenwirkungen bei der oralen Cholecystographie sind relativ gering und harmlos: Übelkeit, Erbrechen, Kopfschmerzen, Schwindel, Durchfälle. Darüber hinaus zeigen die Transaminasen gelegentlich einen leichten Anstieg und die in zu engem Abstand durchgeführte Bromsulfophthalein-Probe ist pseudo-pathologisch. Anstiege von GOT, GPT sind bestenfalls nach höheren Kontrastmitteldosen zu erwarten.

Somit gilt die orale Cholecystographie gleichzeitig als 3fache **Gallenblasen-Funktionsprobe**:

1. Prüfung der Schleimhautfunktion
   (= *Wasserresorption*)
2. Prüfung der elastischen und sekretorischen Wandfunktion
   (= *Dehnbarkeit*)
3. Prüfung der muskulären Wandfunktion
   (= *Kontraktion*)

Sonderformen der oralen Cholecystographie

a) *Orale Schnell-Cholecystographie*
   Diese Untersuchungstechnik kann gelegentlich in Frage kommen, wenn der
   Patient unvorbereitet ist, Verdacht auf Jod-Empfindlichkeit besteht und der
   Patient eine i.v.Verabfolgung des Kontrastmittels ablehnt.

   Es werden z.B. 6 g Biloptin® verabfolgt (morgens, unvorbereitet): Bereits nach
   30 Minuten können sich die Gallengänge anfärben; nach 3 Stunden stellt sich
   in etwa 80 % der Fälle die Gallenblase gut dar, in etwa 70 % auch die Gallenwege. Die Röntgen-Aufnahmen erfolgen nach 3, 4 und 5 Stunden. Die Prüfung
   der Kontraktionsfähigkeit der Gallenblase erfolgt mittels Reizmahlzeit in
   üblicher Weise. Die Schattenintensität der Gallenblase und Gallenwege ist
   ausreichend gut, bleibt jedoch deutlich hinter der i.v. Kontrastmittel-Verabfolgung zurück.

b) *Fraktionierte simultane orale Cholecystographie*
   Zusätzlich zu der am Vor-Abend verabfolgten Kontrastmittel-Dosis von
   z.B. 3 g Biloptin® werden am Untersuchungstag nochmals 3 g Kontrastmittel 3–4 Stunden vor der Röntgen-Untersuchung verabfolgt. Im allgemeinen
   kann eine kontrastreichere Darstellung der Gallenwege erreicht werden.

c) *Kombinierte orale und i.v. Cholegraphie*
   Zusätzlich zu der am Vor-Abend verabfolgten Kontrastmittel-Dosis von z.B.
   3 g Biloptin® wird am Untersuchungstag die übliche Kontrastmittelmenge
   i.v. injiziert. Diese Doppelfüllung hat sich im Einzelfall dann bewährt, wenn die
   orale Cholecystographie eine fehlende Darstellung der Gallenblase erbrachte.
   Diese kombinierte Doppelfüllung von Gallenblase und Gallenwege (SARASIN)
   weist jedoch eine höhere Nebenwirkungsquote auf, so daß gelegentlich von
   verschiedenen Autoren ein Zwischenraum von 48 Stunden zwischen oraler
   und i.v. Kontrastmittelgabe gefordert wird.

d) *Rektale Cholecystographie*
   Die Verabfolgung von z.B. 3 g Solubiloptin® in 30 ml lauwarmen Wasser als
   Klistier bringt zwar eine Darstellung der Gallenblase nach 3–4 Stunden, doch
   ist die Methode unsicher und meist hinsichtlich des Gallenblasen-Kontrastes
   ungenügend.

e) *Biliäre Kalkulographie (= Vier-Tage-Test)*
   Bei ikterischen Patienten mit Verdacht auf Choledochus-Steine kann mittels
   dieser Methode dennoch der röntgenologische Stein-Nachweis erbracht bzw.
   ausgeschlossen werden: An 4 aufeinanderfolgenden Tagen wird täglich z.B.
   3 × 1 g Telepaque® (3 × 2 Tabl.) oral verabfolgt und am 5. Tag die Röntgen-
   Aufnahme angefertigt. Nichtschattengebende Steine werden sichtbar, da eine
   chemische Reaktion zwischen Biliverdin und dem Kontrastmittel an der Oberfläche der Steine abläuft.

2. i.v. Cholecysto-Cholangiographie

Die i.v. injizierbaren Kontrastmittel werden in so großer Menge auf dem Blutweg der Leberzelle angeboten – somit auch der Galle – daß sich eine Eindickung in der Gallenblase durch Wasserresorption erübrigt. Daher ermöglicht diese Röntgen-Technik keine Aussage über die Schleimhautfunktion. Demgegenüber stellt sich aber auch eine Gallenblase mit fehlender Schleimhautfunktion, aber durchgängigem Ductus cysticus, noch bei intravenöser Kontrastmittelgabe dar, was per oral nicht gelang. Etwa 30% der oral nicht dargestellten Gallenblasen werden i.v. kontrast-gefüllt.

Indikationen

a) Negatives orales Cholecystogramm
b) Verdacht auf Cholangiopathie
c) Zustand nach Magen-Operation, Darm-Erkrankungen (Resorptions-Störungen!)
d) Zustand nach Cholecystektomie
e) DUBIN-JOHNSON-Syndrom
f) Ungenügende Beurteilung eines oralen Cholecystogramms

Technik

Die Injektion des Kontrastmittels erfolgt *körperwarm* und *langsam* intravenös (20 ml in 5–10 Minuten). Eine maximale Darstellung der großen Gallenwege ist nach etwa 30 Minuten erreicht, während sich die Gallenblase nach etwa 1 Stunde gut darstellt. Ab der 30. Minute gelangt dementsprechend auch Kontrastmittel ins Duodenum. Die Röntgen-Aufnahmen der Gallenwege erfolgen daher i. allg. nach 30 Minuten und nach 60 bzw. 90 Minuten (= Gallenblasen-Füllung) sowie 30 Minuten nach Reizmahlzeit-Gabe (= Gallenblasen-Kontraktion). Bei einer ungenügenden Darstellung der Gallenwege kann ggf. eine Nachinjektion von Biligrafin® erforderlich werden.

Die i. v. Injektion des Kontrastmittels ist bis zu einem Serum-Bilirubinwert von etwa 2 mg%, einer Bromsulfophthalein-Retention bis 1 mg% möglich, doch kommt es meistens nur zu einer flauen Darstellung der Gallenblase, während sich die Gallenwege i. allg. gar nicht abgrenzen lassen. Wichtig ist jedoch in diesen Fällen, daß die Nierenfunktion regelrecht ist, damit die ausreichende Ausscheidung des Kontrastmittels gewährleistet ist. Erhöhte Transaminasen-Werte (bis etwa 400 mE/ml) sind i. allg. keine Kontraindikation, auch keine Erhöhung der alkalischen Phosphatase bzw. der LAP, wenn Bilirubin dabei normal ist. Bei i. v. Verabfolgung von Kontrastmitteln wird in der Regel die Leberzelle weniger belastet als bei oraler Verabfolgung, da intravenös verabfolgte Kontrastmittel nicht aus dem Darm rückresorbiert werden und somit keinen enterohepatischen Kreislauf aufweisen.

Die Kontraktionsfähigkeit der i. v. kontrast-gefüllten Gallenblase wird in üblicher Weise mittels Reizmahlzeit geprüft.

Bei Atonie bzw. Verschlußunfähigkeit des Sphinkter Oddi kommt es zu einer überstürzten Entleerung des Kontrastmittels in das Duodenum, so daß sich dort eine wellenförmige Zeichnung darstellen kann („*vaguelettes duodenales*").

Stellt sich bei i. v. Kontrastmittel-Verabfolgung die Gallenblase bei regelrechtem Cholangiogramm nicht dar, liegt in nahezu allen Fällen eine Erkrankung der Gallenblase bzw. ein Cysticus-Verschluß vor.

Bei papillen-nahem Verschluß findet sich nach 2–3 Tagen eine flaue Anfärbung der stark-überdehnten, prall-gefüllten Gallenblase (= *Röntgenologisches Courvoisiersches Zeichen*).

NEGATIVES i. v. CHOLANGIOGRAMM
a) Abnormitäten der Serum-Eiweiße
b) Leberzellschädigung
c) Ikterus >2–3 (−5) mg%
d) Biliodigestive Fistelbildung
e) Verschluß durch Tumor und Steine
f) Hungerzustand, Null-Diät
g) Schrumpfgallenblase
h) Papillen-Insuffizienz

3. Infusions-Cholecysto-Cholangiographie

Im Einzelfall kann bei negativem i.v. Cholecysto-Cholangiogramm durch die
Verabfolgung des Kontrastmittels als Tropfinfusion eine bessere Darstellung der
Gallenblase und Gallenwege erreicht werden – auch bei einem ikterischen Patienten mit einem Serumbilirubin bis 5 mg %. Diese Technik wurde erstmals 1964
von DIJIAN und ANNONIER mitgeteilt.

Methodisch werden verschiedene Kontrastmitteldosierungen angegeben, aber
auch gleiche Injektionsmengen wie bei der i.v. Technik, sowie unterschiedliche
Infusionszeiten:

> 20 ml Kontrastmittel in 500 ml 0,9 % NaCl in 30 Minuten
> 10 ml Kontrastmittel in 250 ml 0,9 % NaCl in 30 Minuten
> 2 ml Kontrastmittel i.v. +8 ml in 100 ml 0,9 % NaCl in 30 Minuten

Dabei ist die absolute Kontrastmittelmenge nicht so wesentlich wie die Infusionsdauer. Kontrastreiche Darstellungen der Gallenblase und der Gallengänge
können nicht durch ein Überangebot an Kontrastmittel erzwungen werden, da
die Albumin-Bindungskapazität begrenzt ist. Anscheinend wird die maximale
Transportkapazität der Albumine und die Ausscheidungskapazität der Leber
bereits bei i.v. Applikation des Kontrastmittels nahezu optimal genutzt. Somit ist
die Transportkapazität: Albumin – Leberzelle wichtiger als die Infusionszeit und
diese wiederum ist vorrangiger als die Kontrastmittelmenge. Bei der Infusions-
Verabfolgung werden jedoch infolge der langsamen Zufuhr des Kontrastmittels
diese Transportkapazität voll ausgenutzt und freigewordene Kapazitäten kontinuierlich neu belastet. Daher steigen aber auch GOT und GPT stärker an und
weisen somit auf die Überlastung und Schädigungsquote der Leberzelle hin.
Subjektiv scheint jedoch die Verträglichkeit besser zu sein. Dementsprechend
nimmt auch bei einem Bilirubin-Wert von 2 mg % und einer bereits bestehenden
Leberzell-Vorschädigung die Versagerquote zu. Im allgemeinen scheint das röntgenologische Ergebnis, bei Aufnahmen nach 45 und 90 Minuten, nicht wesentlich
besser zu sein als bei i.v. Kontrastmittel-Injektion. Bei 30minütiger Infusionsdauer
wird die 1. Aufnahme bereits in der 30. Minute, also bei Infusionsende, durchgeführt.

Kontraindikationen

a) Hepatorenales Syndrom
    (heterotope Ausscheidung über die Niere muß gewährleistet sein!)
b) Jodallergie
c) Hyperthyreose
d) Herz-Kreislaufinsuffizienz
e) Tetanie
    (Gefahr einer Anfall-Auslösung)

Indikationen

a) Ikterus (2–6 mg %)
b) Bromsulfophthalein-Retention (1–3 mg %)
c) Cholestase (alkalische Phosphatase 100–250 mE/ml)
d) Adipositas
e) Kontrastmittel-Unverträglichkeit

4. Pharmakoradiographie

Mittels zusätzlicher Verabfolgung von Substanzen, die auf Gallenblase oder Gallenwege kontrahierend oder spasmolytisch einwirken, kann die röntgenologische Aussage im Einzelfall wesentlich verbessert werden. Vor allem sind hierdurch Aussagen über die Art von Gallenwegs-Motilitätsstörungen leichter und zuverlässiger zu gewinnen:

a) Morphin-Test

0,01–0,02 g Morphin s.c. oder i.m. führen zu einer 1–3stündigen Kontraktion des Sphinkter ODDI. Dadurch kommt es zu einem Aufstau des Kontrastmittels im Choledochus. Dies ergibt vor allem bei Sphinkter-Atonie oder bei Adipositas eine kontrastreichere Darstellung der Gallenwege.

Allerdings bewirkt Morphin gleichzeitig eine Lähmung der Gallenblase, wodurch deren Funktionsbeurteilung verhindert wird. Gleichzeitig kommt es auch zu einer unerwünschten Drucksteigerung im Ductus pancreaticus (Gefahr einer Pankreatitis-Exazerbation).

Eine Verstärkung des Morphin-Testes mit kontrastreicherer Darstellung der Gallenwege kann durch Vorgabe von Decholin® i.v. (etwa 20–30 Minuten vor der Morphin-Injektion) erreicht werden. Im allgemeinen treten jedoch bei dieser Methode stärkere Schmerzen, gelegentlich auch Koliken, auf.

b) Prostigmin-Test

Die Injektion von 0,5 mg Prostigmin i.v. hat eine schwächere Kontraktionswirkung auf den Sphinkter ODDI, wobei Prostigmin aber auch keine ungünstige Wirkung auf die Gallenblase besitzt.

c) Atropin-Amylnitrit-Test

Eine Differenzierung zwischen einer funktionell-spastischen oder einer morphologischen Abflußstörung im Bereich des Sphinkter ODDI kann mittels Atropin und Amylnitrit versucht werden (Atropin allein löst i.allg. keine Spastik des Sphinkter ODDI). Eine schwächer-spasmolytische Wirkung auf den

Sphinkter ODDI weist auch Buscopan® auf. Etwa 90–100 Minuten nach i.v. Kontrastmittel-Injektion werden 0,5 mg Atropin s.c. + 2–3 Tropfen Amylnitrit als Inhalation verabfolgt.

d) Cecekin®-Test

Nach i.v. Injektion von Cecekin® kommt es zur Kontraktion der Gallenblase und zur Öffnung des Sphinkter ODDI.

e) Paspertin®-Test

Die Verabfolgung von Paspertin® erbringt folgende Wirkungen im Bereich des Gallenwegsystems:

1. Antagonistische Wirkung gegenüber Morphin, d.h. es öffnet und erweitert den Sphinkter ODDI
2. Tonus-Steigerung des mäßig geöffneten Sphinkter ODDI
3. Erschlaffung des Ductus cysticus

5. *Tomographie*

Eine weitere Verbesserung der röntgenologischen Untersuchungsergebnisse im Bereich der Gallenblase und Gallenwege ist mittels Tomographie zu erreichen. Dabei kann eine vermehrte Strahlenbelastung durch Anwendung einer Simultankassette vermieden werden. Gallenblase und Gallengänge stellen sich in 5–12 cm Tiefe dar. Einen brauchbaren, aber groben Anhalt für eine *optimale Tiefeneinstellung* (in Bauchlage) ergeben folgende beiden Methoden:

1. Gewicht des Patienten in kg + 15 = Schichttiefe in mm
   (z. B. 60 kg + 15 = 75 mm)
2. Durchmesser des Patienten von 16 cm = 6 cm
   17 cm = 6,5 cm
   18 cm = 7,0 cm   etc.

Normalerweise stellt sich röntgenologisch die Gallenblase in allen Durchmessern mit glatt-begrenzter Wandkontur dar. Der Form nach ist sie eher ei- bis birnenförmig; sie ist kontrastreich gefüllt und frei von Aussparungseffekten. Luftblasen können jedoch Gallensteine vortäuschen. Dabei sind Steine von < 1,5 mm Durchmesser meistens nicht erkennbar. Oftmals sind Steine nur im Kontraktionsbild bzw. im Stehen (sog. *Parade-Formation*) nachweisbar. Das gleiche gilt für den Nachweis kalkfreier Cholesterin-Steine in Form der sog. *schwebenden Steine* (Abb. 108). Demgegenüber erwecken kleine, multiple knötchenförmige Aufhellungen wandständiger Anordnung, drehkonstant und lagewechselkonstant, den Verdacht auf eine Erdbeer-Gallenblase (Abb. 68). Auch ein schlanker Choledochus kann durchaus Steine oder Abflußstörungen beinhalten.

6. Kombinierte Röntgen-Untersuchung

Die kombinierte Darstellung von Gallenwege und Gallenblase sowie gleichzeitig des Magen-Duodenum ermöglicht das Erkennen von duodenal-cholecystitischen Adhäsionen, von Impressionen oder von biliodigestiven Anastomosen, auch von Parasiten, z.B. Ascariden (Abb. 38). Häufig sind Cholangitis und Duodenaldivertikel bzw. Cholelithiasis, Colon- oder Duodenal-Divertikulose und Hiatushernie kombiniert (SAINTsche Trias). Eine horizontale Begrenzung der Bulbusduodeni-Füllung weist auf eine Cholecystopathie hin.

Die **Luftfüllung der Gallenblase** beruht meistens auf einer Steinperforation in den Darm mit Fistel-Bildung. Falls gleichzeitig eine Diarrhoe besteht, handelt es sich i. allg. um chologene Durchfälle, da Gallensäuren direkt ins Colon gelangen und verloren gehen (das Ileum als Resorptionsort der Gallensäuren wird umgangen). Die Luftfüllung der Gallenblase kann auch auf einer Cholecystitis emphysematosa beruhen, die meistens bei Frauen und vor allem bei Diabetikerinnen auftritt (Abb. 70). Eine Luftfüllung im Duodenum mit gleichzeitiger **Cholangiopneumopathie** findet sich bei Steinperforation ins Duodenum mit biliodigestiver Fistel (Abb. 112). Aber auch bei Insuffizienz des Sphinkter ODDI, bei Hepaticojejunostomie (Abb. 58) sowie bei Cholangitis mit gasbildenden Erregern ist eine Luftfüllung der Gallenwege möglich.

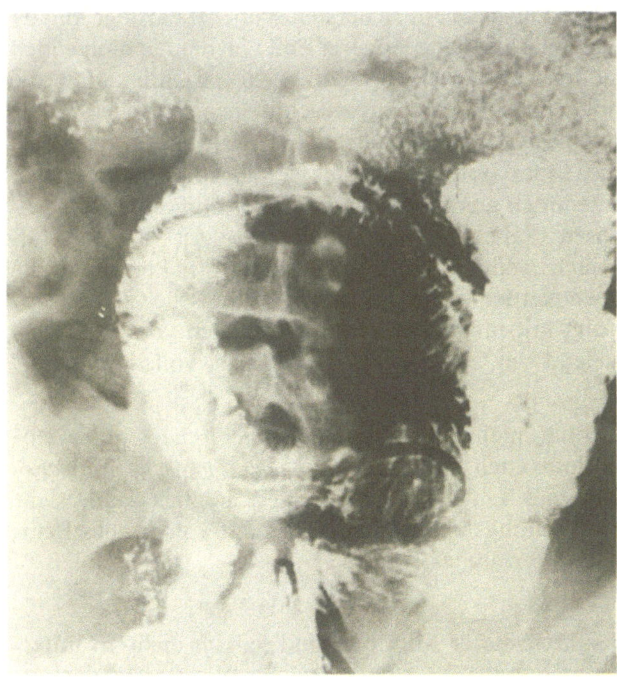

Abb. 38: Röntgendarstellung von Ascaris lumbricoides (röhrenförmige Aussparung durch Kontrastmittel)

7. Laparoskopische Cholecysto-Cholangiographie

Bereits 1918 stellte REICH intraoperativ die Gallenblase bzw. die Gallenwege röntgenologisch dar, was durch BURGHARDT und MÜLLER (1921) verbessert wurde, indem sie die Gallenblase punktierten und Kontrastmittel injizierten.

Die auch heute noch übliche Technik der intralaparoskopischen Punktion der Gallenblase geht auf ROYER (1941) zurück: der Gallenblasen-Fundus wird anpunktiert, die Galle abgesaugt und das Kontrastmittel injiziert.

BANCHE und MURATORI schlugen 1952 den transparietohepatalen Weg zur Punktion der Gallenblase vor: Punktion durch das Leberparenchym hindurch in die Gallenblase, so daß die Gefahr eines nachfolgenden Cholaskos vermindert wurde. Aber gerade mit dieser Technik hat WANNAGAT bei über 1000 Punktionen die einzige Komplikation (subphrenischer Abszeß) beobachtet. Dieser Punktionsweg der Gallenblase durch das Leberbett hindurch wurde auch von KALK und HENNING empfohlen.

Wir selbst bevorzugen – und empfehlen – die von WANNAGAT bei weit über 1000 Gallenblasen-Punktionen bewährte **Technik** (Abb. 39):

> Punktion der Gallenblase im Bereich der gut einsehbaren medialen Fläche des Corpus, 0,5–1 cm kaudalwärts des Leberrandes. In diesem Bereich ist die Gallenblasen-Wand am geringsten durch Zug oder Ausdehnung überdehnt, so daß sich die Einstichstelle am sichersten schließt; darüber hinaus wird diese hohe Einstichstelle erst nach längerer Zeit von der nachfolgenden Gallenblasen-Füllung erreicht. Des weiteren ist zu beachten, daß die Punktion mit einer möglichst scharfen, längsgeschliffenen speziellen Punktionskanüle erfolgt, am besten mittels eigenem Einstich perkutan, wobei das Kaliber der Kanüle (1 mm) optimal gewählt werden sollte (= möglichst kleines Kaliber, aber dennoch ausreichend großer Durchmesser zum Absaugen der z.T. viskösen Galle). Der Gallenblasen-Inhalt ist stets vollständig abzusaugen, auch wenn nur Blasen-Inhalt für bakteriologische Untersuchung gewonnen werden sollte. Die röntgenologische Cholecysto-Cholangiographie erfolgt mit möglichst geringen Mengen von Kontrastmittel, wobei abschließend die Gallenblase wieder stets vollständig leergesaugt werden muß.

> Da mittels dieser Technik nicht nur die *röntgenologische* Cholecysto-Cholangiographie, sondern auch *bakteriologische*, *cytologische* und *chemische* Untersuchungen des Gallenblasen-Inhaltes möglich sind, sieht WANNAGAT diese Untersuchungsmethode als gastroenterologisches Routine-Verfahren an, dessen Wert unbestritten sei.

Die **Komplikationen** bzw. Gefahren dieser Methode sind jedoch nicht zu unterschätzen; die souveräne Beherrschung der Technik, wie sie WANNAGAT demon-

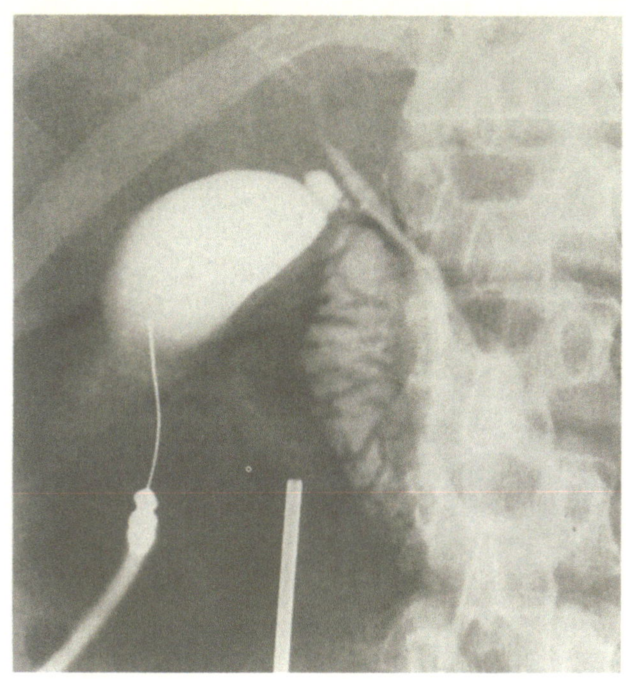

Abb. 39: Laparoskopische Cholecystographie (n. Royer-Lee) mit Darstellung des Choledochus und Abfluß des Kontrastmittels in das Duodenum (nach i.v. Injektion von Cholecystokinin)

striert, darf nicht den weniger Geübten zu leichtfertigen Praktiken verleiten. *Solcherart in Kauf genommene Komplikationen werden dann, wie auch im Falle der Choledochoskopie, allzu leicht der Methode selbst angelastet!*

8. Duodenoskopische Cholangiographie

Die retrograde Füllung der Gallenwege auf dem endoskopischen Weg über die Gastroduodenoskopie mit Seitblick-Optik belastet den Patienten bei entsprechender medikamentöser Vorbereitung (Atropin, Psyquil®, Dolantin®) nur relativ wenig. Darüber hinaus kann die Papilla Vateri direkt besichtigt werden.

Indikationen

1. Unklare Ursache eines Verschluß-Ikterus
2. Verdacht auf Papillenstenose
3. Chronisch-rezidivierende Cholangitis
4. Abklärung eines Postcholecystektomie-Syndroms

Diese sog. Gegenstrom-Cholangiographie (Abb. 40) kann über die Papilla Vateri wie auch über ein operatives Choledochoduodenostoma vorgenommen

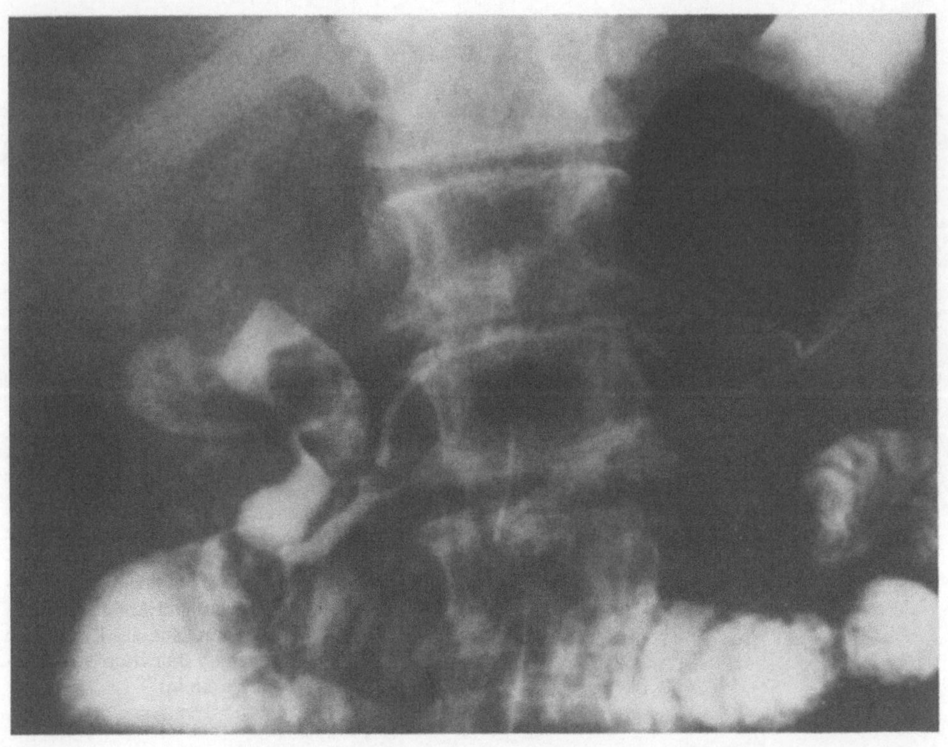

Abb. 40: Transduodenale Cholangiographie bei Verschlußikterus: normale Darstellung des D. pancreaticus; mehrere große Konkremente im deutlich dilatierten Choledochus (68 J., ♂)

werden. Die Papille stellt sich dabei an der medialen Seite der pars descendens duodeni bzw. am oberen Ende der medialwärts-längs verlaufenden plica longitudinalis dar. Zur Sondierung der Papille ist ihre motorische Ruhigstellung, z. B. mittels Buscopan® i. v. erforderlich. Je nach Übung und Erfahrung gelingt die duodenoskopische Darstellung in bis zu 90% der Fälle, die röntgenologische Cholangiographie mittels in die Papille eingeführter Sonde in etwa 25–75% der Fälle.

9. Transhepatische Cholangiographie

Bei der **transparietalen Cholangiographie** (KAPANDJI, 1940) wird nach vorheriger Röntgen-Kontrastfüllung der Gallenblase diese – i. allg. durch die Leber hindurch – anpunktiert, leergesaugt und mittels Kontrastmittel-Injektion die Cholecysto-Cholangiographie angeschlossen.

82

Die **perkutane Cholangiographie** wurde von HUARD und DO-XUAN-HOP 1937 erstmals beschrieben und von CARTER und SAYPOL 1952 eingeführt: Unter Operationsbereitschaft wird – nach entsprechender Praemedikation – eine Punktionsnadel von etwa 1 mm Durchmesser mit exakt darüber gezogenem Polyaethylen-Katheter im Bereich des 9.–10. ICR (mittlere Axillarlinie) bei Atemstillstand des Patienten unter Röntgen-Kontrolle in das Leberparenchym eingestochen. Nach Entfernung der Nadel wird durch vorsichtiges Zurückziehen des flexiblen Katheters ein stauungserweiterter Gallengang aufgesucht. Nach Versiegen des aufgestauten Gallenflusses werden 5–10–20 ml 60%iges Kontrastmittel langsam injiziert und das Gallenwegsystem röntgenologisch dargestellt. Der Katheter wird erst intraoperativ entfernt (Abb. 41).

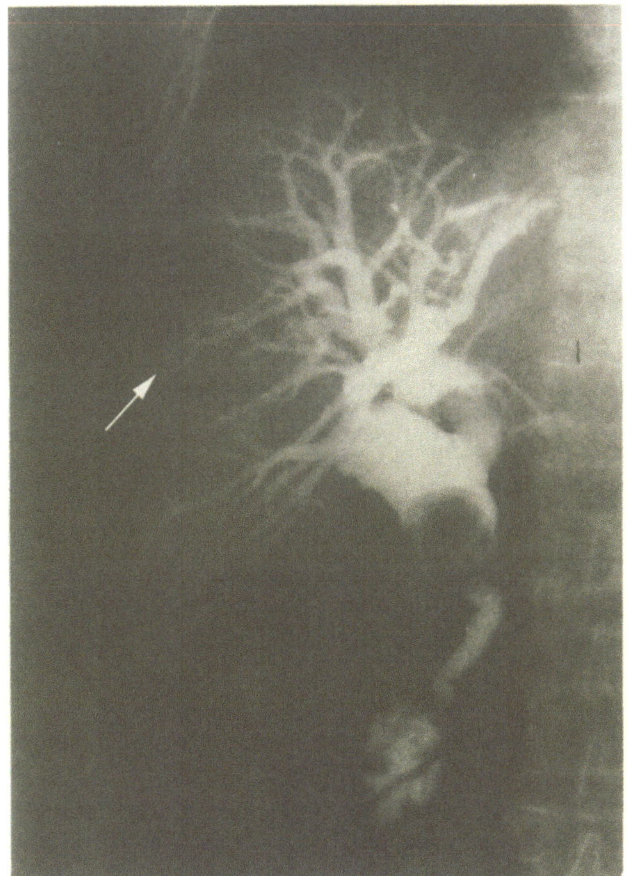

Abb. 41: Verschlußikterus bei Schrumpfgallenblase: perkutane transhepatische Cholangiographie mittels deutlich erkennbarem Polyaethylen-Katheter (↗): sehr großes, von Kontrastmittel umflossenes Konkrement im stark dilatierten Choledochus; normal dargestelltes, jedoch aufgestautes Gallenwegsystem (75 J., ♀ Ch. T.)

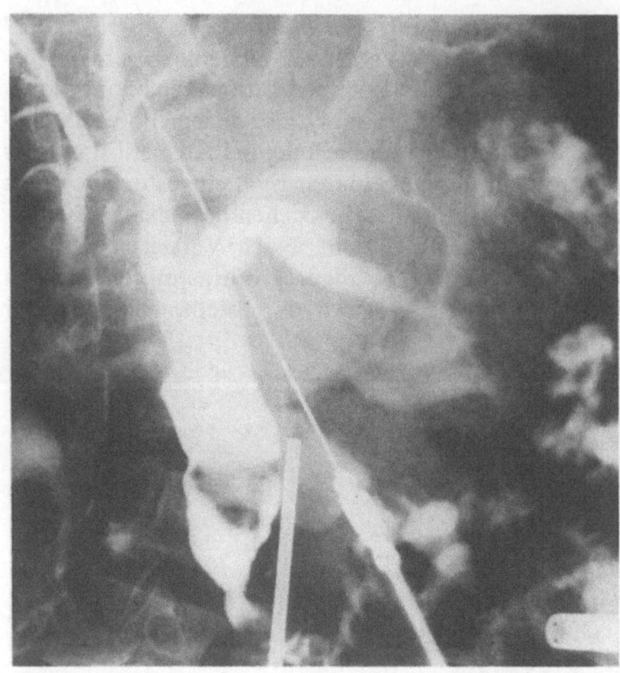

Abb. 42: Laparoskopisch-transhepatische Cholangiographie (n. WANNAGAT): Darstellung eines stark erweiterten Choledochus mit praepapillären Steinen

Indikationen

1. Praeoperative Klärung eines Verschlusses:
   Ort? Charakter? (mechanisch, intrahepatisch, Leberhilus, Gabel-Syndrom?)
2. Ikterus: > 1 Monat Dauer; laparoskopisch, laborchemisch, angiographisch ungeklärt
3. Postoperative Gallengangsstriktur
4. Praerevisionsoperative Diagnostik

Kontraindikationen

1. Blutungsneigung (Prüfung des Gerinnungssystems!)
2. Eitrige Cholangitis
3. Verdacht auf Leberabszeß
4. Verdacht auf Leberechinococcus
5. Schlechter Allgemeinzustand des Patienten

In etwa 1–3 % der Fälle sind *Komplikationen* (Schockzustände, Blutung, gallige Peritonitis) mit einer Letalität von etwa 0,5 % zu erwarten.

Die diagnostische *Treffsicherheit* liegt immerhin bei 75–90 % der Fälle. Dennoch sollte diese Methode an letzter Stelle der praeoperativen Diagnostik stehen und der Operation unmittelbar vorausgehen.

84

Eine von WANNAGAT beschriebene Variante der perkutanen transhepatischen Darstellung der Gallenwege stellt die laparoskopisch-transhepatische Cholangiographie dar, die den Internisten vom Chirurgen „unabhängig" macht. Mittels feinlumiger Nadel wird ein gestauter Gallengang aufgesucht und nach Gallenabfluß das Kontrastmittel injiziert (Abb. 42). Der Einstichkanal wird nach beendeter Cholangiographie sorgfältig elektrokoaguliert.

10. Intraoperative Cholangiographie

Bereits 1931 führte MIRIZZI die intraoperative Cholangiographie in die Gallenwegs-Diagnostik ein. Seitdem wurde diese Technik derart weiter entwickelt, daß sie nunmehr in unersetzlicher Weise die praeoperative Diagnostik ergänzt (Abb. 43).

Ein operativer Eingriff im Bereich der Gallenblase bzw. Gallenwege ohne die Möglichkeit einer gleichzeitigen cholangiographischen Untersuchung des biliären Systems sollte heute nicht mehr toleriert werden!

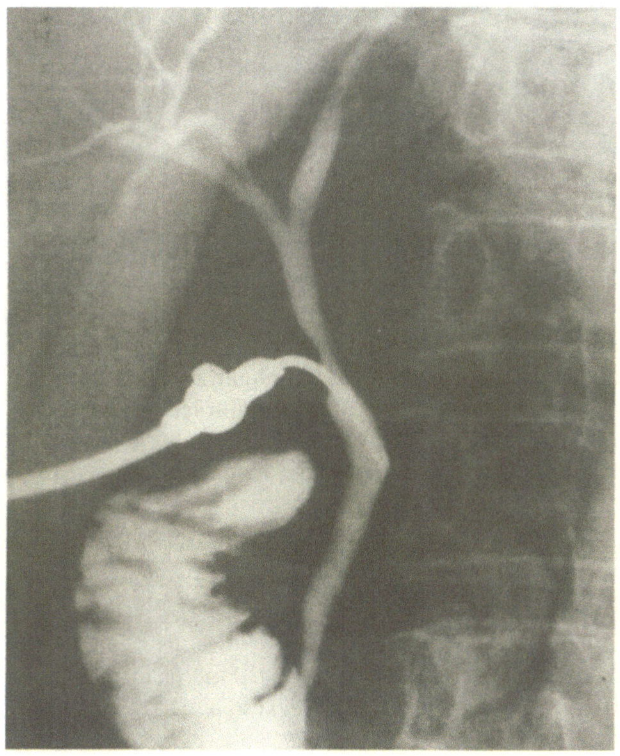

Abb. 43: Intraoperatives Cholangiogramm: Normales Gallenwegsystem mit normaler Papilla VATERI (53 J., ♀ E.L.)

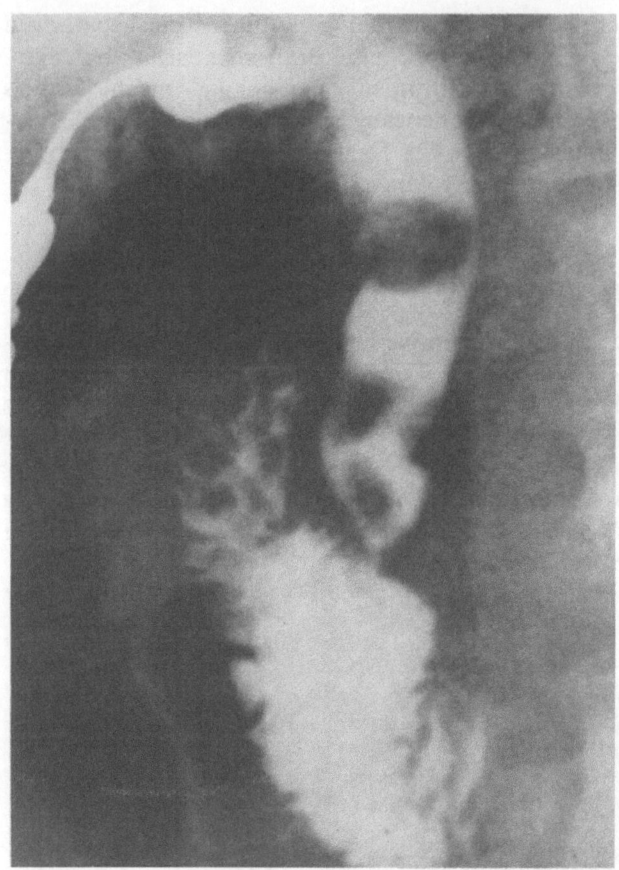

Abb. 44: Intraoperatives Cholangiogramm: Frei-flottierende größere Konkremente im mäßig erweiterten Choledochus (56 J., ♀ A. R.)

Denn die üblichen intraoperativen Untersuchungsmethoden wie Inspektion, Palpation und Sondenexploration sind absolut unzulänglich. Eine ausreichende Beurteilung der Papille hinsichtlich Konsistenz und Durchgängigkeit ist nur mit Sonden steigenden Durchmessers möglich, wobei stets der Choledochus eröffnet werden muß, was sich aber als Routine-Methode verbietet. Durch den Cysticus-Stumpf können zwar dünne Sonden eingeführt werden, aber nicht die erforderlichen Kalibergrößen.

Die intraoperative Cholangiographie soll vor allem folgende wichtige **Fragen** beantworten:

1. *Länge und Weite des Choledochus*
2. *Verzweigung des Gallenwegsystems:*
   Hepaticus-Gabel? Anomalien? Steine? Abbrüche? Ductus cysticus?
3. *Intra- bzw. postoperative Prüfung des Gallenwegsystems:*
   Verletzungen? Fistel? Ligaturen?

4. *Choledocholithiasis:*
   Frei-flottierende Steine (Abb. 44) finden sich im gesamten Gallenwegssystem; sie stellen sich vor allem bei Flaufüllung, d.h. bei der 1. Aufnahme, röntgenologisch dar. Eingeklemmte Steine sind vor allem prae-
   papillär nachzuweisen, wobei sie meistens eine konkave Aussparung
   (sog. Krebsschere) verursachen (Abb. 45). Gelegentlich stellt sich der
   Choledochus als Steinsäule bzw. als Pflasterstein-Bild dar (Abb. 46).
5. *Form und Weite des Pankreas-Ganges:*
   Eine Erweiterung spricht für eine Stauung im Papillenbereich. Gelegentlich ist aber auch die Mündung des Ductus pancreaticus in die
   Papillenstenose mit einbezogen.
6. *Beurteilung von Form und Funktion der Papille:*
   Röntgenologisch stellen sich beide Sphinkteren als Einschnürungen
   bzw. als Schwingung dar, so daß bestimmte Funktionsphasen allzuleicht
   auch als Papillenstenose fehlgedeutet werden. Echte Stenosen können
   kurz- oder langgestreckt sein und dabei noch vielfältige Formen aufweisen. Oft kann nur die gleichzeitige Manometrie und die Durchfluß-
   Messung eine verläßliche Aussage über die Art der „Stenose" (funktionell oder organisch) erlauben.

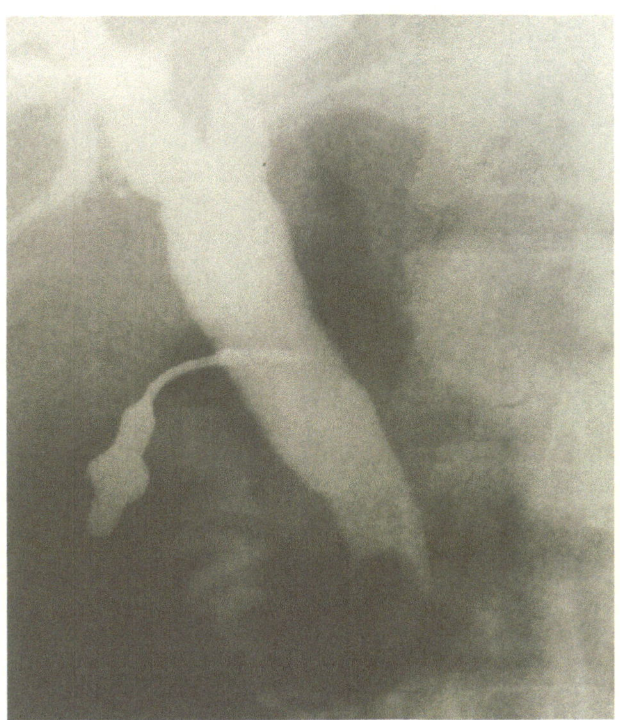

Abb. 45: Intraoperatives
Cholangiogramm: Praepapil-
lär-eingeklemmter Stein bei
Choledocholithiasis (sog.
„Krebsschere") (42 J., ♂ H. St.)

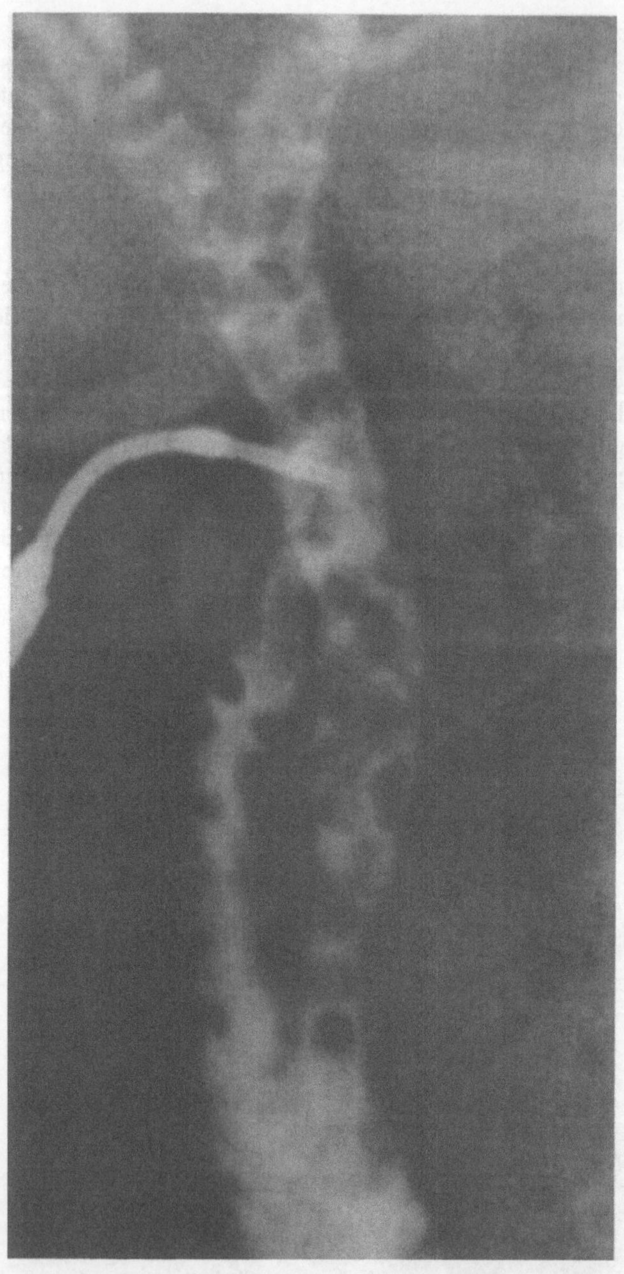

Abb. 46: Intraoperatives Cholangiogramm: Choledocholithiasis in Form einer sog. „Steinsäule" bzw. eines „Pflasterstein-Bildes" (58 J. ♀ M. K.)

Für die intraoperative Cholangiographie stehen **3 Verfahren** zur Verfügung:

1. Die *direkte* Cholangiographie, wobei der Choledochus mittels scharfer Kanüle punktiert wird.
2. Die *transcystische* Cholangiographie, wobei eine stumpfe, gebogene Knopfkanüle mittels Stichöffnung durch den unter Ligaturen liegenden D. cysticus in den Choledochus eingeführt wird.
3. Die *transvesikale* Cholangiographie, wobei eine Trokarkanüle spezieller Art in den Fundus der Gallenblase eingestochen wird.

Als *Kontrastmittel* haben sich 25–30%ige Lösungen anscheinend am besten bewährt. Unter Fernsehdurchleuchtung wird das Kontrastmittel injiziert. Die 1. Aufnahme erfolgt als Flaufüllung bereits nach Injektion einer geringen Kontrastmittelmenge, die 2. Aufnahme nach 8–10 ml und die 3. Aufnahme nach 15–20 (–25) ml, d.h. nach vollständiger Darstellung der Gallenwege und Übertritt des Kontrastmittels in das Duodenum.

Fehlermöglichkeiten sind durch Luftblasen oder fehlerhaften Injektionsdruck gegeben, beruhen aber auch oftmals auf ungenügender methodischer Übung und Erfahrung. Nur bei ständiger Anwendung dieser intraoperativen Techniken werden sich pathologische Befunde sicher abgrenzen lassen.

Aber auch im postoperativen Bereich ist die Cholangiographie unerläßlich: *So sollte am 12.–18. postoperativen Tag vor der Entfernung des T-Drains die* **Kontroll-Cholangiographie** *vorgenommen werden* (Abb. 47).

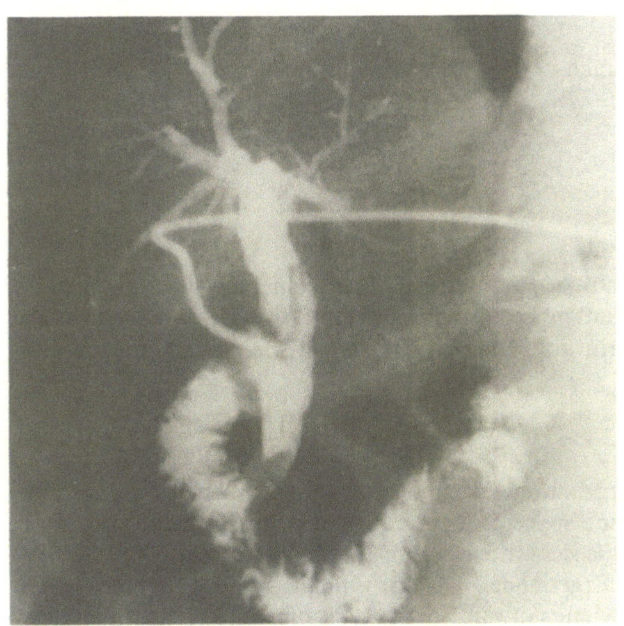

Abb. 47: Zustand nach Cholecystektomie (ohne intraoperative Cholangiographie!): typischer „übersehener" praepapillärer Stein im postoperativen Kontroll-Cholangiogramm über die T-Drainage (n. KEHR) (66 J., ♀ M. D.)

11. Intraoperative Manometrie

Die intraoperative Cholangiographie wurde durch die Manometrie der Gallenwege in ihrer Aussagekraft erweitert (CAROLI, 1940). Dabei wird der Residualdruck im Choledochus und der Passagedruck der Papille bestimmt.

Residualdruck:

Hierunter versteht man den Druck, der sich nach Unterbrechung des Flüssigkeits-
Zuflusses einstellt: Es besteht nunmehr eine Art Gleichgewicht zwischen Leberzell-
Sekretionsdruck + elastische Austreibungskräfte des Gallenwegsystems und dem
elastischen, muskulären Papillenverschluß. Eine Erhöhung weist auf eine Be-
hinderung des Gallenabflusses hin:

$$N = 120 \text{ mm } H_2O$$
$$\uparrow = {>}\,150 \text{ mm } H_2O$$

Passagedruck

Hierunter versteht man den Druck, bei dem die in den Choledochus einfließende
Flüssigkeit die Papille gerade noch passiert und ins Duodenum abfließt. Eine
Erhöhung weist ebenfalls auf eine Gallenabflußbehinderung hin, und zwar im
Sinne einer Papillenstenose. Dieser Passagedruck ist jedoch sehr problematisch
und nicht exakt definierbar:

$$N = {<}\,150 \text{ mm } H_2O$$
$$\uparrow = {>}\,200 \text{ mm } H_2O$$

In gleicher Weise ließe sich auch der Passagedruck in Richtung Gallenblase über
den Ductus cysticus messen:

$$N = 180\text{–}220 \text{ mm } H_2O$$
$$\uparrow = {>}\,220 \text{ mm } H_2O$$

Standarddurchfluß

Unter dem Standarddurchfluß (V. BRÜCKE, 1962) versteht man die Flüssigkeitsmenge, die bei einem konstanten Druck von 300 mm H_2O innerhalb 1 Minute
über die Papille in den Darm abfließt. Sie gibt dementsprechend Hinweise auf
eine Papillenstenose:

$$N = {>}\,20 \text{ ml}$$
$$\downarrow = {<}\,10 \text{ ml}$$

Die *Fehlermöglichkeiten* der Manometrie sind zweifellos größer und zahlreicher
als die der Cholangiographie: So verändern Luftblasen im System, Unkorrekt-
heiten der Kanülenlage und die sichere Einhaltung der Null-Linie auf der Papillen-
höhe ganz wesentlich die Ergebnisse. Darüber hinaus werden die einzelnen
Drucke bzw. die Durchfluß-Menge durch Narkose, Praemedikation, Flüssigkeits-

temperatur, Injektionsdruck und eine evtl. Alteration des Gallenganges allzu leicht beeinflußt.

Eine *Verbesserung* der Meßgenauigkeit könnte ggf. erreicht werden durch elektromanometrische Meßverfahren, durch fortlaufende Registrierung der Werte mittels Direktschreiber und durch Infusionspumpen. Der Wert der Manometrie liegt praktisch aber nur in der Kombination mit der Cholangiographie.

12. Intraoperative Radiomanometrie

Seit 1942 ist durch MALLET-GUY die kombinierte Cholangiographie-Manometrie in die Gallenwegs-Diagnostik eingeführt worden. In einem geschlossenen Arbeitsgang werden neben der Cholangiographie gleichzeitig auch Residualdruck und Passagedruck bestimmt, indem an Stelle der Manometrie-Flüssigkeit das Kontrastmittel verwendet wird. Diese Technik der Radiomanometrie wurde von HESS verbessert und ausgebaut.

Der *Zeitmehraufwand* betrug 12 Minuten (WEITZ, 1960: 555 Operationen = 65 Minuten, 383 Operationen = 77 Minuten).

Praktisch bewährt hat sich die Anfertigung der Röntgen-Aufnahmen unter bestimmten *Einfluß-Druckwerten* des Kontrastmittels:
  1. Aufnahme bei etwa 60 mm H_2O
  2. Aufnahme bei etwa 150 mm H_2O
     (= obere Normgrenze des Passagedruckes)
  3. Aufnahme bei etwa 300 mm H_2O
     (= Überdruckfüllung des Gallenwegssystems)

Die Einführung der Fernsehtechnik in die Röntgenologie hat auch den klinischen Wert dieser radiomanometrischen Untersuchung erheblich aufgebessert und die Beurteilung physiologischer Funktionsabläufe bzw. die Abgrenzung pathologischer Befunde erleichtert.

13. Ultraschall-Schnittbild-Diagnostik

Die Technik der Ultraschall-Schnittbilduntersuchung könnte in der Zukunft eine wertvolle Ergänzung der röntgenologischen und szintigraphischen Befunde auch im Bereich von Leber-Gallenblase-Pankreas darstellen.

Im **Prinzip** beruht diese ultrasonographische Technik auf einer weitgehend maßstabgerechten, zweidimensionalen Weichteiltomographie mittels zahlreicher sequentieller Echolotungen im Reflexionsverfahren. Solche Echos entstehen einerseits an den Konturen von Organen bzw. Geweben, andererseits an den Strukturen innerer Gewebe. Dabei liegt die Tiefenauflösungsgrenze bei 1–1,5 mm, die praktische Abgrenzbarkeit von Weichteilveränderungen – je nach Lage, Tiefe, Umgebungsmilieu – bei 3–5 mm.

Die **Vorteile** der Ultrasonographie liegen nicht nur in der relativ großen Treffsicherheit (bei allerdings entsprechend großer Erfahrung des Untersuchers!), sondern auch

1. in der Gefahrlosigkeit für Patient und Arzt
2. in der fehlenden Belästigung des Patienten
3. in der Schnelligkeit der Durchführung
4. in der beliebigen Wiederholbarkeit
5. im relativ großen Informationsgewinn
6. in der breiten Indikationsstellung
7. im Fehlen von Kontraindikationen
8. in der ambulanten Anwendbarkeit, auch als Suchtest, ohne jegliche Vorbereitung des Patienten.

Die **Gallenblase** stellt sich sonographisch als flüssigkeitsgefülltes Organ i. allg. reflexfrei (nur selten mit vereinzelten schwachen Reflexen) dar, d. h. es besteht eine gute Schalleitung. Die Gallenblasen-Kontur ist in der Regel scharf gezeichnet. Lage und Größe lassen sich sonographisch gut bestimmen, auch eine gezielte Druckschmerzhaftigkeit mittels Finger-Palpation (Abb. 48).

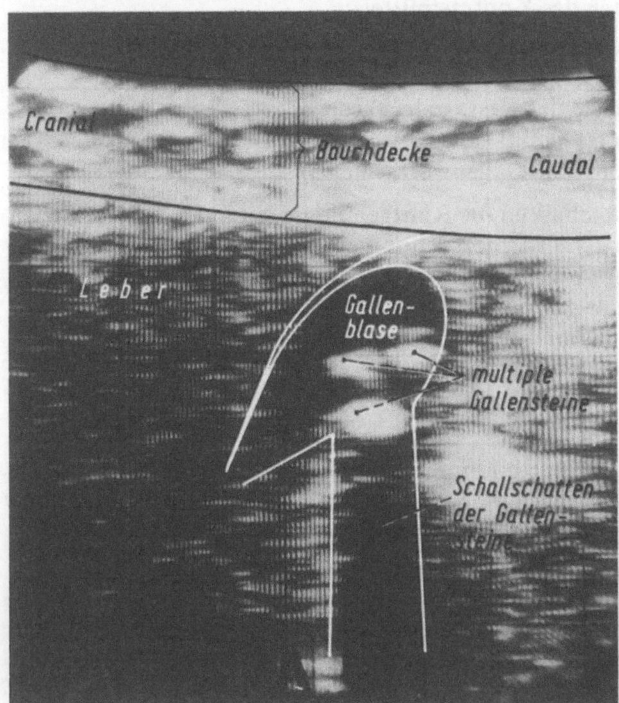

Abb. 48: Longitudinal-Ultrasonogramm durch den caudalen Anteil des rechten Leberlappens und die normalgroße Gallenblase mit multiplen Gallensteinen, die eine dorsale Schallschattenzone verursachen.

1942 berichteten erstmals LUDWIG und STRUTHERS über ihre Erfahrungen mit der Ultraschalldiagnostik bei **Gallenwegserkrankungen**, insbesondere bei Cholelithiasis. Diese Ergebnisse konnten in neuerer Zeit mittels verbesserter Technik bestätigt und wesentlich erweitert werden. So war bei einer Tiefenauflösung von 2 mm eine Treffsicherheit für Gallensteine ab 3–4 mm Durchmesser aufwärts in etwa 95% im A-Schnittbild zu erreichen, bei gleichzeitiger röntgenologischer Gegenkontrolle mittels Cholecystographie nur in 82%.

Bei Gallenwegserkrankungen ist daher die Sonographie auch bei akuter Cholecystitis oder eitriger Cholangitis durchaus indiziert, wie auch bei starkem Ikterus oder schwerer Leberparenchymschädigung – da keine Kontraindikationen bestehen. Aber auch ein Gallenblasenhydrops bzw. COURVOISIER-Syndrom wie auch schrumpfende Gallenblasenprozesse können sonographisch im Einzelfall abgegrenzt werden.

Gleichzeitig lassen sich – was bei Gallenwegserkrankungen differentialdiagnostisch sehr wertvoll sein kann – wichtige Aufschlüsse über **Leberveränderungen** (Lebergröße, -form, -struktur), aber auch über circumscripte intrahepatische Herdbildungen (Tumoren, Cysten, Abszesse, Haematome u.a.) sowie über eine evtl. Ascites-Bildung gewinnen.

Darüber hinaus ergeben sich im gleichen Untersuchungsgang auch Hinweise auf eine evtl. **Pankreopathie** (Pankreatitis, Cysten, Tumoren), was ebenfalls in der differentialdiagnostischen Abgrenzung von Gallenwegserkrankungen bedeutungsvoll sein kann.

Literatur

13, 21, 41, 43, 46, 49, 67, 72, 78, 84, 85, 106, 107, 112, 117, 139, 164, 169, 174, 175, 193, 219, 232, 236, 259, 271, 278, 286, 287, 307, 311, 316, 341, 344, 354, 355, 369, 373, 378, 379, 380, 385

IV. Endoskopische und morphologische Diagnostik

1. Duodenoskopie

Die praeoperative Diagnostik im Bereich der Papilla VATERI hat in jüngster Zeit durch die Möglichkeit der Duodenoskopie mittels flexiblen Glasfiber-Optiken eine wertvolle Bereicherung erfahren. Hierbei kann nicht nur die Papille endoskopisch besichtigt werden, sondern es ist im Einzelfall auch die Möglichkeit der retrograden Cholangiographie gegeben (s. o.). Daher kommt dieser neuen Untersuchungstechnik auch eine große Bedeutung bei der Abklärung des sog. Postcholecystektomie-Syndroms zu.

Trotz dieser endoskopischen, prae- oder auch postoperativ eingesetzten Technik muß für den Chirurgen die intraoperative Papillen-Diagnostik eine unbedingte Forderung bleiben!

2. Laparoskopie

Die Laparoskopie ist nicht nur für die Diagnose und Differentialdiagnose der Lebererkrankungen unerläßlich, sondern sie kann auch einen wichtigen Beitrag zur Erkennung oder Abgrenzung von Gallenwegserkrankungen liefern. *Sie sollte in allen Zweifelsfragen – bevor man sich zur Probelaparotomie entschließt – eingesetzt werden; denn die operative Intervention sollte am Ende der diagnostischen Stufenleiter stehen, –* sie wird in vielen Fällen unerläßlich sein, kann aber auch manchem Kranken erspart bleiben. Laparoskopisch steht natürlich die Beurteilung von Leber und Gallenblase im Vordergrund:

Leber

1. *Differentialdiagnose des Ikterus:*
   Haemolytischer Ikterus   = Leber normal, evtl. Milztumor
   Hepatitis infectiosa   = Leber groß, rot, rotbraun
   Extrahepatischer Verschluß = Leber grau-dunkelgrün (Abb. 49)
   Intrahepatische Cholestase = Leber graurot, grün-gefleckt (selten bis graugrün)
2. *Leber-Metastasen:*
   Abklärung szintigraphisch oder ultrasonographisch bzw. laparoskopisch anzustreben.
3. *Mechanischer Verschluß:*
   Der Füllungszustand der Gallenblase ergibt Hinweise, ob der Verschluß peripher oder oberhalb des Ductus cysticus liegt.
4. *Differentialdiagnose intra-extrahepatische Cholestase:*
   Eine gestaute, große, prall-gefüllte Gallenblase ist i. allg. nicht intrahepatisch bedingt. Eine leere Gallenblase ist i. allg. auf eine intrahepatische Cholestase oder einen hohen Verschluß zurückzuführen.

Gallenblase

Die normale Gallenblase stellt sich normalgefüllt, von stahlblauer Wandfarbe, mit transparenter spiegelnd-glatter Wand und feiner Gefäßzeichnung dar (Abb. 50).

Die pathologisch-veränderte Gallenblase bietet zusätzlich zum röntgenologischen Befund weitere Veränderungen im endoskopischen Bild. Dieser schnelle und ein-

94

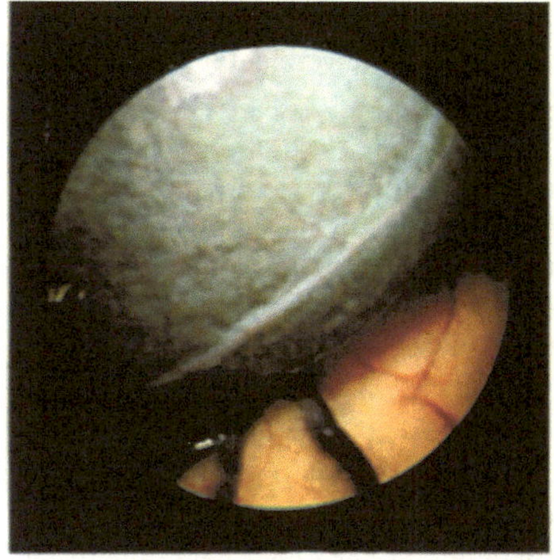

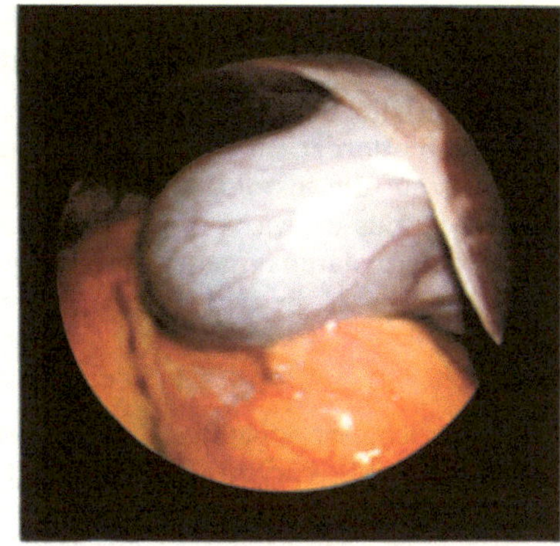

Abb. 49: Extrahepatischer Verschluß   Abb. 50: Normale Gallenblase

drucksvolle Nachweis pathologischer Prozesse gelingt auch bei Patienten, denen man keine Laparotomie mehr zumuten kann. So werden u. a. feststellbar sein: Cholecystitis, Hydrops, Empyem, Schrumpfgallenblase, Carcinom, Porzellan-Gallenblase, Adhaesionen, Verwachsungen, Anomalien.

3. Leberbiopsie

Die Notwendigkeit der Leberbiopsie ergibt sich unter 3 untersuchungstechnischen Gesichtspunkten:

    1. als ungezielte („blinde") Leberbiopsie
    2. als gezielte Leberbiopsie bei Laparoskopie
    3. als gezielte Leberbiopsie bei Laparotomie

Seit Einführung der sog. Sekundenbiopsie nach MENGHINI (1958) ist die histologische Untersuchung der Leber zu einer routinemäßigen Ergänzung der klinischen und laborchemischen Diagnostik geworden, so daß durch die bis zum Perfektionismus entwickelte Diagnostik und Differentialdiagnose der Lebererkrankungen einerseits auch die Abgrenzung und detaillierte Diagnostik der Gallenwegserkrankungen andererseits möglich geworden ist. Hinzu kommt, daß dieser Methode – bei Beachtung der Kontraindikationen und bei Beherrschung der Technik – nur höchst selten komplikative Situationen anhaften.

1. Die **ungezielte („blinde") Leberbiopsie** sollte nur bei klarer Indikationsstellung sowie bei sicherem Ausschluß von Kontraindikationen und bei sicherer Be-

herrschung der Technik vorgenommen werden. Dabei sollte im Zweifelsfall auf die ungezielte Biopsie zugunsten der Laparoskopie verzichtet werden.

2. Die **gezielte Leberbiopsie** während einer Laparoskopie sehen wir als grundsätzlich erforderlich an! Nur im Einzelfall wird man auf die Leberbiopsie und damit auf die histologische Absicherung des Befundes verzichten bzw. verzichten müssen, wie z. B. bei absolut klarer laparoskopischer Diagnose ohne weitere sich daraus ergebende Konsequenz bzw. bei kontraindikativen Gegebenheiten. Durch die Möglichkeit der gezielten Koagulation und der gezielten Anwendung von Thrombin-Lösungen sind auch die Kontraindikationen der gezielten Leberbiopsie weiter eingeengt worden.

3. *Die gezielte* **intraoperative Leberbiopsie** *sollte für den Chirurgen zu einer Standard-Diagnostik werden* und vor allem dann regelmäßige Anwendung finden, wenn die Frage einer primären Leber- oder Gallenwegserkrankung zu beantworten ist oder wenn die sekundäre Mitbeteiligung der Leber bei Gallenwegserkrankungen oder einer anderen Grunderkrankung detailliert abgeklärt werden soll. *Die (früher übliche) Leberrand-Keilexcision ist abzulehnen!*

4. Choledochoskopie

Trotz Cholangiographie und Manometrie werden etwa 1 % aller Steine außerhalb der Gallenblase und des Ductus cysticus intraoperativ übersehen. Die Choledochoskopie kann in der Hand des Geübten hier im Einzelfall eine diagnostische Lücke schließen.

Nach unzulänglichen Vorversuchen von BAKES (1923) und MCIVER (1941) konnte von WILDEGANS (1953) eine instrumentelle Technik entwickelt werden, die heute weitgehend perfektioniert erscheint (SIMON-WEIDNER; GRIESSMANN; WILDEGANS). Mittels dieser intraoperativ eingesetzten Technik lassen sich Choledochus, Hepaticus-Gabel und praepapillärer Bereich überprüfen, Steine entfernen, kittartige Massen eliminieren, Probeexcision vornehmen sowie cholangitische bzw. stenosierende Veränderungen erkennen. Angeblich lassen sich die intrahepatischen Gallenwege besser und schonender mit einem Fogarthy-Katheter säubern, da Sonden oder Löffel vorhandene Konkremente leicht weiter peripherwärts schieben. Im allgemeinen ist die Choledochoskopie, die jedoch eine Choledochotomie erforderlich macht, der Cholangiographie überlegen, zumindest stellt sie eine wertvolle Ergänzungsuntersuchung dar. Infolge der allzu leichten Verletzbarkeit des Choledochus wird jedoch die Choledochoskopie von zahlreichen erfahrenen Chirurgen zugunsten einer perfektionierten Cholangiographie abgelehnt.

Bei ausreichend weitem Choledochus gelingt die Einführung relativ leicht, wobei zunächst die Hepaticus-Gabel besichtigt wird. Die Vorschiebung des Instrumentes erfolgt stets unter Tastkontrolle des Fingers. Danach wird das Instrument zurückgeführt und erneut choledochus-papillenwärts vorgeschoben. *Wegen der leichten Verletzbarkeit der Schleimhaut bzw. der Gallengangswand ist sorgfältige und vorsichtige Hantierung dringend erforderlich!*

Die Choledochus-Schleimhaut stellt sich endoskopisch rotgelb-gelbweiß mit feinster, netzartiger Gefäßzeichnung dar, die sich leberwärts immer mehr „verliert". Die Papille erscheint als unregelmäßig berandetes Foramen mit mehr oder weniger geschlossenem Lumen, ruhend oder in peristaltischer Bewegung. Stenosen sind gut beurteilbar. Dabei sind maligne praepapilläre Veränderungen weit früher als mit jeder anderen Untersuchungstechnik zu erkennen – Erfahrungen, wie wir sie von der Gastroskopie her kennen. Die Differentialdiagnose zwischen primärem Papillen-Carcinom und infiltrierendem Pankreaskopf-Carcinom erscheint auch deshalb wichtig, weil dem primären Papillen-Carcinom eine relativ günstigere Prognose zugesprochen wird.

Kontraindikationen

1. enger Choledochus
2. schwer zugänglicher Choledochus
3. akute Pankreatitis

Die zukünftige Weiterentwicklung der flexiblen Glasfaser-Optiken dürfte auch dieser wertvollen Untersuchungsmethode eine weitere Verbreitung sichern.

5. Laparotomie

Für die als letzter diagnostischer Schritt sich anschließende Laparotomie ergeben sich 2 wichtige **Grundsätze:**

> 1. Keine Operation, bevor nicht die Detaildiagnostik Schritt für Schritt abgeschlossen ist!
> 2. Keine Operation, bevor nicht die Funktionen der Leber und des Pankreas sowie Herz- und Lungenuntersuchung, einschließlich EKG und Lungenfunktion, abgeklärt sind!

Dies dient keinesfalls der Einschränkung der von uns vertretenen therapeutischen Frühoperation, sondern der *Sicherstellung einer möglichst klaren Indikationsstellung bei möglichst kleinem Operationsrisiko!*

Darüber hinaus gewährleistet auch die sinnvolle Kombination prae- und intraoperativer Untersuchungsmethoden eine optimale Auswahl der Operationstechnik.

Literatur

76, 119, 159, 175, 327, 340, 374, 387

DIAGNOSTIK-ZIELE

Die durch Vorfeld-Diagnostik vermutete Gallenwegserkrankung im Sinne der „Cholecystopathie" muß mittels dieser 4 Diagnostik-Säulen:

1. klinische Befunde
2. laborchemische Befunde
3. röntgenologische und sonographische Befunde
4. endoskopische Befunde

im Detail geklärt werden. Im Einzelfall werden zusätzliche szintigraphische oder arteriographische Untersuchungen erforderlich sein, so daß i. allg. zuverlässige Aussagen über die Kardinalfragen der Gallenwegserkrankungen möglich sind:

1. **Anomalien bzw. morphologische Veränderungen**

   a) *Angeborene Anomalien:*
   Agenesie der Gallenblase
   Hypoplasie der Gallenblase
   Dysplasie der Gallenblase
   Doppelung der Gallenblase
   Posthorn-Gallenblase
   Divertikel-Gallenblase
   Pendel-Gallenblase
   Trabekel-Gallenblase
   Septen-Gallenblase
   Sanduhr-Gallenblase (BOYDEN, 1935)
   Phrygische Mütze (BARTEL, 1918)
   Atresie der Gallengänge
   Dysplasie der Gallengänge
   Primäre Choledochus-Atonie
   Primäre Cholecystatonie

   b) *Erworbene Veränderungen*
   α) *Pericholecystitische Veränderungen:*
   Sanduhr-Gallenblase
   Adhaesionen
   Leberkapselschwiele
   Netz-Darm-Gallenblase-Konvolute
   β) *Postoperative Veränderungen:*
   Adhaesionen

Strikturen
Verziehungen
γ) *Hyperplastische Cholecystosen* (JUTRAS, 1960):
Cholesterose (diffus, polypös)
Adenomatose (lokalisiert, generalisiert, segmental)
Adenomyomatose (lokalisiert, generalisiert, segmental)
Adenofibromatose
Neuromatose (oberflächlich, tief)
Elastose
Lipomatose
Hyalinocalcinose (= Porzellan-Gallenblase)
δ) *Tumoröse Veränderungen*

2. Motilitätsstörungen der Gallenwege

a) *Primäre Dyskinesie* = funktionelle Dyskinesie
   α) hypertone Dyskinesie
   β) hyperkinetische Dyskinesie
   γ) hypotone Dyskinesie
b) *Sekundäre Dyskinesie* = organische Dyskinesie
   α) symptomatische Dyskinesie
   β) mechanische Dyskinesie

3. Verschluß-Syndrom

a) komplett ——— inkomplett
b) akut ——— chronisch-schleichend
c) konstant ——— flüchtig
d) extrahepatisch ——— intrahepatisch

4. Fehlende Darstellbarkeit der Gallenblase
(„ausgeschlossene Gallenblase", HESS, 1961)

a) *negatives orales Cholecystogramm:*
Unkorrekte Kontrastmittel-Einnahme
Enterale Kontrastmittel-Resorptionsstörung
Abnormitäten der Serum-Eiweiße
Leberparenchymschaden
Sphinkterotomie bzw. Sphinkter-Insuffizienz
Überstaute pralle Gallenblase
Cysticus-Verschluß
DUBIN-JOHNSON-Syndrom
Chronische Cholecystitis
Schrumpfgallenblase
Gallenblasen-Karzinom (in etwa 10%)

b) *negatives i.v. Cholecystogramm:*
   Abnormitäten der Serum-Eiweiße
   Cysticus-Verschluß
   Leberparenchymschaden stärkeren Grades
   Ikterus > 2–3 (–5) mg %
   Sphinkter-Insuffizienz
   Schrumpfgallenblase stärkeren Grades
   Biliodigestive Fistelbildung

5. Stein-Nachweis

a) *Lokalisation:*
   Hepatolithiasis
   Cystikolithiasis
   Choledocholithiasis
   Cholecystolithiasis

b) *Art:*
   Homogene Steine
   Heterogene Steine
   Misch-Steine

c) *Klinik:*
   Gallenstein-Träger
   Gallenstein-Kranker

6. Entzündliche Prozesse

a) Cholecystitis
b) Cholangitis
c) Papillitis

Nur eine Detail-Diagnostik erlaubt korrekte Entscheidungen für gezielte therapeutische Maßnahmen. Der diagnostische Weg einer zielstrebigen Abklärung der Gallenwegserkrankung ist natürlich aufwendig und verlangt ein persönliches Engagement von Arzt und Patient; er ist aber auch unvergleichlich erfolgreicher und letztendlich erheblich komplikationsärmer und somit auch wesentlich kostensparsamer als eine ziellose Polypragmasie.

THERAPIE

Bei der Behandlung von Gallenwegserkrankungen sollte stets das im Vordergrund stehende Krankheitsbild auch im Rahmen des Gesamtorganismus betrachtet werden: Dies gilt zunächst einmal hinsichtlich einer evtl. Überlagerung funktioneller Störungen oder organischer Veränderungen im Bereich der Gallenwege; darüber hinaus kann das vorliegende Krankheitsbild durch gleichzeitige Miterkrankungen bzw. sekundäre Begleitkrankheiten von Magen, Duodenum, Colon, Leber oder Pankreas außerordentlich unübersichtlich oder kompliziert werden; dies gilt aber auch hinsichtlich Disposition und Aetiopathogenese vor allem für den Bereich der Prävention und Prophylaxe, das gilt aber auch für den Bereich der Curatio und Rehabilitatio. Dabei muß, gerade für *Fragen der Rehabilitation,* auch eine gleichzeitig bestehende Lebererkrankung in die Überlegungen mit einbezogen werden, wie ich dies ausführlich dargelegt habe.

Indessen haben uns heute die modernen Möglichkeiten der Detaildiagnostik auch eine gute Ausgangsbasis für ein differenziertes therapeutisches Handeln gebracht. Hierdurch können die altbekannten und auch altbewährten konservativen Methoden wie Verbesserung der Cholerese und der Cholekinese sowie Ruhigstellung und Spasmolyse gezielter und erfolgreicher zum Einsatz gelangen.

So bieten sich aus heutiger Sicht folgende **konservative** Behandlungsmaßnahmen an, die – gestützt auf eine eingehende Detaildiagnostik und bei Berücksichtigung pathophysiologischer oder pathologisch-anatomischer Veränderungen – im Einzelfall in recht differenzierter Form zur Anwendung gelangen:

1. Diät
2. Obstipations-Behandlung
3. Choleretika/Cholekinetika
4. Antibiotika/Chemotherapeutika
5. Antiparasitologika
6. Trinkkur, Kurortbehandlung
7. Substitutions-Behandlung
8. Auflösung von Gallensteinen
9. Abtreibung von Gallensteinen

Gerade bei den Gallenwegserkrankungen besteht noch keine einheitliche Ansicht in Fragen der Indikationsstellung zur **Operation.** Man ist geneigt zu sagen, daß *„die besten Erfolge durch einen aktiven Internisten und einen gemäßigten Chirurgen zu erreichen sind".*

Immerhin hat die Innere Medizin während der letzten Jahre einen doch entscheidenden Gesinnungswandel zum aktiveren – und somit zum operativen Vorgehen bei Gallenkranken durchgemacht. Ich vertrete seit langer Zeit die „diplomatische" Auffassung unseres früheren Gießener Chirurgen Bernhard, der zwar die Frühoperation nicht in jedem Fall für erforderlich hielt, aber die rechtzeitige Operation möglichst im jugendlichen Alter als das vom Chirurgen zu erstrebende Ziel bezeichnete. *Zweifellos wird die internistisch-klinische Medizin eine noch weitergehende Wandlung in Richtung Detaildiagnostik und Detailtherapie mit operationsfreudigerer Einstellung erfahren* – und zweifelsfrei wird die operative Medizin hierdurch wesentliche Impulse erhalten. *Dabei wird es jedoch niemals einen Schematismus geben können, sondern die jeweiligen konservativen oder operativen Behandlungsmaßnahmen müssen auf jeden Einzelfall abgestimmt werden!*

I. Konservative Behandlung

1. Diät

Die Ernährung der Kranken mit Cholecysto-Cholangiopathie hat die Pathogenese und die Verlaufsform der Erkrankung, aber auch die dispositionellen Faktoren des Patienten sowie die individuelle Verträglichkeit gegenüber verschiedenen Nahrungsmitteln zu berücksichtigen.

Eine Gallenschonkost ist stets **individuell** anzupassen, da die subjektive Verträglichkeit von Speisen oder Getränken nicht nur im Einzelfall recht unterschiedlich ist, sondern auch erheblich vom Alltag abhängt. So werden manche im Berufsalltag schlecht vertragenen Nahrungsmittel im Urlaub oder im Kurort überraschend gut toleriert. Dies verleitet nach Rückkehr allzu leicht den Kranken zu großzügigerer Lebensweise mit dem Erfolg, daß erneut Beschwerden oder Koliken oder sogar entzündliche Schübe auftreten.

Diätfehler müssen vom Gallenkranken in der Regel mit einer „gebührenpflichtigen Verwarnung" beglichen werden!

An eine sachgemäße Gallenschonkost sind somit **3 Forderungen** zu stellen, und zwar hinsichtlich

    1. Quantität
    2. Qualität
    3. Zubereitung

Der Einfluß einer hochkalorischen bzw. **überkalorischen Ernährung** ist zweifellos eine der wesentlichsten Ursachen für die Zunahme der Gallenwegserkrankungen während der letzten 20 Jahre. Dies bestätigen z.T. auch die Untersuchungen Schalij's, der während des 2. Weltkrieges in einigen Gebieten Hollands mit Mangelernährung keine Gallenblasenerkrankungen beobachten konnte. In gleiche Richtung weisen die Untersuchungen Walkers, der autoptisch bei den hypo-

kalorisch und eher vegetabil sich ernährenden Bantu-Negern in nur 2 % eine Cholelithiasis fand, dagegen bei der dort ansässigen weißen Bevölkerung mit über-
kalorischer Ernährung in 13,5 %. Mit dieser heute allgemein üblichen überkalorischen Kost korreliert eine enorme Häufigkeitszunahme an Adipositas und eine
Häufigkeitszunahme an Diabetes mellitus.

Bei übergewichtigen Patienten mit Gallenwegserkrankungen ist daher grundsätzlich in individuell-geeigneter Weise eine Reduzierung des Körpergewichtes
auf ein, zumindest weitgehendes, Normalgewicht anzustreben und das Erreichen
dieses Zieles konsequent zu fordern. Dabei ist einzig und allein die *Reduzierung*
der täglichen Kalorienzufuhr von entscheidender Bedeutung – Körperbewegung
stellt hierbei nur einen Unterstützungsfaktor dar. *Gemütvolles Spazierengehen ist
in diesem Zusammenhang effektlos*, vielmehr muß es sich um körperliches Belasten
handeln (Bergauf- oder Bergab-Gehen, Gymnastik, Sport, Schwimmen etc.).
Die Einschränkung der Kalorien-Zahl kann schrittweise-allmählich, nahezu
„unbemerkt" erfolgen, sie kann aber auch – unter stationären Bedingungen! –
abrupt als *Null-Diät* (GOOD, 1959) einsetzen, mit der wir selbst in zahlreichen
Fällen ausgezeichnete Erfolge erzielen konnten. Es ist jedoch zu beachten, daß bei
einer wirklichen Null-Kalorien-Diät etwa 1,5–2 Liter Flüssigkeit, zur Hälfte in
Form eines geeigneten Mineralwassers, zugeführt werden, der tägliche Vitamin-
Bedarf gedeckt ist und der Elektrolyt-Haushalt ausgeglichen bleibt. *Wichtig ist die
tägliche Gabe von Choleretica-Cholagoga*, um die Gallenblase zu entleeren, da der
tägliche nahrungsbedingte Duodenal-Reiz fehlt. Gelegentlich kann die Gabe
eines Antidepressivums erforderlich werden. *Voraussetzung für alle Abmagerungskuren*, vor allem aber für die Durchführung einer solchen radikalen Null-Diät, ist
jedoch die vorherige klinische und laborchemische Durchuntersuchung des
Patienten mit sorgfältiger Prüfung, ob eine solche Belastung dem Organismus
bzw. seinen Organen zumutbar ist; die laufende Überwachung des Patienten ist
ebenso unbedingt zu fordern!

Die Durchführung bestimmter *Abmagerungskuren* mit teilweise recht klangvollen
oder auch psychologisch-wirksamen Namen wird im Einzelfall sehr erfolgreich
sein können – wobei das wahre Wirkprinzip ebenfalls nur auf einer Kalorien-Ver-
minderung beruht. Ernsthaft zu warnen ist jedoch vor ideologisierten oder sogar
sektiererisch aufgebauten Abmagerungskuren.

Nicht nur der Kalorien-Gehalt der Ernährung spielt bei den Gallenkranken eine
wesentliche Rolle in der Pathogenese und klinischen Manifestation von Gallenwegserkrankungen, sondern auch die Qualität der Nahrungsmittel.

Zunächst sind an die Mahlzeiten bestimmte **Grundforderungen** zu stellen, wovon
die individuelle Verträglichkeit der Nahrungsmittel wesentlich abhängt:

1. Eine wichtige Empfehlung an den Gallenkranken ist die Einhaltung von zeitlich-
   regelmäßigen, voluminös-kleinen und häufigeren Mahlzeiten – hierin gleicht
   also der Gallenkranke in etwa dem Diabetiker.

Eine Überfüllung des Magens führt als mechanischer Reiz zu einer erhöhten Kontraktilität der Gallenblase, was KURCIN und BYKOW experimentell mittels eingeführtem Ballon nachweisen konnten. Gelegentliche Oberbauchschmerzen rechts nach Gastroskopie mit zu starker Luftfüllung des Magens könnten vielleicht ähnlich gedeutet werden.

2. Als zweite Grundforderung gilt: gute Zerkleinerung der Nahrungsmittel durch Schneiden und Kauen sowie langsames Essen. *Die begriffliche Kombination des deutschen Wortes Mahlzeit aus „Mahl" und „Zeit" ist mir aus keiner anderen Sprache bekannt geworden.* Zweifellos sind zahlreiche Klagen über Meteorismus, Völlegefühl und Druckschmerz auf Aerophagie und ungenügendes Kauen infolge hektischer Mahlzeiten zurückzuführen und weniger auf direkte Unverträglichkeit von Nahrungsmitteln. Sicherlich werden solche ungünstigen Voraussetzungen für eine geordnete Verdauung einen Gallenkranken zusätzlich erheblich belästigen.

3. Als dritte grundsätzliche Forderung ist zu beachten, daß die Speisen oder Getränke weder mechanisch noch thermisch noch chemisch die Magen- oder Darmschleimhaut reizen bzw. schädigen dürfen. Bei zahlreichen Gallenkranken mit Nahrungs-Intoleranzen bzw. gastrointestinalen Beschwerden konnten wir histologisch eine chronisch-atrophische Gastritis oder funktionell eine Anacidität – sei es post-hoc oder propter-hoc – feststellen. Nicht immer sind also Unverträglichkeiten direkt bzw. ausschließlich gallenwegs-bedingt – für den Gallenkranken stellen aber solche Schädigungsfaktoren oder Befunde im Bereich der Nachbarorgane eine ernstliche Zusatzgefährdung dar.

4. Weiterhin ist die Forderung nach leicht-verdaulicher Nahrung zu erheben. Hierunter sind gut-kaubare, nicht-blähende, leicht fermentativ-spaltbare und gut-resorbierbare Nahrungsmittel zu verstehen. Eine an sich gute Verträglichkeit eines Nahrungsmittels sollte auch nicht durch scharfe Gewürze, chemische Zusatz- oder Konservierungsstoffe oder die Zubereitungsart gemindert oder sogar in Unverträglichkeit umgewandelt werden.

5. Letztlich sollte der Gallenkranke eine ausreichend große Flüssigkeitsmenge täglich aufnehmen – und vor allem Frauen trinken in der Regel an sich schon viel zu wenig! Dabei kommen kalorienarme, subjektiv-verträgliche Getränke wie Mineralwässer, Tee, verdünnte Obstsäfte u.a. in Frage. *Entscheidend ist nicht die tägliche Trinkmenge, sondern die tägliche Urinmenge, die mindestens 1000 ml, eher mehr, betragen sollte. Eine ausreichend große Flüssigkeitsaufnahme verbessert die Cholerese, verhindert somit eine Gallenstauung und wirkt – sowohl durch die Zunahme des Flüssigkeitsgehaltes im Darm als auch durch Vermehrung der in den Darm ausgeschiedenen Gallensäuren – der häufigen Obstipation entgegen.*

Bestimmte Nahrungsmittel üben eine vorwiegend cholekinetische, andere wiederum eine vorwiegend choleretische Wirkung aus. So wirken vor allem Fette, Olivenöl, Dotter und die Magensäure-Produktion stark stimulierende Getränke

(Bohnenkaffee, Alkohol u.a.) cholekinetisch, während insbesondere Eiweiße demgegenüber die Gallensekretion anregen. Diese Eigenschaften der Nahrungsmittel können natürlich therapeutisch genutzt werden, wobei cholekinetisch-wirksame Nahrungsmittel morgens-nüchtern verabreicht werden sollten.

Bei Beurteilung von Intoleranzen bei Gallenkranken ist unbedingt eine **Nahrungsmittel-Allergie** in die Überlegungen mit einzubeziehen. Insbesondere dürfte die oft geklagte Unverträglichkeit von Milch, Milchspeisen und Obst bei zahlreichen Menschen auf einer intestinalen Allergie beruhen. Nahrungsmittel-Allergien sind weitaus häufiger als allgemein angenommen wird, wobei auch solche Allergien gleichzeitig gegen mehrere Substanzen bestehen können, was natürlich die differentialdiagnostische Abgrenzung erschwert.

Die **Fettintoleranz** steht bei Gallenkranken im Mittelpunkt der Beschwerden bzw. Störungen. Sie beruht einerseits auf dem Einsickern der Fette in die Speisen, so daß sie ungenügend fermentativ erreicht werden, auf der ungenügenden Emulgierbarkeit (und somit der i. allg. schlechteren Verträglichkeit) der tierischen Fette sowie auf der qualitativ und quantitativ ungenügenden Gallenproduktion bei Patienten mit Gallenwegserkrankungen; andererseits beruht sie auf der Bildung von Akroleinsäure infolge zu hohen Erhitzens der Fette. Bei Temperaturen von mehr als 180°C kommt es zur Zersetzung der Fette. *Darüber hinaus ist das mehrmalige Erhitzen der Fette unbedingt zu vermeiden!:* Zu lange und oft erhitzte Fette gelten als verdorben und unverträglich, da sich durch die Einwirkung des Luft-Sauerstoffs beim Erhitzen Oxydationsprodukte bilden, die zur Verharzung neigen.

Zum Fritieren sollten nur hitzestabile Fette in Form von ungehärtetem Pflanzenfett benutzt werden. Für die Prüfung solcher Fritier-Fette steht der „Fritest"® zur Verfügung, der als einfach zu handhabendes Testbesteck eine Aussage darüber erlaubt, ob das benutzte Fritier- oder Siedefett geeignet oder verdorben ist.

Die tägliche Fettmenge richtet sich einerseits nach kalorischen Gesichtspunkten, andererseits nach der Verträglichkeit bzw. Zuträglichkeit. Am besten werden vom Gallenkranken gute (nicht abgelagerte!) Frischbutter, hochwertige Pflanzenmargarine und kaltgeschlagene Pflanzenöle vertragen, die den fertigen Speisen (d. h. nach dem Kochen) zugesetzt werden. Die gute Verträglichkeit von Frischbutter und Ölen spricht dafür, daß die allgemeine Fettintoleranz des Gallenkranken nicht (nur) auf dem starken Entleerungsreiz der Gallenblase beruhen kann, sondern daß andere Faktoren (s. o.) ursächlich in Frage kommen. Vielfach wird im Schrifttum die sicherlich begründete Meinung vertreten, daß die noch immer weit verbreitete Unsitte der Speisenzubereitung mit überhitztem Fett in Form von Einbrenne, Mehlschwitze und Saucen einen wichtigen Faktor bei der Entstehung einer alithiatischen Cholecystitis darstellt!

Am besten werden magere Fleischarten, wie Kalb- oder Rindfleisch, Geflügel und fettarme Fische vertragen. Das Fleisch sollte auf heißer Pfanne trocken gebraten, gegrillt oder im eigenen Saft gedünstet (z. B. sog. „Römertopf") werden.

Schlecht vertragen werden dementsprechend Schweinefleisch, fette Wurstwaren, in Fett gebratene oder panierte Fleischarten, geselchtes Fleisch, fettes Geflügel, tierische Fette, Mayonnaise, fette Fische sowie Räucherfische und Fischkonserven.

Schlecht verträglich sind für den Gallenkranken in der Regel alle Arten von Nüssen, vor allem Erdnüsse; sie sind in der Lage, akute Schübe auszulösen oder die Progredienz des Krankheitsprozesses bzw. das Beschwerdebild zu unterhalten.

Schlecht vertragen werden auch Blätterteig, fette Gebäckarten, Creme-Torten und Stollen, insbesondere Berliner Pfannkuchen („Krebbel", „Krapfen") und Kartoffelpfannkuchen, Pommes frites und Bratkartoffeln.

Als schlecht verträglich gilt auch Fettkäse (mehr als 30 % i.T.) wie Camembert, Brie, Roquefort, Romadour, Gorgonzola u.a.

Außerordentlich belästigend wirken blähende bzw. schwer verdaubare Gemüsearten wie Kraut, Kohl, Hülsenfrüchte und Gurkensalat, aber auch Schalenobst. Am besten wird alles Obst – auch schon aus hygienischen Gründen oder wegen chemischer Spritzbehandlung – geschält genossen.

Während die Unverträglichkeit von **Alkohol** für den Gallenkranken praktisch unumstritten ist und nahezu bei jedem Kranken „reproduziert" werden kann, ist die Frage des **Kaffeegenusses** wesentlich interessanter und auch in der Beurteilung flexibler geworden. Dabei hat sich die Diskussion von der bislang im Vordergrund stehenden Betrachtung der Koffeinwirkung mehr auf das Problem der übrigen Inhaltsstoffe des Kaffees, insbesondere die Röstprodukte, verschoben.

Im Rahmen der diätetischen Behandlung von Gallenkranken spielt der Kaffeegenuß auch deshalb eine wichtige Rolle, weil der *Kaffeeverbrauch* in der Bundesrepublik von 873 g/Einwohner 1952 auf 3609 g im Jahre 1964 und auf 5214 g im Jahre 1972 sprunghaft angestiegen ist. *Diese Zuwachsrate liegt höher als bei Bier oder anderen Alkoholika.*

Das im Normalkaffee vorhandene *Koffein* (im Durchschnitt 1,2 %) wurde lange Zeit auch für die Unverträglichkeitserscheinungen im Magen-Darm-Galle-Bereich angeschuldigt. Seit den Untersuchungen von MAIER (1921) werden andere Kaffee-Inhaltsstoffe, vor allem die Röstprodukte, hierfür verantwortlich gemacht. Diese Annahme bzw. Befunde finden auch ihre Bestätigung darin, daß Tee oft von kaffee-empfindlichen Personen besser vertragen wird, obgleich der Koffein-Gehalt des Tees höher als im Kaffee sein kann. Weiterhin wurde beispielsweise das Koffein als Reinsubstanz beim Koffein-Probetrunk für die Magensekretionsuntersuchung sogar in höheren Dosen anstandslos toleriert.

Der Genuß von Bohnenkaffee führt zu einem meßbaren Anstieg der Magensäure mit Verkürzung der Alkali-Zeit und zu einer Vermehrung der gebundenen Säure. Während Bohnenkaffee allein keine röntgenologisch nachweisbare Steigerung der Gallenblasen-Kontraktilität bewirkte, war dies bei gleichzeitiger Gabe einer (Reiz-)Mahlzeit deutlich feststellbar (STIEVE, 1965).

So wurden von den verschiedenen *Inhalts- bzw. Röst-Stoffen* des Kaffees Cholin (0,03 %), ätherische Röstöle bzw. Terpene (2 %), Trigonellin (JAHNS, 1885) (0,5 %), Fett (15 %) und Chlorogensäure (ROBIQUET, BOURTON, 1837) (3,5 %) angeschuldigt. Spätere Untersuchungen haben jedoch die Chlorogensäure und Trigonellin als Ursache von Unverträglichkeiten weitgehend freigesprochen. Darüber hinaus wurde im Kaffeewachs eine phenolische Substanz festgestellt, die sich als ein Gemisch von verschiedenen Carbonsäure-5-hydroxytriptamide (C5HT) erwies.

Eine Verbesserung der Kaffeeverträglichkeit konnte zunächst durch das *Verfahren nach* LENDRICH (1927) erreicht werden: Die rohen, unzerkleinerten Kaffeebohnen werden unter Bewegung in einem Druckgefäß (1–3 atü) mittels hochgespanntem Wasserdampf etwa 1 Stunde lang behandelt, so daß Chlorogensäure in Kaffeesäure und Chinasäure gespalten wird. Die Kaffeebohnen nehmen dabei 6–10 % Wasser auf. Dieses Verfahren liegt dem Idee-Kaffee® zugrunde.

Eine Verbesserung der Kaffeeverträglichkeit wird durch das *CO_2-Verfahren nach* BACH (1957) erreicht. Die gerösteten Kaffeebohnen werden einer Oberflächenbehandlung und einem Kälteschock durch CO_2 unterzogen. Eine im Strahl bei 60 atü austretende reine (99,9 %) flüssige Kohlensäure wirbelt die Kaffeebohnen hoch, wobei diese von einem Kältestoß von etwa $-75°C$ durchdrungen werden. Hierdurch wird nicht nur eine Stabilisierung des Kaffee-Aromas erreicht, sondern auch eine Versprödung der Oberfläche der Kaffeebohnen, die weitgehend aus Röstprodukten besteht, so daß die der Oberfläche anhaftenden Ballaststoffe, Röstreizstoffe oder Röstrückstände entfernt werden. Dieser Abrieb bzw. Abfall beträgt pro 10 g Kaffee (= etwa 67–70 Bohnen) etwa 5 mg, d.h. pro Kilogramm Röstkaffee 0,5–1,0 g. Es handelt sich um ein graues, graubraunes Pulver mit feinen Silberhäutchen (Abb. 51). Untersuchungen mit diesem als Kofrosta® bezeichneten Kaffee bzw. mit dem Kofrosta-Abfallprodukt ergaben folgende **Ergebnisse:**

1. Durch CO_2-Behandlung wird eine signifikante Verringerung von C5 HT im Kaffee erreicht mit gleichzeitiger Zunahme von C5 HT im Abfall (BÖHM, RUF, 1972).
2. Nach CO_2-Behandlung wird der Kaffee an Histamin frei, während im Kofrosta-Abfall Histamin angereichert nachweisbar ist (NIEMER, 1965).
3. Bei Prüfung der Magensäure-Bildung und der Alkali-Zeit sowie der Gallenblasen-Motorik ergab sich folgende Reihenfolge (STIEVE, 1965; SEIFERT, 1965):
    a) Als stärkster Reiz (und somit am unverträglichsten) stellte sich koffeinfreier Kaffee heraus!
    b) Die nächstfolgende Reizstärke übte Normalkaffee aus.
    c) An drittbester Stelle der Reizwirkung stand kofrosta-behandelter koffeinfreier Kaffee.
    d) Die geringste Reizwirkung übte Kofrosta-Kaffee aus, der somit auch die beste Verträglichkeit aufwies.

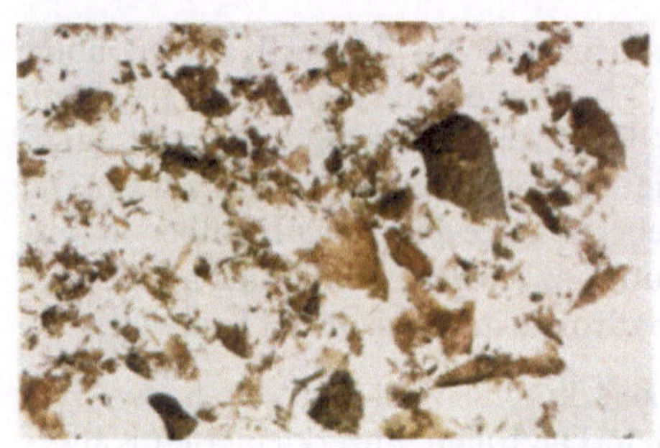

Abb. 51: Kaffee-Röstprodukte als Abfall beim CO_2-Verfahren (n. BACH)

4. Die Prüfung der Normalkaffee- bzw. Kofrosta-Kaffee-Verträglichkeit an einer größeren Patientenzahl erbrachte eindeutig und zweifelsfrei bessere Ergebnisse bei Genuß von Kofrosta®(KAPP, 1962; BURMEISTER, SEIBOLD, 1964).
5. Die orale Verabreichung eines Infuses (tropfenweise) von Kofrosta-Abfall führte bei 76 % der Patienten zu Magenschmerzen, Übelkeit, Aufstoßen, Sodbrennen, Schmerzen im Gallenblasenbereich. 74 % der Patienten, die Infus-Tropfen nicht toleriert hatten, vertrugen im Gegenversuch auch keinen unbehandelten Normalkaffee (BURMEISTER, SEIBOLD, 1964).
6. *Eigene Beobachtungen*, einschließlich im Selbstversuch unter unterschiedlichsten Bedingungen, bestätigten bei zahlreichen Patienten bzw. kaffee-empfindlichen Personen die wesentlich bessere Verträglichkeit von Kofrosta® gegenüber allen anderen Kaffee-Vergleichen.

Somit ergibt sich eine Fülle von Nahrungsmitteln, die i.allg. für den Gallenkranken schlecht bekömmlich sind und daher aus dem täglichen Speiseplan ferngehalten werden sollten. Bei jedoch individuell guter Verträglichkeit des einen oder anderen Nahrungsmittels ist gegen einen gelegentlichen Genuß wohl nichts einzuwenden. Bei tabellarischer Zusammenstellung läßt sich folgende Übersicht für schlecht verträgliche Nahrungsmittel bzw. Getränke geben:

Schlechte Verträglichkeit

Alkohol: in jeder Menge und Form!

Getränke: eiskalte Getränke
konzentrierte Obstsäfte
Kakao
Bohnenkaffee
starker schwarzer Tee
Sprudelgetränke

Gewürze: Pfeffer, Paprika, Essig, Senf, Zimt, Vanille

Saucen:	Madeira-, Cambridge-, Remouladen-, Holland-Sauce u.ä.
Obst:	Stachel-, Johannisbeeren, Weintrauben, Zwetschen, Kirschen, Äpfel, Birnen

	Nüsse:	Erdnüsse, Haselnüsse, Walnüsse, Mandeln, Paranüsse

Rosinen, Korinthen, Datteln, Feigen
Dörrobst

Fleisch:	Schweinefleisch
	Hammelfleisch
	fettes Rindfleisch
	Wildschwein
	geselchtes Fleisch
	in Fett gebratene Fleischarten
	paniertes Fleisch
	fette Wurstwaren
Geflügel:	Gans, Ente, fette Truthahn-Anteile
Fische:	Fett-Fische: Aal, Lachs, Karpfen, Hering, Heilbutt, Makrele, Bückling
	Räucher-Fische
	Fischkonserven
Fette:	tierische Fette und Öle
	Schlachtfette
	Palmfett, Kokosfett, Kakaobutter, Erdnußbutter
	gebräunte, gebratene, gesottene Fette
	Mayonnaise
Milch-Produkte:	Fett-Käse ($>30\,\%$ i.T.): Camembert, Brie, Roquefort, Romadour, Gorgonzola u.a.
	Schlagsahne, Kondensmilch
Ei:	hartgekochte Eier
	Spiegelei
	Eiersalate
	rohes Eigelb
	Bouillon mit Ei
Backwaren:	Blätterteig, Mürbeteig, Makronen
	Berliner Pfannkuchen („Krebbel", „Krapfen")
	fette Gebäck-Arten
	frischer Kuchen, frisches Brot
	Hefeteig
	Vollkornbrot, Pumpernickel u.ä.
	Stollen, Creme-Torte
Süßigkeiten:	Schokolade, Pralinen, Marzipan, Speise-Eis

Kartoffel:	Pommes frites, Chips, Bratkartoffeln Kartoffel-Pfannkuchen (Kartoffelpuffer) rohe Kartoffelklöße Kartoffelsalat in „schwerer" Zubereitung
Gemüse:	Kraut-Arten, Kohl-Arten Gurken Zwiebel, Porree, Sellerie Hülsenfrüchte Kohlraben, Pilze (außer Champignon) Radieschen, Rettich, Meerrettich Paprikaschoten

Dementsprechend können folgende Nahrungsmittel bzw. Getränke als in der Regel gut verträglich für Gallenkranke beurteilt werden:

Gute Verträglichkeit

Getränke:	gute Temperierung! Obst- und Gemüsepreßsäfte, ggf. verdünnt Milchmischgetränke Kräutertee, Mate-Tee, schwacher schwarzer Tee Malzkaffee, Bohnenkaffee: Kofrosta®, Idee® Mineralwässer, ggf. säurearmer Rotwein
Obst:	weiche Obstarten, am besten geschält, Bananen, Erdbeeren, Himbeeren, Heidelbeeren, Pampelmuse, Mandarinen, Pfirsiche, Aprikosen, Zuckermelone, Marmelade, Gelee Kompotte (stets besser verträglich als rohes Obst)
Fleisch:	Kalbfleisch: gekocht, gedünstet, gegrillt magere Fleischarten Leber, Niere, Zunge, Hirn Schinken: gekocht, fettarm, geräuchert, Lachsschinken ungespicktes Wild (nicht mariniert) magere Wurstwaren
Geflügel:	Hähnchen (ohne Haut), Koch-Huhn, Fasan, Taube magere Anteile von Truthahn
Fische:	fettarme Fische: Forelle, Kabeljau, Schleie, Schellfisch, Scholle, Seezunge, Dorsch, Zander, Hecht
Fette:	Frischbutter kaltgeschlagene Pflanzenöle hochwertige Pflanzenmargarine (hoher Anteil an mehrfach-ungesättigten Fettsäuren)

Milch-Produkte:	fettarmer Käse: Edamer, Holländer, Handkäse, Kochkäse, Gervais, Bel paese Magerquark, Magerjoghurt Magermilch, Buttermilch, Vollmilch (bis 3 %)
Ei:	weiches Kochei diätetisches Rührei, Eierstich
Backwaren:	altbackenes Weißbrot, Brötchen altbackenes Mischbrot, Zwieback, Knäckebrot Graham-, Steinmetz-, Simon-Brot fettarmes, leichtes Gebäck, Hefegebäck leichter Rührteig Teigwaren
Süßigkeiten:	Bienenhonig, Gelee, Marmelade Traubenzucker, Bonbon Pudding, Breie, Flammeri, Karamel Kompotte
Kartoffeln:	Kartoffelbrei, Salzkartoffeln, Pellkartoffeln
Gemüse:	Spinat, Spargel, Karotten, Blumenkohl-Röschen, Schwarzwurzeln, junge grüne Erbsen, Tomaten ohne Haut, Champignon, junge Schnittbohnen, Kopf-, Feldsalat, Kresse, Endivien, Chicoree, Erdkohlraben (passiert in Breiform)
Saucen:	Bechamel, Tomaten, Schnittlauch, Dill
Gewürze:	Anis, Kümmel, Thymian (denen auch eine karminative Wirkung zukommt)

Die Diät bei Gallenkranken sollte entsprechend der Akuität und dem Krankheitsprozeß stufenweise aufgebaut werden, wobei üblicherweise verschiedene **Kostformen** differenziert werden. Der vorangegangenen Kostform werden – in Abhängigkeit von dem täglichen Befinden des Kranken – weitere Getränke bzw. Nahrungsmittel zugelegt:

Tee-Fasttage:
ungesüßter Tee, evtl. mit etwas Zitronensaft

Galle I:
Schleimsuppen (Reis bzw. Hafer, Wasser, etwas Salz)
verdünnte Obst- bzw. Gemüsepreßsäfte
Zwieback

Galle II:
Schleimsuppen (Reis, Hafer, Gerstengrieß, Sago, Wasser bzw. Magermilch, etwas Salz)
Breikost, Pudding, Porridge

Gemüsebrühe mit Nährmitteleinlagen, gebundene Suppen
Magerquark
Toast, Zwieback, Gelee, Marmelade, Kompotte, Bananenbrei

Galle III:
mageres, zartes, gekochtes Fleisch, Koch-Geflügel
gekochter magerer Fisch
Magermilch, Magerjoghurt, Buttermilch
Magerkäse
Toast mit Kochschinken, magere milde Wurst
altbackenes Weißbrot bzw. Mischbrot
Teigwaren
Möhren, Spinat, Erdkohlraben (passiert), zarte grüne Bohnen
Kartoffelbrei
Butter-Zulage (Gesamtfett bis 40 g/Tag)

Gallenschonkost:
Je nach Krankheitsverlauf und Verträglichkeit können Butter, kaltgeschlagene
Pflanzenöle grammweise zugelegt werden, um die Kostform allmählich in die
Gallenschonkost zu überführen. Diese Schonkost bedient sich weitgehend der
in der oben dargelegten Verträglichkeitstabelle enthaltenen Nahrungsmittel.
Die tägliche Fettmenge sollte 50–60 g zunächst nicht überschreiten und wird
lediglich bei kalorischem Bedarf und guter Verträglichkeit auf 60–80 g erhöht.

Für die **postoperative Ernährung** nach Cholecystektomie bzw. vergleichbarem
Eingriff an den Gallenwegen können – in Anlehnung an HESS – folgende Richtlinien gelten:

1. Am Operationstag und am 1. postoperativen Tag soll keinerlei orale
   Nahrungszufuhr erfolgen.

2. Die Magen- bzw. Duodenalsonde kann bis zum Abend des 1. postoperativen Tages in der Regel entfernt werden. Bei liegender Sonde sollte
   keine orale Flüssigkeitszufuhr gestattet werden.

3. Ab dem 1. postoperativen Tag – nach Sondenentfernung – können bis
   5 × 20 ml ungesüßter Tee bzw. verdünnte Obst- oder Gemüsepreßsäfte
   gegen das Durstgefühl innerhalb der folgenden 12 Stunden erlaubt
   werden.

4. Ab dem 2. postoperativen Tag, sobald Darmperistaltik eingesetzt hat,
   wird die Trinkmenge auf 250–500 ml, ab dem 3. Tag auf etwa 500–1000 ml
   erhöht.

5. Ab der ersten Defäkation werden Schleimsuppen und Breikost bzw.
   Kompotte verabfolgt (Galle-I). Diese leichte Diät wird innerhalb 3 Tage
   allmählich gesteigert (Galle-II bis Galle-III), um ab etwa dem 7. postoperativen Tag auf eine noch relativ strenge Gallenschonkost mit fester
   Nahrung überzugehen (Galle-III). Auch diese postoperativen Kost-

formen lassen sich schmackhaft, abwechslungsreich und kalorisch-
zweckvoll gestalten.

6. Innerhalb weniger Tage, etwa ab dem 10. postoperativen Tag, kann eine
   großzügigere Galle-III-Kostform für die nächsten 2–4 Wochen empfohlen werden; d. h. mit dieser Kostform wird der Patient in der Regel nach
   Hause entlassen.

7. Bei guter körperlicher Erholung, weitgehender Beschwerdefreiheit und
   guter Verträglichkeit dieser Kostform kann etwa ab der 4.–5. postoperativen Woche die Gallenschonkost einsetzen. Diese Kostform sollte die
   oben tabellarisch zusammengestellten Nahrungsmittel mit guter bzw.
   schlechter Verträglichkeit beherzigen.

*Aus internistischer Sicht halten wir eine zu schnelle Belastung der Verdauungsorgane
für nicht angeraten!* Die Einregulierung der Verdauungstätigkeit – bei nicht überschaubaren oder prüfbaren vegetativ-nervalen oder humoralen Mechanismen
intra- und postoperativ – sollte auch bei diätetischer Schonung und psychologisch-
geschickter Krankenführung erfolgen. *Zahlreiche Beobachtungen bestätigen, daß
postoperative Unverträglichkeiten, Verdauungsstörungen oder Schmerzen dann
allzuleicht der Operation angelastet werden oder der „leichtsinnigen Krankenhaus-
kost":* „Schon am 4. Tag bekam ich Würstchen, Salzkartoffel und Schwarzwurzel".
Bei diesem, vom Kranken her gesehen, ungünstigen psychologischen Erlebnis
müssen dann ja postoperative Beschwerden auftreten! *Die hin und wieder dem
operierten Patienten gegenüber seitens des Chirurgen im Brustton der Überzeugung
geäußerte Versicherung: „Die Steingallenblase ist entfernt, nun können sie wieder
alles essen", wäre bei Beachtung verdauungsphysiologischer und psychologischer
Grundsätze in Erfüllung gegangen, so aber wird oftmals diese Aussage bei unge-
schickter postoperativer Ernährung und Krankenführung zum Ausgangspunkt eines
„echten" Postcholecystektomie-Syndroms.*

2. Obstipations-Behandlung

Mit Anwendung von Choleretica wird – über eine Steigerung der Gallensäuren-
Abgabe in den Darmtrakt (s. S. 26) – auch eine gleichzeitig bestehende Obstipation
beseitigt oder gebessert. *Die Gabe von Laxantien ist bei Gallenwegserkrankungen
unerwünscht und sollte nur auf unumgängliche Fälle beschränkt werden. Die Ein-
fügung von Laxantien in Gallen-Präparate ist als falsch anzusehen und die Anwendung von derartigen, mit Laxantien kombinierten Cholagoga bzw. Choleretica
grundsätzlich abzulehnen. Es gibt keine echte Begründung für die Herstellung oder
die Verwendung solcher „Kombinationspräparate"!*

Die Obstipation ist als solche ein *komplexes Geschehen,* die – einmal in Gang gesetzt – oftmals durch verschiedene Faktoren unterhalten bzw. in einen circulus
vitiosus gedrängt wird: So kann für Kranke mit Cholecystopathie – und hier

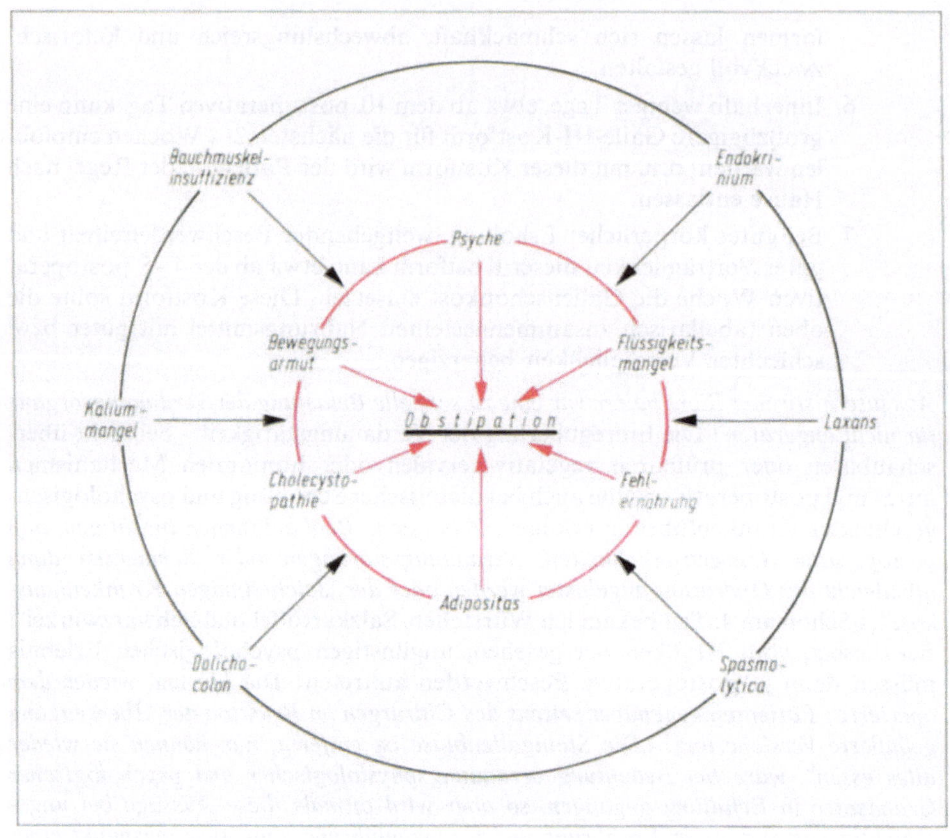

Abb. 52: Endogen-exogen-bedingte, zweifache Ursachenkette einer Obstipation, insbesondere bei Cholecystopathie

sind erfahrungsgemäß Frauen am häufigsten betroffen – die **Pathogenese** der in so zahlreichen Fällen vorhandenen „schlechten Verdauung" in Form einer zweifachen, sich ineinander bzw. umeinander drehenden und gegenseitig zum circulus vitiosus beeinflussenden Ursachenkette eindrucksvoll dargestellt werden (Abb. 52).

Dieses, vor allem bei Cholecystopathie-Kranken so komplexe Geschehen der Obstipation wird dann in der Regel schon frühzeitig, und leider auch ausschließlich, mit Laxantien behandelt, wobei die zunächst auch „bessere Verdauung" erfreut als therapeutischer Effekt gedeutet wird. Als besonders fehlerhaft ist hier die Anwendung von Drastica, und vielleicht auch solchen mit erhöhter Tachyphylaxie anzusehen; die Herstellung und der Vertrieb von Choleretica bzw. Cholagoga in präparativer Verbindung mit deratigen Laxantien sollte grundsätzlich unterbleiben!

114

Zwar werden die der Phytotherapie entnommenen Laxantien als i. allg. „leichter"
und „unschädlicher", z.T. auch als nur gering zur Gewöhnung führend deklariert,
dennoch gilt auch für diese Substanzen im Prinzip die Forderung nach weitgehender Vermeidung bzw. nach geringstmöglicher Dosierung. Auch die beliebten
Anthrachinon-Drogen:

Aloe ferox

↓

Cassia angustifolia

↓

Rheum palmatum

↓

Rhamnus frangula

wirken hauptsächlich über eine spezifische Reizung der Dickdarmschleimhaut,
wobei Aloe die stärkste und Rhamnus frangula die schwächste Droge darstellt.

*Für die Behandlung einer Obstipation bei Kranken mit Cholecystopathie empfiehlt
sich aus klinischer Erfahrung folgendes Vorgehen in nachfolgender Reihenfolge:*

1. **Choleretica/Cholagoga:**
   möglichst in ansteigender Dosierung bis zur Normaldosis. Kein
   Laxans-Zusatz!

2. **Vermehrte Flüssigkeitszufuhr:**
   möglichst bis zu einer täglichen Urinmenge von 1200–1400 ml (s. S.104)

3. **Körperbewegung:**
   möglichst täglich 1× ausgiebig spazierengehen; schwimmen

4. **Ernährungsumstellung:**
   schlackenreiche, nicht blähende, subjektiv-verträgliche Kost; leinsamen-
   haltige Nahrungsmittel

5. **Kolon-Massage:**
   wöchentlich 3×, allmählich-stetig verringernd

6. **Kalium-Zufuhr:**
   In Form kaliumreicher Nahrungsmittel bzw. als Medikament ggf. – mit
   oft gutem Erfolg – indirekt mittels Spironolacton

7. **Mg SO$_4$:**
   morgens $^1/_2$–2 Teelöffel in lauwarmem Wasser (38° C), gehend trinken.

Die Maßnahmen 1–4 werden in der Regel stets gleichzeitig von Anfang an eingesetzt; erst wenn nach 3–4 Wochen kein wesentlicher Erfolg zu verzeichnen ist,
sollten die nachfolgenden Empfehlungen (5, 6, 7) einzeln nacheinander – mit
jeweils 1–2-wöchigem Abstand – zur Anwendung kommen. Dieses therapeutische
Vorgehen hat sich bei konsequenter Durchführung nahezu immer als erfolgreich

erwiesen – soweit nicht bereits durch jahrelangen Laxans-Abusus eine irreversible Schädigung der neuralen Plexus bzw. der Darmwand eingetreten ist.

Bei Vorliegen einer chronisch-atonischen Obstipation kann die Verordnung von Prostigmin ® oder Doryl ® angeraten sein.

Als ein physiologischer Weg zur Normalisierung der erschöpften Darmtätigkeit wird die Verordnung von **Lactulose** (Duphar ®, Bifiteral ®) angepriesen: Lactulose vermag in noch zahlreichen Fällen die Peristaltik wieder anzuregen, ohne gleichzeitig die Schleimhaut zu reizen. Es bewirkt eine Aufweichung von verhärtetem Darminhalt und somit wieder eine weitere Anregung der Peristaltik mit schonender Entleerung. Eine Gewöhnung ist bislang nicht beobachtet worden. Die Verträglichkeit ist – nach nur anfänglichem Meteorismus und Flatulenz – gut. Die Einnahme erfolgt morgens nach dem Frühstück (1–3 Eßlöffel tgl. in einmaliger Gabe). Die Dosierung ist individuell und richtet sich nach dem Schweregrad der Obstipation bzw. nach dem erzielten Erfolg, wobei eine „Erhaltungsdosis" empirisch eingestellt wird.

In weiterhin „therapieresistenten" Fällen wird man oftmals – trotz aller Bemühung und Kooperation – kaum noch ohne zusätzliche **Laxantien** auskommen können. Dabei sollten zunächst nur sog. Gleitmittel (ohne resorptive, leberzell-belastende Zusatzstoffe!) wie z.B. Obstinol ® mild (!) sowie Glycerin- bzw. Sorbit-Klysmen (z.B. Glycilax ®, 1 × Klysma-Pfrimmer ®, Klyxenema ®, Microklist ®) oder kohlensäureentwickelnde Zäpfchen (z.B. Lecicarbon ®) verordnet werden.

Erst wenn auch diese Maßnahmen bei konsequenter Anwendung und Kooperation nicht zum Ziele führen, werden weitere Laxantien unumgänglich sein. Es sollten jedoch nur solche Laxantien verordnet werden, die nicht resorbiert werden und somit nicht über die V. portae der i.allg. bereits vorgeschädigten Leberzelle zugeführt werden. Man kann davon ausgehen, *daß nahezu jeder chronische Obstipations-Patient, dazu noch mit chronischer Cholecysto-Cholangiopathie oder längerem Laxans-Abusus eine Leberzellschädigung, vorwiegend in Form einer toxischen Hepatose bzw. toxischen Hepatitis aufweist!*

Sichere bzw. verläßliche Laxans-Empfehlungen lassen sich in dieser Hinsicht nicht geben. Immerhin würden wahrscheinlich gegen die Anwendung von z.B. Agiolax ®, Liquidepur ®, Normacol ® keine Bedenken zu erheben sein.

Es ist letztendlich jedoch zu bedenken, daß sich bei Kranken mit Cholecysto-Cholangiopathie oftmals eine Cholangiohepatitis entwickelt, die dann durch die verabfolgten Laxantien bis zur Lebercirrhose weitergetrieben werden kann! *Auch insofern ist ein Gallenpatient stets ein potentieller Leberkranker.*

116

3. Choleretica/Cholekinetica

Die Regelung von Ernährung, Stuhlgang und Lebensführung reichen nur in
einigen Fällen zur konservativen Behandlung einer Cholecysto-Cholangiopathie
aus. Daher wird beinahe bei allen Kranken eine zusätzliche medikamentöse Therapie unerläßlich sein. Es gilt, **3 Behandlungsziele** möglichst umfassend zu erreichen:

1. Cholerese-Steigerung
2. Motilitäts-Normalisierung
3. Entzündungs-Hemmung

Die Beseitigung einer Cholestagnation ist die Voraussetzung für jedwede Behandlung einer Infektion der Gallenwege. Mittels medikamentöser Maßnahmen soll
eine **Verbesserung bzw. Normalisierung**

der Gallenbildung	= CHOLOPOESE
der Gallensekretion	= CHOLERESE
des Gallenabflusses	= CHOLEKINESE
der Gallenblasenentleerung	= CHOLECYSTOKINESE

erreicht werden. Gleichzeitig gilt es aber auch, eine Normalisierung der Druck-
bzw. Motilitätsverhältnisse im Gallengangssystem herzustellen. Nahezu in jedem
Einzelfall ist es erforderlich, differenzierte, aber auch unterschiedlich-kombinierte
Störungen im Gallenbereich wie Hyposekretion oder Hypersekretion, Hypertonie
oder Atonie, Hypokinese oder Hyperkinese, sphinkterospastische Zustände oder
Störungen der Gallenzusammensetzung medikamentös zu beeinflussen.

Diese *Vielfalt an Störungsfaktoren* – und somit an Beschwerdeursachen – läßt bereits die Schwierigkeit einer medikamentösen Therapie erkennen. Eine konservative Behandlung wird darüber hinaus noch insofern erschwert, als die Besserung
von „Beschwerden" oder „Schmerzen" nicht als ausreichendes Beurteilungskrite-
rium gelten kann, da gerade im Bereich der Gallenwege umweltbezogene Einwirkungen einerseits wie auch psychische bzw. psychogene Einflüsse andererseits
eine wesentliche Rolle spielen. Aber auch bei Anwendung objektiver Verfahren
wie Besserung laborchemischer oder röntgenologischer Befunde, Verbesserung
von Stoffwechsel- oder Verdauungsvorgängen, Prüfung der Cholerese mittels
Perfusionsmanometrie und der Volumetrie sowie der Gallenzusammensetzung
über eine operativ-gelegte T-Drainage oder die Untersuchung der Gallensekretion
mittels wiederholter Duodenalsondierung und Bewertung des Patienten-Gruppen-
verhaltens erbringen zwar vielfältige Aussagen oder gesicherte Befunde, ermöglichen aber dennoch nicht eine globale Aussage über Wirkungsweise, Wirkungs-
größe oder Wirkungskomposition eines Medikamentes.

Daher erfolgt die Therapie der Gallenwegserkrankungen zum großen Teil im Einzelfall „empirisch":

Bei gesicherter Detail-Diagnose (die stets die Voraussetzung jedweder Therapie darstellt!) wird man in Kenntnis der Zusammensetzung und Wirkungen eines Präparates die medikamentöse Behandlung beginnen und bei Erfolglosigkeit der Therapie durch Wechsel der Präparate eine Wirkungsvermehrung zu erreichen suchen.

Dieser Therapie-Erfolg kann sich subjektiv erweisen an Beschwerdebesserung oder Beschwerdefreiheit, an verbesserter Toleranz von Nahrungsmitteln oder an Minderung chologenreflektorischer Störungen wie „biliäre" Migräne, Schulter-Arm-Syndrom rechts, Herzrhythmusstörungen oder Stenocardie u. a.

Ein Therapie-Erfolg kann sich aber auch darstellen in Form verbesserter laborchemischer Befunde, einer röntgenologischen Wiederdarstellbarkeit der Gallenblase bei bisher negativem Cholecystogramm oder einer verbesserten Kontraktion auf Reiz, aber auch mittels wiederholter Duodenalsondierungen mit gezielter Untersuchung der A- oder B-Galle.

Auf die Gallenwege einwirkende Medikamente sollen eine verbesserte bzw. normalisierte Harmonie zwischen Gallensekretion der Leberzelle und Gallenabfluß bewirken, d. h. den Gallenfluß in Bewegung halten und diesen durch ein geordnetes Wechselspiel der muskulären und elastischen Kräfte im Gallenwegsbereich regulativ-unterhalten. Hierauf gründet sich die berechtigte Forderung von SCHÖNDUBE (1956): Choleretica sollen „DIE GALLENWEGE DRAINIEREN UND TRAINIEREN".

Eine Unterscheidung zwischen **Choleretica** und **Cholekinetica** wurde erstmals 1923 von BRUGSCH und HORTERS vorgenommen. Beide Begriffe können als **„Cholagoga"** zusammengefaßt werden.

An eine choleretische Substanz sind folgende **Bedingungen** zu stellen:

1. Ein Cholereticum soll eine Cholerese bewirken:
    a) Bei einer *echten Cholerese* ist nicht nur die Gallenmenge erhöht, sondern es sind auch die Gallen-Inhaltsstoffe wie Gallensalze, Bilirubin, Cholesterin u. a. quantitativ oder sogar auch qualitativ verändert.
    b) Demgegenüber ist eine *Hydrocholerese* therapeutisch nur im Sinne der Fließ-Bewegung effektiv (z. B. Bakterien-Ausspülung). Hierbei kommt es zwar zu einem vermehrten Gallenfluß, es handelt sich aber um eine durch gesteigerte Wasserinfiltration verdünnte Galle mit gleichzeitiger Verminderung an Gallensalzen, Bilirubin und Cholesterin.

    Das Prinzip der sicheren „Drainage der Gallenwege" wird sowohl durch Cholerese als auch Hydrocholerese gewährt.

2. Ausreichend lange Wirkungsdauer.

3. Ausreichend große Wirkungsintensität.

4. Keine Nebenwirkungen, auch nicht bei Langzeit-Therapie, insbesondere keine Lebertoxizität.

Zahlreiche anorganische oder organische Substanzen können zur Besserung von Gallenbeschwerden eingesetzt werden. Nahezu 95 % aller Gallenpräparate sind pflanzlicher bzw. vorwiegend pflanzlicher Zusammensetzung.

Die therapeutische Wirkung solcher **pflanzlicher Substanzen** hängt jedoch wesentlich ab von den Boden- und Klimaverhältnissen, unter denen die Arzneipflanze sich entwickelte, aber auch von den Witterungsbedingungen zur Erntezeit sowie von den jeweils verwendeten Pflanzenteilen und von der Art der Gewinnung ihrer Wirkstoffe (Frischpflanzenextrakt, Trockenpflanzen-Verarbeitung u. a.). Hierauf beruhen die oft recht unterschiedlichen Wirkungen der Präparate mit gelegentlich auch divergierendem Wirkstoff-Gehalt. Die entsprechenden Eigenschaften der Arzneimittelpflanzen sind i. allg. an bestimmte, jeweils auch in unterschiedlicher Menge enthaltene Alkaloide oder ätherische Öle gebunden.

Die in der Volksmedizin oder auch in phytotherapeutischen Lehrbüchern überlieferten Wirkungen solcher Pflanzenstoffe auf die Gallensekretion bzw. Gallenwege sind nicht immer als choleretisch oder cholekinetisch zu verstehen, sondern es sind oft spasmolytische, analgetische oder karminative Effekte, die eine günstige *phytotherapeutische Wirkungskomposition* ergeben. Gerade spastische Zustände spielen bei Gallenwegserkrankungen eine große Rolle, so daß zahlreichen pflanzlichen Kombinationspräparaten eine spasmolytische Komponente oftmals bewußt beigefügt ist. Aber auch laxierende und sogar antibakterielle Wirkungen sind gleichzeitig manchen pflanzlichen Cholagoga bzw. Choleretica zu eigen.

Folgende Substanzen bzw. Arzneipflanzen besitzen eine mehr oder weniger stark ausgeprägte **cholekinetische Wirkung**:

1. Adrenalin	Haronga madagasc.
Cholin	Lavandula spica
Ergotamin	Mentha piperita
Hypophysin	Nasturtium officinalis
2. Mg SO$_4$	Orthosiphonis staminei
	Peumus boldus
3. Sorbit (C$_6$H$_{14}$O$_6$)	Podophyllum peltatum
4. Allium sativum	Raphanus niger
Chelidonium majus	Silybum marianum
Cnicus benedictus	Teucrium marum
Curcuma xanthor.	
Cynara scolymus	

Folgende Substanzen bzw. Arzneipflanzen weisen eine mehr oder weniger starke **choleretische Wirkung auf**:

1. Dehydrocholsäure
   Desoxycholsäure

2. α-Naphtylessigsäure
   Azintamid
   Cyclobutyrol
   Hymecromon
   Anetholtrithion
   Phenylhydroxypentan
   Phenylpropanol

3. $Mg SO_4$
   $Na SO_4$

4. Sorbit $(C_6H_{14}O_6)$

5. Achillea millefolium
   Agrimonia eupatoria
   Allium sativum
   Amellus strigoris
   Artemisia absinthium
   Berberis vulgaris
   Callendula officinalis

Cnicus benedictus
Combrethum micranthum
Curcuma xanthor.
Cynara scolymus
Fumaria officinalis
Gnaphalium arenarium
Haronga madagasc.
Helichrysum arenarium
Iberis amara
Lavandula spica
Leptandra virginica
Marrubium vulgare
Mentha piperita
Orthosiphonis staminei
Peumus boldus
Raphanus niger
Reseda luteola
Silybum marianum
Taraxacum officinale
Terpene

Darüber hinaus kommen einigen Pflanzenstoffen gleichzeitig auch spasmolytische, analgetische, diuretische, laxierende oder antibakterielle Wirkungen zu:

Spasmolyse:
Allium sativum
Artemisia absinthum
Calendula officinalis
Chelidonium majus
Cynara scolymus
Fumaria officinalis
Mentha piperita
Orthosiphonis staminei
Silybum marianum
Terpene
Teucrium marium

Antibakteriell:
Chelidonium majus
Curcuma xanthor.
Mentha piperita
Terpene

Analgesie:
Chelidonium majus
Mentha piperita

Diurese:
Cynara scolymus
Fumaria officinalis
Orthosiphonis staminei
Peumus boldus
Reseda luteola
Taraxacum officinale

Laxans:
Fumaria officinalis
Podophyllum peltatum
Leptandra virginica

	Chole-rese	Chole-kinese	Spasmo-lyse	Diu-rese	Analge-sie	Laxans
Cyclobutyrol	●			●		
Hymecromon	●		●			
MgSO$_4$	●	●	●			●
Sorbit	●	●	●			●
Berberis vulgaris	●					
Chelidonium maius		●	●		●	
Curcuma xanthor.	●	●				
Cynara scolymus	●	●	●	●		
Fumaria offic.	●		●	●		●
Lavandula spica	●	●	●			
Marrubium vulgare	●					
Mentha piperita	●	●	●		●	
Orthosiphonis st.	●	●		●		
Peumus boldus	●	●		●		
Podophyllum peltatum		●				●
Raphanus niger	●	●				
Reseda luteola	●			●		
Sylibum marianum	●	●	●			
Taraxacum offic.	●			●		
Terpene	●		●			

Abb. 53: Die Einzelwirkungen verschiedener gallenwirksamer Phytotherapeutica bzw. einiger chemischer Substanzen

Diese Darstellung zeigt, daß den bei Gallenwegserkrankungen therapeutisch eingesetzen Substanzen verschiedene **Einzelwirkungen** zukommen (Abb. 53). Anscheinend weisen diese Substanzen nicht nur unterschiedliche Angriffspunkte am Gallenwegssystem auf, sondern sie wirken auch möglicherweise nur in bestimmter Kombination, bei bestimmtem Mengenverhältnis und bei bestimmter Herstellungs- oder Verabreichungsform.

In einer weiteren tabellarischen Übersicht sind die wesentlichsten gallenwirksamen Phytotherapeutica bzw. einige chemische Substanzen aufgeführt, aus denen verschiedene pharmazeutische **Präparate** zusammengesetzt sind (Abb. 54):

	Phytotherapeutica														Chemische Einzelsubstanzen			Laxantia		
	Achillea millefol.	Chelidonium	Curcuma	Cynara	Fumaria	Lavandula	Mentha piper.	Orthosiphonis	Peumus boldo	Podophyllum	Raphanus niger	Sylibum marian.	Taraxacum	Terpene	Fel tauri	Dehydrocholsäure	Hymecromon	Phytotherapeut. Laxantia	$MgSO_4$	Sorbit
1. Cholagogum-Tropf.®	●	●	●				●					●	●							
Cholagogum-Kaps.®		●	●				●													
Oddibil®					●															
Rowachol®														●						
Temoebilin®			●				●													
2. Chol-Arbuz®			●					●					●		■					
3. Decholin®																●				
4. Mendiaxon®																	●			
5. Cholipin®																		●		
Felicur®																		●		
Felviten®																		●		
6. Aristochol®	●	●	●									●	●					●		
Chedolind®		●	●			●	●					●	●					●		
Cholagutt-A®		●				●	●					●						●		
Choloplant®		●		●					●	●		●						●		
Galleb®		●	●				●					●	●					●		
Hepaticum Medici®		●	●							●		●						●		
Hepatofalk®	●	●	●								●	●						●		
7. Tromgallol®			●															●	●	●

Abb. 54: Wesentliche gallenwirksame oder laxierende Inhaltsstoffe einiger gebräuchlicher Choleretica/Cholekinetica-Präparate

In der 1. Gruppe finden sich 4 Präparate, die korrekterweise keinerlei laxativ-wirkende Substanzen beinhalten (Cholagogum-Tropfen®, Cholagogum-Kap-seln®, Oddibil®, Rowachol®, Temoebilin®).

Auch die 2. pharmazeutische Gruppe (Chol-Arbuz®) weist ebenfalls keine Laxan-tien auf; vielmehr wurde den gallenwirksamen Phytotherapeutica zusätzlich noch Fel tauri zugesetzt.

Die 3., 4. und 5. Präparate-Gruppe besteht aus gallenwirksamen physiologischen bzw. chemischen Einzelsubstanzen (Dehydrocholsäure, Hymecromon, Phenyl-propanol, Phenylhydroxypentan, Anetholtrithion u.a.). Außer Cholipin®, dem zusätzlich noch eine spasmolytische Komponente zugesetzt ist, bestehen alle auf-geführten Präparate aus jeweils nur einer Substanz.

Diese tabellarisch zusammengestellten 5 Präparate-Gruppen entsprechen zu-nächst einmal der Forderung nach Laxansfreiheit. Darüber hinaus konnten mit allen genannten Präparaten ausreichende eigene klinische Erfahrungen gesammelt werden, die sich im wesentlichen mit entsprechenden Schrifttums-Ergebnissen decken. Besonders günstige Beobachtungen wurden bisher mit Cholagogum-Tropfen® bzw. -Kapseln®, Tromgallol® und Hepatofalk® gewonnen.

Die weitaus größte Anzahl der im Handel befindlichen gallenwirksamen phyto-therapeutischen Präparate weist gleichzeitig aber auch mehr oder weniger starke laxative Pflanzen-Wirkstoffe auf. In der Gruppe 6 sind einige solcher Präparate aufgeführt, mit denen ebenfalls ausreichende eigene klinische Erfahrungen vor-liegen (Aristochol®, Chedolind®, Cholagutt-A®, Choloplant®, Galleb®, Hepa-ticum Medice®, Hepatofalk®). Diese Präparate können dann indiziert sein und empfohlen werden, wenn eine Obstipation durch laxans-freie Behandlungsmaß-nahmen (s. S. 113) nicht beseitigt werden konnte. Diese Präparate weisen jedoch i. allg. eine relativ „harmlose" Laxanswirkung auf, so daß ihrer Anwendung in den bislang therapieresistenten Obstipations-Fällen keine Bedenken gegenüberstehen. Es soll aber auch an dieser Stelle nochmals darauf hingewiesen werden, *daß grundsätzlich choleretisch- bzw. cholagog-wirksamen Präparaten keine Laxantien beigefügt werden sollten, weil es:*

> unnötig ist, ·
> die normale Einregulierung der Darmtätigkeit stört,
> keine „kausale" Behandlung darstellt,
> im Einzelfall ungünstige Auswirkungen besitzt.

Immerhin kann, wie dargelegt, die Anwendung dieser Präparate erforderlich wer-den und auch therapeutisch erfolgreich sein.

Das gleiche gilt auch für das in Gruppe 7 aufgeführte Präparat Tromgallol®, das neben Curcuma xanthor. und Cyclobutyrol noch gleichzeitig $MgSO_4$ und Sorbit enthält. $MgSO_4$ wirkt nicht nur choleretisch und cholekinetisch, sondern auch spasmolytisch, sedativ und die Dünndarmperistaltik anregend. Auch dem

Sorbit kommt neben der choleretischen und cholekinetischen Wirksamkeit eine spasmolytische und mild-laxierende Wirkung zu. Die eigenen klinischen Erfahrungen mit diesem Präparat sind gut.

Für den Behandlungserfolg kann es bedeutungsvoll sein, ob im Einzelfall vorwiegend Choleretica oder Cholagoga eingesetzt werden. Neben der Detail-Diagnostik ist daher auch das Wissen um die Detailwirkung eines Gallen-Präparates (und es handelt sich meistens um Kombinationspräparate) erforderlich. So wirken von den pflanzlichen Substanzen vor allem Chelidonium und Podophyllum ausschließlich cholekinetisch, wenn auch nur schwach. Demgegenüber weist Fumaria anscheinend nur eine choleretische Wirkung auf, und zwar im Sinne einer *„Amphocholerese"*, d. h. bei Hypercholerese wirkt es hemmend, bei Hypocholerese anregend, so daß angeblich ein beständiger, gleichmäßiger Gallenfluß erreicht wird.

Die Wirksamkeit eines Cholereticums soll bei allmählich-steigender Dosierung bis zur Normaldosis besser sein als bei normaler oder sogar erhöhter Initialdosierung. Eine Erklärung für diese Beobachtung ist bislang nicht zu geben.

Die den Cholagogum-Tropfen® bzw. -Kapseln® zugefügte EPL-Substanz ist als wichtiger Bestandteil der Leberzell-Membran, der Mikrosomen und der Mitochondrien bekannt und in der Lebertherapie als protektiv- und kurativ-wirksames Prinzip eingeführt. Auch den im Hepatofalk® zusätzlich enthaltenen Substanzen (Cholinorotat, Cystein, B-Vitamin) wird eine Leberzell-Wirkung zugesprochen. Diese, den beiden Präparaten zusätzlich eigene Wirkung auf die Leberzelle ist bei der fast stets bestehenden Leberzellschädigung von nicht unerheblicher Bedeutung.

Die in Abb. 54 aufgeführten gallenwirksamen Phytotherapeutica weisen hinsichtlich ihrer therapeutischen Anwendung keine bekannt gewordenen **Kontraindikationen** auf. Natürlich sollten bei Gallenkolik und Verschlußikterus sowie bei akuter Cholecystitis, Gallenblasenempyem und akuter Virushepatitis bzw. schwerer Leberzellschädigung keine Choleretica bzw. Cholagoga angewandt werden – dies gilt jedoch als generelle Kontraindikation für alle stärker gallenwirksamen Substanzen!

Nebenwirkungen sind ebenfalls bislang nicht in Erscheinung getreten. Lediglich kann die Einnahme von Oddibil® (Fumaria officinalis) im Einzelfall zu Übelkeit, Magendruck, Mundtrockenheit und Schwindel führen, wodurch jedoch höchstselten die Behandlung unterbrochen werden muß. In der Regel sind alle in Abb. 54 aufgeführten gallenwirksamen Präparate sehr gut verträglich – soweit nicht im Einzelfall geschmacksbedingte Aversionen auftreten.

Mit dieser Zusammenstellung, die keinesfalls den Anspruch auf Vollständigkeit erhebt, soll dem klinisch und praktisch tätigen Arzt eine gewisse Hilfe bei der Auswahl des Präparates gegeben und die Konsequenz seiner Behandlungsführung nachdrücklich unterstrichen werden.

So kann – wenn man die Behandlungsgrundsätze hinsichtlich Ernährung, Obstipationsbehandlung und Cholerese beachtet – fast allen Kranken mit Cholecysto-Cholangiopathie als **vereinfachte Empfehlung** geraten werden:

Eine diätetisch-erfahrene Hausfrau,
ein wirksames Cholereticum,
und ein Hund, der viel bewegt werden muss.

4. Antibiotica/Chemotherapeutica

Unter dem Begriff *Antibiotica* werden antimikrobielle Stoffe mikrobiellen oder myzelaren Ursprungs zusammengefaßt. Sie gehören definitionsgemäß zur Gruppe der Chemotherapeutica.

Chemotherapeutica stellen biosynthetische oder halb- bzw. vollsynthetische Substanzen dar, die eine selektive Toxizität gegenüber Mikroorganismen oder Zellen besitzen. Da heute zahlreiche Antibiotica halb- oder vollsynthetisch hergestellt werden, sind die begrifflichen Grenzen zwischen Antibiotica und Chemotherapeutica sehr fließend geworden.

Bislang sind die genauen **Angriffspunkte** der Antibiotica am Bakterium noch nicht genau bekannt; in Frage kommen: Die Zellwand, die Cytoplasmamembran und die Proteinsynthese.

1. Zellwand-wirksame Antibiotica hemmen die Stoffwechselvorgänge in der **Bakterien-Zellwand.** Voraussetzung hierfür ist ein aktiver Stoffwechsel, so daß Bakterien nur in der Teilungsphase, nicht im Ruhestadium, gehemmt oder zerstört werden können. Alle Erreger sind mehr oder weniger imstande, den aktiven Zellwandstoffwechsel zu drosseln oder sogar einzustellen, so daß nun die Antibiotica nicht mehr wirksam werden können (= Persister). Auch bei Verlust oder Defekt der Zellwand (L-Formen) sind Antibiotica unwirksam. Diese L-Formen lassen sich kulturell nicht nachweisen. Solche oftmals dann als „steril" bzw. „kulturell-negativ" erklärten Substrate sind jedoch insofern klinisch ein Problem, als L-Formen zu ihren Mutterkeimen revertieren können und wieder virulent werden, wobei sie in hypertonem Milieu (d. h. unter osmotischem Schutz) bis zu 1 Jahr persistieren. Als revertierte Keime werden sie nun auch wieder kulturell nachweisbar. Dieses bakteriologische Phänomen kann gelegentlich den Wechsel zwischen negativem und schließlich wieder positivem Bakterienbefund – auch im Bereich der Gallenwege! – erklären. Solche L-Formen werden am besten durch Antibiotica mit tief-intrazellulärer Wirkung erfaßt (z. B. Tetracyclin, Erythromycin, Lincomycin), auch wenn diese Antibiotica gegen die Mutterkeime sich als unwirksam erwiesen hatten.

Zellwandwirksame Antibiotica:

   Ampicillin
   Carbenicillin
   Cephalosporin
   Cloxacillin
   Novobiocin
   Oxacillin
   Penicillin
   Sulfonamide
   Vancomycin

2. Auf die **Cytoplasmamembran** wirken – auch bei ruhendem Keim – folgende Antibiotica ein:

   Colistin
   Gentamycin
   Kanamycin
   Streptomycin

3. Andere Antibiotica wirken dadurch auf Mikroorganismen ein, indem sie deren **Proteinsynthese** hemmen. Dabei setzt diese antibiotische Wirkung zwar auch einen aktiven Stoffwechsel voraus, aber keine Teilung; allerdings ist die antibiotische Wirkung auf die Proteinsynthese in der Teilungsphase der Bakterien am stärksten:

   Chloramphenicol
   Erythromycin
   Lincomycin
   Rifamycin
   Tetracyclin

  aber auch durch:

   Gentamycin
   Kanamycin
   Streptomycin

Die **Bakterizidie** eines Antibioticums ist vor allem eine Frage der Konzentration und Einwirkungsdauer am Infektionsherd. Bei erwünschtem raschen Wirkungseintritt werden vorwiegend bakterizide Substanzen eingesetzt, also bei septischen, hochakuten oder chronisch-rezidivierenden Prozessen. Dabei können oft auch kurzzeitige hohe Konzentrationsspitzen im Blut und Gewebe schon bakterizid wirken, wie z.B. bei Penicillin oder Cephalosporin mittels Kurzzeitinfusion. An eine bakterizide Behandlung sollte sich eine bakteriostatische Nachbehandlung anschließen.

Bakterizid wirken:

> Ampicillin
> Carbenicillin
> Cephalosporin
> Cloxacillin
> Gentamycin
> Oxacillin
> Penicillin
> Polymyxin E
> Rifamycin
> Streptomycin
> Vancomycin

Eine **Bakteriostase** wird am sichersten durch gleichbleibende Durchschnittsspiegel im Blut und Gewebe erreicht, die mindestens die minimale Hemmkonzentration der Erreger überschreiten sollten. Dies wird vor allem durch orale oder i.m.-depotwirksame Applikation bzw. durch Dauerinfusion erreicht.

Bakteriostatisch wirken:

> Chloramphenicol
> Erythromycin
> Lincomycin
> Nalidixinsäure
> Sulfonamide
> Tetracycline
> Trimethoprim

In der Regel ist aber ohne gute körpereigene Abwehr keine Infektsanierung zu erreichen, gleich, ob bakterizide und/oder bakteriostatische Antibiotica eingesetzt werden.

Wesentlich für eine sichere bzw. effektive antibiotische Therapie sind **4 Voraussetzungen:**

1. Feststellung der Erreger-Art
2. Prüfung der Resistenz
3. Auswahl und Dosis des Antibioticums
4. Optimale Pharmakokinetik

Die **Pharmakokinetik** eines Antibioticums wird bestimmt durch eine Reihe von
Faktoren:

1. Resorptionsgröße und -geschwindigkeit
2. Hohe und lange Blutspiegel-Werte
3. Gute Gewebediffussion
4. Bindung an Serumeiweißkörper
5. Metabolisierung
6. Ausscheidung

Dabei bestimmen Resorptionsgeschwindigkeit und Ausscheidungsgröße die
Dosierungsintervalle. Außerdem bestehen deutliche Unterschiede in der Pharma-
kokinetik bzw. in der Wirksamkeit eines Antibioticums in Abhängigkeit von dem
Lebensalter des Patienten, der Krankheitsart und der Organfunktion.

Eine bakterielle Infektion sollte zwar nach Möglichkeit mit einem einzigen Antibioticum beherrscht werden, doch wird oftmals die Frage einer **Antibiotica-
Kombination** zur Diskussion stehen. An eine Antibiotica-Kombination knüpfen
sich folgende Erwartungen:

1. Erweiterung des Wirkungsspektrums
2. Verzögerung der Resistenzentwicklung
3. Verstärkung der Wirkungsintensität

Eine synergistische (additive bzw. potenzierte) Antibiotica-Wirkung ist nur dann
zu erreichen, wenn die eingesetzten Kombinationspartner einen unterschiedlichen
Angriffspunkt am Bakterium besitzen. *Eine Unterdosierung der verwendeten Antibiotica ist strikt zu vermeiden!* Es sollten auch keine Antibiotica kombiniert werden, die gleichartige Nebenwirkungen besitzen. *Vor allem ist die Kombination eines
primär-bakteriziden Antibioticums mit einem primär-bakteriostatischen Antibioticum
untersagt,* da hierbei ein Antagonismus auftritt, d.h. die bakterizide Wirkung wird
aufgehoben, weil durch die Bakteriostase die Teilungsfähigkeit des Erregers gehemmt bzw. völlig aufgehoben wird. Diese Stoffwechselaktivität ist aber für die
bakterizide Wirkung Voraussetzung. Die Kombination von Colistin, Gentamycin
oder Kanamycin mit einem bakteriostatisch-wirksamen Antibioticum ist deshalb
ohne Gefahr eines Antagonismus möglich, weil diese Antibiotica auch in der
Ruhepause der Bakterien wirksam sind.

Klinisch gut *bewährte Antibiotica-Kombinationen* sind z. B.:

Ampicillin + Gentamycin
Cephalosporin + Gentamycin
Tetracyclin + Gentamycin
Oleandomycin + Sulfonamide
Penicillin + Streptomycin

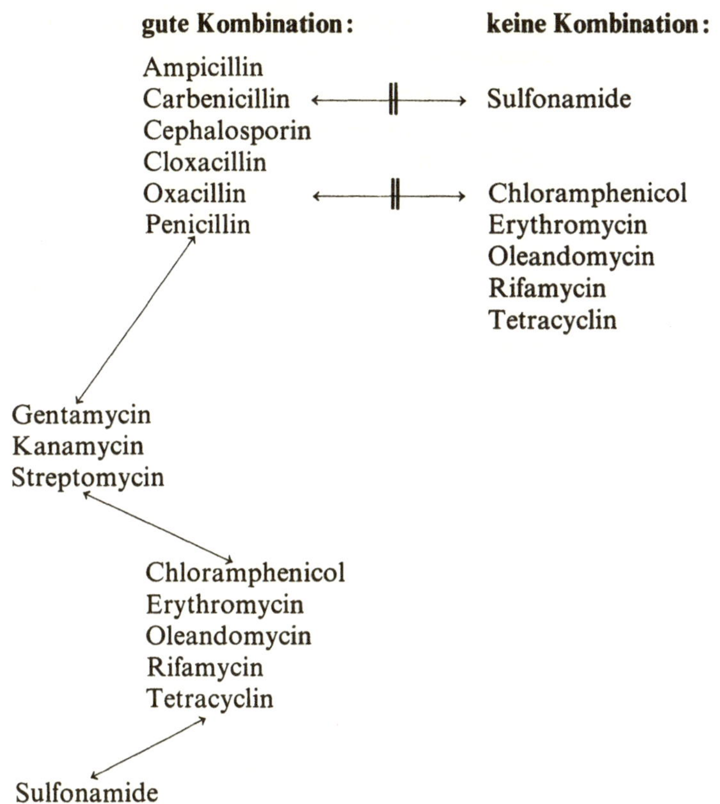

Zwar werden, i.allg. fixe (handelsfertige) Antibiotica-Kombinationen als unerwünscht angesehen, doch haben sich vor allem die Kombinationen von Ampicillin+Oxacillin (z.B. Totocillin®), von Carbenicillin+Oxacillin (z.B. Resistopen®), von Neomycin+Bacitracin (z.B. Nebacetin®), von Tetracyclin+Amphotericin B (z.B. Mysteclin®) und von Sulfamethoxazol+Trimethoprim (z.B. Bactrim®) klinisch gut bewährt.

Sicherlich ist die Kostenfrage einer ausreichend dosierten und ausreichend langen Antibiotica-Therapie von oft eindrucksvoller Bedeutung – vor allem natürlich bei einer Antibiotica-Kombination. Es sollte aber stets bedacht werden, *daß eine wirkungsvolle, aber teuere Antibiotica-Therapie immer billiger ist, als wenn sich infolge unzulänglicher Behandlung eine akute bakterielle Infektion in einen chronisch-rezidivierenden Krankheitsprozeß weiter entwickelt!*

Ein **Antibiogramm** ist zweifellos entscheidend wichtig, stellt aber keinen absoluten Therapiebefehl dar. Die Auswahl des Antibioticums und seine jeweilige Dosierung bzw. Applikationsform werden durch mancherlei klinische Gegebenheiten oder durch organismus- bzw. krankheitsbedingte Faktoren bestimmt.

Eine absolut antibiotische Selektiv-Wirkung gibt es wohl nicht. In der Regel wird jede Wirkung auch mit gewisser **Nebenwirkung** erkauft werden müssen. Jede Antibiotica-Anwendung stellt einen gangbaren Kompromiß zwischen erwünschter bzw. erhoffter Wirkung und Nebenwirkung dar, wobei ein Maximum an Wirkung mit einem Minimum an Nebenwirkung angestrebt wird. Besondere Vorsicht ist bei Kranken mit Leber- und Nierenschäden angebracht (Abbau, Umbau bzw. Ausscheidung des Antibioticums). Dabei können einige Antibiotica außerordentlich hoch dosiert werden – womit eine recht große therapeutische Breite erreicht wird –, da ihnen kaum bzw. keine dosis-abhängige Nebenwirkung anhaftet, z. B. Cephalosporin, Erythromycin, Lincomycin, Penicillin.

Für eine sachgemäße Antibiotica-Therapie sind an sich – wie dargelegt – der Erreger-Nachweis und die Resistenzbestimmung erforderlich. Diese **Idealforderung** ist jedoch bei Gallenwegserkrankungen nur selten zu erfüllen. So wird man in den meisten Fällen – wenn nicht sogar in der Regel – auf eine antibiotische Therapie ausweichen müssen, die sich hinsichtlich der Erregerart auf Vermutung oder allgemeine Häufigkeitszahlen – somit also auf Zufälligkeit stützt.

Für eine solche antibiotische Behandlung von Gallenwegsinfektionen müssen dennoch einige **Grundsätze** beachtet werden. So gelten als Voraussetzung:

1. Gute Ausscheidung des Antibioticums durch die Leber in aktiver Form
2. Ausreichend hoher Wirkspiegel in der Galle
3. Ausreichend hoher Blut- und Gewebsspiegel
4. Keine Leberfunktionsstörung

Die wichtigste Voraussetzung für eine wirklich effektive Antibiotica-Behandlung ist das Erreichen einer wirksamen Konzentration am Infektionsherd. Da die Erreger einer akuten Cholecystitis auch in der Gallenblasenwand nachweisbar sind, sind nicht nur die Antibiotica-Konzentrationen der Galle, sondern auch die erreichten Blut- und Gewebsspiegel für den therapeutischen Erfolg von entscheidender Wichtigkeit. Stets setzen aber die Antibiotica in der Behandlung der Gallenwegserkrankungen eine ausreichende Leberzellfunktion voraus, da ansonsten die Niere als Ausscheidungsorgan einspringt und die Galle-Wirkspiegel des Antibioticums entsprechend niedrig liegen bzw. unwirksam sind. Darüber hinaus kann ggf. ein Antibioticum zusätzliche lebertoxische Nebenwirkungen gegenüber einer vorgeschädigten Leberzelle entwickeln, die es gegenüber einer gesunden Leberzelle nicht besitzt.

Die verschiedenen Antibiotica weisen nun eine recht unterschiedliche **Gallengängigkeit** (Abb. 55) auf. Es ist verständlich, daß bei der Behandlung von Gallenwegsinfektionen die Frage der erreichbaren biologisch-aktiven Antibiotica-Konzentration in der Galle eine entscheidende Bedeutung hat:

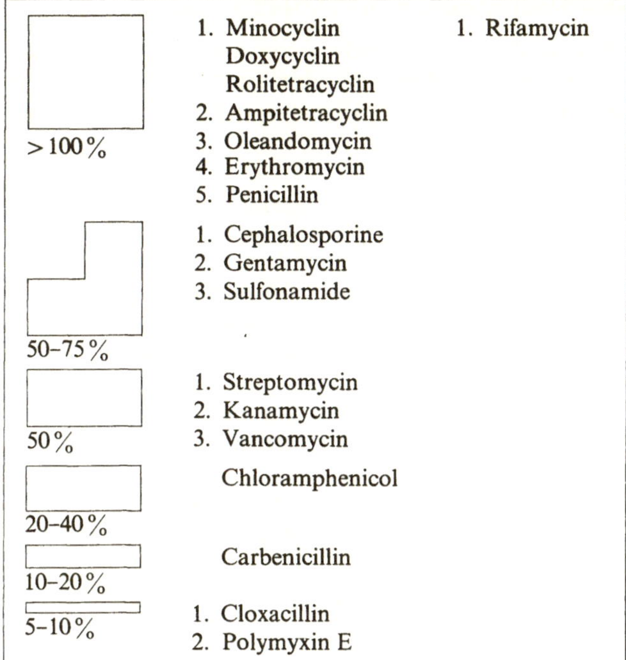

Abb. 55: Durchschnittlich erreichbare Konzentration in der Galle (in % der Serumkonzentration)

Antibioticum:	biologisch-aktive Konzentration in % der Serumkonzentration (SK):	Gesamtausscheidung des Antibioticums in die Galle:
Rifamycin	100 000–200 000 %	40–50 %
Tetracyclin	500–3 000 %	3–5 %
Erythromycin	400–800 %	20–30 %
Oleandomycin	400–800 %	20–30 %
Ampicillin	100–800 %	1–3 %
Penicillin	100–400 %	1–1,5 %
Cephalosporin	50–150 %	0,5–1 %
Gentamycin	50–75 %	0,5–0,7 %
Streptomycin	30–50 %	0,5–0,6 %
Kanamycin	30–50 %	0,4–0,6 %
Vancomycin	30–50 %	0,4–0,5 %
Chloramphenicol	20–50 %	0,1–0,3 %
Carbenicillin	10–20 %	0,1–0,15 %
Sulfonamide	50–200 %	0,5–1,5 %
Trimethoprim	50–200 %	0,5–1,5 %

Keine Gallengängigkeit weisen Nalidixinsäure und Nitrofuran auf.

Wenn auch meistens keine sichere Aussage über die Erregerart bei Gallenwegs-infektionen möglich ist, so kann im Einzelfall eine tabellarische Übersicht über die **Wirksamkeit** verschiedener Antibiotica bei gram-positiven bzw. gram-negativen Erregern wertvoll sein:

gram-positive Erreger:	gram-negative Erreger:	gram-positive und gram-negative Erreger:
Cloxacillin	Colistin	Ampicillin
Erythromycin		Cephalosporin
Lincomycin		Chloramphenicol
Oleandomycin		Gentamycin
Oxacillin		Kanamycin
Penicillin		Neomycin
Rifamycin		Paramomycin
Vancomycin		Streptomycin
		Tetracyclin

Für die **Dosierung** der verschiedenen Antibiotica bei Gallenwegsinfektionen können folgende Richtlinien gelten:

Bakterizider Wirkungstyp

(Eine Kombination innerhalb dieser Gruppe ist möglich)

Ampicillin	Amblosin®	3 × 2 g	oral/i. m./i. v.
	Binotal®	–4 × 2 (–5) g	Kurzinfusion
	u. a.		
Ampicillin	Totocillin®	3 × 3 g	oral/i. m./i. v.
+ Oxacillin	u. a.	–4 × 3 g	Kurzinfusion
Carbenicillin	Microcillin®	4 × 2 g	i. m./i. v.
	u. a.	–4 × 10 g	Kurzinfusion
Carbenicillin	Resistopen®	4 × 10 g	i. v.
+ Oxacillin	u. a.		Kurzinfusion
Cephalosporin	Cephalotin®	4 × 2 g	i. v.
	u. a.	–4 × 4 g	
Cephalexin	Oracef®	4 × 0,5 g	oral
		–4 × 1 g	
Cloxacillin	Gelstaph®	4 × 0,5 g	oral/i. v.
	u. a.	–4 × 1 g	
Oxacillin	Stapenor®	3 × 1 g	i. m./i. v.
	u. a.	–4 × 2 g	Kurzinfusion

Penicillin G	Penicillin Bayer® u.a.	1–100 Mega	i.m./i.v. Kurzinfusion
Propicillin	Baycillin® u.a.	3 × 0,4 Mega –3 × 1 Mega	oral
Vancomycin	Vancomycin®	1–2 (–3) g	Kurzinfusion Dauerinfusion

Bakterizider Wirkungstyp

(Keine Kombination innerhalb dieser Gruppe möglich!)

Gentamycin	Sulmycin® u.a.	3 × 40 mg –4 × 40 mg	i.m./i.v.
Neomycin	Bykomycin®	3 × 2 g	oral
Neomycin + Bacitracin	Nebacetin®	4 × 2 g	oral
Paromomycin	Humatin®	4 × 0,5 g –4 × 1 g	oral
Polymyxin E	Colistin®	3 × 1 Mega –3 × 2 Mega	i.m./i.v.

Bakteriostatischer Wirkungstyp

Chloramphenicol	Paraxin® Leukomycin® Chloromycetin®	2 × 1 g –3 × 1 g	oral/i.m./i.v.
Doxycyclin	Vibramycin® Vibravenös®	2 × 100 mg	oral/i.v.
Erythromycin	Erythrocin® Erycinum® u.a.	1–2 g	oral/i.v. Kurzinfusion
Lincomycin	Cillimycin® u.a.	4 × 500 mg 2 × 600 mg	oral/i.m./i.v.
Minocyclin	Klinomycin®	2 × 100 mg	oral
Rolitetracyclin	Reverin®	2 (–3) × 250 mg	i.m./i.v.
Sulfonamide	Durenat® Sulfuno® u.a.	1 (–2) × 0,5 g 2 × 0,5 g	oral/i.v. oral/i.v.
Sulfamethoxazol + Trimethoprim	Bactrim® u.a.	1 × 2 Tabl. –3 × 2 Tabl.	oral
Tetracyclin	Hostacyclin® u.a.	1–2 g	oral

Bei der antibiotischen Behandlung von Gallenwegsinfektionen stehen immer wieder einmal angebliche oder tatsächliche **Therapie-Versager** zur Diskussion. Aus dieser Beobachtung bzw. vermeintlichen Feststellung resultieren allzuleicht falsche oder sogar schädliche Schlußfolgerungen, so daß auf einige wesentliche Punkte hingewiesen sei:

1. *Falsche Indikationsstellung zur Antibiotika-Therapie:*
   a) Virusinfektion (abgesehen von Infektionen durch sog. große Viren)
   b) Falsch-Interpretation bakteriologischer Befunde
   c) Falsch-Interpretation serologischer bzw. humoraler Befunde
   d) kritiklose Prophylaxe

2. *Falsche Wahl des Antibiotikums:*
   a) Infolge Nicht-Gewinnbarkeit von Untersuchungsmaterial und somit des Fehlens eines Erreger-Nachweises erfolgte die Auswahl des Antibiotikums nach dem Prinzip der allgemeinen Erreger-Häufigkeit, der zufälligen gedanklich-theoretischen Überlegung oder nach dem Grundsatz der guten Gallengängigkeit.
   b) Infolge Unterlassung der Resistenzprüfung bei einem Erreger-Nachweis muß mit dem Vorliegen einer Bakterienresistenz gerechnet werden.
   c) Ein bakteriologisch negativer Befund kann durch ungezielte Vorbehandlung, vor allem mit einem Breitbandantibioticum, verursacht sein, ohne daß eine Dauersanierung erreicht war.
   d) Ein bakteriologisch negativer Befund kann auf dem Vorhandensein von L-Formen beruhen.
   e) Ein antibiotischer Therapie-Versager kann durch eine Fehldiagnose mit fehl-eingesetztem Antibiotikum bedingt sein.

3. *Falsche Dosierung des Antibiotikums:*
   a) Unterdosierung: Unterschreiten der erforderlichen Tagesdosis oder eine zu kurze Behandlungsdauer birgt die Gefahr der Resistenzentwicklung, der Chronizität des Krankheitsprozesses oder von Rezidiven in sich.
   b) Überdosierung: Überschreiten der maximalen Tagesdosis kann infolge frühzeitiger Nebenwirkungen zu vorzeitigem Abbruch einer vielleicht wirksam gewesenen Antibiotika-Therapie führen.

4. *Ungenügende Berücksichtigung der Pharmakokinetik:*
   a) Ungenügende Resorption
   b) Falsche Applikationsform
   c) Unzureichende Blutspiegelwerte
   d) Unzureichende Gewebs- bzw. Infektionsherd-Konzentrationen
   e) Störungen des Metabolismus bzw. der Ausscheidung

5. *Anwendung überalterter Antibiotika:*
   Das Verfallsdatum der Antibiotika muß unbedingt beachtet werden. Überalterte Tetracycline sind darüber hinaus sogar erheblich nephrotoxisch!

6. *Veränderte bakteriologische Situation:*
   a) Übersteigerte Erreger-Virulenz
   b) Exogene oder endogene Superinfektion
      Staphylococcen-Hospitalismus
   c) Entwicklung von L-Formen bzw. Persister
   d) Abszedierung, Empyembildung u. ä.
7. *Veränderte Abwehrlage des Organismus:*
   a) hochgradige körperliche Schwäche
   b) humorale Abwehrschwäche

Folgende **Antibiotika** kommen somit für die Behandlung einer Gallenwegs-
infektion in Frage, wobei die allgemeinen Grundsätze der Antibiotika-Therapie
(Auswahl des Antibiotikums, Applikationsform, Dosierung, Pharmakokinetik,
Therapiedauer, Nebenwirkungen u. a.) zu beachten sind:

1. *Tetracyclin, Doxycyclin, Minocyclin:*
   Breitbandmäßige Wirkung gegen die wichtigsten Erreger der Gallenwegsinfektion (Coli, Staphylococcen, Streptococcen, Enterococcen,
   Klebsiellen), jedoch keine Wirkung auf Pseudomonas aeruginosa,
   Proteus vulgaris. Allen Tetracyclinen kommt eine gute Gewebediffusion, sehr gute Gallengängigkeit (5–30 fache Serumkonzentration),
   eine gute Wirksamkeit auch auf extra- und intrazellulär gelegene Keime
   bei gleichzeitig langsamer Resistenzentwicklung zu. Es besteht jedoch
   eine Kreuzresistenz zwischen allen Tetracyclin-Derivaten. Dabei soll
   Minocyclin eine bessere Lipoidlöslichkeit sowie eine langsamere
   Resistenzentwicklung aufweisen. Bei entsprechender klinischer Überwachung und Dosierung sind Tetracycline auch bei ikterischen Patienten
   einsetzbar. Die Beachtung der verschiedenen möglichen Nebenwirkungen ist dringend geboten.

2. *Ampicillin:*
   Als Breitspektrum-Penicillin ist Ampicillin gegen praktisch alle Erreger
   einer Gallenwegsinfektion wirksam. Dabei werden hohe Wirkspiegel
   in der Galle erreicht (1–5–10fache Serumkonzentration), die unter
   günstigen Bedingungen noch wesentlich höher liegen können. Hervor-
   zuheben ist die gute Gewebediffusion und die relativ langsame Resistenzentwicklung. Ampicillin ist gut wirksam gegen gram-negative und gram-
   positive Erreger, einschließlich Proteus vulgaris und Salmonellen;
   keine Wirksamkeit besteht gegenüber Klebsiellen und Pseudomonas
   aeruginosa. Die Verabfolgung im 6-Stunden-Intervall scheint günstigere
   Ergebnisse zu bringen, wobei die Ampicillin-Lösung in der Dauertropf-
   infusion alle 6 Stunden wegen zunehmender Inaktivierung erneuert
   werden sollte. Das Bestehen einer Penicillin-Allergie ist eine strikte
   Kontraindikation für die Anwendung von Ampicillin!

3. *Rifampicin:*

Rifampicin wurde aus Streptomyces mediterran. entwickelt. Es besitzt ein breites Wirkspektrum gegen gram-positive und gram-negative Kokken, wobei es vorwiegend bakterizid wirksam ist. Die Wirkkonzentrationen der Galle sind enorm hoch, da es fast ausschließlich über die Leber ausgeschieden wird. Daher ist – solange eine gute biliäre Ausscheidung gewährleistet ist – die Anwendung von Rifampicin auch bei Niereninsuffizienz möglich. Die Verträglichkeit ist gut; auf eine Leberzellschädigung bzw. eine Cholestase ist zu achten. Vor allem ist bei Leberschädigung mit Kumulation zu rechnen. Ungünstig ist die relativ rasche Resistenzentwicklung vor allem gegenüber Staphylococcen.

4. *Oleandomycin:*

Oleandomycin gehört zu den Makrolid-Antibiotika (makrozyklische Laktone). Es wurde aus Streptomyces antibioticus isoliert und wirkt bakteriostatisch, wobei eine gute Wirksamkeit gegen gram-positive Kokken besteht. Es wird in hoher Konzentration über die Galle ausgeschieden (3–5–10fache Serumkonzentration). Nachteilig ist die relativ rasche Resistenzentwicklung und seine partielle Kreuzresistenz mit Erythromycin; infolge Sensibilisierung kann ein reversibler cholestatischer Ikterus auftreten. Bei Leberzellschädigung sollte daher Oleandomycin nicht eingesetzt werden.

5. *Erythromycin:*

Erythromycin gehört ebenfalls zu den Makrolid-Antibiotika. Als Schmalspektrum-Antibiotikum wirkt es gut gegen gram-positive Kokken. In der Galle werden relativ hohe Konzentrationen erreicht (2–4–8-fache Serumkonzentration), wobei angeblich Erythromycin-Stearat die beste Gallengängigkeit aufweist Die Verträglichkeit ist bei oraler Applikation gut, bei intravenöser Verabfolgung sind gewisse Vorschriften einzuhalten. Beachtenswert ist, daß Erythromycin-Estolat relativ häufig zu einem reversiblen cholestatischen Ikterus führt, besonders bei bestehender Leberzellschädigung. Nachteilig ist die rasche Resistenzentwicklung und die teilweise Kreuzresistenz mit Oleandomycin und Lincomycin.

6. *Penicillin G:*

Die Wirksamkeit gegen gram-positive Kokken ist gut, wobei auch extra- und intrazellulär gelegene Keime erreicht werden. Auf proliferative Erreger wirkt Penicillin bakterizid. Bei Leberschäden besteht eine verzögerte Ausscheidung in die Galle, die bei intakter Leberzelle relativ gut ist (1–3fache Serumkonzentration). Es besteht eine langsame Resistenzentwicklung im Sinne der Mehrstufenresistenz. Bei hoher Dosierung (40–60 Mega als Infusion) werden auch coliforme Erreger, Proteus und Salmonellen erreicht.

Dementsprechend bietet sich bei *typhöser Cholecysto-Cholangiopathie*
folgende Behandlung an: 30–50 Mega Penicillin als tägliche Infusion
über 5 Tage; anschließend Cholecystektomie mit Sanierung der großen
Gallenwege; postoperative Therapie mit Ampicillin und nachfolgende
Weiterbehandlung mit Chloramphenicol.

7. *Cephalosporine:*
Eine geringere Gallengängigkeit weisen die Cephalosporine auf (etwa
50–75 % der Serumkonzentration). Sie wirken gegen gram-positive und
gram-negative Erreger, während sie gegen Pseudomonas aeruginosa
und Proteus vulgaris unwirksam sind. Die sekundäre Resistenzentwicklung erfolgt nur langsam und relativ selten; es besteht Kreuzresistenz mit Oxacillin und Cloxacillin sowie eine partielle Kreuzresistenz mit Ampicillin und Carbenicillin. Bei Niereninsuffizienz kann
intravenös-verabfolgtes Cephalosporin, das in der Leber abgebaut wird,
normal dosiert werden; dagegen ist die Kombination mit Gentamycin –
das ansonsten eine klinisch sehr bewährte Antibiotika-Kombination
ergibt – wegen einer potenzierten Nephrotoxizität kontraindiziert.

8. *Gentamycin:*
Gentamycin weist eine bakterizide Wirksamkeit gegenüber Erreger
sowohl im Teilungs- als auch im Ruhestadium auf. Diese gute Wirksamkeit erstreckt sich auch auf Problemkeime wie Pseudomonas aeruginosa,
Klebsiellen, Proteus und Salmonellen; resistent sind Enterokokken.
Eine Resistenzentwicklung wird nur selten beobachtet; eine partielle
Kreuzresistenz kann sich gegen Kanamycin und Streptomycin entwickeln. Eine potenzierte Antibiotika-Wirkung ist bei einer Kombination
des Gentamycin mit Ampicillin oder Cephalosporin zu erwarten.

9. *Sulfonamide:*
Die Sulfonamide sind zu Unrecht bei der Behandlung der Gallenwegsinfektionen in den Hintergrund getreten; bei Beachtung der Nebenwirkungen und bei Prüfung der Leberfunktion können Mittelzeit- oder
Langzeit-Sulfonamide im Einzelfall durchaus mit Erfolg in den Therapieplan einbezogen werden. Sulfonamide wirken auf Erreger in der Teilungsphase durch Hemmung der Folsäuresynthese, möglicherweise
auch durch Inaktivierung anderer Fermente. Das bakterielle Wirkungs-
spektrum der Sulfonamide ist relativ groß. Eine Resistenzentwicklung
ist nach längerer Behandlungszeit möglich, wobei jedoch keine Kreuzresistenz mit Antibiotika besteht.

10. *Streptomycin, Kanamycin:*
Streptomycin weist zwar eine relativ breite Wirksamkeit im Sinne einer
Bakterizidie gegenüber gram-negativen und gram-positiven Erregern
auf, doch ist seine Gallengängigkeit relativ gering. Nachteilig ist auch
seine rasche Resistenzentwicklung und seine Kreuzresistenz gegenüber

Kanamycin und Gentamycin. Dennoch kann es im Einzelfall bei Gallenwegsinfektionen mit Problemkeimen – auch in Kombination – von guter Wirksamkeit sein.

Auch Kanamycin wirkt vorwiegend bakterizid, wobei jedoch intrazellulär gelegene Keime nicht erreicht werden. Die Ausscheidung in die Galle ist relativ gering (maximal 50% der Serumkonzentration). Als Hauptindikationen gelten therapeutisch schwer zu beeinflussende Infektionen durch Proteus, Staphylococcus aureus, Salmonellen und Klebsiellen.

11. *Vancomycin:*

Vancomycin wirkt bakterizid auf gram-positive Erreger, während gram-negative Keime resistent sind. Eine Resistenzentwicklung unter der Therapie ist bisher nicht bekannt geworden, auch keine Kreuzresistenz mit anderen Antibiotika! Die Ausscheidung von Vancomycin in die Galle ist relativ gering (maximal 50% der Serumkonzentration). Die Applikation erfolgt ausschließlich in Form der intravenösen Infusion. Besonders bei schweren Staphylococcen-Infektionen kommt dem Vancomycin eine größere klinische Bedeutung zu.

12. *Chloramphenicol:*

Chloramphenicol aus Streptomyces venecuelae wirkt als Breitband-Antibiotikum bakteriostatisch gegen gram-positive und gram-negative Erreger, und zwar intra- und extrazellulär. Lediglich gegenüber Pseudomonas aeruginosa besteht keine Wirksamkeit. Die Neigung zur Resistenzentwicklung ist gering; es besteht keine Kreuzresistenz zu anderen Antibiotika. Bei guter Gewebediffusion ist die Ausscheidung über die Galle nur gering (20–40% der Serumkonzentration). Bei stärkerer Leberzellschädigung ist die Halbwertzeit des Chloramphenicol infolge verminderter Koppelung an Glucuronsäure deutlich verlängert, so daß mit verstärkten Nebenwirkungen zu rechnen ist. Bei intakter Leber wird es relativ schnell zu unwirksamen Metaboliten abgebaut. Wichtig ist die Beachtung der Kontraindikationen und eventuellen Nebenwirkungen. Die Gesamtdosis von 30 g (etwa 14 Tage) sollte bei Erwachsenen – abgesehen von Einzelfällen – nicht überschritten werden.

13. *Carbenicillin:*

Die relativ schlecht-gallengängigen Carbenicilline (10–20% der Serumkonzentration) wirken als Breitspektrum-Penicillin vorwiegend bakterizid. Sie sind vor allem bei den Problemkeimen Proteus vulgaris und Pseudomonas aeruginosa wirksam, insbesondere bei Kombination mit Gentamycin bzw. Polymyxin E. Unempfindlich sind Penicillin-G-resistente Staphylococcen und Klebsiellen. Bei Penicillin-Allergie sind Carbenicilline kontraindiziert. Nachteilig ist die rasche Ausscheidung durch die Nieren. Eine orale Applikation ist nicht möglich; am besten erfolgt die Anwendung als i. v. Kurzinfusion.

Eine bakterizid-gut-wirksame Kombination liegt im Carbenicillin + Cloxacillin vor, die ein fast lückenloses Bakterienspektrum – auch penicillinase-bildende Staphylococcen – erfaßt. Allerdings ist die Gallengängigkeit nicht besonders günstig (5–10 % der Serumkonzentration), so daß relativ hohe Dosen bei Gallenwegsinfektionen erforderlich sind.

14. *Polymyxin E:*
Von der Polymyxin-Gruppe (B, E) ist vor allem Polymyxin E bedeutsam, das eine bakterizide Wirkung auf ruhende und sich vermehrende Keime mit Angriffspunkt an der Cytoplasmamembran besitzt. Dabei werden vorwiegend extrazellulär gelegene gram-negative Erreger erfaßt. Resistent sind Proteus und gram-positive Bakterien. Eine Resistenzentwicklung erfolgt nur selten und verzögert. Die Gallengängigkeit ist nur sehr gering, so daß Polymyxin E nur im Einzelfall bei ansonsten resistenter Bakterien-Population zur Anwendung kommen wird, wobei auf gute Nierenfunktion zu achten ist.

15. *Trimethoprim:*
Trimethoprim (1962) ist ein neu entwickeltes Chemotherapeutikum, das sich für die Langzeitbehandlung von Gallenwegsinfektionen gut bewährte. Es wirkt, gleich wie Sulfonamide, über die Folsäuresynthese-Hemmung bakteriostatisch, in Verbindung mit einem Mittelzeitsulfonamid potenziert, z. T. bakterizid gegen gram-positive und gram-negative Erreger. Zur Langzeitbehandlung, wie bei chronischen Gallenwegsinfektionen oftmals erforderlich, genügt die tägliche Gabe von 2 × 1 Tablette.

5. Antiparasitologica

Parasitäre Erkrankungen der Gallenwege sind in unseren Breiten noch relativ selten, jedoch (infolge Massentourismus auch in fernere Länder, internationaler Reiseverkehr, Gastarbeiter u. a.) in steter Zunahme begriffen.

1. Askaridiasis

So hat besonders die Askaridiasis – vorwiegend aus dem türkisch-persischen Raum eingeschleppt – eine starke Häufigkeitszunahme erfahren. Ihr Nachweis gelingt nicht nur mittels Stuhl- oder Duodenalsaft-Untersuchungen oder durch den direkten Wurmbefund (Abb. 86), sondern auch röntgenologisch durch röhrenförmige Aussparung des Wurmes im kontrastgefüllten Dünndarm (Abb. 39). Im Schrifttum liegen mehrere Mitteilungen über gefährliche Einwanderungen von

Ascaris lumbricoides in den Choledochus bzw. die Gallenwege mit Entwicklung einer Cholangitis (s. S. 222) und mit teilweise sogar tödlichem Ausgang vor.

> *Therapie:* Die Piperazin-Salze sind heute die Mittel der Wahl, mit denen eine Heilungsquote von nahezu 100% erreicht werden kann. Nicht mehr indiziert sind Ol. chenopodii und Santonin. Verabfolgt werden 70–75 mg/kg KG Piperazin-Salze (Tasnon® u. a.) – bis maximal 3 g täglich – in 2–3 Einzeldosen während 2 Tage. Eine Wiederholungskur ist nach 3–4 Wochen indiziert.

2. Lambliasis

Aber auch die Lambliasis ist weit häufiger die Ursache einer bislang „therapieresistenten" Gallenwegserkrankung als bisher angenommen wurde (s. S. 222).

> *Therapie:* Das Mittel der Wahl bei Lambliasis ist Acranil® (3 × 0,1 g, 5–8 Tage, unzerkaute Einnahme nach dem Essen mit reichlich Flüssigkeit). Es kommen aber auch Clont® (2 × 0,25 g, 6 Tage) oder Atebrin® (3 × 0,1 g, 5–8 Tage) in Frage.

3. Strongyloidiasis

Gegen Befall mit Strongyloides stercoralis (Zwergfadenwurm) haben sich die grünblauen Cyanin-Farbstoffe als außerordentlich wirksam erwiesen: Telmid® (3 × 100 mg, 14–21 Tage, Einnahme 2 Stunden nach dem Essen) und Dilombrin®. Aber auch Molevac® (5 mg/kg KG) sowie Mintezol® (50 mg/kg KG in 2 Einzeldosen während 2 Tage) sind von guter Wirksamkeit.

4. Fascioliasis

Infektionen des Menschen mit Fasciola hepatica sind (noch) relativ selten, aber doch im Schrifttum in zahlreichen Beobachtungen dargelegt, insbesondere in fernöstlichen Ländern. Vor allem die chronische Verlaufsform mit Cholecystitis und Cholangitis ist erwähnenswert (s. S. 223) (Abb. 87).

> *Therapie:* Als Mittel der Wahl kommen Emetinhydrochlorid und Dehydroemetin in Frage (40–65 mg i. v., evtl. sc., im., 8–10 Tage). Weiterhin werden Resochin® (0,45–0,60 mg, 3 Wochen) und Entobex® (500 mg täglich, 10 Tage) empfohlen, sowie Bithinol (30 mg/kg KG, 10 Tage).

5. Clonorchiasis, Opisthorchiasis

Ein zuverlässig wirksames Anthelminthicum ist bislang gegen diese beiden Trematoden-Infektionen mit Clonorchis sinensis und Opisthorchis felineus nicht bekannt. Als einigermaßen wirksam werden Jonit® (3 × 100 mg), Telmid® (3 × 100 mg, 14–21 Tage), Hetol® (50 mg/kg KG) und Resochin® (0,75–1.5 g, 14–42 Tage!) empfohlen.

6. Amoebiasis

Bei Amoeben-Hepatitis und Amoeben-Leberabszeß ist Resochin® das Mittel
der Wahl, da es sich in der Leber selektiv anreichert (3 × 0,25 g, 7–14 Tage, 2 × 0,25 g,
7–14 Tage). Es sollte mit Emetinhydrochlorid (allerdings in reduzierter Dosis:
0,03–0,05 g/Tag, i.v.) kombiniert werden.

Chinolin-Derivate, Antibiotika oder Arsenpräparate sind unwirksam bzw. kontraindiziert. Bei sehr großen Amoeben-Abszessen können Punktion mit Absaugen
des Eiters und nachfolgende Spülung bzw. lokale Instillation von Resochin®+
Emetin in Frage kommen.

6. Trinkkur, Kurbehandlung

*Trinkkuren und Kurort-Behandlung stellen eine wertvolle Ergänzung der konser-
vativen Behandlung chronischer Gallenwegserkrankungen und des Zustandes nach
Cholecystektomie dar.*

1. Krenotherapie (Trinkkur)

Als wirksames Prinzip der Krenotherapie (Trinkkur) ist das Anion SO_4, gekoppelt
an Magnesium oder Natrium, anzusehen, denen eine choleretische Wirkung zukommt. Während $NaSO_4$ nur choleretisch wirkt, fördert $MgSO_4$ zusätzlich auch
die Cholekinese. Als besonders geeignet haben sich Mineralwässer erwiesen,
deren Ionenkonzentration dem Blut-pH gleicht.

Das nahezu vollständig resorbierte *Mg-Ion* hat folgende günstige Eigenschaften:

Cholerese-Verstärkung
Cholekinese-Verstärkung
Spasmolytische Wirkung
Sedative Wirkung
Verbesserung der Entgiftungsfunktion der Leber
Verbesserung der Leberzell-Glykoneogenese
Laxierende Wirkung

Die Trinkkur mit Glaubersalz ($NaSO_4$), vor allem aber mit Bittersalz ($MgSO_4$)
ist also durchaus in der Lage, Gallenstauungen, Dyskinesien, Cholangitis und
steinlose chronische Cholecystitis, Zustand nach Cholecystektomie günstig
zu beeinflussen. *Der therapeutische Erfolg wird sich insbesondere unter den günstigen
Bedingungen eines diätetisch geführten Sanatoriums und den psychovegetativ ent-
spannenden Einflüssen eines von Hektik, Show- und Lärm-Belästigungen sich noch
bewußt freihaltenden Kurortes einstellen.*

Etwa 6–12 Wochen nach Cholecystektomie ist eine Trinkkur in einem fachlich
geleiteten Sanatorium eines entsprechenden Kurortes von ganz nachhaltigem
Effekt und kann sehr befürwortet werden!

Eine Trinkkur mit günstig zusammengesetzten Mineralwässern wird auch gleichzeitig die oft bestehenden *Magen-Darmstörungen* günstig beeinflussen. Gerade solche Störungen stellen häufig pathogenetische Faktoren für Gallenwegserkrankungen dar. So werden nachhaltige Wirkungen auf die Magensekretion beobachtet mit nachfolgend besserer Speisenverträglichkeit und Verringerung von Schmerzzuständen, aber auch eine Verbesserung der oft durch Gallensäurenmangel, Bewegungsarmut, Fehlernährung und Laxans-Gebrauch unterhaltenen *Darmträgheit*. Dabei führen vor allem kalte Sulfat-Wässer zu einer Peristaltik-Anregung. Die Wirkung der Sulfat-Wässer hängt nicht nur von der Trinkmenge und dem jeweiligen Gehalt an $MgSO_4$ ab, sondern auch von dem gleichzeitigen Gehalt an NaCl, da NaCl die Resorption von $MgSO_4$ vermindert und so die laxierende Wirkung des $MgSO_4$ verstärkt wird. Aber auch der zusätzliche Gehalt an doppeltkohlensaurem Natron ($NaHCO_3$) ist für die günstige Wirkung von Mineralwässern bei Gallenwegserkrankungen wichtig.

Kontraindiziert für eine Trinkkur sind: akut-entzündliche Cholecystitis, akute Exacerbationen eines chronischen Prozesses, Empyeme, Cholelithiasis mit multiplen kleinen Steinen, Choledocholithiasis und stärkere entzündliche Lebererkrankungen.

Demgegenüber sprechen Gallensteinträger – auch Gallensteinkranke – mit noch gut erhaltener Gallenblasenfunktion oft günstig auf eine Trinkkur an.

Die **Definition des Mineralwasser-Begriffes** wird in den einzelnen Ländern geringfügige Abweichungen aufweisen, legt aber stets einen exakt meßbaren Unterschied zwischen Quell-(Trink-)wasser und Mineralwasser fest. In Deutschland sind der Definition die sog. „Nauheimer Beschlüsse" (1911) zugrunde gelegt, die sich auf die grundlegenden Arbeiten von GRÜNHUT stützen. Die heute gültige, revidierte Fassung hat folgenden Wortlaut (auszugsweise):

> „Natürliche Heilwässer stammen aus Heilquellen, die natürlich zu Tage treten oder künstlich erschlossen sind. Sie müssen medizinisch nachgewiesene krankheitsheilende, -lindernde oder -verhütende (gesundheiterhaltende und gesundungsfördernde) Eigenschaften haben.
>
> Ihre chemischen und physikalischen Eigenschaften sind durch Heilwasseranalysen nachzuweisen und durch Kontrollanalysen laufend zu überprüfen.
>
> Durch hygienische Untersuchungen ist sicherzustellen, daß die natürlichen Heilwässer an ihren Austrittsstellen wie auch am Anwendungsort den allgemein üblichen hygienischen Anforderungen an ein Trinkwasser entsprechen.
>
> a) Wässer, die mehr als 1 g pro Kilogramm gelöste feste Mineralstoffe enthalten,
>
> b) Wässer, die unabhängig vom Gesamtgehalt an gelösten festen Mineralstoffen besonders wirksame Bestandteile enthalten. Der Gehalt an

wirksamen Bestandteilen muß mindestens folgende Grenzwerte erreichen:

1. Eisenhaltige Wässer   = 10 mg Eisen/kg
2. Arsenhaltige Wässer   = 0,7 mg Arsen/kg
3. Jodhaltige Wässer   = 1 mg Jodid/kg
4. Radonhaltige Wässer   = 18 Nanocurie/Liter
5. Kohlensäurewässer   = 1000 mg freies gelöstes CO_2/kg
6. Schwefelhaltige Wässer   = 1 mg Schwefel/kg

c) Wässer, deren Temperatur von Natur aus höher als 20° C ist (= Thermen),

d) Alle Grenzwerte (mit Ausnahme der Temperatur) gelten für die Kurmittel am Orte der Verwendung, also z.B. in der Badewanne, im Trinkglas usw. sowie für Versandheilbrunnen in der Flasche am Tag der
Verwendung."

Für die *Festlegung der Indikation* eines bestimmten Mineralwassers sind die chemische Zusammensetzung sowie physikalische Daten von entscheidender Bedeutung. Zur **Feststellung des Charakters** eines Mineralwassers dienen die mg/kg
Ionen-Menge, die Millival-Angabe und die Millival-Prozentwerte:

mg/kg-Wert: Hierunter versteht man die Angabe der Menge an Ionen in
mg pro kg Mineralwasser.

Millival-Wert: Der Millival-Wert gibt den Quotienten aus der Konzentration
des einzelnen Ions durch sein Äquivalentgewicht an. (Das hier
gebrauchte Äquivalentgewicht errechnet sich aus Atomgewicht des betreffenden Elementes dividiert durch seine
Wertigkeit.) Die Summe der Anionen (in mval) muß mit der
Summe der Kationen (in mval) übereinstimmen.

Millival-%-Wert: Die Summe der mval wird gleichgesetzt mit 100 % und hieraus
wird der prozentuale Anteil der einzelnen Bestandteile errechnet. Diese mval-%-Werte legen maßgeblich den Charakter eines Mineralwassers fest, wobei ein Mindestwert von
20 mval-% überschritten werden muß. Die Benennung der
Wässer erfolgt in absteigender Reihenfolge an mval-%-Gehalt
von Anionen.

Entsprechend der sich aus der chemischen Analyse ergebenden Charakteristik
unterscheidet man:

1. a) *Chloridwässer*
   b) Chlorid-Hydrogencarbonatwässer
   c) Chlorid-Sulfatwässer
   d) Chlorid-Sulfat-Hydrogencarbonatwässer
   e) Chlorid-Hydrogencarbonat-Sulfatwässer

2. a) *Hydrogencarbonatwässer*
   b) Hydrogencarbonat-Chloridwässer
   c) Hydrogencarbonat-Sulfatwässer
   d) Hydrogencarbonat-Chlorid-Sulfatwässer

3. a) *Sulfatwässer*
   b) Sulfat-Chloridwässer
   c) Sulfat-Hydrogencarbonatwässer
   d) Sulfat-Chlorid-Hydrogencarbonatwässer

Den verschiedenen **sulfat-haltigen Mineralwässern** sind nun folgende Kurorte zuzuordnen:

Chlorid-Sulfatwässer:
Grund, Ingelfingen, Königshofen, Mergentheim, Münder, Oeynhausen, Pyrmont, Salzuflen, Windsheim.

Chlorid-Sulfat-Hydrogencarbonat-Wässer: Stuttgart-Cannstatt.

Chlorid-Hydrogencarbonat-Sulfatwässer: Kissingen, Salzig.

Hydrogencarbonat-Sulfatwässer: Bertrich, Ditzenbach, Triburg, Fallersleben, Griesbach, Hermannsborn, Imnau, Lippspringe, Peterstal, Pyrmont.

Hydrogencarbonat-Chlorid-Sulfatwässer: Bocklet, Salzig.

Sulfatwässer: Dankersen, Eilsen, Füssen, Holzhausen, Hüsede, Kreuth, Meinberg, Nenndorf.

Sulfat-Chloridwässer: Hersfeld, Mergentheim, Münder, Salzuflen, Windsheim.

Sulfat-Hydrogencarbonatwässer: Bentheim, Brückenau, Triburg, Dürrheim, Hermannsborn, Hersfeld, Hindelang, Holzhausen, Krozingen, Lippspringe, Pyrmont, Rietenau, Rippoldsau, Sebastiansweiler.

Sulfat-Chlorid-Hydrogencarbonatwässer: Münder.

Als ausgesprochen günstig für Gallenwegserkrankungen haben sich folgende **Kurorte** *und folgende dort vorhandene Mineralwässer erwiesen* (wobei auch diese Aufstellung – wie ebenso die vorangegangene Zusammenstellung – keinen Anspruch auf Vollständigkeit erheben will):

1. Bertrich	$Na-HCO_3-SO_4$-Therme
2. Driburg	$Ca-Mg-SO_4-HCO_3$-Säuerling
3. Grund	$Na-Cl-SO_4$
4. Hersfeld	$Na-Ca-SO_4-Cl$
5. Holzhausen	$Ca-Na-SO_4-HCO_3$
6. Hüsede	$Ca-SO_4$
7. Ingelfingen	$Fe-Na-Cl-SO_4$
8. Kissingen	$Na-Ca-Cl-HCO_3-SO_4$-Säuerling
9. Königshofen	$Na-Cl-SO_4$
10. Kreuth	$Ca-Mg-SO_4$

11.	Lippspringe	Ca—SO_4—HCO_3-Therme
		Ca—Na—SO_4—HCO_3
		Ca—Na—HCO_3—SO_4-Therme
12.	Melle	Na—Cl—SO_4
13.	Mergentheim	Ca—Na—SO_4—Cl
		Na—Cl—SO_4
		Na—Cl—SO_4-Säuerling
14.	Münder	Na—Ca—Cl—SO_4
15.	Pyrmont	Ca—Mg—SO_4—HCO_3-Säuerling
		Ca—Mg—HCO_3—SO_4-Säuerling
		Na—Ca—Cl—SO_4-Säuerling
16.	Rietenau	Ca—SO_4—HCO_3
17.	Salzig	Na—Cl—HCO_3—SO_4-Säuerling
18.	Stuttgart-Cannstatt	Na—Ca—Cl—SO_4—HCO_3-Säuerling
19.	Windsheim	Na—Ca—Cl—SO_4

Daneben geben noch folgende **Kurorte** *mit folgenden Mineralwässern die Behandlung von Gallenwegserkrankungen als Heilanzeige an:*

1.	Bodendorf	Fe—Na—Mg—HCO_3-Thermal-Säuerling
2.	Godesberg	Na—Mg—HCO_3—Cl-Säuerling
3.	Homburg v. d. Höhe	Na—Ca—Cl—HCO_3
4.	Neuenahr	Na—Mg—HCO_3-Thermal-Säuerling

2. Balneotherapie (kurörtliche Bäderbehandlung)

Unter Balneotherapie versteht man kurörtliche Bäderbehandlung mit natürlichen ortsgebundenen Heilmitteln (= Heilwässer, Heilgase, Peloide). Dabei greifen weitere Milieufaktoren heilend in den Krankheitsprozeß ein: Die Herausnahme aus Alltag, Beruf und Familie, diätetische Ernährung, methodisch-konsequente und fachärztliche Betreuung, psycho-vegetative Entspannung, Gymnastik, Klimareize, Mechanismen also, die der psychosomatischen Medizin entnommen sind, die aber nur schwer direkt in meßbaren Zahlen ausgedrückt werden können.

Für Gallenwegserkrankungen hat sich vor allem die **Peloid-Behandlung** als günstig erwiesen, wobei Packungen mit Schlamm, Moor oder Fango bzw. Parafango auf die Leber-Gallenblasengegend verabfolgt werden. Hierdurch können Wärmegrade (50–55° C) auf diesen Körperbereich über einen Zeitraum (30–40 Minuten) übertragen werden, die ansonsten im Wasserbad bereits zu Verbrennungen führen würden. Durch diese gleichförmige intensive Wärmezufuhr kommt es – sei es direkt oder indirekt-reflektorisch – zu einer deutlich meßbaren Zunahme der Durchblutung im Bereich von A. hepatica und V. portae bei gleichzeitiger Öffnung der V. hepatica-Sperre, wodurch nicht nur Cholerese-Steigerung, sondern auch verbesserter Lymphfluß und vegetative Umschaltung in den betroffenen Bereichen erklärbar sind. Der Kranke gibt subjektiv ein Gefühl der Schmerzlösung und der wohltuenden Entspannung an.

Die *Indikationsstellung* zur Krenotherapie wie auch zur Balneotherapie erfordert eine sehr gewissenhafte Untersuchung des Patienten mit klarer Kenntnis der vorliegenden organbezogenen Befunde und eine sichere Erfahrung in der Anwendung der ortsgebundenen Heilmittel sowie der nicht-ortsgebundenen Peloide. *Klare Operations-Indikationsstellungen sind klare Kontraindikationen für eine Kurortbehandlung* – es sei denn, daß mit milden, vorsichtigen Maßnahmen ein besserer praeoperativer Allgemeinzustand und gebesserter Lokalbefund bewußt erreicht werden sollen! Stets muß bei Anwendung von Peloiden damit gerechnet werden, daß eine ruhende Entzündung zum Aufflackern gebracht werden kann. Dementsprechend stellt eine Cholangitis eine *Kontraindikation* für die Anwendung von Peloiden jedweder Art dar; auch Empyeme oder chronisch-entzündliche Gallenblasenprozesse mit entsprechenden humoralen Befunden sind für eine solche Balneotherapie nicht geeignet bzw. sollten nur von einem sehr erfahrenen Balneo-Therapeuten mit milden balneologischen Maßnahmen in vorsichtig-abgestufter Verordnungsweise behandelt werden.

Eine günstige Wirkung üben Peloide vor allem bei Dyskinesien und bei Zustand nach Cholecystektomie aus, wobei jedoch ein Zeitraum von mindestens 8–9 Wochen nach der Operation vergangen und die Wundheilung glatt verlaufen sein soll und darüber hinaus keine Fistelsekretionen u.ä. mehr bestehen dürfen.

Es muß nochmals mit allem Nachdruck und mit allem Ernst darauf hingewiesen werden, daß eine klare operative Indikationsstellung nicht durch eine Trinkkur oder Kurortbehandlung beseitigt und zur konservativen Behandlungsindikation umfunktioniert werden darf! Durch eine solche Handlungsweise oder durch die stille Duldung dieser eigenwilligen Indikationsstellung wird dem guten Ruf der fachlich geleiteten Kurortbehandlung geschadet und letztlich vor allem der Patient in komplikative Gefahren gebracht.

Bei klarer Detail-Diagnose, bei sachgemäßer Auswahl des Kurortes und bei fachärztlicher Betreuung am Kurort steht der unschätzbare Nutzen einer Trinkkur und Balneotherapie bei Gallenwegskranken außer Zweifel. Der Erfolg beruht auf einem Komplex verschiedener Einwirkungen auf den Organismus – *es gilt, die heilsame Komposition aller zur Verfügung stehenden Möglichkeiten der Kurortbehandlung optimal auszunutzen.*

So kann vor allem die Behandlung der beschwerdereichen, aber auch schwer diagnostisch faßbaren funktionellen Gallenwegserkrankungen in einem Kurort sehr erfolgreich sein. Doch sollte man immer der ernüchternden Feststellung

146

eingedenk bleiben, *daß zur erfolgreichen Behandlung funktioneller Gallenbeschwerden sowohl die große Kenntnis eines Internisten als auch die tiefe Weisheit eines Philosophen erforderlich sind.*

Man ist fast geneigt anzunehmen, daß aus dieser philosophischen Weisheit heraus Wilhelm Busch dem wohlbeleibten Junggesellen Tobias Knopp und der kurörtlichen Behandlung mit Kurpark, Kurkonzert und Trinkkur jene Zeilen widmete:

> „Draussen, wo die Blumen spriessen,
> Karolsbader Salz geniessen,
> und melodisch sich bewegen
> ist ein rechter Himmelssegen
> und es steigert noch die Lust,
> wenn man immer sagt: Du musst!"

7. Substitutions-Behandlung

Sowohl in der prae- oder postoperativen Behandlungszeit als auch bei ausschließlich konservativer Therapie werden immer wieder einmal substituierende Maßnahmen in Frage kommen:

1. Eine **chronisch-atrophische Gastritis,** die mittels Gastroskopie und gezielter Biopsie bzw. mittels ungezielter, wiederholter Saugbiopsie und fraktionierter Magensaftuntersuchung nach Pentagastringabe, ggf. auch durch zusätzliche Anwendung der Endoradio-Sonde abgeklärt ist, kann erhebliche Beschwerden verursachen. Eine Abgrenzung solcher Magenbeschwerden gegenüber Gallenwegserkrankungen kann recht schwierig sein.

   Bei der *Behandlung* haben sich uns die oft monate- bis jahrelange Verabfolgung von Azupanthenol-Tropfen®, HCl-Ferment-Präparate wie Enzynorm forte® u.ä. gut bewährt.

2. Eine **Pankreas-Hypofermentie** bzw. -Dysfermentie wird – auch wenn klinisch schwer oder überhaupt nicht erfaßbar – gelegentlich als Ursache von erheblich störenden Verdauungsbeschwerden anzuschuldigen sein. Oftmals rechtfertigt eine Besserung oder sogar Beseitigung der Störungen die Anwendung entsprechender Fermentpräparate, auch im Sinne einer Wahrscheinlichkeitsdiagnose „ex iuvantibus".

   Für die *Behandlung* stehen Pankreon forte®, Combizym comp.® u.ä. zur Verfügung, die ausreichend hoch dosiert und zu jeder Mahlzeit verabfolgt werden sollten. Darüber hinaus beinhalten Cholagogum-Tropfen® bzw. -Kapseln® zusätzlich einen Spinacia-Extrakt, dem eine Pankreasfunktionstimulierende Wirkung zugesprochen wird.

3. Infolge **Störung der Fettausnutzung** – die durch die Verabfolgung von mittelkettigen Triglyzeriden (z. B. Ceres-Margarine® bzw. Ceres-Speiseöl®) wesentlich verbessert werden kann – ist u. a. auch mit einer Verarmung an fettlöslichen
Vitaminen A, D, E, K mit letztendlich auch diesbezüglichen *Avitaminosen* zu
rechnen.

Außer der erwähnten Verabfolgung von mittelkettigen Triglyzeriden kann im
Einzelfall sogar die Verabfolgung von ADEK-Falk® (1 Ampulle/Woche i.m.)
angebracht sein, vor allem auch dann, wenn bereits eine Verminderung des
Quick-Wertes infolge K-Mangel nachweisbar wird.

4. Eine **Elektrolyt-Störung,** vor allem Kalium-Mangel, bedarf einer sorgfältigen
Substitution. Es ist zu bedenken, daß eine Normokaliämie des Serums nicht
unbedingt mit einer Normokaliämie der Zelle gleichzusetzen ist und daß ältere
Menschen an sich bereits eine Minderung des Zell-Kalium-Bestandes aufweisen.

Unter Umständen kann eine Kalium-Erhaltungstherapie mittels Spironolacton
(Aldactone®) im Einzelfall günstiger als eine Kalium-Substitutions-Therapie
sein.

5. Bei starkem **Verlust an alkalischer Galle** durch die T-Drainage sollte an die
evtl. „Substitutions"-Notwendigkeit mittels Natrium-Laktat-Infusion gedacht
werden!

Mit diesen Hinweisen sind keinesfalls alle defizitären Möglichkeiten bei Gallenkranken angesprochen, noch ist das therapeutische Repertoir an Substitutions-
möglichkeiten erschöpft. *Die Nichtbeachtung einer Miterkrankung und einer
Mitbehandlung von Nachbarorganen dürfte oftmals die wahre Ursache eines sog.
Therapie-Versagers bei Gallenkranken sein und auch die oft so unterschiedlichen
Auffassungen über den therapeutischen Nutzen verschiedener medikamentöser
(oder auch balneologischer!) Maßnahmen erklären.*

8. Auflösung von Gallensteinen

Seit Jahrhunderten – soweit Steine in Körperorganen bekannt sind – faszinierte
Alchimisten, Scharlatane und kritische Forscher der Gedanke, solche Konkremente wieder in Auflösung zu bringen. Solche Versuche erstreckten sich vor allem
auf cholesterin-reiche Steine, die von Terpenen bzw. ätherischen Ölen in vitro
aufgelöst werden können. So gab VOLHARD noch bei jedem Gallensteinkranken
das seit über 150 Jahren bekannte DURANDsche Mittel, das aus Aether (20,0) und
Ol. Terebinth. (5,0) bestand.

Viele der im Laufe von Jahrzehnten propagierten Kuren bzw. Mittel zur konservativen Beseitigung von Gallensteinen sind als Abtreibungskuren zu bezeich-

nen, wobei neben echten (und wirksamen) Cholekinetica auch obskure Substanzen oder Mischungen mit gelegentlich sogar mystischem Beiwerk angewandt wurden. Mit einer Auflösung von Gallensteinen hatte dies nichts zu tun.

1. Selbstauflösung von Gallensteinen

Eine spontane Selbstauflösung von Gallensteinen ist bekannt und bewiesen (NAUNYN; HESSEN, 1953). Vor allem durch die kritische und sorgfältige Bearbeitung dieser Frage durch WOLPERS (1968) ist die Selbstauflösung von Gallensteinen zu einer allgemein-bekannten und auch akzeptierten Tatsache geworden. Hierbei kommt es anscheinend zur Quellung der Steine mit Einrissen, Zerbröckelung und mechanischen Zerkleinerung bis zum Grieß, der dann mit der Galle aus einer noch funktionstüchtigen Gallenblase ausgespült werden kann. Es muß hier auch die Möglichkeit in Erwägung gezogen werden, daß es sich bei manchen röntgenologisch nachgewiesenen und späterhin spontan-aufgelösten Steinen um gelartige, visköse Gebilde mit brotkrustenartiger Schale handelte (sog. NAUNYNsche Gelkugeln). Diese kugelartigen Gebilde (s. S. 245) können leicht zerfallen und „verschwinden".

2. Hundegalle

Experimentell konnte gezeigt werden, daß Gallensteine durch Hundegalle in vitro und in vivo zur Auflösung gebracht werden können (NAUNYN, LABES; WALSH und IVY, 1930; HOLUB, 1971). Ansatzpunkte für therapeutische Konsequenzen bei Gallenstein-Patienten konnten bislang noch nicht gewonnen werden.

3. Laurinsäure-Seifenlösung

Eine 1%ige Laurinsäure-Seifenlösung, gemischt mit Galle, vermag ebenfalls lockergefügte Cholesterinsteine, jedoch keine Cholesterin-Pigmentkalksteine, in gewisser Weise zu verkleinern und ggf. „aufzulösen".

Aber auch Cholesterinpigmentkalksteine zeigten eine gewisse Größenabnahme, wenn sie in vitro mit menschlicher Galle zusammengebracht wurden, die während Taurin- oder Cystin-Zufuhr in der Nahrung produziert worden war.

4. Cholestyramin

Im Tierversuch konnten Gallensteine mit 15 g Cholestyramin/Tag aufgelöst werden (BERGMANN, 1967; HOLUB, 1971). Auch diese Ergebnisse – so interessant und wertvoll sie auch immer sind – konnten noch nicht bei der Behandlung menschlicher Gallensteine in vivo nutzbar gemacht werden.

5. Aether-Chloroform-Spülung

Mittels täglicher Spülung eines Aether-Chloroform-Gemisches über die postoperative T-Drainage (KEHR) kann im Einzelfall ein „vergessener" Choledochus-

Stein zur Auflösung gebracht werden. Bevor eine risikoreichere Nachoperation durchgeführt wird, ist ein derartiger Versuch überlegenswert.

6. Chenodesoxycholsäure

Erstmals berichteten DANZINGER et alt. (1972) über die Auflösung bzw. wesentliche Verkleinerung von Cholesterin-Gallensteinen durch Chenodesoxycholsäure (0,75–4,5 g/Tag) innerhalb einer Behandlungszeit von einigen Monaten. Diese Ergebnisse konnten 1972 von BELL et alt. sowie von THISTLE und HOFMANN (1973) bestätigt werden, wobei gleichzeitig auch eine Änderung des Phospholipid-Cholesterin-Verhältnisses in Richtung Eucholie festgestellt wurde. Bereits in früheren Versuchen konnte durch die Verabfolgung von Phospholipiden bzw. Lezithin eine Beeinflussung der Eucholie erreicht werden.

Hauptsächliche Nebenwirkungen einer Therapie mit Chenodesoxycholsäure sind Bauchschmerzen, Diarrhoe und intrahepatische Cholestase. Während über den therapeutischen Effekt bei Cholesterinsteinen (etwa 50 % in 6–12 Monaten) eigentlich keine Zweifel mehr bestehen, kann über die Notwendigkeit einer Dauer- oder Erhaltungstherapie oder über die Möglichkeit des Wiederauftretens von Konkrementen noch keine Antwort gegeben werden. Die bisher beobachteten Nebenwirkungen haben eine breitere Anwendung dieser Substanz in der Klinik bislang noch hinausgezögert. Weiteren Ergebnissen mit Chenodesoxycholsäure darf mit großem Interesse entgegengesehen werden.

Bei Fällen von Cholesterin-Cholelithiasis und hohem Operationsrisiko steht Chenofalk® bereits zur Verfügung.

Literatur

8, 12, 18, 22, 25, 27, 29, 40, 42, 48, 51, 53, 59, 60, 61, 65, 66, 70, 92, 110, 111, 127, 155, 178, 181, 188, 189, 199, 200, 206, 207, 222, 224, 227, 242, 243, 244, 245, 255, 263, 275, 279, 282, 295, 302, 320, 321, 323, 326, 343, 362, 367, 389, 392, 396, 398

II. Operative Behandlung

Die moderne Gallenwegschirurgie setzte etwa mit dem Ausgang des 19. Jahrhunderts ein, auch wenn bereits 100 Jahre früher Jean Louis PETIT (1674–1750) erstmals eine Cholecystotomie durchführte und ein Konkrement entfernte.

Angeregt durch die erste Cholecysto-Enterostomie durch WINNIWATER (1880) führe LANGENBUCH 1882 erstmals eine erfolgreiche Cholecystektomie durch. Es folgten in rascher Folge die erste Cholangiotomie durch KÜMMEL (1885), die erste Choledocho-Duodenostomie durch SPRENGEL (1891), die erste transduodenale Papillotomie durch Mac BURNEY (1898) und die erste erfolgreiche Resektion der

Papilla duodeni VATERI durch HALSTED 1898. Dennoch gilt H. KEHR (1862–1916) mit Recht als der Begründer der modernen, wissenschaftlich-fundierten Gallenwegschirurgie, die er in seiner „Chirurgie der Gallenwege" (Berlin, 1913) niederlegte. Technische Verbesserungen der Cholecystektomie, die Einführung der T-Drainage nach Choledochuseröffnung, biliodigestive Fistel-Operationen u.a. sind mit seinem Namen verknüpft.

Eine möglichst umfassende und exakte *praeoperative Detail-Diagnostik* (s. S. 152) ergibt in der Regel die Indikationsstellung zum operativen Eingriff am Gallenwegssystem und die Festlegung des Operationstermins. Meistens werden sich dann erst aus den Ergebnissen der intraoperativen Diagnostik (s.S. 85) die Operationstaktik und die Operationsmethode, einschließlich der Zusatztechniken, festlegen lassen. *Nur die intraoperative Diagnostik erweitert nun die praeoperative klinische Diagnose zur* **klinisch-morphologischen Diagnose.**

So wird sich in der Regel die operative Behandlung des Gallenkranken über drei Fachbereiche erstrecken:

   INTERNIST

   ANAESTHESIST

   CHIRURG

1. Internistische Vorbereitung

Für die praeoperative Phase wird der Internist stets die zusätzliche Hilfe des Röntgenologen, des Pathologen und des Bakteriologen benötigen. Soweit eine internistische Vorbehandlung des Gallenkranken bzw. eine Operationsvorbereitung erforderlich sind, erstrecken sich diese auf folgende Maßnahmen:

1. **Bekämpfung einer bakteriellen bzw. parasitären Infektion** nach den dargelegten Empfehlungen (s.S. 125) nicht nur im Bereich der Gallenwege, sondern – soweit nachweisbar – auch im Bereich anderer Organsysteme. Die operative Behandlung eines infektfreien Organismus engt die Möglichkeit eines Operationsrisikos wesentlich ein!

   Bei situationsbedingter Sofort-Operation ohne die Möglichkeit einer ausreichenden antiinfektiösen Vorbehandlung sollte der Eingriff zumindest unter dem Schutz eines bakterizid-wirkenden Antibiotikums erfolgen. Man sollte sich bewußt sein, daß eine Gallenwegsoperation – vor allem bei älteren Menschen! – zu einer Verminderung der körpereigenen Abwehr führen kann und die Gefahr einer bakteriellen Streuung mit postoperativen Komplikationen durchaus gegeben ist.

   Eine von zahlreichen Chirurgen sicherheitshalber empfohlene postoperative Antibiotica-Therapie kann bereits jetzt mit dem Internisten abgestimmt werden.

2. Die **praeoperative Diagnostik** sollte – soweit situations- und krankheitsbedingt möglich – bis zum Detail vorangetrieben werden. Je sicherer die Detail-Diagnose im Bereich der Gallenwege und der Nachbarorgane (insbesondere Leber und Pankreas) gestellt werden konnte, um so weniger ist einerseits mit unerwarteten (und unerwünschten) intraoperativen Problemen zu rechnen und um so sicherer können andererseits Operationsindikation, Operationsvorbereitung und Operationstechnik festgelegt werden.

3. Die praeoperative **Untersuchung von Herz und Kreislauf** sollte Selbstverständlichkeit sein. Die *Anfertigung eines Ekg* mit Extremitäten- und Brustwandableitung ist – abgesehen von situationsbedingten Ausnahmefällen – grundsätzlich zu fordern. Die Dokumentation eines praeoperativen Ekg gibt dem Anaesthesisten und dem Chirurgen eine größere Sicherheit, gewährleistet aber vor allem durch die Ekg-Vergleichsmöglichkeit eine bessere intraoperative Überwachung des Patienten und eine zuverlässige Kontrolle des postoperativen Krankheitsverlaufes.

Blutdruckmessung und *Herzauskultation* sind Mindestforderungen, die in keinem Fall vor dem operativen Eingriff versäumt werden dürfen – die in der Regel aber auch stets vom Anaesthesisten anläßlich der Praemedikation durchgeführt werden.

4. Die **Überprüfung der Atmungsorgane** wird durch die praeoperative physikalische Untersuchung der Lunge (Perkussion, Auskultation) nur unzulänglich gewährleistet.

Soweit Zeit und Möglichkeit vorhanden sind, sollte praeoperativ eine *Rö.-Thoraxübersichtsaufnahme* und eine, den Patienten ebenfalls nicht belästigende Lungenfunktionsprüfung vorgenommen werden. Eine Thoraxaufnahme ergänzt nicht nur zusätzlich den erhobenen Herzbefund, sondern deckt auch nicht allzu selten pulmo-bronchiale bzw. pleurale Veränderungen auf, deren Kenntnis für Anaesthesist und Chirurg entscheidend wichtig sind.

Wir selbst konnten in einer früheren Publikation darlegen, wie ein monatelang bestehendes Oberbauchsyndrom ausschließlich als chronische Cholecystopathie fehlgedeutet wurde und zur Operation gelangte, während gleichzeitig eine bislang unbekannte, ausgedehntere produktive *Lungentuberkulose* mit groß-kavernösem Zerfall bestand.

Die Festlegung der wichtigsten *Lungenfunktionsparameter* erfolgt mittels einfachem Pneumometer-Test und Spirometer (Pneumometer-Wert, VK, VK-Zeit) oder in aufschlußreicherer Form mittels Spirographie (VK, Atemstoßtest, Atemgrenzwert, Pneumometer-Wert, VK-Zeit u. a.) oder mittels Bodyplethysmographie, die eine belästigungsfreie und zuverlässige Prüfung der Lungenfunktion ermöglicht. Eine gute Ergänzung stellen natürlich die gleichzeitige Bestimmung der O_2-Sättigung des Blutes und/oder der Blutgas-Werte (PO_2, PCO_2) dar. Da gleichzeitig auch pH-Wert, Standardbikarbonat und Basenexzeß erfaßt werden, ist ein zuverlässiger Einblick in den *Säure-Basen-Haushalt* gegeben.

Der gelegentlich geäußerte Einwand, daß solche praeoperativen Untersuchungen zu aufwendig oder zu zeitraubend seien bzw. daß „sie nichts bringen", ist sachlich und fachmedizinisch heute nicht gerechtfertigt und würde auch nicht für die im Interesse des Patienten unbedingt erforderliche gute und vertrauensvolle Zusammenarbeit zwischen Internist und Chirurg sprechen. *Vielmehr lassen sich die dargelegten Herz-Kreislauf- und Lungenfunktions-Untersuchungen innerhalb eines Tages durchführen!* Das Vorliegen objektiver Befunde aus der praeoperativen Phase kann hinsichtlich ihrer Bedeutung für eine möglichst risikoarme Operation nicht hoch genug eingeschätzt werden!

5. Die praeoperative **Prüfung der Serumelektrolyte** stellt eine weitere notwendige Kontrollmaßnahme dar. Eine evtl. Störung des Elektrolythaushaltes bzw. deutlich verminderte oder überhöhte Elektrolytwerte bedürfen unbedingt der praeoperativen Korrektur. Verschiedene chirurgische bzw. gynäkologisch-operative Mitteilungen der letzten Zeit und eigene klinische Beobachtungen bestätigen, daß eine i.v. prae-, intra- und postoperative Verabfolgung von täglich 1–2 Ampullen *Spironolacton* (Aldactone®) die postoperative Darmtätigkeit sicherer und regelmäßiger in Gang setzt als alle anderen bisherigen Maßnahmen. In gleicher Weise wird auch die Herzmuskelzelle durch diese medikamentöse Maßnahme hinsichtlich ihres funktionswichtigen Kaliumbestandes entscheidend unterstützt. Erwähnenswert erscheint in diesem Zusammenhang, daß ältere Menschen in der Regel einen verminderten Zell-Kaliumbestand aufweisen – trotz gleichzeitig normaler Serum-Kaliumwerte. Auch gelegentlich zu beobachtende postoperative Blasen-Atonien können oftmals ursächlich auf einen Kaliumverlust der diesbezüglichen Körperzellen zurückgeführt werden. *Wir sehen daher die Verabfolgung von Aldactone® (1–2 Ampullen täglich i.v.) in der operativen Phase des Patienten als außerordentlich wertvolle therapeutische Zusatzmaßnahme an!*

6. Die praeoperative **Kontrolle des Flüssigkeitshaushaltes,** sei es durch grobklinische Prüfung des Gewebsturgors, der täglichen Flüssigkeitsbilanz, des Haematokritwertes oder mittels Bestimmung des Blutvolumens, gehört ebenfalls in den Katalog einer sorgfältigen internistischen Operationsvorbereitung. Entsprechende Korrekturen zur Erreichung einer Homöostase des Flüssigkeitshaushaltes gestalten zweifelsfrei die operative Phase risikoärmer.

7. In gleicher Weise ist der **Eiweiß-Haushalt** zu überprüfen, wofür die Bestimmung des Gesamteiweiß-Wertes und die Elektrophorese ausreichend erscheinen. Gegebenenfalls sind Zufuhr von Human-Albumin bzw. von Blutplasma, im Einzelfall auch von Gamma-Globulin, erforderlich.

8. Wenn auch eine meßbare **Prüfung des Vitamin-Haushaltes** nicht möglich ist, so kann – vor allem bei krankheits-vorgeschädigten Patienten oder bei schlechter Ernährungslage – die praeoperative Verabfolgung von Vitamin-C- und -B-Komplex angeraten sein. Bei Gallenwegskranken ist zu bedenken, daß ein latenter *Vitamin-K-Mangel* infolge Resorptionsstörung, häufiger als allgemein angenommen wird, besteht, so daß eine Verabfolgung von Vitamin K_1 erforderlich werden kann. Die praeoperative Bestimmung des Quick-Wertes ist eine Selbstverständlichkeit.

9. Bei schlechtem körperlichen **Ernährungszustand** kann es wünschenswert sein, zunächst praeoperativ eine Verbesserung des körperlichen Zustandes zu erreichen, soweit eine kurzfristige Verschiebung des Operationstermines nach Absprache mit dem Chirurgen gewährt werden kann.

10. Eine wichtige praeoperative Maßnahme stellt das **Gespräch mit dem Patienten** bzw. mit seinen Angehörigen über den geplanten operativen Eingriff dar. Der Patient der Jetzt-Zeit wünscht eine seinem geistigen Auffassungs- und Beurteilungsvermögen angemessene Aufklärung über den vorliegenden Befund, die Art des Eingriffs und die hiermit verbundenen Heilungschancen sowie eine abwägende Gegenüberstellung des Risikos bei operativer und nicht-operativer Behandlung; er braucht aber auch eine ganz klare und eindringliche Darstellung der Dringlichkeit der Operation. Ein solches, sicherlich auch zeitforderndes Gespräch begründet bzw. festigt das Vertrauensverhältnis zwischen Arzt und Patient, ermöglicht dem Patienten auch ein stärkeres Vertrauen zu dem gesamten Operations-Team und in die fachliche Leistungsfähigkeit des Krankenhauses.

Eine derartig vielfältige praeoperativ-internistische Vorbereitung des Gallenkranken erscheint vielleicht auf den ersten Blick zu aufwendig und zeitraubend, es gilt aber, im Interesse des Patienten ein **Höchstmaß an Sicherheit** *zu gewährleisten:*

wenn die Akuität der Krankheit bzw. eine krankheitsbedingte Komplikation den Operationstermin als Sofort-Maßnahme aufzwingen, wird man sich auf ein gerade noch vertretbares Minimum an praeoperativer Diagnostik und Vorbehandlung beschränken müssen, wobei jeder Einzelfall sein individuelles „Minimal-Programm" aufweisen wird;

wenn der Operationstermin jedoch von Internist, Anaesthesist, Chirurg und Patient auf einen möglichst „optimalen Tag-X" gelegt werden kann, dann

*sollten auch praeoperative Diagnostik und Vorbehandlung optimal sein, um
somit ein möglichst geringes Operationsrisiko in Kauf nehmen zu müssen.*

Je harmonischer Internist – Anaesthesist – Chirurg als Team sowohl in der zeitlich
äußerst beengten praeoperativen Phase der Sofort-Operation als auch in der weniger zeitlich beschränkten Phase einer normalen Operations-Vorbereitung zusammenwirken, um so zuverlässiger wird für den Patienten ein Höchstmaß an
Operations-Sicherheit erreicht.

2. Anaesthesie

Praemedikation und Narkose-Verfahren bestimmt der Anaesthesist auf Grund
bereits vorliegender internistischer Befunde (s. o.) oder weiterer, von ihm selbst
erhobener Untersuchungsergebnisse. Dabei spielen selbstverständlich Kreislaufverhältnisse und Atmungsfunktion eine entscheidende Rolle, d. h. diese Befunde
variieren die jeweilige Praemedikation und das Narkose-Verfahren.

Für die Sicherheit der Narkose ist *Atropin* in der Praemedikation unerläßlich.
Dabei nimmt man bewußt pharmakodynamische Reaktionen am Sphinkter ODDI
in Kauf, die aber als solche nur eine untergeordnete Rolle spielen, weil Narkose,
operative Manipulationen, Cholangiographie bzw. manometrischer Füllungs-
druck als solche bereits zu funktionellen Reaktionen am Sphinkter-System der
Gallenwege führen. Durch zusätzliche i. v. Atropin-Verabfolgung können solche
unkontrollierbaren bzw. undurchschaubaren funktionellen Reaktionen „über-
spielt" und die intraoperative Diagnostik unter weitgehend gleichen Bedingungen
(sog. *primäre Pharmako-Radiomanometrie*) vorgenommen werden.

In der Regel wird daher die Praemedikation – nachdem am Vorabend der Operation z. B. 10 mg Diazepam (Valium®) verabfolgt wurden – mittels Atosil® –
Dolantin®–Bellafolin® – durchgeführt.

Die Operation erfolgt in Intubationsnarkose mit Succinyl-Relaxation. Als bewährte Narkotica stehen Lachgas-Sauerstoff-Halothan-Gemisch bzw. die Neuro-
leptanalgesie zur Verfügung.

Es gilt somit, dem Chirurgen einen – soweit es die jeweilige Krankheitssituation erlaubt – möglichst optimal seitens Internist und Anaesthesist vorbereiteten Patienten zur Operation vorzustellen.

3. Chirurgische Behandlung

Es kann nicht Aufgabe dieser aus internistischer Sicht verfaßten Monographie
sein, Operationstechniken oder Operationstaktik im einzelnen darzulegen oder
kritisch hierzu Stellung zu nehmen – dazu fehlen auch Kompetenz und operative
Kenntnisse. Es soll aber dennoch dem Kliniker und praktisch tätigen Arzt bzw.
Facharzt ein Einblick in diese Fragen vermittelt werden, da Indikationsstellung
zur Operation, Abwägen der Eingriffsintensität, Prüfung der Operabilität u. a. oft
bereits im Vorfeld der Therapie diskutiert werden müssen.

Hinsichtlich der anzusprechenden Fragen wurden die einschlägigen operativen Lehrbücher, zahlreiche Einzelarbeiten und vor allem die Monographien von H. Brücke (1956), W. Hess (1961) und H.D. Bergerhof (1970) herangezogen. So können einleitend prinzipielle Aussagen von Bergerhof zitiert werden, womit bereits wesentliche Fragen angesprochen werden:

„Der Erfolg in der Gallenchirurgie hängt auf die Dauer entscheidend vom Operationsstil ab. Großzügiges und forsches Operieren ist an den Gallenwegen niemals am Platze. Nur Präzision, besonnenes Vorgehen, filigrane Präparationsarbeit geben dem Eingriff Sicherheit. Präzisions- und Sicherheitschirurgie ist heute umso eher möglich, als die moderne Anaesthesie die Operationsdauer zu einem zweitrangigen Problem gemacht hat. Das bedeutet nicht Beschränkung des Eingriffs auf das unbedingt Nötige, sondern Ausführung der sorgfältig indizierten Operation jeder Größenordnung mit schonender Technik unter optimalen Bedingungen bei Umgehung jeden vermeidbaren Risikos."

A. Operations-Systematik

Die Operations-Systematik unterscheidet zwischen Zugangsoperation und Organoperation.

Die **Zugangsoperation** umfaßt Bauchdecken-Schnittführung bis zur freien Darstellung der Gallenblase und der extrahepatischen Gallenwege.

    1. *Schnittführung:* In der Gallenchirurgie kommen in der Regel 2 Formen der Schnittführung zur Anwendung:

       a) *Transrektal-Schnitt* – vorwiegend bei spitzem Rippenwinkel

       b) *Rippenbogenrand-Schnitt* – vorwiegend bei weitem bzw. normalem Rippenwinkel

    Verschiedentliche klinisch-internistische Erfahrungen bei Patienten mit „Postcholecystektomie-Syndrom" zeigten, daß bei möglichst kleiner und transrektal-medianer Schnittführung sog. postoperative Oberbauchbeschwerden anscheinend seltener aufzutreten pflegen.

    2. *Operationsfeld-Darstellung:* Nach Durchtrennung des Peritoneums können sich zahlreiche operative Aufgaben stellen, wobei die Präparationstechnik soweit wie möglich atraumatisch, sauber und blutsparend unter steter Beachtung von Anomalien erfolgen sollte:

       a) Lösung evtl. Adhäsionen im direkten Operationsbereich

       b) Inspektion des Operationsbereiches nach Einsatz der Bauchdeckensperre

       c) Palpatorische Untersuchung des Operationsfeldes und des Bauchraumes

       d) Beseitigung eines evtl. Konglomerattumors:
          Abstopfen der Bauchhöhle

Bereitstellung von Absauggeräten
systematische präparative Auffächerung des Konglomerats
e) Freilegung der Gallenblase und der extrahepatischen Gallenwege
f) Freilegung der Nachbarorgane

Erst nach vollständiger Beendigung der Zugangsoperation wird die Organoperation begonnen.

Die **Organoperation** beinhaltet einen weiteren wichtigen Abschnitt im Operations-Programm: die *intraoperative Diagnostik*. Sie umfaßt:

1. Inspektion
2. Palpation
3. Cholangiographie
4. Manometrie
   Radiomanometrie
   Radiocholangiometrie
   Pharmako-Radiomanometrie
5. Choledochoskopie
   Cholangioskopie
6. Leberbiopsie
   Leberexcision

Es wird in jedem Einzelfall zu prüfen sein, welche dieser diagnostischen Möglichkeiten herangezogen werden müssen, um eine praeoperative klinische Detail-Diagnose durch eine intraoperative Diagnostik zur umfassenderen klinisch-morphologischen Diagnose auszubauen. *In der Regel werden Inspektion und Palpation, Cholangiographie und Leberbiopsie ein feststehendes Routine-Programm darstellen,* das sowohl individuell-chirurgisch als auch individuell-Operationsfeld-bedingt variiert, erweitert oder auch (in Ausnahmefällen!) verringert werden kann. Die grundsätzlich indizierte Leberbiopsie wird vor allem bei umschriebenen Leberprozessen bzw. bei unklaren morphologischen Situationen durch die Leber-excision (nicht Leberrand-Keilexcision!) ersetzt.

Alle diagnostischen Maßnahmen werden im jeweils geeigneten Operationszeitpunkt eingeschaltet.

In der Gallenchirurgie stehen an gebräuchlichen **Operationsmethoden** folgende Techniken zur Verfügung, die im Nachfolgenden kurz skizziert werden sollen:

1. Cholecystektomie (LANGENBUCH, 1882)

Die Entfernung der Gallenblase kann durch 2 verschiedene Operationstechniken erfolgen, die in Abhängigkeit vom Operationsfeld bzw. von der operativ-technischen Einstellung des Chirurgen gewählt werden. Beide Techniken gewähren gleiche Sicherheit:

a) *retrograde Cholecystektomie:*

Präparative Darstellung des D. cysticus und seiner Einmündung in den Choledochus. Operative Entfernung der Gallenblase funduswärts. Dieses Verfahren bietet den Vorteil, daß es bereits zu Beginn der Operation die für die intraoperative Diagnostik außerordentlich wichtige transcystische Cholangiographie ermöglicht.

b) *orthograde Cholecystektomie:*

Präparative Freilegung der Gallenblase. Die subseröse Ausschälung beginnt am Fundus und erfolgt cysticus-wärts bis zu seiner Einmündung in den D. choledochus.

2. Cholecystostomie (J. L. PETIT, 1674–1750)

Unter Cholecystostomie versteht man die Eröffnung einer entzündeten Gallenblase mit Ausräumung des entzündlichen Inhaltes und der vorhandenen Steine mit nachfolgender Drainage der Gallenblase nach außen. Diese operative Technik spielt eigentlich keine Rolle mehr; sie gilt als Ausnahme- bzw. Not-Operations-Verfahren, das evtl. bei folgenden Patienten indiziert sein kann:

1. alte Menschen in schlechtem Allgemeinzustand
2. komplikationsbedingte erhebliche Einengung der Operabilität

Bei diesem zahlenmäßig doch sehr kleinen Personenkreis kann gelegentlich bei folgenden Krankheitssituationen die Cholecystostomie angeraten sein:

1. bei Gallenblasenempyem mit oder ohne Steine
2. bei großem Solitär- bzw. Ausguß-Stein

3. Cholecystotomie

Bei der auch als Cholecystendyse bzw. Cholecystolithotomie bezeichneten operativen Technik der Steinentfernung wird die entzündungsfreie, reizlose Gallenblase eröffnet, der Steininhalt entfernt und die Gallenblase wieder verschlossen.

Diese früher verschiedentlich empfohlene Operationstechnik hat in ihren Ergebnissen hinsichtlich des Wiederauftretens der Beschwerden als auch hinsichtlich der Stein-Neubildung enttäuscht, wie vor allem die eindrucksvolle Untersuchung von NORRBY und SCHÖNEBECK (1970) zeigte. Auch diese Technik hat keine praktische Bedeutung erlangt. Gelegentlich kann im Einzelfall die Cholecystotomie bei familiärem haemolytischen Ikterus bei gleichzeitiger Splenektomie in Frage kommen.

4. Choledochotomie (KÜMMEL, 1885)

Eine Eröffnung des Choledochus (Incisionslänge etwa 1 cm) kommt stets dann in Frage, wenn eine Miterkrankung des großen Gallenganges anzunehmen ist. Dabei kann es sich um den Verdacht auf Choledocholithiasis oder auf entzündliche bzw. proliferative Wandprozesse handeln oder um den Verdacht auf Papillenstenose oder auch bei dem Nachweis eines Pankreaskopf-Tumors.

Als entscheidend wichtige Frage stellt sich häufig die intraoperative Entscheidung, ob und bei welchen Kriterien die Choledochotomie vorgenommen werden soll. Falls keine intraoperative Cholangiographie als Entscheidungshilfe zur Verfügung steht, hilft sich der Chirurg oftmals mit der sog. **„empirischen Regel"**: Ein Choledochus soll wegen Steinverdachts eröffnet werden, wenn:

1. Steine in den Gallenwegen tastbar sind
2. ein Ikterus bestand bzw. besteht
3. biochemische Cholestase-Befunde vorliegen
4. multiple Konkremente in der Gallenblase vorhanden sind
5. eine Choledochus-Erweiterung feststellbar ist
6. eine Pankreatitis bestand oder besteht

BERGERHOF zeigte, daß sich mittels solcher Kriterien in 82 % ein Hinweis auf eine Choledocholithiasis ergab, daß aber 18 % der Choledocholithiasis-Fälle nicht diagnostiziert worden wären, wobei sich diese Trefferquote durch retrospektive Auswertung des iv. Cholangiogramms nicht wesentlich erhöht hätte. *Diese Ergebnisse bestätigen, daß die „empirische Regel" nicht die Ergebnisse der intraoperativen Cholangiographie erreicht.*

Daher kann die optimale Entscheidung hinsichtlich einer Choledochotomie nur in der sinnvollen Kombination zwischen „empirischer Regel" und intraoperativer Cholangiographie liegen, die eine fast 100 %ige Treffsicherheit ergibt. Ggf. ist nach Abschluß der Choledochus-Revision zusätzlich die Choledochoskopie angeraten, da sich immerhin noch 6 % der Choledochussteine auch der Cholangiographie entzogen hatten.

Diese große Aussagesicherheit der intraoperativen Cholangiographie bestätigen auch die Ergebnisse von KAKOS et alt. (1970) bei 3012 Cholecystektomien und 968 Cholangiographien. Dabei stellte die zusätzliche endoskopische Kontrolle des Choledochus, des Hepaticus und der Papille eine wertvolle diagnostische Methode dar. Wichtig ist, daß alle instrumentellen Manipulationen im Choledochus unter exakter Fingerkontrolle erfolgen, um auch kleinste Verletzungen zu vermeiden; dies gilt nicht nur für die Choledochoskopie, sondern auch vor allem für die Sondierungen mit Metallsonden steigenden Kalibers.

Wenn schon eine Choledochotomie vorgenommen wird, die in der Regel den operativen Eingriff doch risikoreicher bzw. komplizierter gestaltet, dann sollte auch eine systematische Revision des Gallenganges unter Einschaltung aller erforderlichen Techniken erfolgen.

Je nach dem Untersuchungsergebnis kommen als weitere Maßnahmen in Frage:

1. Durchspülung des Choledochus
2. Probesondierung der Papilla VATERI
3. Stein-Entfernung aus dem Choledochus
4. Primäre Choledochus-Naht
5. T-Drainage (KEHR)

5. Gallengangs-Rekonstruktion

Bei intraoperativen Verletzungen bzw. nach Resektion kurzstreckiger Stenosen des D. choledochus oder D. hepaticus werden rekonstruktive Operationen notwendig. Hierfür stehen 2 Operationstechniken zur Verfügung, wobei die Auswahl der Methode sich danach richtet, ob mit der Verletzung des großen Gallenganges ein Substanzverlust eingetreten ist oder nicht:

1. End-zu-End-Naht *ohne* Substanzverlust
2. End-zu-End-Naht *mit* Substanzverlust

Jede Gallengangsnaht erfolgt über einen kalibrierenden T-Drain, dessen langer Schenkel durch eine gesonderte Incision des Gallenganges herausgeleitet wird. Nach etwa 3 Monaten kann das T-Drain entfernt werden. Bei bestehendem Substanzverlust muß zunächst eine Mobilisation des gesamten Duodenum-Pankreas-Bereiches erfolgen, um eine spannungsfreie Naht zu gewährleisten.

6. Papillen-Dilatation (HOFFMEISTER)

Jeder operative Eingriff an der Papilla VATERI beginnt mit einer systematischen Choledochus-Revision. Die Papillen-Sondierung ergibt normalerweise einen Durchmesser von 6–7 mm, wobei die Papille eine weiche, gummiartig-elastische Konsistenz aufweist.

Eine Papillenstenose ist in jedem Fall behandlungsbedürftig, da grundsätzlich mit dem Entstehen einer Cholangitis zu rechnen ist.

Die Sondierung erfolgt mit steigendem Sondenkaliber, wobei ein allmähliches Dehnen bis zu einem Durchmesser von 6 mm angestrebt wird. Gewebseinrisse sind unbedingt zu vermeiden! Daher erfolgt die Bougierung vorsichtig und allmählich, d.h. ohne jegliche Gewaltanwendung und ohne jegliche Zeitnot. Eine starre bzw. narbig-harte Stenose stellt eine Kontraindikation für jeden Bougierungsversuch dar, da bei gewaltsamer Dehnung mit Gewebseinrissen und erneuter, wesentlich stärkerer Narbenbildung zu rechnen ist.

Im Rahmen der heute möglichen Duodenoskopie mittels flexiblen Glasfiberoptiken ist nicht nur – wie dargestellt (s.S. 81) – eine retrograde (Gegenstrom-)

Cholangiographie möglich, sondern es bahnt sich auch in naher Zukunft die technische Möglichkeit einer *transduodenalen Dilatation* der Papilla VATERI an.

7. Transduodenale Sphinkterotomie (McBURNEY, 1898)

Eine narbig-verengte bzw. eine nicht bis auf 6 mm Durchmesser dehnbare Papille erfordert die Sphinkterotomie als Therapie der Wahl. Eine Sphinkterotomie wird in der Regel auch dann in Frage kommen, wenn eine chronische bzw. chronisch-rezidivierende Pankreatitis besteht. Dabei ist die Weite des Choledochus oder die Beschaffenheit der Papillenstenose von untergeordneter Bedeutung. Vorwiegend wird die Sphinkterotomie bei kurzstreckiger Papillenstenose in Frage kommen.

Die Spaltung des Sphinkter erfolgt nach Sondierung der Papille von der Choledochotomie aus und nach Querincision des Duodenum über der Papille, wobei zunächst die Duodenalschleimhaut, sodann die Gallengangswand millimeterweise mit der elektrischen Nadel durchtrennt werden. Falls die röntgenologische Kontrolle des D. pankreaticus indiziert ist, kann diese Untersuchung – nach Einführung einer Knopfkanüle und Injektion von Kontrastmittel – vorgenommen werden. Die Choledochotomie und die Duodenostomie werden nach den Regeln der Nahttechnik versorgt.

An Komplikationen nach Sphinkterotomie muß mit Re-Stenosierung der Papille und mit akuter Pankreatitis gerechnet werden.

8. Papillenplastik

Manche Chirurgen stehen einer Choledochoduodenostomie oder Choledochojejunostomie zur Behandlung einer Papillenstenose ablehnend gegenüber, da durch die breite Kommunikation zwischen Gallengang und Duodenum aktivierte Verdauungsfermente u.a. in das Gallenwegssystem bzw. in den Pankreas-Gang eindringen und ungünstige Wirkungen hervorrufen könnten. Diese Überlegungen werden vor allem im Rahmen des sog. „duodenalen Verbundsystem" (NIEDNER) diskutiert. In konsequenter Verfolgung dieser Überlegungen empfiehlt daher auch NIEDNER die Papillenplastik zur Beseitigung einer Papillenstenose, die er bislang bei über 400 Eingriffen erfolgreich durchführte. Dabei wird nicht der ganze Sphinkter ODDI durchtrennt, wie bei Papillotomie oder Sphinkterotomie, sondern es wird nur ein geringer Anteil des papillären Gewebes vom Rand der Papille her entfernt. Die Papillenweite wird somit auf etwa 4–5 mm gebracht. Dadurch sei eine Regurgitation von Duodenalinhalt in das Pankreas-Gallengangssystem auf ein vertretbares Mindestmaß begrenzt. Daher wird die Papillenplastik vor allem von NIEDNER als idealer, wenn auch operationstechnisch schwieriger Eingriff zur Beseitigung einer Papillenstenose bei gleichzeitiger Vermeidung einer Papilleninsuffizienz angesehen.

Aber auch bei Einmündung der Papilla VATERI in ein Duodenaldivertikel bzw. in seine unmittelbare Nähe ist eine Papillenplastik indiziert.

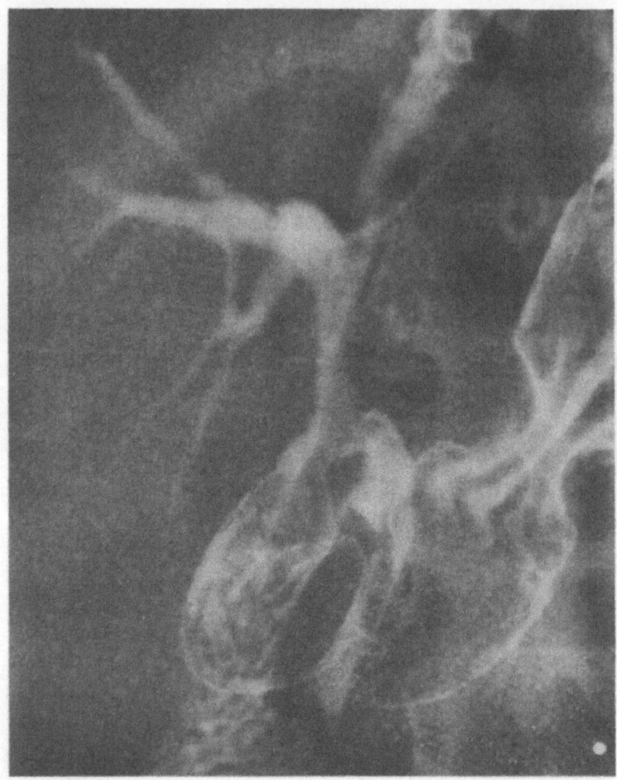

Abb. 56: Choledochoduo-
denostomie mit breiter
Anastomose. Retrograde
Darstellung der Gallenwege
mittels Barium-Kontrast-
mittel bei Magendarmpassage

9. Biliodigestive Anastomosen

Biliodigestive Anastomosen können bei stenosierenden Prozessen oder auch bei Verletzungen im Bereich der Gallenwege in Frage kommen, wie auch bei Rezidiv-Operationen, um einen endgültig freien Gallenabfluß zu gewährleisten.

Da bei allen biliodigestiven Anastomosen stets mit erneuter narbiger Strikturen-Bildung bzw. mit Stenosierung gerechnet werden muß, ist die operative Erzielung einer ausreichend weiten Anastomose die entscheidende Forderung an den Chirurgen. *Bereits leichteste Stenosierung fördert die Entstehung einer Cholangitis!* Demgegenüber sah FRANKE bei 399 Choledochoduodenostomien keine einzige Cholangitis, da trotz ständigem duodenobiliärem Reflux durch ausreichend großen Gallenfluß durch die weite Anastomose zwar gelegentlich eine bakterielle Besiedelung, aber keine bakterielle Infektion im Sinne einer Cholangitis erfolgen kann.

Alle biliodigestiven Anastomosen erfordern gleichzeitig die Cholecystektomie, da die Anastomose die Füllungs- und Entleerungsfunktion der Gallenblase aufhebt und somit die Gallenblase als schlaffgefülltes Gebilde stets infektionsgefährdet wäre.

162

a) **Choledochoduodenostomie** (SPRENGEL, 1891):
Die häufigste biliodigestive Anastomose ist die Choledochoduodenostomie. Hierbei wird eine breite Verbindung zwischen Choledochus und Duodenum geschaffen. Bei ausreichend weiter (>2 cm) Anastomose ist der Abfluß stets gewährleistet und die Gefahr einer Cholangitis oder einer Stenosierung praktisch nicht gegeben (Abb. 56). Ein Nachteil ist aber die häufige Bildung eines retroduodenalen Sackes infolge ypsilonartiger Erweiterung des distalen Choledochusanteils, falls ein Papillenverschluß weiter besteht. Hierdurch ist die Möglichkeit einer Konkrement-Bildung und die Gefahr einer Choledochitis bzw. Cholangitis ständig gegeben. Daher ist die ausreichende Dehnung der Papille auch bei Choledochoduodenostomie eine wichtige operative Zusatztechnik.

Bei stark dilatiertem Choledochus und ausgeprägter eitriger Cholangitis infolge derb-narbiger, vorwiegend langstreckiger Papillenstenose ist eine Choledochoduodenostomie mit operativer Papillendehnung durchaus indiziert, insbesondere bei chronischer Pankreatitis, Adipositas und höherem Lebensalter, wie JOHNSON et alt., STILLER, MALLET-GUY, KOURIAS darlegen konnten. Eine Indikation kann auch die Choledochus-Cyste darstellen. Bei diesen Fällen muß ansonsten mit erneuter Choledocholithiasis und mit weiterschwelender Cholangitis gerechnet werden. Dennoch ist heute die Indikation zur Choledochoduodenostomie – obgleich sie technisch einfacher, weniger belastend und somit auch gefahrloser ist – zugunsten der transduodenalen Sphinkterotomie bzw. Papillenplastik eingeschränkt. Von verschiedenen Chirurgen wird die Choledochoduodenostomie sogar abgelehnt.

b) **Hepaticojejunostomie:**
Falls infolge ausgedehnter Verschwielung oder chronischer Entzündung des Duodenums eine anastomosierende Verbindung zwischen Choledochus und Duodenum zu schwierig bzw. zu gefährlich erscheint, ist die jejunale Anastomose indiziert (Abb. 57).

Dabei wird eine etwa 50 cm lange Jejunum-Schlinge gewonnen (Y-förmige Ausschaltung nach ROUX). Das aborale Ende wird blind verschlossen und sodann die ausgeschaltete Schlinge antekolisch hochgeführt. Nach Anastomosierung zwischen D. hepaticus und Jejunum wird dann die Darmkontinuität durch End-zu-Seit-Anastomose oder durch Seit-zu-Seit-Anastomose wiederhergestellt.

Allerdings ist verständlicherweise diese relativ enge Hepaticus-Anastomose durch Narbenschrumpfung gefährdet. Daher wird vielfach die *adaptierende Dreiecksplastik* (GÜTGEMANN) nach dem Y-V-Prinzip als das z. Zt. beste Verfahren beschrieben, das die Narbenstenosierung der Anastomose verhindert.

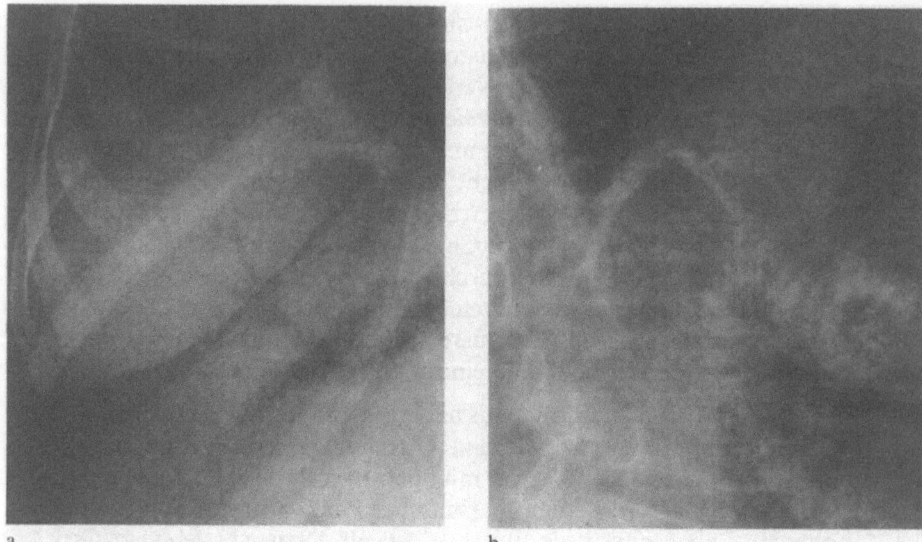

Abb. 57: Hepaticojejunostomie mit breiter Anastomose (62 J. ♀ F. Z.):
a Luftfüllung der Gallenwege
b Rö. Kontrolle der Cholangiopneumopathie mittels perkutaner transhepatischer Cholangiographie: intakte Anastomose mit glattem Abfluß des Kontrastmittels zum Darm

B. Drainage

Die Streitfrage, ob nach Choledochus-Incision eine T-Drainage und nach Gallenblasenoperation eine Sicherheits-Drainage eingelegt werden soll, hat eine Fülle von Untersuchungen und Stellungnahmen ausgelöst. Zwischen den beiden Extremen des Für und Wider finden sich zahlreiche Angaben, die je nach der Operationssituation fallweise die eine oder andere Methode bevorzugen.

1. T-Drainage (KEHR, 1913)

In letzter Zeit wird wieder häufiger der primäre Nahtverschluß des Choledochus nach Choledochotomie empfohlen. Es erhebt sich die Frage, ob diese sog. „ideale Choledochotomie" wirklich ein ideales Verfahren darstellt. Immerhin ist bekannt, daß oftmals nach Gallengangsrevision, Papillen-Bougierung oder Choledochoskopie vorübergehende lokale Ödeme im Sphinkterbereich auftreten können; sogar Blutungen, Einrisse und akute Entzündungsreaktionen konnten nachgewiesen werden.

Die **Vorteile** der T-Drainage erscheinen recht überzeugend:

1. Vermeidung von Drucksteigerungen in den Gallengängen, somit auch Entlastung des Leberparenchyms

2. Möglichkeit der direkten antibiotischen Behandlung einer Chole-
   dochitis/Cholangitis
3. Gewährleistung einer gewissen „endoprothetischen Schienung" der
   Gallengangsnaht
4. Möglichkeit der außerordentlich wertvollen postoperativen Cholangiographie (Abb. 47)
5. Prophylaxe einer postoperativen Pankreatitis

Diesen Vorteilen stehen verständlicherweise auch **Nachteile** gegenüber, die es zu
beachten gilt:

1. Erheblicher Gallenverlust (400–1200 ml/Tag):
   Verlust an alkalischem Sekret, Elektrolyten, Enzymen, Cholesterin,
   Lezithin, Phosphor u. a.
2. Verlust an Pankreassekret
3. Infektions-Gefährdung der Gallenwege entlang dem T-Drain
4. Entstehung von Inkrustationen im Bereich des T-Drain
5. Möglichkeit der Wanddrucknekrosen mit Haemobilie
6. Verzögerte Rekonvaleszenz

Soweit als möglich müssen somit die aufgezeigten, oft recht erheblichen Verluste
an Flüssigkeit, alkalisierenden Substanzen, Elektrolyten und Eiweiß durch Fruk-
tose-Infusionen, Natrium-Laktat, Elektrolyt-Gemische, Human-Albumin bzw.
Aminosäure-Infusionen u. a. kompensiert werden. Dabei ist auch ein Resorptions-
verlust fettlöslicher Vitamine, vor allem Vitamin-K, zu bedenken. Die Gabe von
Spironolacton (Aldactone®) halte ich für unbedingt erforderlich, klagen doch
nicht selten solche Patienten mit T-Drainage über Erscheinungen eines Kalium-
Mangels bzw. einer trägen Darmperistaltik mit Neigung zu „paralytischen" (atoni-
schen) Ileus-Symptomen. *Keinesfalls dürfen diese Verluste bagatellisiert werden!*

Der zusätzliche *Verlust an Pankreassaft* tut sein übriges: Es treten häufig Störungen der Verdauungsfunktion mit verzögerter Rekonvaleszenz auf. Infolge
dieser Verluste kommt es nicht selten zu einer verlängerten postoperativen Abbau-
phase mit verzögerter Anabolie, die oftmals erst nach Abklemmung des T-Drains
erkennbar einsetzt.

*Die Infektionsgefährdung der Gallenwege ist nicht nur entlang dem T-Drain gegeben,
sondern auch über die Kontroll-Cholangiographie:*

So erlebten wir bedauerlicherweise infolge der postoperativen Kontroll-
Cholangiographie entweder die Exazerbation einer noch bestehenden
Cholangitis oder eine neue massive Keimeinschleppung in die intra-
hepatischen Gallenwege mit der Entwicklung einer schweren purulenten
Cholangitis, die nach multipler Leberabszedierung tödlich endete.

Die Gefahr einer drain-bedingten *postoperativen Pankreatitis* ist dann gegeben,
wenn eine, heute gelegentlich immer noch praktizierte transpapilläre Drainage
des Choledochus durchgeführt wurde.

BEKIER hat 1965 eine **Modifikation der T-Drainage** (KEHR) im Sinne einer druck-kontrollierten Drainage angegeben, um gewisse Nachteile der T-Drainage aus-zuschalten.

Die T-Drainage kann dann entfernt werden, wenn Druck und Durchfluß sich einreguliert haben. Somit liegen i. allg. T-Drainage und Wundbettdrains bei pri-märer Choledochusnaht zeitlich etwa gleich lang.

BODNER empfiehlt, die T-Drainage etwa 20 cm über das Choledochus-Niveau als **Überlaufdrain** aufzuhängen, wobei sich die Höhe von 20 cm aus den postoperativ-gemessenen Residual-Druckwerten ergibt. Hierdurch sei der Gallenverlust geringer und gleichzeitig ein leicht erhöhter Ruhedruck im Choledochus gewährleistet, der ein früheres Einsetzen der Papillenfunktion begünstigt.

Bei Beachtung aller Vorsichtsmaßnahmen, einer sorgfältigen Infektverhütung und Kompensation aller Substanzverluste ist die T-Drainage aufgrund zahlreicher bisheriger Untersuchungsergebnisse ein bewährtes und sicheres Verfahren, zumal die ihr angelasteten Nachteile weitgehend vermeidbar sind (und auch vermieden werden müssen!). Vor allem bietet das T-Drain Schutz vor galliger Peritonitis infolge Insuffizienz der Choledochusnaht. Insgesamt gesehen dürften die Komplikationen der primären Choledochusnaht doch größer sein als die der T-Drainage.

Nur in Fällen einer völlig normalen Choledochus-Revision mit normaler und nicht mechanisch-alterierter Papille erscheint eine primäre Choledochusnaht durchaus vertretbar.

Aber auch dieser, bereits stark eingeschränkten Indikation einer primären Choledochus-Naht unter günstigsten Bedingungen ist noch ein erheblicher Nach-teil anzulasten: Infolge der beim Primärverschluß doch sehr bald aussickernden Galle wird der Oberbauchraum im weiten Umkreis gallig-benetzt, wodurch die oft ausgedehnten, postoperativ ansonsten nicht erklärbaren *Verwachsungen* verur-sacht werden. Diese im Schrifttum wiederholt geäußerte Ansicht möchten wir *aus laparoskopischer Sicht durchaus bejahen, fanden wir doch vor allem bei Patienten mit völlig glattem Operationsverlauf und Primärnaht des Choledochus oft geradezu enorme Verwachsungen des gesamten Oberbauches*, die meistens nur einen partiellen laparoskopischen Einblick in die Bauchhöhle ermöglichten.

2. Sicherheits-Drainage

In ausgewählten Fällen wird eine drainagelose Cholecystektomie (sog. „ideale Cholecystektomie") von einigen Autoren für durchaus vertretbar angesehen, während andere Chirurgen eine drainagelose Cholecystektomie niemals durch-führen (BERGERHOF, 1970).

Nach jedem gallenchirurgischen Eingriff muß mit der Möglichkeit eines Gallen-ausflusses aus dem Cysticusstumpf oder dem Leberbett gerechnet werden. Menge

166

und Keimgehalt der austretenden Galle bestimmen das Schicksal des Kranken: Sterile Galle in nicht allzu großer Menge wird von der Bauchhöhle relativ gut vertragen, während infizierte Galle eine schwere gallig-eitrige Peritonitis mit oft tödlichem Verlauf nach sich zieht.

Nur die grundsätzliche Sicherheits-Drainage, die mit ihrer Spitze im Foramen WINSLOWI beginnt und durch eigene Incision durch die Bauchdecke nach außen geleitet wird, kann der Gefahr einer galligen Peritonitis wirksam begegnen. Dabei wird der Nutzen einer doppelläufigen Saugdrainage mittels Latex-Drain besonders hervorgehoben.

Sicherlich beinhaltet eine Sicherheits-Drainage für den Kranken eine gewisse Unannehmlichkeit, doch steht sicherlich diese Beschwernis in keinem vergleichbaren Verhältnis zum Nutzen, den die Sicherheits-Drainage bietet.

Das Drain wird i. allg. am 5. Tag gekürzt und kann am 7. postoperativen Tag entfernt werden.

C. Postoperative Komplikationen

Der postoperative Verlauf kann durch eine Anzahl verschiedener, teils auch schwerwiegender Komplikationen gestört sein, die bis zu ihrer völligen Beherrschung auf Intensivstation versorgt werden müssen:

1. *Nachblutung:*
Der klinisch-begründete Verdacht auf eine postoperative Nachblutung ergibt in der Regel bereits die Indikation zur sofortigen Relaparotomie. Unter den Zeichen der zunehmenden Kreislaufinsuffizienz mit Schock-Symptomen und Bauchschmerzen gerät der Kranke in unmittelbare Lebensgefahr. Alle Maßnahmen zielen nun auf sofortigen stetigen Blutersatz und auf die Vorbereitung zur Operation ab. Als Hauptblutungsquelle kommen die A. cystica und das Leberbett in Frage. Gegebenenfalls sollte – nach chirurgischer Blutstillung – die zusätzliche Verabfolgung von Trasylol® und ε-Aminocapronsäure als Fibrinolysehemmer in Betracht gezogen werden.

2. *Ileus:*
Nach intraperitonealen Operationen ist in der Regel mit einer vorübergehenden Darmlähmung zu rechnen. Falls am 2. Tag die Peristaltik nicht zunehmend kräftig einsetzt, ist die Gefahr eines paralytischen Ileus gegeben. Die häufigste Ursache dürften Pankreatitis und Peritonitis sein. Aber auch an dieser Stelle möchten wir auf die Bedeutung des Kalium-Magnesium-Bestandes der Darmwandzellen hinweisen. Die tägliche i. v. Verabfolgung von Aldactone® in der prae-, intra- und postoperativen Phase – womit indirekt auch der Magnesium-Haushalt „stabilisiert" wird – hat sich hinsichtlich der Verhütung einer postoperativen Darmatonie außerordentlich gut bewährt.

3. *Wunddehiszenz:*
Als zwar nicht häufige, aber sehr unangenehme postoperative Komplikation ist

die Wunddehiszenz erwähnenswert. Sie kommt nicht nur bei adipösen Patienten vor, sondern auch bei Kranken mit schlechtem Allgemeinzustand (evt. infolge ungenügender Fibrinbildung oder Fibroblastenaktivität) sowie bei postoperativer Peritonitis (evt. infolge Hyperfibrinolyse). Eine Wunddehiszenz macht eine erneute operative Intervention erforderlich.

4. Duodenalfistel:
Gelegentlich ist mit einer Duodenalfistel als postoperative Komplikation zu rechnen, vor allem nach Sphinkterotomie bzw. Papillenplastik, nach Choledochus-Perforation bei Sondierungs- oder Dilatationsversuchen und nach intraoperativer Lösung von Adhaesionen zwischen Gallenblase und Duodenum. Auch diese Komplikation erfordert die umgehende Nachoperation.

5. Pankreatitis:
Häufig ist bei einem Gallenkranken das Pankreas mitbetroffen. Stets ist sowohl mit einem neuen Schub der Pankreatitis als auch mit dem erstmaligen Auftreten einer akuten Pankreatitis nach operativen Eingriffen nicht nur am Gallengangs-system – vor allem nach operativen Eingriffen an der Papille –, sondern sogar auch nach ausschließlicher, glatt verlaufener Cholecystektomie zu rechnen. Sie tritt meistens in der 1. postoperativen Woche auf und verläuft nicht selten – da oftmals zu spät erkannt – tödlich. Manche recht schleichend beginnenden Fälle können meistens nur laborchemisch erfaßt werden. In Anlehnung an die Emp-fehlung von HESS möchten wir dringend raten, am 1., 3. und 5. (sowie 7.) post-operativen Tag die Serum-Amylase und die Urin-Diastase zu bestimmen, um bereits „pankreatitischen Anfängen" wehren zu können. Die Behandlung der Pankreatitis erfolgt nun nach internistisch-chirurgischen Grundsätzen.

Hier kommt der postoperativen Prophylaxe mit Trasylol® als Fibrinolysehemmer auch eine gleichzeitige zusätzliche Pankreatitis-Prophylaxe zu. Wir haben den effektiven Nutzen einer Trasylol®-Anwendung im Rahmen eines Therapiepro-grammes bei Pankreatitis immer wieder bestätigen können.

6. Peritonitis:
Auch die Peritonitis – wohl die häufigste tödliche Komplikation nach operativem Eingriff am Gallenwegssystem – tritt vorwiegend in der 1. postoperativen Woche auf. Die Diagnose Peritonitis – bei Ausschluß einer oft täuschend ähnlich verlau-fenden Pankreatitis! – bedeutet den Entschluß zur Relaparotomie mit chirurgischer Revision des Operationsfeldes.

Reinigung der Bauchhöhle, intraabdominale Antibiotika-Gabe, evtl. chirurgische Behandlung eines paralytischen Ileus und ausgiebige Drainage der Bauchhöhle nach außen bilden nahezu ein Routine-Behandlungsprogramm.

7. Septisch-purulente Cholangitis:
Diese Komplikation, die wir selbst an einem eindrucksvollen und erschütternden Krankheitsverlauf (s. S. 165) miterleben mußten, endet in der Regel tödlich. Ent-scheidend wichtig ist eine möglichst frühzeitige Relaparotomie mit guter Drainage

der Galle nach außen, hochdosierte Antibiotika-Behandlung (s. S. 125) und Gaben von Gamma-Globulin bei gleichzeitig allen üblichen Intensiv-Maßnahmen.

8. *Leberdystrophie:*
Vor allem nach bereits länger bestehender Cholangio-Hepatitis ist mit subakuten bzw. auch subchronischen Dystrophie-Schüben zu rechnen. Schwere Verlaufsformen können im Leberzellzerfallskoma bzw. unter dem Bild des hepatorenalen Syndroms enden.

9. *Extrarenales Nierenversagen:*
Der Begriff des sog. hepatorenalen Syndroms wurde 1935 von BOYCE und MCFETRIDGE geprägt, um die Lebertodesfälle nach Cholecystektomie allumfassend zu definieren. Vor allem NONNENBRUCH sowie MARTINI haben wesentliche Erkenntnisse beigetragen. Diese auch als akutes extrarenales Nierenversagen bezeichnete Komplikation umfaßt verschiedene Krankheitsbilder mit unterschiedlicher Ursache, u. a. auch das akute Nierenversagen nach Cholecystektomie oder bei akuten Gallenwegserkrankungen („bilio-renales Syndrom"). Über eine schwerwiegende Störung des Flüssigkeits- und Elektrolyt-Haushaltes sowie infektiös-toxische bzw. renal-ischaemische Ursachen kommt es – oft innerhalb kürzester Zeit! – zu einem schweren Krankheitsbild, das durch Oligurie, Anurie, Ikterus, Fieber, Bauchschmerzen, Uraemie und Schocksymptomen gekennzeichnet ist. Das komatöse Zustandsbild stellt eine Mischung zwischen Leber- und Niereninsuffizienz dar. Möglicherweise sind vor allem ikterisch-vorgeschädigte Nieren gefährdet, zumal auch bei gleichzeitigem Ikterus die Prognose wesentlich schlechter ist.

Die Therapie besteht in sorgfältiger Ausbalancierung des Säure-Basen-Haushaltes, der Elektrolyte und des Flüssigkeits-Haushaltes, aber auch in Haemodialyse und ggf. regionaler Heparinisierung.

10. *Ikterus:*
Während einem passageren Ikterus in der Regel keine klinische Bedeutung zukommt, kann ein Verschluß-Ikterus infolge Stein oder auch infolge intraoperativer Ligatur eines großen Gallenganges die Relaparotomie erforderlich machen. Im Einzelfall ist auch ein postoperativer Ikterus nach Verbrauchskoagulopathie in Betracht zu ziehen. Demgegenüber muß bei einem Ikterus, der einige Wochen nach der Operation auftritt, außer einer Papillenstenose oder Gallengangsstriktur, auch eine Serum-Hepatitis in Betracht gezogen werden.

11. *Komplikationen der Drainage:*
   a) Abnormer Gallenfluß aus der Sicherheits-Drainage: Ab dem 2.-4. postoperativen Tag ist in der Regel die Drainage trocken. Eine Sekretion aus dem Leberbett kann ein harmloses Ereignis darstellen, das sich innerhalb 1 Woche – ohne sonstige Begleiterscheinungen – verliert. Ein weiterer Gallenfluß erfordert nun jedoch die umgehende chirurgische Abklärung der Ursache und ggf. eine Relaparotomie.

b) Komplikationen der T-Drainage: Auch die T-Drainage kann zu verschiedenen komplikativen Entwicklungen führen, die ebenfalls der chirurgischen Klärung und ggf. der operativen Nachversorgung bedürfen:

> fehlender Gallenabfluß
> stark überhöhter Gallenfluß
> Gallenabfluß außerhalb des T-Drain
> Haemobilie

D. Indikationsstellung – Operationswahl – Operationsrisiko

Durch mehr oder weniger routinemäßige Durchführung der intraoperativen Cholangiographie bzw. Radiomanometrie ist in manchen Kliniken ein wesentlicher Wandel in der Operationstaktik und -technik, somit aber auch in der Indikationsstellung eingetreten.

Nur selten ist die Gallenchirurgie eine echte Notfall-Chirurgie – daher können (und sollten!) praeoperative Detail-Diagnostik, Indikationsstellung, Vorbereitung des Kranken zur Operation und praeoperative Auswahl der vermutlichen Operationstechnik in Sorgfalt und Ruhe erfolgen.

Die sich in zahlreichen Publikationen des In- und Auslandes widerspiegelnde erhebliche **Zunahme** gallenchirurgischer Eingriffe während der letzten Jahre hat mehrere Ursachen:

1. Erhebliche (absolute) Zunahme der Gallenwegserkrankungen (Wohlstands-Leiden! Höhere Altersschichtung der Bevölkerung!)
2. Erhebliche (relative) Zunahme der Gallenwegserkrankungen (Wesentlich verbesserte Diagnostik! Häufigere Vorsorgeuntersuchungen!)
3. Operationsfreudigere Einstellung der Internisten und Allgemein-Ärzte infolge erweiterter Kenntnisse, Erfahrungen und Ergebnisse
4. Wesentlich verbesserte Anaesthesie-Verfahren und sichere intra- und postoperative Überwachung
5. Wesentlich bessere Beherrschung komplikativer Situationen seitens Internist, Anaesthesist und Chirurg

Gerade die beiden letzten Feststellungen haben zu einer erheblichen Ausweitung der Indikationsstellung, auch auf komplikativere Verlaufsformen und auf höhere Altersgruppen geführt, so daß gerade im Bereich der Gallenchirurgie bereits von einer **„geriatrischen Chirurgie"** gesprochen werden kann.

Diese Häufigkeitszunahme von gallenchirurgischen Eingriffen wird nicht nur an großen Kliniken beobachtet, sondern auch an kleineren chirurgischen Abteilungen stellen heute Gallenoperationen Routine-Eingriffe mit hoher Frequenz dar.

> Ich selbst verfüge inzwischen über die Beobachtung von 17 Kranken, die zum Zeitpunkt der Cholecystektomie älter als 75 Jahre waren und die alle bereits vor mehr als 10 Jahren aus internistischer oder chirurgischer Sicht

als „inoperabel" erklärt worden waren. Alle 17 Patienten litten erheblich unter Beschwerden, Fieberschüben, Koliken oder ikterischen Schüben; alle hatten ausgeprägte laborchemische Befunde. Alle Patienten waren des Lebensabends überdrüssig geworden und willigten sofort in die vorgeschlagene Operation ein, da der bisherige Zustand ihnen nicht lebenswert erschien und sie mehr belastete als der Gedanke an eine risikoreiche Operation. Alle wurden nach gründlicher Voruntersuchung, teilweise sogar unter laparoskopischer Vorabklärung der Operations-Situation (Ausschluß eines Karzinoms) sehr sorgfältig internistisch vorbehandelt. Alle Patienten haben die Operation gut überstanden. Der älteste operierte Patient war 89 Jahre alt! (5 Kranke Chir. Univ. Klinik, Gießen; 12 Kranke Chir. Abt. Schwäbisch Hall, Chefarzt Dr. E. Jäger).

Diese eigene Beobachtungsreihe, wie auch anderweitige publikatorische Stellungnahmen, lassen die Indikationsstellung zu gallenchirurgischen Eingriffen immer wieder neu überdenken. *Es gilt, sich freizumachen von Schematismus und Extremismus in der Indikationsstellung, um jeden Einzelfall – auch in seiner fraglichen Kontraindikation – sorgfältig und individuell überprüfen zu können.*

Vielfältige Beobachtungen zeigen aber auch immer wieder, daß eine relative Beschwerdefreiheit während vieler Lebensjahre keinerlei Gewähr bietet, daß nicht gerade im höheren Lebensalter mit seiner allgemeinen Abwehrschwäche gravierende Beschwerden oder Befunde auftreten, die dann – bei vielleicht ansonsten noch gutem Allgemeinzustand – die operative Intervention erzwingen. *Bei zunehmender Lebenserwartung der Bevölkerung haben auch ältere Menschen einen „Anspruch" auf einen soweit wie möglich beschwerdearmen Lebensabend!*

Diese *Zunahme* der gallenchirurgischen Eingriffe beträgt in verschiedenen Mitteilungen 100% und mehr (!) innerhalb der letzten 5 Jahre gegenüber der vergleichbaren vorangegangenen 5-Jahresgruppe (BERGERHOF, EDER, GRÖZINGER, HERZOG et alt., UNGEHEUER u.a.). So gibt GRÖZINGER eine sehr eindrucksvolle Zahl an: während 1941 jeder 151. klinisch behandelte Patient cholecystektomiert wurde, kam 1965 bei jedem 38. stationären Patienten die Cholecystektomie zur Anwendung. Insgesamt gesehen stieg nach seinen Untersuchungen die absolute Häufigkeit der Cholecystektomie wegen Cholelithiasis auf das Zehnfache an!

Der *Gipfel* der Operationshäufigkeit liegt zwischen dem 40. und 60. Lebensjahr und bezieht immer mehr das 70. Lebensjahr mit ein, d.h. die Indikationsstellung zu gallenchirurgischen Eingriffen verschiebt sich in das höhere Lebensalter!

Während EDER eine gleiche Häufigkeit der *Geschlechter* im Operationsgut aufzeigt, geben GRÖZINGER sowie HERZOG et alt. für das männliche Geschlecht etwa 25–33% an.

Die Anzahl alleiniger *Cholecystektomien* beträgt nach Angaben verschiedener Autoren etwa 50–66%. In 20–30% war eine zusätzliche Choledochotomie erforderlich (EDER: 19,2%, HESS: 25,7%, SPATH: 23–26%, HERZOG et alt.: 26%, TAUBERT:

27,7% u.a.). *Zweifelsfrei wurde aber zahlreichen dieser Kranken ein Post-Chole-cystektomie-Syndrom und somit in vielen Fällen eine wesentlich risikoreichere Nach-operation erspart! Es soll mit dieser Feststellung auf keinen Fall die strenge Indikation zur Choledochotomie auch nur im geringsten gelockert werden, sondern es soll vielmehr die Unerläßlichkeit einer sorgfältigen intraoperativen Diagnostik unter-strichen werden.* Denn man kann fast auf Grund der vorwiegend älteren Schrift-tums-Ergebnisse die These aufstellen:

> Je ungenügender die intraoperative Diagnostik,
> um so „relativ seltener" eine zusätzliche Choledochotomie,
> um so häufiger ein Postcholecystektomie-Syndrom,
> um so häufiger risikoreichere Nachoperationen.

Die *Primärnaht* bei Choledochotomie wird immerhin bei 25–35% der Fälle vor-genommen, vorausgesetzt jedoch, daß die Cholangiographie bzw. Radiomano-metrie regelrecht ausfielen und keinerlei befundbedingte Bedenken gegen eine Primärnaht bestehen.

Die alleinige *Choledochoduodenostomie* wurde nur noch bei 2–7% der Fälle durchgeführt und blieb vorwiegend langstreckigen Papillenstenosen vorbehalten.

Bei *Gallenblasenperforationen* wird die Cholecystektomie angestrebt. Bei bereits fortgeschrittener Peritonitis verbietet sich diese Operationstechnik, in diesen Fällen kommt die Cholecystostomie mit multipler Drainage und Antibiotika-Dauerspülung des Bauchraumes in Frage.

Die **Letalitätsquote** eines gallenchirurgischen Eingriffs hängt wesentlich ab von:

1. *Allgemeinzustand des Kranken*
2. *Komplikative Gegebenheiten*
3. *Dauer des Krankheitsprozesses:*
   a) *akut-perakuter Verlauf*
   b) *chronisch-rezidivierender Verlauf*
4. *Lebensalter des Patienten*
5. *Art des operativen Eingriffs*
6. *Zusammenarbeit: Internist – Anaesthesist – Chirurg*

1923 mußten ENDERLEN und HOTZ auf Grund einer 5-Jahresuntersuchung (Umfrage) bei 12 147 operierten Cholelithiasis-Patienten eine Gesamtletalität von 9,2% mitteilen. Auf Grund dieser Ergebnisse stellten sie damals bereits die For-derung auf, daß man Gallensteinkranke in jungen Jahren nicht abwartend-konservativ, sondern operativ behandeln sollte, denn nicht die Operation sei gefährlich, sondern vielmehr die verspätete Operation oder die Verschleppung des Krankheitsprozesses.

1942 gab der Gießener Chirurg BERNHARD eine Letalität von 5,36% bei insgesamt 6674 gallenchirurgischen Eingriffen an und riet ebenfalls auf Grund dieser Ergeb-nisse zur Frühoperation, aber möglichst in einer Krankheitslatenzphase.

172

1947 berichtete GLENN über eine Letalitätsquote von 2,46% bei 2.200 Cholecystektomien.

1964 konnte HESS über eine Letalitätssenkung bei alleiniger, komplikationsfreier
Cholecystektomie auf 0,26% berichten, *womit die Cholecystektomie praktisch die
Risikoquote einer Appendektomie erreicht hatte!* Demgegenüber bestand bei
komplikativer Cholecystektomie immer noch eine Letalität von 4,1% – also
16mal mehr als bei Operationen im komplikationsfreien Stadium! Eine Choledocholithiasis wies eine Letalität von 1,4%, ein Eingriff an der Papilla VATERI von
2,2% und ein solcher bei gleichzeitigem Verschlußikterus sogar von 5,6% auf.

1964 fand PEIPER bei 1 139 Cholecystektomien eine Letalität von 1%, wobei die
Todesfälle nur Patienten zwischen dem 54. und 76. Lebensjahr betrafen.

EDER gab 1970 eine Gesamtletalität von 0,75% an, WALTERS (1953) von 0,20% bei
komplikationsfreien Fällen.

BERGERHOF berichtete 1970 über die Auswertung von 3 231 gallenchirurgischen
Eingriffen der Jahre 1930–1967: Dabei fand er eine Gesamtletalität von 5,1%,
absinkend von 18% im Jahr 1930 auf 0,8% im Jahr 1960. Dabei wiesen Kranke
vom 20.–30. Lebensjahr eine Letalität von 1,2%, dagegen Kranke jenseits des
70. Lebensjahres eine solche von 39% auf. Bei einer Altersgrenzziehung beim
60. Lebensjahr ergab sich eine Letalitätsquote von 3,8% (< 60) und von 15% (> 60).
Bei einer Auswertung der Jahre 1962–1967 betrug die Letalität bei einfacher
Cholelithiasis 0,8%, bei komplizierter Cholelithiasis 3,3%, bei Cholangiolithiasis 2,2% und bei gleichzeitigem Verschlußikterus 5,9%; ein Gallenblasen-
empyem wies eine Letalität von 7,8% – eine gallige Peritonitis eine solche von
60% auf; Rezidivoperationen waren mit einem Risiko von 2,3% belastet.

UNGEHEUER legte 1973 die Ergebnisse von 5 561 Gallenoperationen (!) wegen
Steinleiden innert $9^1/_2$ Jahren vor (= 14,6% aller Operationen dieses Zeitraumes):
Die Letalitätsquote betrug 0,6%, bei gleichzeitiger Choledochusrevision jedoch
bereits 3,2%; bei Erstoperationen lag die Letalitätsquote bei 1,5%, bei Zweit-
operationen bereits bei 7,9%. Hieraus ergab sich eine Durchschnittsletalität von
1,2% bei gallenchirurgischen Eingriffen. Nur bei 1,1% aller erstoperierten
Patienten war ein Zweiteingriff wegen übersehener Begleit- oder Folgeerkrankun-
gen an den Gallenwegen erforderlich. Als bislang konkurrenzlose intraoperative
Diagnostik wird von UNGEHEUER die intraoperative Cholangiographie unter
Verwendung des Fernsehbildverstärkers angesehen; sie kam bei 99,8% aller
Gallenwegsoperationen zur Anwendung (!). Diese Methode (s.S. 85) ermöglicht
eine direkte visuelle Prüfung des D. choledochus mit guter Beurteilung der ana-
tomischen und funktionellen Verhältnisse, vor allem auch im Bereich der Papille.
Hierdurch können die operativen Eingriffe an der Papille auf das wirklich not-
wendige Maß beschränkt werden. In dieser enormen Statistik werden von
UNGEHEUER et alt. lediglich 0,5 % Eingriffe an der Papille mitgeteilt. Diese sehr
niedrige Zahl kann auf die routinemäßige Durchführung der (personell und

zeitlich kaum aufwendigen) intraoperativen Cholangiographie zurückgeführt werden, wobei die Spätergebnisse trotz der relativ selteneren Papillenrevision nicht schlechter waren als in Statistiken mit höherer Revisionszahl. Von 618 befragten Patienten konnte nur in 4 Fällen (0,64 %) ein organisch bedingtes Postcholecystektomie-Syndrom festgestellt werden. Diese ausgezeichneten chirurgischen Ergebnisse bei einem sehr großen Krankengut wurden von über 50 Operateuren mit unterschiedlichstem Ausbildungsstand erzielt!

Die Mortalität bei Cholecystektomie wird – nach Angaben des Weltschrifttums – heute mit 0,87 % angegeben, ab dem 6. Dezennium mit 2–4 %, ab dem 80. Lebensjahr mit 12–15 % (–20 %). Ein Verschlußikterus jenseits des 60. Lebensjahres erhöht die Letalitätsquote auf 10–14 %, ab dem 70. Lebensjahr auf 22–28 %. Somit ist das Operationsrisiko bei einem Verschluß jenseits des 70. Lebensjahres etwa 24mal höher als bei einer einfachen Cholecystektomie vor dem 60. Lebensjahr.

Bei Choledocholithiasis muß ein Letalitätsrisiko von 1,5–3 % in Kauf genommen werden, ab dem 60. Lebensjahr von 6–9 %. Eine Choledochoduodenotomie erhöht im Einzelfall das Operationsrisiko.

Bei Gallenblasenperforationen muß mit einer Letalität von 20 % (HERZOG et alt.), 25 % (HESS, FRANKE) bis 60 % (BERGERHOF) gerechnet werden.

Diesen an sich eindrucksvollen Operationsergebnissen einerseits und Letalitätsquoten andererseits stehen aber auch die Feststellungen gegenüber, die SCHÜPBACH (1952) bei 1100 Cholecystektomien erheben konnte: *Bei 283 Kranken (26,6 %) war die entfernte Gallenblase frei von Steinen und frei von jeglichen makroskopischen und histologischen Befunden!*; 299 Gallenblasen (27,1 %) wiesen lediglich geringe chronische Entzündungzeichen – ohne Steinbefall – auf. Diese Ergebnisse zeigen, daß *mindestens* $^1/_4$ *bis* $^1/_3$ *aller Ektomien nicht indiziert waren!* Diese Befunde unterstreichen nochmals die unbedingte Forderung nach praeoperativer Detail-Diagnostik mit klarer, ggf. konsiliarischer Indikationsstellung.

Bereits 1930 warnte ZANDER *eindringlich vor der Entfernung einer funktionstüchtigen Gallenblase.* Auch BERNHARD, CAROLI, HLOUCAL, SCHÖNDUBE u.a. vertraten die Auffassung, daß man lieber eine Laparotomie ohne Cholecystektomie wieder beenden sollte, als „prophylaktisch" eine sich intraoperativ als gesund erwiesene Gallenblase zu ektomieren. Auch gelte nicht unbedingt der alte Chirurgen-Grundsatz uneingeschränkt: „ubi calculus, ibi evacua". Auch kann die alte Faustregel nur noch sehr bedingt und nur in Einzelfällen akzeptiert werden: „Keine Gallen-Operation bei Beschwerden ohne Stein-Nachweis, keine Gallen-Operation bei Steinen ohne Beschwerden".

Koliken als solche sind keine Indikation zur Cholecystektomie! Auch der sog. Gallenblasen-Focus stellt keine Operations-Indikation dar, schon gar nicht die Gallenblasen-Karzinom-Prophylaxe.

Dennoch bleibt ungeachtet dieser Betrachtung die Empfehlung bestehen, einen „Gallensteinträger" über seinen Befund aufzuklären, um bei auftretenden Beschwerden oder laborchemischen Befunden bzw. sich anbahnenden komplikativen Entwicklungen diesen nunmehrigen „Gallensteinkranken" der umgehenden Früh-Cholecystektomie zu unterziehen. Denn:

> Etwa jeder 8. Patient stirbt an seinem Gallensteinleiden!
> WENDELIN fand unter 1000 Obduktionen von Gallensteinkranken in 8,6% die Cholelithiasis als direkte und in weiteren 7,8% als indirekte Todesursache.

> Auch der oft als harmlos hingestellte Solitärstein verursacht in 5% der Fälle eine innere Fistel, in 4% eine Karzinombildung und in 2% ein Empyem. Es gibt auch keine Hinweise, daß Gallenkranke mit weniger oder atypischeren Beschwerden auch weniger Komplikationen zu befürchten haben. Ebenso ist das Fehlen von Koliken – oft infolge frühzeitigem Verlust der Kontraktionsfähigkeit – kein Hinweis auf einen komplikationsarmen Verlauf: Immerhin haben 15–20% aller Patienten mit Choledocholithiasis niemals Koliken erlebt!

> Immerhin weisen eine Choledocholithiasis eine 2mal so große, die komplizierte Cholelithiasis eine 4mal so große, das Gallenblasenempyem eine 10mal so große, die Gallenblasenperforation eine 20–25mal so große und die gallige Peritonitis eine 50–60mal so große Letalitätsquote als die einfache, komplikationsfreie Cholecystektomie auf!

Ein wichtiger **Hinweis** scheint mir abschließend noch angebracht zu sein:

> Nach Möglichkeit sollte der operative Eingriff nicht in einer zyklischen Verstimmung erfolgen, da allzu leicht eine gefährliche postoperative Psychose auftritt. Ggf. ist zunächst der Erfolg einer Behandlung mit Psychopharmaca abzuwarten.

Frühoperation heißt nun nicht Sofort-Operation, schon gar nicht Not-Operation ohne praeoperative Detail-Diagnostik, ohne besonnene Indikationsstellung und optimale Vorbereitung des Kranken.

Frühoperation heißt vielmehr: Operation im jüngeren Lebensalter und im früheren Krankheitsverlauf.

Frühoperation gewährleistet aber auch: geringstes Operationsrisiko und nur höchst seltene Restbeschwerden oder Rezidivoperation.

Dabei können gestörte Arbeitsfähigkeit, beeinträchtigte Lebensfreude oder eingeschränkte Erholungsmöglichkeit nach einem Erkrankungsfall u.a. eine *soziale Indikation* zur noch frühzeitigeren Frühoperation darstellen. Jeder Einzelfall trägt seine Problematik in sich, die es zu bedenken gilt.

Anaesthesie-Verfahren und operative Technik sind heute weitgehend ausgereift und zuverlässig – nur wenige Fragen sind offen. Der operative Erfolg ist eindeutig

erwiesen und nicht ersetzbar. Entscheidend bleiben:
>*eine optimale Vorbereitung,*
>*die richtige Indikationsstellung,*
>*die richtige Operationswahl*
>*zum richtigen Zeitpunkt.*

Als **Lehrsatz** sollte stets und immer gefordert werden:

>„MAN SOLLTE SEINE GRÜNDE DAFÜR HABEN,
>EINEN GALLENSTEINKRANKEN **NICHT** ZU OPERIEREN“.

Literatur

3, 16, 26, 35, 37, 38, 41, 43, 67, 68, 69, 79, 80, 90, 94, 114, 115, 117, 122, 123, 125, 134, 137, 139, 141, 142, 143, 144, 146, 147, 168, 173, 174, 180, 183, 184, 187, 190, 192, 198, 201, 202, 204, 214, 226, 235, 238, 246, 251, 254, 265, 267, 270, 289, 308, 322, 334, 338, 342, 345, 346, 352, 353, 356, 365, 368, 375, 386, 391

Zahlreiche Untersuchungen in verschiedenen Ländern bestätigen, daß die Gallenwegserkrankungen eine ständig-zunehmende Häufigkeit aufweisen. Diese *Häufigkeitszunahme* ist vor allem auf die Wohlstandsernährung mit steigendem Fett- und Kohlenhydrat-Konsum sowie überhöhter Kalorienzufuhr zurückzuführen; sie korreliert daher auch in gewisser Weise mit der Zunahme der Übergewichtigkeit und der Diabeteshäufigkeit. Darüber hinaus geht die höhere Lebenserwartung der Bevölkerung auch mit einer Zunahme chronischer und komplikativer Gallenwegserkrankungen einher, wie sie das höhere Lebensalter mit sich bringt.

Insgesamt gesehen stehen die Leber- und Gallenwegserkrankungen – nach den Herz- und Kreislauferkrankungen sowie den rheumatischen bzw. degenerativen Gelenkleiden und dem chronischen bronchitischen Syndrom – an 4. Stelle der Volkskrankheiten und auch an 4. Stelle der Frühinvalidität.

„Cholecystopathie"

Bereits 1936 prägte GUSTAV V. BERGMANN den Begriff „Cholecystopathie" und definierte ihn in seiner „Funktionellen Pathologie" (S. 111) wie folgt:

> „Als Cholecystopathie fasse ich unter dem Gesichtspunkt funktioneller Pathologie sämtliche Erkrankungen der extrahepatischen Gallenwege mit der Gallenblase als Mittelpunkt zusammen. Das ist nicht Mangel an Bekenntniswille und nicht Verzicht auf klare und differentielle Diagnostik, sondern er entspringt einerseits der Einsicht in die Grenzen biologischer Ordnungsmöglichkeiten und andererseits dem Wissen um das Fluktuieren der großen Krankheitsbilder. Das ist mein Standpunkt für die allgemeine Nosologie. Dem Einzelfall gegenüber handeln auch wir unter dem Gesichtspunkt der speziellen Nosologie, so daß wir jede Einzelheit bei einer Cholecystopathie zu ermitteln suchen und also festzustellen haben, welche Rolle Stein, Entzündung, Stauung und Dyscholie spielen. Präzise Diagnostik wird also um nichts geschmälert."

Somit können aus heutiger Sicht für Klinik und Praxis folgende **5 Lehrsätze** aufgestellt werden:

> 1. LEHRSATZ
>
> Das Gallengangssystem mit der Gallenblase im Mittelpunkt muß als Ganzes in Pathogenese und Klinik betrachtet werden (Abb. 8).

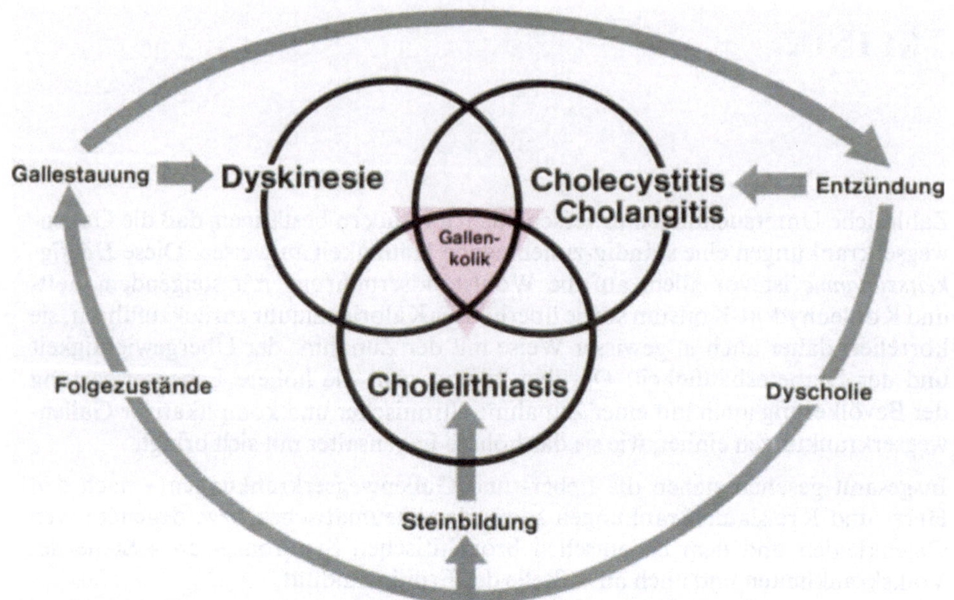

Abb. 58: Pathophysiologische bzw. pathogenetische und klinische Geschehenskreise der Gallenwegs-Erkrankungen

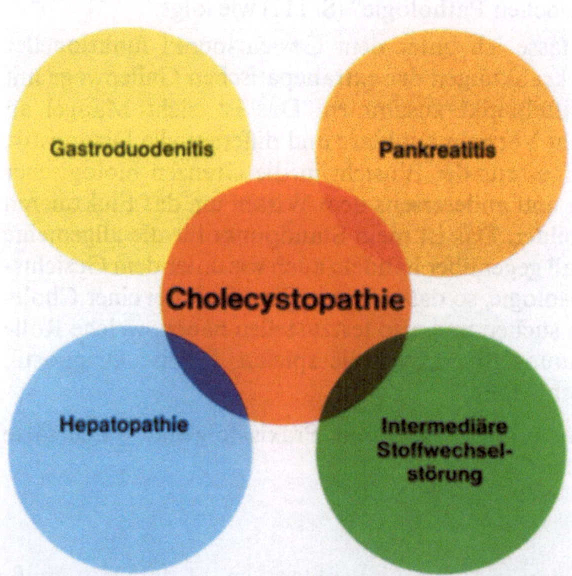

Abb. 59: Duodenales Verbundsystem: enge topische und funktionelle Verknüpfung sowie wechsel-seitige Beeinflussung

2. LEHRSATZ

Die Erkrankungen der Gallenwege und Gallenblase lassen sich in funktionelle Störungen und organische Veränderungen einteilen, wobei es aber häufig pathogenetische Überschneidungen und klinische Mischformen zu bedenken gilt.

3. LEHRSATZ

Gallenstauung, Dyscholie und Entzündung mit Steinbildung sind die pathophysiologischen Voraussetzungen der Dyskinesie, Cholecystitis/Cholangitis und Cholelithiasis; sie stellen sich überschneidende, ineinanderfließende und sich gegenseitig beeinflussende Geschehenskreise mit dem zentralen Ereignis der Gallenkolik dar (Abb. 58).

4. LEHRSATZ

Die enge topische und funktionelle Verknüpfung von Magen-Duodenum, Leber, Pankreas und Gallenwege, verbunden durch intermediäre Stoffwechselstörungen, läßt eine wechselseitige Beeinflussung dieser Organe erwarten, so daß auch von einem „duodenalen Verbundsystem" (NIEDNER, 1967) gesprochen wird (Abb. 59).

5. LEHRSATZ

Der Begriff „Cholecystopathie" kann daher heute nur noch für das praediagnostische Stadium der Gallenwegskrankheiten akzeptiert werden; er gilt also nur für die Zeitspanne der Vorfeld-Diagnostik (Abb. 60).

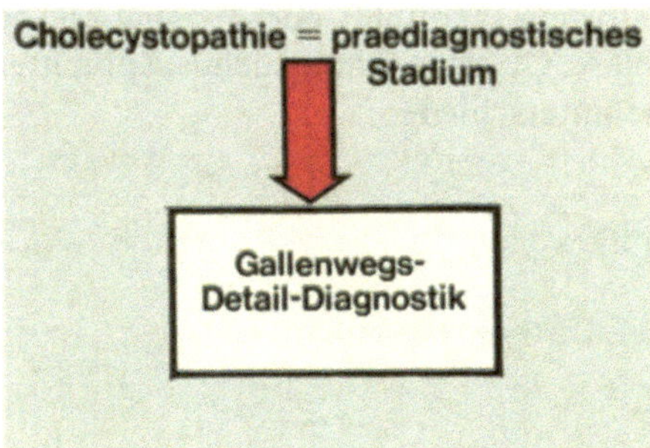

Abb. 60: Initial-Diagnose „Cholecystopathie" erfordert Detail-Diagnose

Literatur

2, 5, 20, 32, 191, 208, 251, 269, 305, 315, 330, 354, 362, 368, 399, 400

I. Dyskinesie

Das Krankheitsbild der Dyskinesie geht auf pathologisch-anatomische Untersuchungen von ASCHOFF und BACMEISTER (1909) zurück, die den Begriff der „gestauten Gallenblase" prägten. Chirurgische Beobachtungen liegen von v. SCHMIEDEN (1920) vor, nachdem bereits 1903 KRUKENBERG beobachtet hatte, daß eine Gallenkolik auch ohne Steine, ohne anatomische Befunde, auftreten kann. MELTZER stellte 1917 fest, daß ein Krampf des Sphinkter ODDI die Ursache derartiger Koliken bzw. Beschwerden sei und sogar einen Verschlußikterus auslösen könne. Ausführlich hat WESTPHAL 1923 dieses Krankheitsbild beschrieben, wobei er seinerzeit eine hyperkinetische und eine atonisch-biliäre Form unterschied.

Die Abgrenzung funktioneller Störungen von organischen Gallenwegserkrankungen kann sehr schwierig, oftmals sogar unmöglich sein. Daher sind auch die Häufigkeitsangaben im Schrifttum über dyskinetische Störungen sehr unzuverlässig. Allerdings besteht auch symptomatologisch oft kein wesentlicher Unterschied zwischen funktionellen und organischen Störungen.

Definition

Unter Dyskinesie werden schmerzhafte, meistens flüchtige Motilitätsstörungen der Gallenwege zusammengefaßt, wobei ein Mißverhältnis zwischen dem Entleerungsmechanismus der Gallenblase einerseits und der Öffnung des Sphinkter ODDI bzw. des Cysticus-Sphinkter andererseits besteht.

Einteilung

Auf Grund röntgenologischer Befunde, der Duodenalsondierung und der Radiomanometrie werden je nach der Art der Störung (Motilität oder Tonus) und je nach der Lokalisation der Störung (Gallenblase, Cysticus, Choledochus, Sphinkter ODDI) verschiedene Formen der Dyskinesie unterschieden:

FORMEN:
1. **Primäre Dyskinesie** = *funktionelle Dyskinesie*
   a) Hypotone Dyskinesie
      α) primäre Cholecystatonie (M. CHIRAY-PAVEL)
         sekundäre Cholecystatonie
      β) primäre Choledochusatonie
         sekundäre Choledochusatonie
   b) Hypertone Dyskinesie
      α) Collum-Cysticus-Sphinkter-Typ
      β) Sphinkter-ODDI-Typ
   c) Hyperkinetische Dyskinesie

2. **Sekundäre Dyskinesie** = *organische Dyskinesie*
   a) symptomatische Dyskinesie
   b) mechanische Dyskinesie (= Siphonopathie)

1. Primäre (funktionelle) Dyskinesie

Unter primärer (funktioneller) Dyskinesie verstehen wir Dyskinesien im engeren Sinn: ein organisches Substrat der Motilitätsstörungen ist nicht nachweisbar; es besteht eine Dysfunktion des neuromuskulären Gallengangsystems.

Primäre Dyskinesien sind durch folgende **Charakteristika** gekennzeichnet:
   1. sie sind relativ selten, aber zunehmend häufig
   2. sie sind schmerzhaft
   3. sie sind flüchtig
   4. sie rezidivieren gern

Primäre Dyskinesien weisen eine verschiedenartige **Lokalisation** auf; daher können sie das Gallenwegsystem sehr unterschiedlich betreffen:
   1. lokalisiert
   2. generalisiert
   3. dissoziiert
      (= Sphinkter ODDI/Cysticus-Sphinkter)

Hinsichtlich der **Pathogenese** greifen drei, das Auftreten einer primären Dyskinesie fördernden Faktoren dysfunktionell ineinander:
   1. der Leberzell-Sekretionsdruck
   2. die Kontraktionsfähigkeit der Gallenblase:
      → hypotone Dyskinesie
   3. die Erschlaffungsfähigkeit der Sphinkteren:
      → hypertone Dyskinesie

Als **Ursachen** der primären Dyskinesie werden angeschuldigt – wobei im Einzelfall auch eine Addition dieser ursächlichen Möglichkeiten gegeben sein kann –:

URSACHEN:

1. vegetative Dystonie	5. endokrine Störungen:
2. reflektorische Einwirkungen	Menstruation, Gravidität, Klimakterium Hyperthyreose, Myxödem
3. Allergie (z. B. Morphium, Nahrungsmittel)	Insulinom Tetanie
4. posthepatitische Funktionsstörungen	NNR-Insuffizienz Anticholecystokinin

a) **Hypotone (hypokinetische) Dyskinesie**

Diese Form der Dyskinesie ist relativ häufig. Sie findet sich vorwiegend bei leptosomen, eher asthenischen Personen mit vegetativer Labilität und ausgesprochener Neigung zu Migräne, Depression, Antriebsarmut, Enteroptose. Bereits 1924 beobachtete HEYER Atonie und Ptose der Gallenblase vorwiegend bei Patienten mit depressiven Phasen.

Vegetative Reaktionslage: ausgeprägte Sympathicotonie

Subjektive Beschwerden: Es bestehen meistens Schweregefühl und Druck im rechten Oberbauch mit Zunahme der Beschwerden nach dem Essen; des weiteren werden Neigung zu Übelkeit und Erbrechen, Inappetenz, Blähsucht, Dyspepsie und Obstipation angegeben; es besteht eine ausgeprägte Fettintoleranz mit Ekel gegen Fleisch und Wurstwaren; zahlreiche Patienten berichten über Kopfschmerzen bis zu ausgeprägten Migräne-Anfällen.

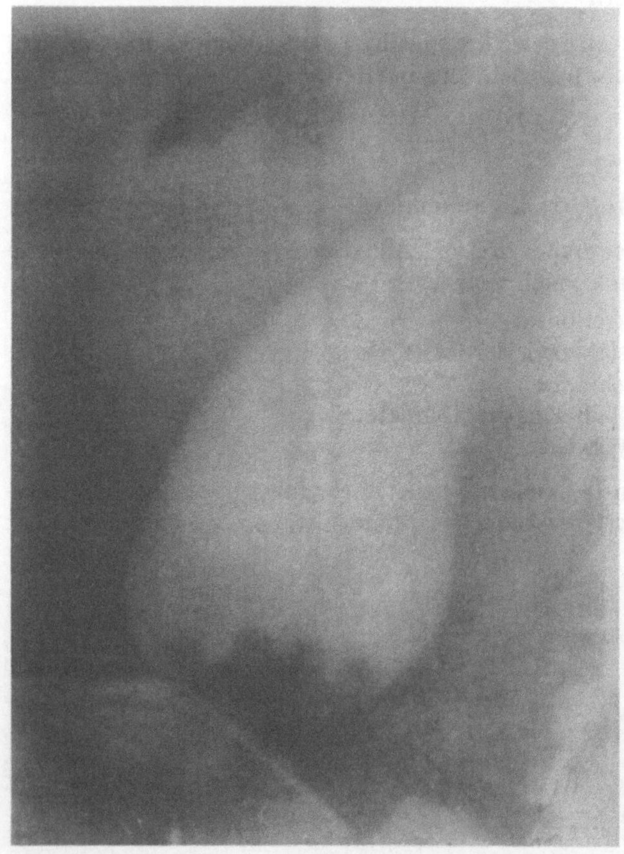

Abb. 61: Hypotone Dyskinesie mit ptotischer Gallenblase am Beckenkamm: Cholelithiasis (44 J., ♀ H. H.)

182

Röntgen-Befunde: Die dünnwandige, muskelschwache Gallenblase stellt sich als atonisch-erweitert und tiefhängend dar (Abb. 61); sie weist eine unzureichende, jedoch oft tagelang nachweisbare Kontrastfüllung auf und zeigt eine nur geringe oder fehlende Kontraktion auf Reiz (gelegentlich kann jedoch mittels unphysiologisch-starker Reize, wie Eismilch-Gabe, eine Kontraktion ausgelöst werden).

Duodenal-Sonde: Auf Olivenöl-Gabe in die Duodenalsonde entleert sich eine größere Menge (> 50 ml) von sehr dunkler (pleiochromer) Galle (B-Galle) mit sogar nachfolgendem subjektiven Wohlbefinden.

Radiomanometrie: Mittels intraoperativer Radiomanometrie können erniedrigte Füllungs- und Passage-Werte nachgewiesen werden.

Morphin-Test: Die bestehenden Beschwerden werden nach Morphin-Gabe deutlich verstärkt, da Morphin einen Papillenspasmus hervorruft, während dementsprechend eine Besserung der Beschwerden durch Atropin u.ä. zu erreichen ist.

α) Cholecystatonie

Bei der *primären* Cholecystatonie (M. CHIRAY-PAVEL) handelt es sich i. allg. um eine angeborene hypotone Dyskinesie im Bereich der Gallenblase, die sich vor allem bei NNR-Insuffizienz (insbesondere bei Hypoandrogenismus) sowie bei Sympathicotonie (bzw. Blockierung des Vagus) entwickeln kann.

Eine *sekundäre* Cholecystatonie entsteht i. allg. hinter einem Cysticus-Verschluß.

β) Choledochusatonie

Eine *primäre* Choledochusatonie ist außerordentlich selten und gilt als kongenitale Anomalie.

Eine *sekundäre* Choledochusatonie entwickelt sich i. allg. häufiger nach operativer Sphinkterspaltung. Hierbei steht die Papille ständig offen, so daß sich die Gallenblase nicht füllen kann. Daher sollte bei der Sphinkterspaltung stets die Gallenblase mit entfernt werden. Klinisch ist diese Form relativ bedeutungslos, lediglich die Fettverdauung kann empfindlich gestört sein.

b) Hyperkinetische Dyskinesie

Ursächlich steht bei der wesentlich selteneren hyperkinetischen Dyskinesie ein stark überhöhter Vagus-Tonus im Vordergrund.

Duodenalsonde: Bei der Duodenalsonde findet sich eine vorzeitig einsetzende Kontraktion der Gallenblase (nach Hypophysin-Anwendung: < 5 Minuten; nach Olivenöl-Gabe: < 10 Minuten) mit sehr schneller Gallenblasenentleerung. Es resultiert eine sehr konzentrierte, schnell-entleerte B-Galle.

Röntgen: Vorzeitige Kontraktion der Gallenblase auf Reizmahlzeit.

c) Hypertone Dyskinesie

Ursächlich besteht bei der hypertonen Dyskinesie ebenfalls ein stark überhöhter Vagus-Tonus, vorwiegend im Bereich des Sphinkter ODDI und des Cysticus-Sphinkter. Dies führt zu einer Abflußstörung der Galle und schließlich zu einer Hypertrophie der Sphinkter-Muskulatur und somit zur sekundären Gallenblasenatonie. Dementsprechend können 2 Formen unterschieden werden:

α) Collum-Cysticus-Sphinkter-Typ

Subjektive Beschwerden: Schmerzen, Koliken (oft rezidivierend), Kopfschmerzen bis zu Migräne-Anfällen, Neigung zu Obstipation.

Röntgen-Befunde: Es besteht ein enger Cysticus mit verzögerter Gallenblasenentleerung nach Reizmahlzeit, wobei sich die Gallenblase kugelförmig und stark kontrastreich darstellt. Erst auf wiederholte Eigabe kommt es zu einem allmählichen „Auswaschen" der Gallenblase.

Duodenalsonde: Der Kontraktionsreiz bewirkt keinen oder nur einen geringen Abfluß von B-Galle und dann auch erst nach längerer Zeit (>20 Minuten). Die an sich starke Gallenblasenkontraktion verursacht Nausea und Schmerzen. Die A-Galle ist hypochrom.

Amylnitrit: Nach Inhalation von 2–3 Tropfen Amylnitrit kommt es zur Lösung des Sphinkter-Spasmus.

Radiomanometrie: Bei intraoperativer Radiomanometrie läßt sich ein erhöhter Cysticus-Passagedruck (bis 50 cm H_2O) und ein erhöhter Residualdruck nachweisen.

β) Sphinkter-ODDI-Typ

Diese Dyskinesie-Form ist sehr selten funktionell-bedingt, sondern beruht viel häufiger auf organischen Ursachen.

Subjektive Beschwerden: Die Beschwerden sind vorwiegend schmerzhafter Natur, gelegentlich zum Rücken ausstrahlend. Es bestehen darüber hinaus Übelkeit, Nahrungsmittel-Intoleranzen und Verdauungsstörungen.

Röntgen-Befund: Die Gallenblase stellt sich gut dar. Der Choledochus ist erweitert, läuft spitz zu und bleibt lange kontrastgefüllt (>2 Stunden).

Novocain-Test: Mittels Novocain i. v. gelingt in der Regel die Lösung des Sphinkter-Spasmus.

Radiomanometrie: Bei intraoperativer Radiomanometrie läßt sich ein erhöhter Passagedruck von >15 cm H_2O feststellen.

Bromsulfophthalein: Die Bromsulfophthalein-Erscheinungszeit ist verlängert (>20 Minuten).

γ) Hyperaesthesie der Gallenwege

Die sog. „*irritable Gallenblase*" beruht auf einer herabgesetzten Reiz- bzw. Schmerz-Schwelle. Bereits bei leichten Drucksteigerungen im Gallenwegssystem kommt es zu Schmerzen oder Koliken. Der röntgenologische Befund ist regelrecht, ebenso das Ergebnis der Duodenal-Sondierung.

2. Sekundäre (organische) Dyskinesie

Unter sekundärer (organischer) Dyskinesie versteht man Motilitätsstörungen, die sich infolge morphologischer Veränderungen am Gallenwegssystem entwickeln:

a) Symptomatische Dyskinesie

Die symptomatische Dyskinesie stellt die wohl häufigste Form der organisch-bedingten Motilitätsstörungen dar. Sie findet sich bei verschiedenartigen Erkrankungen des Gallenwegssystems, vor allem bei Cholelithiasis, Cholecystitis und Infundibulocystitis (Abb. 62), Cholangitis, Papillitis bzw. Papillenstenose und bei Postcholecystektomie-Syndrom; sie findet sich aber auch bei Krankheitsprozessen der Nachbarschaft, die das Gallenwegssystem mit einbeziehen, insbesondere bei Appendicitis, Hiatushernie, Adnexitis und Ulcus duodeni.

Diese Dyskinesien kommen sowohl in der hypotonen als auch in der hypertonen Form vor und sind in der Regel nur über die auslösende Grundkrankheit therapeutisch beeinflußbar.

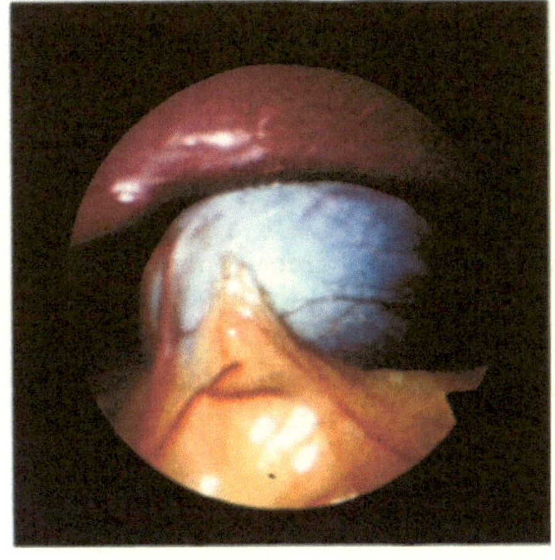

Abb. 62: Symptomatische Dyskinesie infolge pericholecystitischen Adhaesionen

b) **Mechanische Dyskinesie**

Die mechanische Dyskinesie wird auch als „**Siphonopathie**" (ROUX, DEBRAY, 1953) bezeichnet, da Infundibulum, Cysticus und Collum unter dem Begriff Siphon der Gallenblase zusammengefaßt werden. Diese Teile sind an sich schon eng und angewinkelt sowie mit Klappen versehen, so daß ein Entleerungsreiz einen erheblichen Druckanstieg in der Gallenblase bewirkt, der sich nun gegen das physiologische bzw. pathologisch-gesteigerte Hindernis richtet.

Die mechanische Dyskinesie beruht auf Entleerungsstörungen der Gallenblase im Bereich Infundibulum-Collum-Cysticus infolge hier lokalisierter Anomalien bzw. morphologischen Veränderungen. Hierdurch werden Stase, Entzündung und Steinentwicklung begünstigt. Darüber hinaus kann sich das Infundibulum zu einem Recessus erweitern (sog. HARTMANNsche Tasche), der mit der Nachbarschaft (Duodenum, Choledochus) Verwachsungen bilden kann. Dieser aus Infundibulum-Collum-Cysticus bestehende Siphon ist bei Frauen noch problematischer aufgebaut, indem er 3 Diaphragmen aufweist, die sich wie Septen verhalten können.

Ursachen

Bei der differentialdiagnostischen Abklärung einer mechanischen Dyskinesie sind aetiopathogenetisch folgende Ursachen zu bedenken, da diese auch entsprechende therapeutische Konsequenzen ergeben:

URSACHEN
1. angeborene Anomalien
2. narbige bzw. proliferative Veränderungen:
   a) pericholecystitische Veränderungen
   b) postoperative Veränderungen
3. tumoröse Prozesse im Gallenwegssystem
4. hyperplastische Cholecystosen

1. Angeborene Anomalien

Im Bereich der Gallenblase und Gallenwege sind angeborene Anomalien sehr häufig anzutreffen. Sie können völlig symptomlos und beschwerdefrei bestehen – und somit unbekannt bleiben –, sie können aber auch die Ursache verschiedenartiger, oft rezidivierender und häufig fehlgedeuteter Beschwerden sein, vor allem dann, wenn der Entleerungsreiz zu hyperkinetischen Kontraktionen eines Teilabschnittes der Gallenwege führt:

Dysplasie der Gallenblase
Doppelung der Gallenblase

Trabekel-Gallenblase
Septen-Gallenblase
Posthorn-Gallenblase
Pendel-Gallenblase
Sanduhr-Gallenblase
Fundus-Divertikel (Abb. 63)
Phrygische Mütze mit Hypotonie
Divertikulose mit Entzündung
Knickungen des Gallenblasenhalses
Cysticus-Anomalien
Choledochus-Anomalien

Einer *Falten-Bildung* kommt in der Regel noch keine klinische Bedeutung zu, jedoch dann, wenn sie sich zu Septen entwickeln oder sich in den Falten- bzw. Septen-Taschen kleine Steine bilden. Dabei weisen Frauen wesentlich häufiger Falten und Septen auf als Männer. Je größer solche Septen sind, um so eher werden sie zu einer Entleerungsstörung der Gallenblase führen. Bei einer besonders breiten septalen Einschnürung bildet sich eine sog. Sanduhr-Gallenblase. Auch die *phrygische Mütze* mit ihrer falten-bedingten einseitigen Corpus-Wandverkürzung –

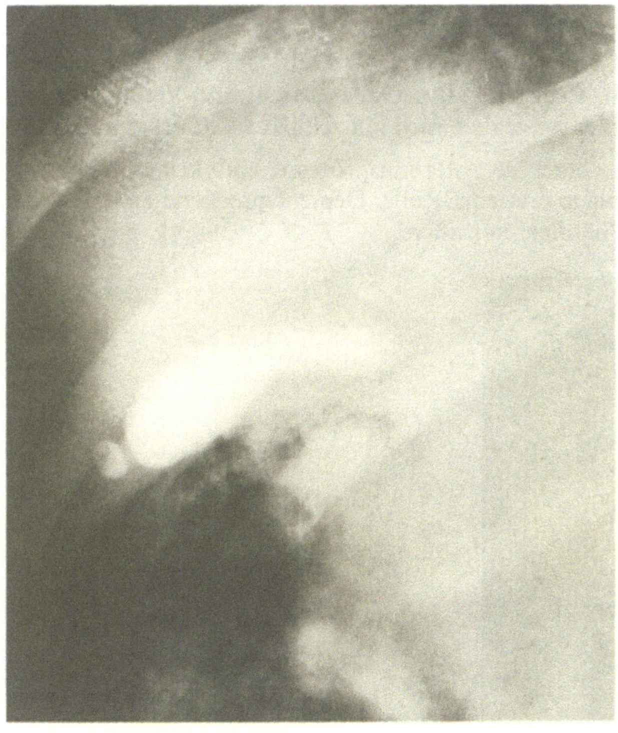

Abb. 63: Fundus-Divertikel als Ursache dyskinetischer Beschwerden (39 J., ♀ H. R., alle laborchemischen, klinischen und rö. Untersuchungen, einschließlich der Nachbarorgane, oB)

und somit weit nach aufwärts geschlagenem Fundus – wird erst dann zur Dyskinesie führen, wenn infolge gleichzeitiger Hypotonie die Entleerung dieser anormalgebildeten Gallenblase erschwert ist. Die *Pendel-Gallenblase* stellt sich als schlaffhängendes Gebilde dar, das meistens eine hypotone Entleerungsstörung aufweist. Darüber hinaus neigt die Pendel-Gallenblase zu Torsionen.

2. Morphologische Veränderungen:

Pericholecystitische Adhaesionen (Abb. 64), Verwachsungen oder Schwielenbildungen können auf mechanischem Wege die Ursache hartnäckiger und „therapieresistenter" Beschwerden sein, die sich verständlicherweise nur operativ – wenn überhaupt – beseitigen bzw. bessern lassen. Dabei kann leider nicht ausgeschlossen werden, daß eine operative Intervention nicht ihrerseits wieder neue Adhaesionen verursacht.

In gleicher Weise sind *postoperative Verwachsungen*, Strangbildungen, Strikturen bzw. Ligaturen zu beurteilen. Auch hier wird eine operative Behandlung dann zur Diskussion stehen, wenn durch diese mechanischen Befunde nicht nur Beschwerden günstig beeinflußt werden sollen, sondern cholestatische bzw. cholangitische oder ileusartige Komplikationen den operativen Eingriff indizieren.

3. Hyperplastische Cholecystosen

Bei den hyperplastischen Cholecystosen (JUTRAS et alt., 1960) handelt es sich um gutartige proliferative bzw. degenerative Gallenblasenwand-Veränderungen mit Vermehrung ihrer Zell-Elemente, aber auch mit zellulärer Größenzunahme.

Aetiopathogenetisch spielen vorzeitige Alterungsprozesse, endokrine Störungen, Stoffwechselfaktoren, Erbanlage u.a. eine Rolle. Dementsprechend ist das weibliche Geschlecht wesentlich häufiger betroffen.

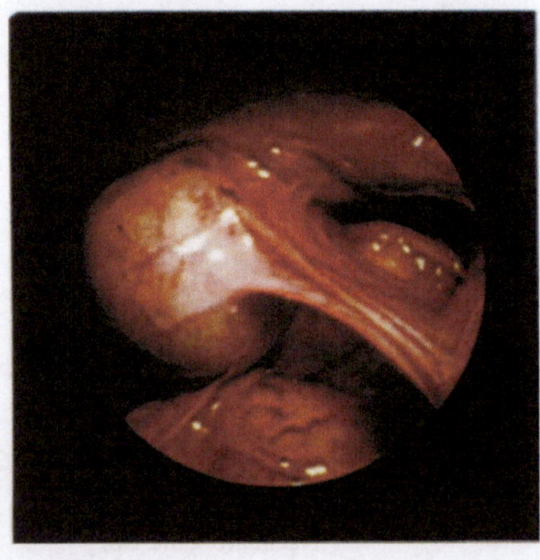

Abb. 64: Chronische Cholecystitis mit ausgeprägten pericholecystitischen Adhaesionen

Symptome

Subjektive Beschwerden: Übelkeit, Erbrechen; dyspeptisches Syndrom mit Völlegefühl, Unverträglichkeit von Speisen, Stuhlunregelmäßigkeiten; Oberbauchschmerzen, teils kolikartig, vor allem nach Diätfehlern.

Duodenal-Sondierung: Verstärkte Oberbauchschmerzen nach Gabe von Olivenöl oder $MgSO_4$; verminderte B-Galle; erhöhter Bilirubin-Gehalt in der B-Galle.

Röntgenologische Befunde: Gute kontrastreiche Darstellung der Gallenblase;
rasche, starke Kontraktion auf Reiz mit kugeliger, aber nur geringer Verkleinerung
($< 30\,\%$); rasche Entleerung auf Reiz: $=$ kompensiertes Stadium (JUTRASsche
Trias). Das sog. dekompensierte Stadium weist eine sekundäre Gallenblasenatonie auf.

Laborchemischer Befund: In der Regel sind alle laborchemischen Befunde normal.

Adenomyomatose

Pathologisch-anatomisch weist die Adenomyomatose folgende Gallenblasen-
Wandveränderungen auf:

1. Epithelproliferation der Mukosa
2. Hypertrophie der Muskularis
3. Erweiterung der ASCHOFF-ROKITANSKY-Sinus (HALPERT, 1926)
   $=$ Cholecystitis cystica (BODNAR, 1922)
   $=$ Cholecystitis glandularis proliferans (KING, McCOLLUM, 1931)
   $=$ Cholecystitis glandularis proliferans cystica (GOLDBERG, DODGON,
   1958)

Infolge sekundärer cystiformer Ausweitung der Sinus bildet sich eine *intramurale
Divertikulose*. Diese stellt sich röntgenologisch als perlschnurartige Fleckelung
der Wandkontur dar, vor allem nach reiz-bedingter Gallenblasen-Kontraktion
(sog. *Dysplasie-Aureole*). Diese wuchernde Aureole kann den Collum-Cysticus-
Abschnitt einengen und zu Entleerungsstörungen führen, aber auch die Entwicklung einer Cholesterose oder einer Cholecystitis fördern.

Die Adenomyomatose weist i.allg. funktionelle und morphologische Röntgen-
Befunde auf. So sind eine rasche und überaus starke Kontraktion nach Reizmahlzeit mit verstärkter Gallenblasen-Entleerung charakteristisch. Morphologisch-
röntgenologische Kriterien erlauben eine Abgrenzung von **4 Adenomyomatose-
Formen:**

1. Generalisierte Form = Perlschnurgallenblase (POHL, 1960; FROMHOLD,
   1965)
2. Lokalisierte Form = Solitäres Adenom
3. Segmentale Form = Sanduhrgallenblase
4. Mischform = meistens als kombinierte Sanduhr-Perlschnur-
   Gallenblase (Abb. 65)

Dabei findet sich das solitäre Adenom meistens am Gallenblasen-Fundus, entweder intraluminal als konstanter Füllungsdefekt oder extraluminal als diver-
tikelartiges Kontrastmittel-Depot (Abb. 66).

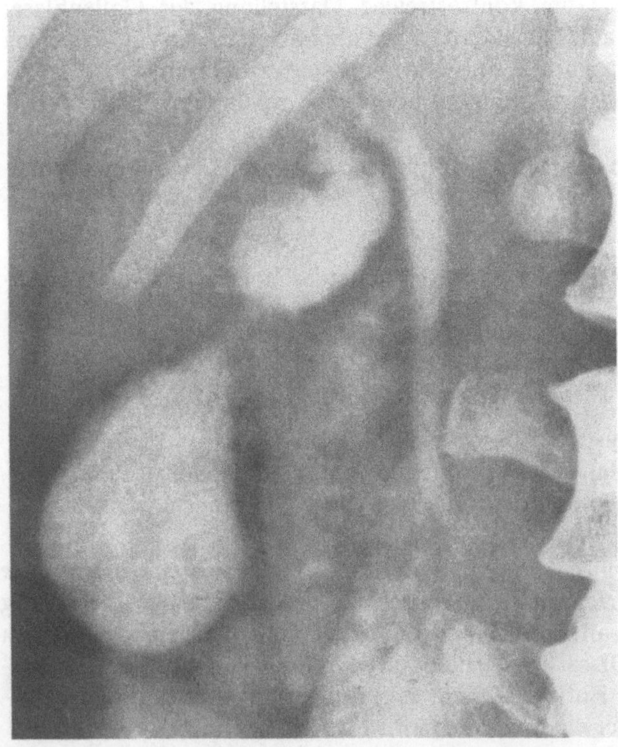

Abb. 65: Hochgradige Sanduhrgallenblase mit faden-
förmiger Verbindung
zwischen beiden Gallen-
blasenanteilen. Im Taillen-
Bereich kleine Kontrast-
mitteldepots innerhalb den
erweiterten Sinus: kombinierte Sanduhr-Perlschnurgallen-
blase (21 J. ♀ N. G.)

190

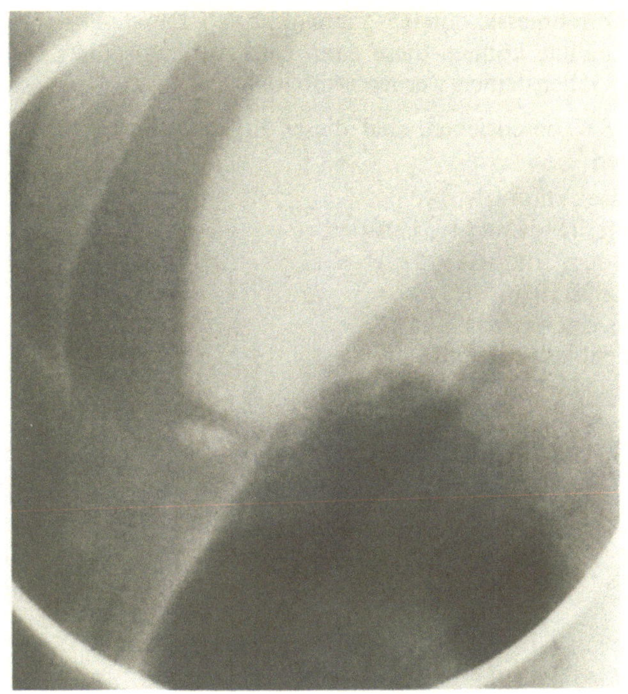

Abb. 66: Zustand nach
Gallenblasen-Kontraktion
auf Reiz: Kontrastmittel-
depot am Fundus: extra-
luminal gelegenes Adenom

Wahrscheinlich beruht die Adenomyomatose, deren *Häufigkeit* mit etwa 1–3 %
angegeben wird, auf einer hormonellen Störung, und zwar auf einer *Oestrogen-
Wirkung*, so daß auch die bevorzugte Erkrankung des weiblichen Geschlechts
(1:10 bis 1:13), vor allem der Frauen mit Schwangerschaften, sowie die praemen-
struelle Beschwerdezunahme erklärt ist. Dementsprechend ist auch eine Cholelithiasis bei Adenomyomatose sehr häufig (etwa 40–80 %).

Cholesterose

Die Cholesterose stellt eine lokalisierte oder generalisierte *Lipoidose* der Gallen-
blasen-Wand, seltener auch der Choledochus-Wand dar. Dabei haben sich
Schaumzellen (= Spongiozyten, Pseudoxanthomzellen) mit Cholesterin angereichert, so daß sich schließlich Schaumzellen-Nester in der Schleimhaut bilden.
Diese Lipoidspeicherzellen sind PAS-negativ, jedoch Sudan-positiv und weisen
osmiophile Körnchen und Vakuolen auf.

Durch Zunahme der degenerativen und proliferativen Vorgänge bilden sich kleine,
gelbliche Stippchen, schließlich gelbliche Körnelungen und kleinste epithel-be-

deckte Polypen mit einem Durchmesser von 0,5–5 mm (Abb. 67). Durch Abreißen dieser kleinen polypösen Gebilde können diese dann zum Ausgangspunkt von Mikrolithen und somit zu Gallensteinen werden (Abb. 68).

Erstmals von BÖTTCHER 1857 beschrieben, sind dieser Erkrankung zahlreiche **Synonyma** zuerkannt worden:

Stippchen-Gallenblase (VIRCHOW, 1905)
strawberry-gallbladder (MCCARTHY, 1910)
honeycomb-gallbladder (CORKERY, 1920)
Cholesterose (MENTZER, 1926)
Cholesterinpolyposis (ILLINGWORTH, 1929)
Fischschuppen-Gallenblase
Cholesteatose
Cholesterolosis
gelbe Akanthose (TZAMALUKAS, 1968)

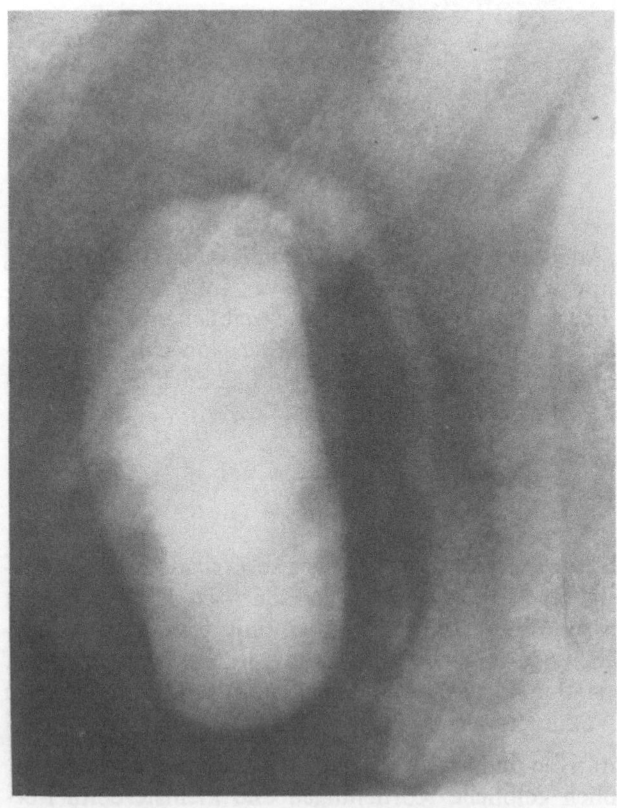

Abb. 67: Cholesteatose mit multiplen polypösen, lagekonstanten Kontrastmittelaussparungen (50 J. ♀ G.St.)

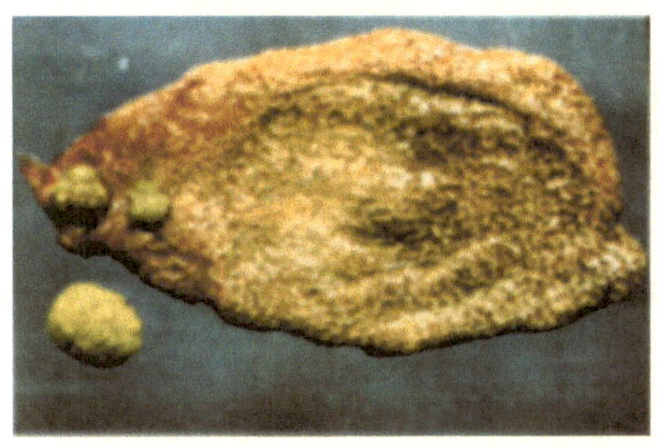

Abb. 68: Cholesterose mit Cholesterin-Steinen

Die *Ursache* beruht auf einer gesteigerten Resorption von Cholesterin in die Gallenblasen-Schleimhaut mit sekundärer Ablagerung von Cholesterinestern. Eine bakterielle oder entzündliche Komponente liegt nicht vor. Dagegen werden ursächlich eine Cholestase sowie eine Stoffwechselstörung in Form einer Dyscholie diskutiert, zumal auch das Verhältnis Cholesterin:Cholat deutlich zugunsten des Cholesterins verschoben ist. Bei adipösen Frauen ist die Cholesterose besonders häufig (70–75 %), wobei aber kein Zusammenhang mit einer Hyperlipidaemie feststellbar war. Aber auch vegetative Innervationsstörungen mit hierdurch bedingten Störungen der Gallenblasen-Motilität werden angeschuldigt, so daß FEYRTER (1958) den Begriff der „neurogenen Cholecystopathie" prägte.

Angaben über die *Häufigkeit* sind sehr unterschiedlich: intraoperativ wurde die Cholesterose in 4–40 % der Fälle, autoptisch in 4–33 % der Fälle nachgewiesen. Das Erkrankungsmaximum liegt zwischen dem 4.–5. Jahrzehnt. Etwa 20 % der Cholelithiasis-Patienten weisen eine Cholesterose auf, während etwa 60–75 % aller Cholesterosen zu Gallenstein-Patienten werden.

Symptomatologisch weisen die Patienten Oberbauchschmerzen bis zu Koliken sowie alimentäre Unverträglichkeiten, Völlegefühl, Gewichtsabnahme, subfebrile Temperaturen, Subikterus (infolge partieller Choledochus-Stenosierung?) und dyskinetische Störungen auf. Es finden sich fast immer die Zeichen einer erheblichen vegetativen Dystonie. Röntgenologisch ist die Kontraktionsfähigkeit der Gallenblase erhalten. Bei intraoperativer Radiomanometrie ist der Residualdruck erhöht. Pericholecystitische Veränderungen sind häufig.

Sowohl intraoperativ als auch laparoskopisch können gelegentlich die gelblichen Stippchen durch die Gallenblasenwand nach außen durchscheinen, so daß die Verdachtsdiagnose durchaus möglich ist. Morphologisch weist die Gallenblasen-Innenwand eine deutliche Schleimhautrötung mit eingelagerten gelblichen Stippchen bzw. submuköse Körnelungen sowie eine weißliche Streifen- bzw. Netz-Zeichnung auf, so daß die Bezeichnung „Erdbeer-Gallenblase" durchaus gerechtfertigt ist.

Therapie der Dyskinesie

Die Behandlung der Dyskinesie ist weitgehend von der jeweiligen Dyskinesie-Form bestimmt. Daher ist die vorherige Abklärung, ob es sich um eine funktionelle oder eine organische Form handelt und um welche Untergruppe, von entscheidender Bedeutung.

Für die **Differentialdiagnose** der Dyskinesie gelten darüber hinaus folgende Kriterien:

1. Die Nachbarorgane sind als Erkrankungsort auszuschließen
2. Es dürfen keine sonstigen Gallenwegs-Erkrankungen bestehen
3. Die Funktionsstörung sollte reproduzierbar sein
4. Die Funktionsstörung sollte mit den jeweiligen Befunden korrelieren
5. Eine wiederholte Untersuchung sollte die gleichen Ergebnisse erbringen

Allgemeine Maßnahmen

Im Vordergrund stehen Konfliktsuche in Familie, Ehe, Beruf und Umwelt sowie Beratung über Probleme des Patienten hinsichtlich seiner Lebenseinstellung. Fast in allen Fällen wird eine Änderung der Lebensweise anzustreben sein, wobei Sport, Hobby, Kneipp-Bäder und Hydrotherapie sowie Änderungen in der Urlaubs- und Freizeitgestaltung vorwiegend in Frage kommen. In diätetischer Hinsicht sind natürlich Nikotin, Alkohol, Drogen und auch übermäßiger Koffeingenuß zu untersagen.

Psychopharmaka

1. Sedativa:
   Omca®, Librium®, Valium®, Melleril® u.a.
2. Antidepressiva:
   Tofranil®, Saroten® u.a.

Hormone

1. Progesteron®:
   4–5 × in 2tägigen Abständen 10 mg i.m. vor der Periode
2. Testosteron®

Diese allgemeinen Behandlungsmaßnahmen, Psychopharmaca-Anwendung und ggf. Hormon-Gaben sind bei allen Formen der primären Dyskinesie empfehlenswert bzw. unerläßlich. Jeder Einzelfall wird jedoch seine eigene „Basistherapie" benötigen.

Darüber hinaus kommen der hypertonen und der hypotonen Dyskinesie jeweils weitere eigene medikamentöse Behandlungsvorschläge zu, die bereits erkennen lassen, daß die klinische Forderung nach diagnostischer Abgrenzung der hypertonen von der hypotonen Dyskinesie gerade auch aus therapeutischer Sicht unerläßlich erscheint:

Hypertone Dyskinesie

Sedativa
Spasmolytica:
    Novocain, Atropin, Papaverin, Eupaco®, Librax®, Antrenyl®,
    Baralgin®, Buscopan®
    Dihydroergotamin
    Amylnitrit, Nitrolingual® (= Collum-Cysticus-Sphinkter)
Resektion des rechten Vagus-Astes
(= ODDI-Sphinkter)

Hypotone Dyskinesie

Gynergen®
Vitamin B_1
Cholekinetica, Choleretica
Olivenöl-Gabe (morgens – nüchtern)
Duodenal-Spülungen

Sekundäre Dyskinesie

In der Regel ist nur durch operative Behandlung des Grundleidens eine entscheidende Hilfe zu erwarten, vorwiegend im Sinne der Cholecystektomie. Dies gilt ganz besonders für die Adenomyomatose, aber auch für die Cholesterose (GRILL et alt., 1972).

Literatur

4, 5, 6, 7, 10, 53, 62, 97, 108, 109, 116, 120, 121, 145, 151, 165, 172, 212, 241, 250, 251, 252, 266, 298, 349, 363

II. Cholecystitis

Bei der Besprechung der akuten oder chronischen Entzündung der Gallenblase als selbständige Krankheitsbilder muß man sich bewußt bleiben, daß es sich hierbei aus pathophysiologischer Sicht meistens um ein komplexes Geschehen im Sinne des „Cholecystopathie"-Begriffes (v. BERGMANN) handelt. Wie für jede einzelne Gallenwegserkrankung gilt auch hier die Forderung nach einer detaillierten Differenzierung der Verlaufsform und der ihr zugrunde liegenden pathophysiologischen Einzelstörung(en), da erst dann gezieltere therapeutische Maßnahmen in Erwägung gezogen werden können. Die – wie anfangs erwähnt – enge topische und funktionelle Zusammengehörigkeit von Magen-Duodenum, Leber und Pankreas mittels der sie verbindenden Gallenwege wird natürlich auch im Einzelfall zu pathischen Reaktionen an diesen Nachbarorganen führen und hierdurch das cholecystitische Krankheitsbild symptomatologisch verändern und komplikativ gestalten.

Die Cholecystitis kann sich klinisch in 3 bzw. 4 verschiedenen **Verlaufsformen** darstellen:

1. Akute Cholecystitis
2. Subakute Cholecystitis
3. Chronische Cholecystitis
4. Infundibulocysticitis

Auch wenn symptomatologisch und klinisch keine wesentlichen Unterschiede bestehen, unterscheiden wir dennoch die Cholecystitis nach einer gleichzeitig vorhandenen bzw. ausgeschlossenen Cholelithiasis:

1. Stein-freie Cholecystitis
2. Stein-tragende Cholecystitis

Entsprechend einer speziellen bakteriellen bzw. mykotischen Infektion lassen sich weitere Verlaufsformen abgrenzen, die jedoch i. allg. Raritäten darstellen:

1. Cholecystitis typhosa
2. Cholecystitis tuberculosa
3. Cholecystitis gonorrhoica
4. Cholecystitis syphilitica
5. Cholecystitis emphysematosa
6. Cholecystitis actinomycotica

Ursachen

1. Gallenstauung

Die Gallenstauung (Cholostagnation) steht praktisch stets am Beginn einer Cholecystitis – sie ist gleichsam die Voraussetzung (NAUNYN). Sie kann hervorgerufen werden durch:

Steine
Adhaesionen, Verwachsungen, Strikturen
Dyskinesie (funktionell, organisch)
Tumoren (benigne, maligne)
Parasiten
Akute Virus-Hepatitis (KALK, 1947)

196

2. Abakteriell-entzündliche Reaktionen

Verschiedenartige Noxen, Substanzen, mechanistische Faktoren oder Stoffwechselstörungen erwiesen sich als fähig, abakteriell-entzündliche Reaktionen an der Gallenblasenwand hervorzurufen. Solchen pathogenetischen Faktoren muß vor allem bei ihrem additiven Zusammenwirken eine stärkere Bedeutung beigemessen werden:

1. Experimentell konnte mittels DAKINscher Lösung eine Cholecystitis hervorgerufen werden (MANN, 1921), aber auch durch vermehrte Gallensäure-Reizung (ANDREWS, HENRY, 1935) und durch Pankreas-Sekret (WOLFER, 1931).
2. Aus klinischer Sicht werden dementsprechend etwa 10 % der akuten Cholecystitis ohne gleichzeitige Cholelithiasis auf einen pankreaticobiliären Reflux ursächlich zurückgeführt.
3. Allergische (nutritive) Reaktionen bewirken ebenfalls im Einzelfall entzündliche Reaktionen (ALVAREZ, 1946).
4. Möglicherweise kommt auch den Bakterien-Toxinen eine entsprechende aetiopathogenetische Wirksamkeit zu.

Diese verschiedenartigen Schädigungsmöglichkeiten der Gallenblasenwand bewirken eine pathische Reaktionskette: Einrisse der Mukosa, interzelluläres Einsickern von Galle, Stauung in den Wand-Lymphgefäßen mit Ausbildung eines Wandödems, Thrombosierung von Wand-Blutgefäßen und Zellnekrosen.

3. Bakterielle Infektionen

Eine bakterielle Besiedlung der Gallenwege ist nicht gleichbedeutend mit bakterieller Infektion. Bereits in der Gallenblase vorhandene oder nachfolgend eingeschleppte Erreger werden dann die *Infektion* im Sinne der Cholecystitis bewirken, wenn:

1. eine Gallenstauung (Cholostagnation) besteht
2. eine örtliche Gewebsschädigung auftritt
3. eine allgemeine körperliche Abwehrschwäche vorliegt.

Die bakterielle Besiedlung der Gallenblase bzw. Infektion kann auf *3 Wegen* erfolgen:

1. ascendierend vom Duodenum
2. haematogen (V. portae, A. cystica) (SIGMUND, 1931)
3. lymphogen

An *Erregern* finden sich vorwiegend B. coli, Streptokokken, Staphylokokken bzw. Kombinationen, seltener dagegen B. proteus und Enterokokken. Häufig ist – im Infektionsfall – eine Besiedlung und Infektion durch Salmonellen. Ausgesprochen selten sind Gonokokken und Syphilis. Nach der Erstbeschreibung einer **Cholecystitis tuberculosa** durch GAUCHER (1870) wurden zahlreiche Beobachtungen mitgeteilt.

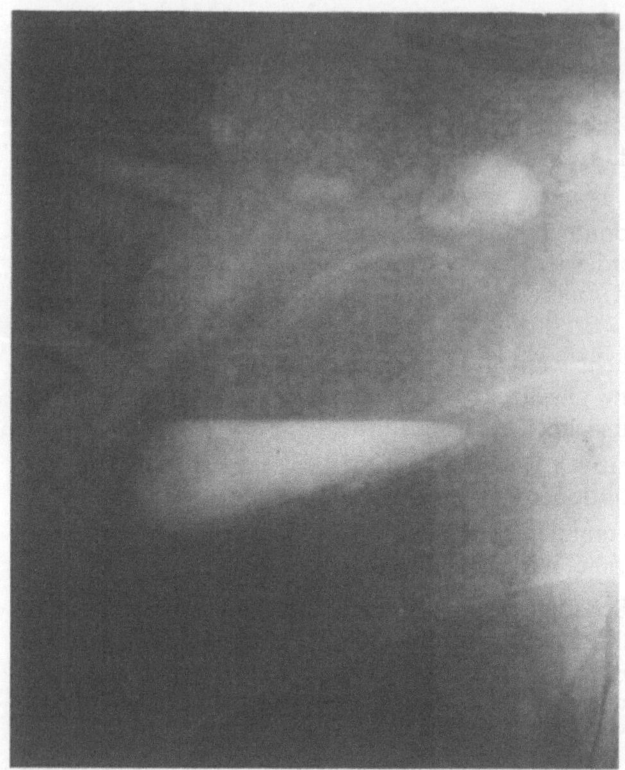

Abb. 69: iv. Cholecysto-
graphie: Cholecystitis
emphysematosa mit Emphy-
sem der Gallenblasenwand
und Abhebung der nekro-
tischen Schleimhaut. Keine
Steine. (70 J. ♀ E. E.)

Ein schweres komplikatives Krankheitsbild stellt die **Cholecystitis emphysematosa**
dar, die erstmals von WELCH und FLEXNER 1896 beschrieben wurde. Es handelt sich
um eine Infektion mit gasbildenden Aerobiern oder Anaerobiern, wobei vorwiegend ältere Menschen, vor allem Diabetiker (etwa $^1/_3$ der Fälle), betroffen werden
(SARMIENTO, 1966). Dennoch gilt dieses schwere Krankheitsbild als ausgesprochen
selten. Die erste röntgenologische Beschreibung geht auf HEGNER (1931) zurück:
Es findet sich eine Gasansammlung in der Gallenblase mit Spiegelbildung im
Stehen (Abb. 69); etwa ab dem 3.–4. Tag – mit einsetzender Schleimhautnekrose –
treten kleine Gasblasen in der Gallenblasenwand als charakteristischer Befund
einer Cholecystitis emphysematosa auf, gelegentlich auch in den Gallengängen.
Die Mortalität, die bei akuter Cholecystitis mit 2,8 %, bei chronischer Cholecystitis mit 1,4 % angegeben wird (GLENN, 1959), liegt bei der Cholecystitis emphysematosa mit 15 % sehr hoch und erreicht auch bei operativer Behandlung noch
eine Quote von etwa 9 %.

Die Ursachen der Cholecystitis emphysematosa dürften komplexer Art sein:
Neben der alters- und diabetes-bedingten Abwehrschwäche wirken Cholelithiasis,

198

hypoxämische Zustände, Gallenwegsobstruktionen und bakterielle Einschwemmungen in die Gallenblasenwand disponierend, wobei die Art der Erreger wahrscheinlich nur eine untergeordnete Bedeutung hat.

Für Pneumokokken wirkt die Gallenblase bakterizid, so daß diesbezügliche Infektionen der Gallenwege nicht vorkommen.

An *Parasiten* sind Lamblien, Entamoeba, ggf. auch Fasciola hepatica erwähnenswert.

Mykotische Infektionen, wie Aktinomykose (SULLIVAN et alt., 1939; REWERTS, 1964) sind ausgesprochene Raritäten.

Grundsätzlich ist zu bedenken, daß die bakterielle Infektion oftmals nur auf die Gallenblasenwand beschränkt ist, so daß die Galle sogar steril sein kann. Verschiedene Untersucher konnten nachweisen, daß die bakteriologischen Befunde im Duodenal-Sondat, im intraoperativ gewonnenen Gallenblaseninhalt und in der Gallenblasenwand stark divergieren können. So fanden REHFUSS und NELSON bereits 1933 bei 2160 Cholecystektomien in der Blasengalle nur in 30 %, in der Blasenwand jedoch in 45 % der Fälle einen sicheren positiven bakteriologischen Befund; ANDREWS und HENERY stellten 1935 in 49 % in der Gallenblasenwand und nur in 33 % der Fälle in der Blasengalle pathogene Erreger fest.

Disposition

Die Entstehung einer Cholecystitis ist zweifellos nicht nur ein ausschließlich bakteriologisches Problem. Vielmehr sind verschiedene dispositionelle Faktoren, die das Auftreten einer Cholecystitis fördern, anzuschuldigen:

DISPOSITION
Adipositas bzw. pyknischer Habitus
Diabetes mellitus
Fehlernährung
Gravidität
Klimakterium
Höheres Lebensalter
Sub- oder Anazidität
Gastro-Enteropathie
Bakterielle Foci als Streuquelle
Psychische Belastungen
Weiße Rasse
Traumen der Gallenblase
Postoperative Phase

Das weibliche Geschlecht ist mit etwa 3:1 bzw. 4:1 wesentlich häufiger als das männliche Geschlecht betroffen, so daß eine sog. *hormonale Dyskinesie* als dispositioneller Faktor angesprochen wird. Kinder sind nur sehr selten von einer Cholecystitis betroffen.

Wesentlich häufiger als allgemein bekannt tritt vor allem in der postoperativen Phase – auch bei Eingriffen fern den Gallenwegen – eine akute **postoperative Cholecystitis** auf, wobei dann Fieber, Schmerzen, Brechreiz, paralytische Ileuserscheinungen als Begleit-Symptome bzw. Komplikationen der Operation fehlgedeutet werden. Die Ursache dieser postoperativen Cholecystitis ist mannigfaltig und wahrscheinlich komplex (GLENN, 1947):

> Postoperative Nahrungskarenz mit eingedickter Galle + analgetica-bedingte Gallenblasenatonie bzw. Sphinkter-ODDI-Spasmus + Hypoxämie (bei Schocksituation) + häufige Blutkonserven mit Haemolyse + septische Streuung.

Klinik

Die Diagnose der Cholecystitis ist nicht das Praerogativ irgendeiner Untersuchungsmethode, sondern sie gründet sich auf die Gesamtheit der klinischen, röntgenologischen und laborchemischen Befunde bzw. Ergebnisse. Die Symptomatologie wird natürlich geprägt von jeweiligen morphologischen Veränderungen, von der Dauer und Intensität eines Verschlusses und vom Ausmaß der entzündlichen Reaktionen; sie wird aber auch mitgeprägt von der komplikativen Mitererkrankung von Nachbarorganen.

Die akute und chronische Cholecystitis müssen zwar als isolierte Krankheitsbilder betrachtet werden, sie sind aber eingebettet in ein komplexes, pathogenetisches und pathophysiologisches Geschehen (Abb. 70).

1. Akute Cholecystitis

Die *Ursache* ist in etwa 90% der Fälle ein akuter Stein-Verschluß des Ductus cysticus. Durch heftige Gallenblasenkontraktionen wird der Innendruck plötzlich und enorm erhöht, wodurch es nicht nur zu heftigen, teils kolikartigen Schmerzen, sondern auch zu Mukosa-Einrissen, Schleimhaut-Läsionen und Hyperaemie kommt. Dementsprechend ist die Mukosa düsterrot gefärbt, infolge Wandödem stellt sich die Gallenblasenwand verdickt dar; die Gallenblase ist prall-gefüllt, die Gefäßzeichnung stark vermehrt mit haemorrhagischen Punktierungen.

Aetiopathogenetisch stellt die Cholecystitis acuta anfänglich eine „chemische Entzündung" dar, die zu Hyperaemie und Wandödem sowie zur abakteriell-entzündlichen Fixierung eines evtl. bereits bestehenden mechanischen Verschlusses des D. cysticus führt. Eine bakterielle Infektion ist nur selten vorhanden und wenn, dann nachträglich hinzugetreten.

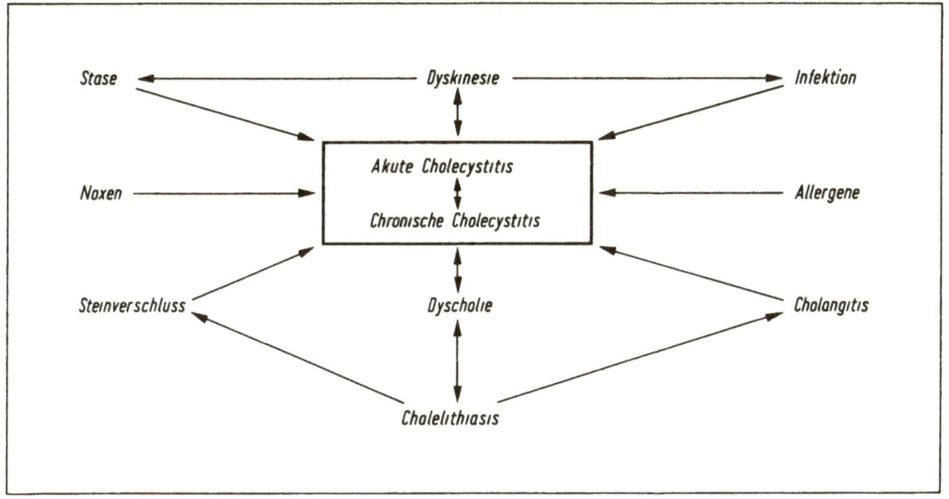

Abb. 70: Die Stellung der Cholecystitis innerhalb verschiedener aetiopathogenetischer Faktoren

Symptome

Subjektive Beschwerden: Die Symptome setzen meistens nachts ein mit plötzlichem Beginn: Oberbauchschmerzen, Dauerschmerz bis zu kolikartigen Schmerzanfällen mit Ausstrahlung der Schmerzen zum Rücken und zur Scapula. Es bestehen Übelkeit und Erbrechen. Das Allgemeinbefinden ist stark beeinträchtigt und es besteht in der Regel ein schweres Krankheitsgefühl.

Klinische Befunde: Die körperliche Untersuchung ergibt eine reflektorische Bauchdecken-Abwehrspannung mit tastbarer, schmerzhafter, tumoröser Resistenz im rechten Oberbauch (Omentum? Gallenblase?). Es bestehen Meteorismus, Obstipation und gelegentlich auch die Zeichen eines paralytischen Ileus. Die Körpertemperatur ist febril mit teilweise septischen Temperaturen. Im Bereich von D_7–D_9 findet sich meistens eine ausgeprägte Hyperaesthesie (BOASsches Zeichen).

Rektaler Tastbefund: Die rektale Untersuchung des Patienten – die niemals versäumt werden darf! – ergibt eine schmerzfreie Douglaspalpation, was als wichtiges differentialdiagnostisches Zeichen gegenüber einer Appendicitis acuta gilt.

Laborchemische Befunde: An unspezifischen Entzündungszeichen finden sich: Erhöhung der Blutsenkungsgeschwindigkeit, Leukozytose mit Linksverschiebung, Vermehrung der α_1-, α_2-Globuline; Die Gallenfarbstoffe (Urobilinogen, Urobilin) sind im Urin vermehrt, während der Bilirubin-Gehalt des Urins in der Regel normal ist; auch das Serum-Bilirubin ist normal bis lediglich leicht erhöht; die Transaminasen (GOT, GPT), ebenso die alkalische Phosphatase, LAP und GLDH sind normal, gelegentlich leicht erhöht; die Urin-Diastase und die α-Amylase erbringen regelrechte Befunde (grob-klinische Differentialdiagnose gegenüber akuter Pankreatitis bzw. Pankreas-Mitbeteiligung).

Duodenalsonde: kontraindiziert

Röntgen-Befunde: Ein iv.-Pyelogramm ist i.allg. durchführbar, auch indiziert, um die wichtige Differentialdiagnose: Nephrolithiasis rechts und Ulcusperforation auszuschließen. Diese Untersuchung ist auch i.allg. dem Kranken mit akuter Cholecystitis zumutbar. Demgegenüber erbringt die iv. Galle – bei verständlicherweise recht guter Darstellung – keine bzw. nur eine schwache Kontraktion auf Reiz; diese Untersuchung sollte jedoch in der akuten Phase, wenn nicht zwingende Gründe vorliegen, nicht durchgeführt werden. Bei oraler Verabfolgung des Kontrastmittels stellt sich in der Regel die Gallenblase nicht dar; eine gut dargestellte Gallenblase bei oraler Cholecystographie spricht in der Regel gegen das Vorliegen einer akuten Cholecystitis.

2. Chronische Cholecystitis

In der Mehrzahl der Fälle von chronischer Cholecystitis handelt es sich um eine Cholelithiasis mit Cholesterin-Pigment-Kalk-Steinen, häufig mit wiederholten akuten Schüben. Etwa 60% aller Kranken mit chronischer Cholecystitis sind Gallenstein-Kranke. Die steinfreien Cholecystitis-Patienten weisen jedoch meistens andere morphologische Dispositionen auf, wie z.B. Septen, Cholesterose, Adenomyomatose, Abknickungen, hohe Faltenbildungen u.a.

Symptome

Symptomatologisch gleicht die steinfreie Cholecystitis der steintragenden Cholecystitis. Akute Krankheitszeichen beruhen i.allg. auf Exacerbationen der chronischen Cholecystitis, jedoch steht am Anfang der Chronizität meistens eine initiale akute Cholecystitis; nur selten ist der Verlauf von Anfang an chronisch-latent.

Die chronische Cholecystitis stellt ein schwer erkennbares, ein schwer abgrenzbares und prognostisch schwer beurteilbares Krankheitsbild dar.

Subjektive Beschwerden: Die Patienten klagen über wechselhafte Schmerzen im rechten Oberbauch („3-Tage-Krisen") mit Ausstrahlung der gelegentlichen Schmerzen zum Rücken, Schulterblatt und Epigastrium; diese Beschwerden stehen meistens in engem zeitlichem Zusammenhang mit seelischen Belastungen (Hektik, Aufregung, Ärger u.a.), mit Diätfehlern, Übermüdung bzw. Überanstrengung, aber auch mit Menstruation. Stärke und Art der Schmerzen sind verständlicherweise von der Lokalisation der Entzündung (D. cysticus, Muskularis-Schicht, neuroganglionäres Gewebe) abhängig. Darüber hinaus werden Intoleranzen von Nahrungsmitteln (Kaffee, Alkohol, Fett, blähende Speisen u.a.) sowie Übelkeit, pappiger Mundgeschmack, Aufstoßen und Brechreiz angegeben. In der Regel wird über eine lästige und angeblich auch das Beschwerdebild verschlimmernde Obstipation geklagt.

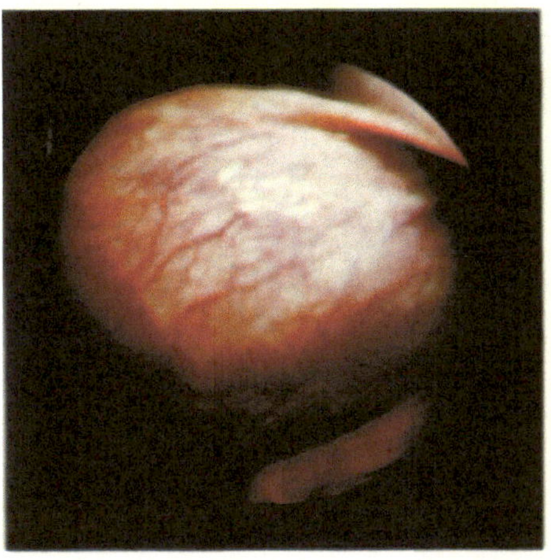

Abb. 71: Akuter Schub einer chronischen Cholecystitis mit Adhaesionen

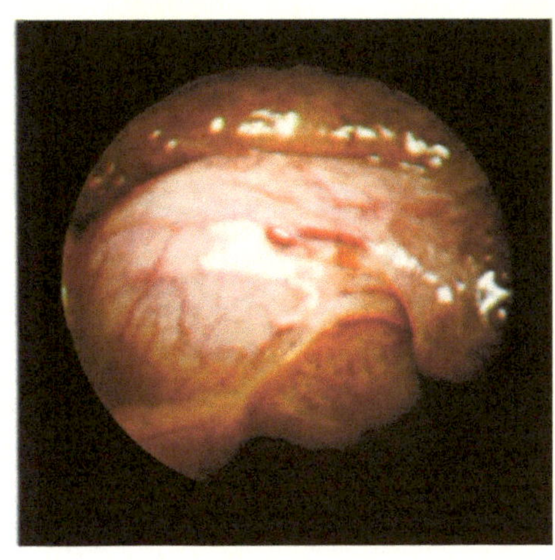

Abb. 72: Chronische Cholecystitis mit
Adhaesionen

Klinische Befunde: Die klinische Untersuchung erbringt oftmals eine Druckschmerzhaftigkeit in der Gallenblasengegend, vorwiegend mittels PRONSchem bzw.
CHIRAYSchem Handgriff, sowie Meteorismus und gelegentliche Fieberschübe bei
ansonsten kaum beeinträchtigtem körperlichen Befund.

Laborchemische Befunde: Laborchemisch finden sich normale oder leicht pathologische Werte, oft auch stärker veränderte Einzelbefunde bei ansonsten gering
beeinträchtigtem klinischen Befund. Zu prüfen sind die unspezifischen Entzündungszeichen (Blutbild, Blutsenkungsgeschwindigkeit, Elektrophorese, CRP,
Serum-Eisen und Serum-Kupfer), hepato-biliäre Enzyme (AP, LAP, GLDH,
γGTP, GOT, GPT, LDH) sowie Diastase und α-Amylase.

Röntgen-Befunde: Meistens findet sich eine mangelhafte, flaue oder fehlende
Darstellung der Gallenblase mit fehlender oder nur schwacher Kontraktion. Bei
intravenöser Verabfolgung des Kontrastmittels stellt sich in der Regel die Gallenblase gut gefüllt dar (es sei denn, daß ein D. cysticus-Verschluß oder eine Schrumpfgallenblase vorliegen) mit jedoch fehlender Kontraktion.

Rektaler Tastbefund: Normale und schmerzfreie Douglas-Palpation.

Laparoskopie: Laparoskopisch findet sich eine verdickte, weiße-weißgraue
Gallenblasenwand mit schwieligem Übergreifen auf die Leber im Sinne einer
Leberkapselschwiele. Adhaesionen und Verwachsungen sind häufig feststellbar
und weisen auf abgelaufene cholecystitische bzw. pericholecystitische Prozesse hin.
Die Gallenblasen-Wandgefäße sind vermehrt bzw. geschlängelt (Abb. 71–75).

Histologie: In etwa $^1/_3$ der Fälle ist bereits histologisch eine chronische Cholangitis
bzw. Cholangiolitis nachweisbar.

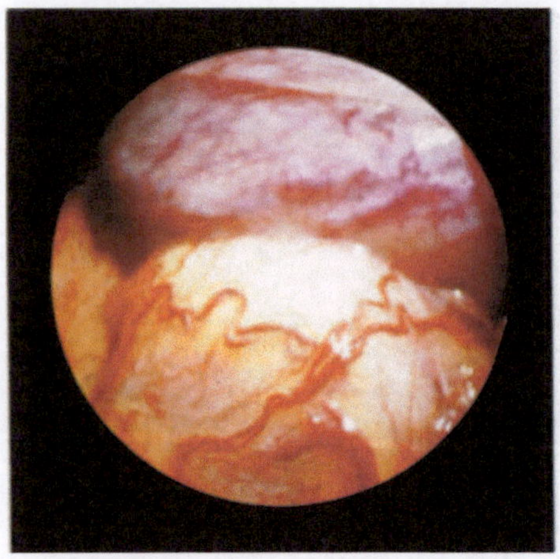 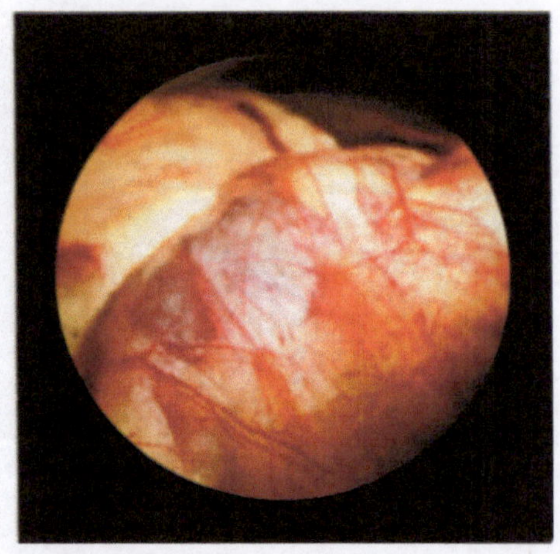

Abb. 73: Chronische Cholecystitis

Abb. 74: Chronische Cholecystitis
(Gallenblase-Netz-Konvolut)

Duodenal-Sonde: Der Nachweis von Bakteriocholie + Leukocholie stellt einen wichtigen Hinweis auf das Vorliegen eines cholecystitischen Prozesses dar. Der Verdacht auf eine chronische Cholecystitis wird durch den fehlenden Gallenblasen-Reflex – vor allem nach Hypophysin-Gabe – verstärkt. Weitere Hinweise sind der mikroskopische Nachweis von Zellverbänden und die Erhöhung der alkalischen Phosphatase im Duodenal-Sondat sowie eine Besserung der Befunde nach Behandlung (ex iuvantibus).

3. Infundibulocysticitis

Die von ALBOT abgegrenzte Infundibulocystitis stellt eine umschriebene intramurale Entzündung des Infundibulum mit Neigung zur Wandfibrosierung und Passagebehinderung dar. Sie entsteht meistens lymphogen von entzündlichen Prozessen des Bauchraums (Appendicitis, Pankreatitis, Adnexitis), worauf auch die vergrößerte Lymphdrüse im Infundibulum-Collum-Bereich (MASCAGNIscher Knoten) hinweist.

Die *Beschwerden* sind uncharakteristisch und gleichen vorwiegend der chronischen Cholecystitis, wobei aber auch kolikartige Schmerzen auftreten können.

Röntgenologisch findet sich eine ungenügende Füllung der Gallenblase mit verzögerter bzw. unvollständiger Entleerung der oval- oder kugelig-kontrahierten Gallenblase (= *kompensierte Form*). Bei längerem Bestehen erschöpft sich die Gallenblase bis zur sekundären Atonie und bis zum Hydrops. In diesem Zustand ist die Cholecystektomie dringend indiziert (= *dekompensierte Form*).

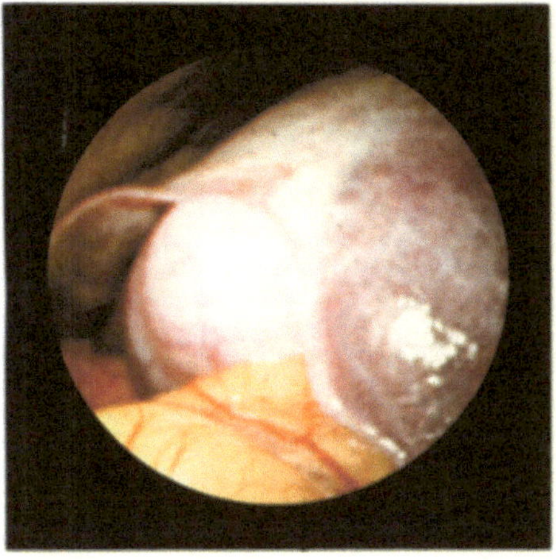

Abb. 75: Chronische Cholecystitis mit hepatischer Fibrose

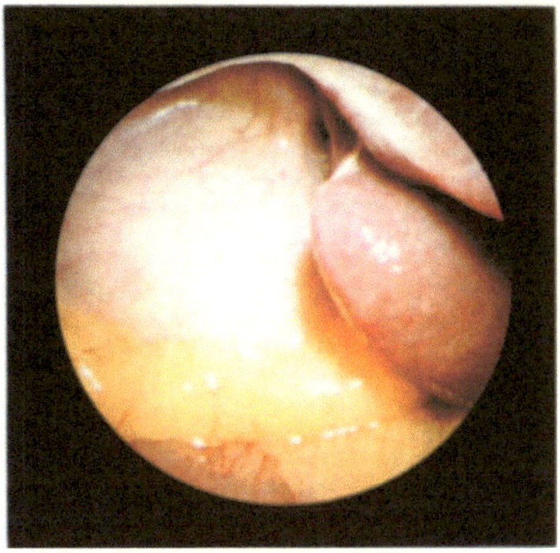

Abb. 76: Chronisches Gallenblasen-Empyem

Komplikationen

Durch konsequente konservative Therapie – bei nicht realisierbarer, an sich stets indizierter Cholecystektomie – kann zwar oftmals ein erträglicher Dauerzustand erreicht werden, doch drohen dem Kranken vielfältige Komplikationen mit teilweise sehr ernster Prognose:

1. **Pericholecystitische Folgezustände:**
   Adhaesionen, Schwielen, Verwachsungen, Leberkapselschwiele bis zum sog. „Zuckerguß"; cholecysto-duodenales Syndrom (Abb. 62, 64, 71–75)

2. **Sepsis** mit bakterieller Absceß-Metastasierung

3. **Gallenblasen-Empyem** (etwa 20% der Fälle) (Abb. 76)

4. **Cholangitis, Cholangiohepatitis** (etwa 15%)

5. **Pankreatitis** (etwa 15% der Fälle):
   Die akute Pankreatitis ist die typische Form der biliären Pankreatitis, die bereits bei jungen Menschen auftritt – besonders dann, wenn ein gemeinsamer Ausführungsgang von Choledochus und D. pancreaticus besteht. Papillen-Spasmus und bilio-pankreatischer Reflux ergeben dann diese komplikative Entwicklung der „Cholecystpankreatitis", die auch als „Satellitenpankreatitis" (SEIFERT, 1966) bezeichnet wurde. Am häufigsten findet sie sich bei Frauen sowie jenseits des 40. Lebensjahres. Gelegentlich führen aber auch bakterielle Absiedlungen zu einer eitrig-abscedierenden Pankreatitis mit schwerem Krankheitsbild.

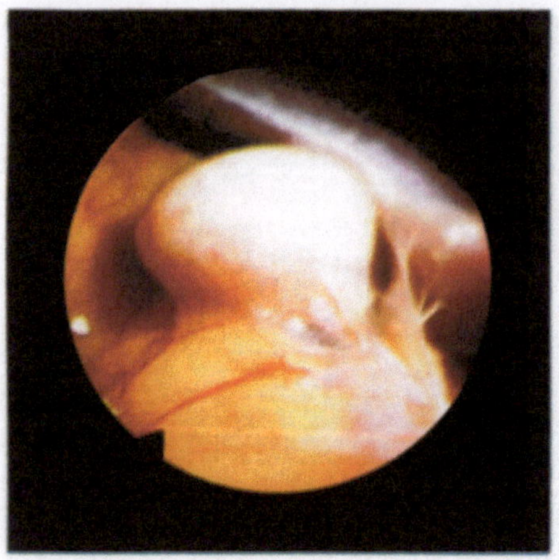 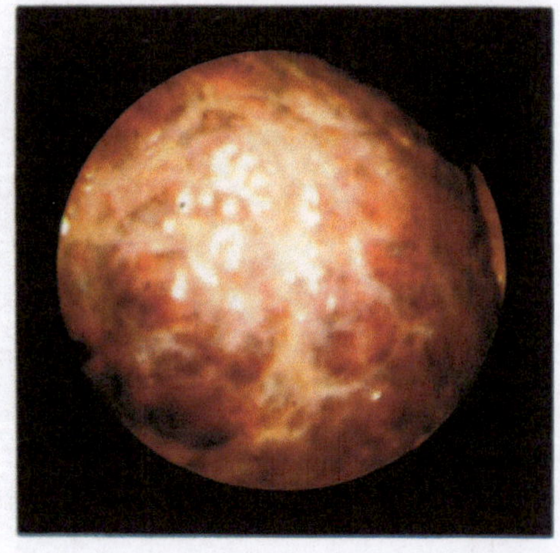

Abb. 77: Schrumpfgallenblase

Abb. 78: Sekundär-biliäre Cirrhose bei chronischer Cholecystitis und Cholangitis

6. **Gallenblasen-Gangrän** (etwa 7–10 % der Fälle):
Etwa 80–90 % der gangränösen akuten Cholecystitiden mit Perforation hatten Gallensteine. In der gestauten. hochentzündeten Gallenblase entsteht Lysolezithin, das oft innerhalb von Stunden zu trophischen Wandschäden führt (GOTTFRIES, 1969) mit nachfolgender Perforation (etwa 5 %) und der Entstehung einer häufig tödlich endenden galligen Peritonitis (16,6 %; 23 %; 27,7 %). Aber auch Perforationen in benachbarte Organe (Magen, Duodenum) mit der Bildung einer inneren (biliodigestiven) Fistel sind möglich, wie auch perforierende Einbrüche in Leber oder Pankreas. Darüber hinaus muß mit gedeckten, abscedierenden Perforationen und dem Auftreten eines subphrenischen Abscesses gerechnet werden.

7. **Schrumpfgallenblase** (Abb. 77)

8. **Sekundäre Cholelithiasis**

9. **Sekundär-biliäre Lebercirrhose** (5–8 % der Fälle) (Abb. 78)

10. **Kalkmilchgalle** (VOLKMANN, 1926):
Die Kalzibilie ist selten. Sie tritt vorwiegend bei einem Cysticus-Verschluß auf, so daß wahrscheinlich Cholostagnation + Entzündung die führenden pathogenetischen Faktoren darstellen. Dabei kommt es – aus noch unerklärlichen Gründen – zu einer vermehrten Calcium-Sekretion aus der Gallenblasenwand, das dann, wahrscheinlich infolge pH-Verschiebung, zu einer wolkenartigen, flüssigen bis pastenartigen Masse ausfällt. Daher besteht dieser Gallenblasen-Inhalt zu 90 % aus Calcium-Carbonat.

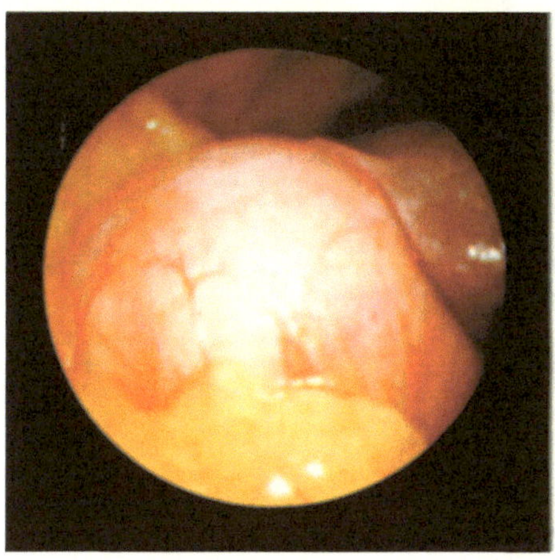
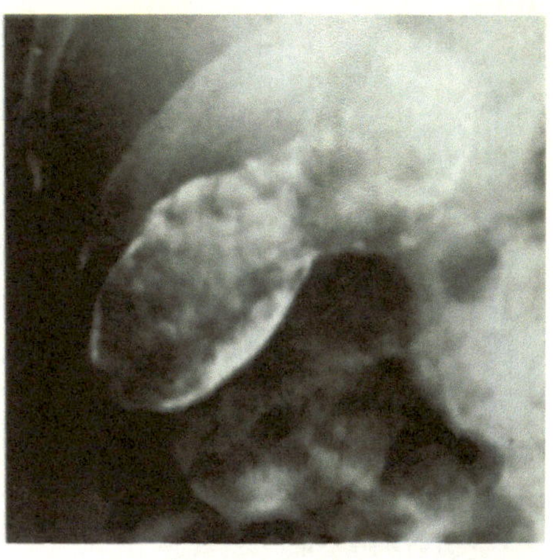

Abb. 79: Porzellan-Gallenblase ("Pseudo-Courvoisier")

Abb. 80: Ausgeprägte Porzellan-Gallenblase in Sanduhrform nach jahrelanger chronisch-rezidivierender Cholecystitis

11. **Porzellan-Gallenblase** (FLÖRCKEN, 1929):
   Bei der Porzellan-Gallenblase handelt es sich um eine Imprägnierung der Gallenblasenwand durch Calcium-Phosphat. Vor allem bei nekrotisierender Cholecystitis werden große Mengen von Zellphosphaten frei, so daß Calcium und Phosphate in der Wand eingelagert werden. Es entsteht so ein harter, atemverschieblicher, gut tastbarer Tumor (Abb. 79), der meistens auf der Abdomen-Leeraufnahme (Abb. 80) bzw. nach iv. Cholangiographie (Abb. 81) sicher erkennbar ist.
12. **Perforationslose „tryptische" gallige Peritonitis**
   (CLAIRMONT, V. HABERER, 1910):
   Hierbei kommt es zu einem Durchsickern von kleinsten Galle-Mikrotröpfchen durch die unversehrte, aber wahrscheinlich „poröse" Gallenblasenwand im Verlauf einer akuten, hochentzündlichen Cholecystitis. Dieses Ereignis war sogar unter den Augen des Operateurs zu beobachten.

Therapie

Die Ausheilung einer Cholecystitis ist durchaus möglich, hängt jedoch weitgehend von der Akuität oder Chronizität, der Stärke und der Lokalisation des entzündlichen Prozesses ab. Dementsprechend sind alle Defektheilungsgrade, von der leichteren Wandnarbe oder pericholecystitischen Adhaesion bis zur Schrumpfung der chronisch-verschwielten Gallenblase auf Kirschgröße möglich.

Die Mehrzahl der Cholecystitiden heilt unter konservativer Behandlung ab, vor allem dann, wenn diese rechtzeitig, gezielt-konsequent und ausreichend lange

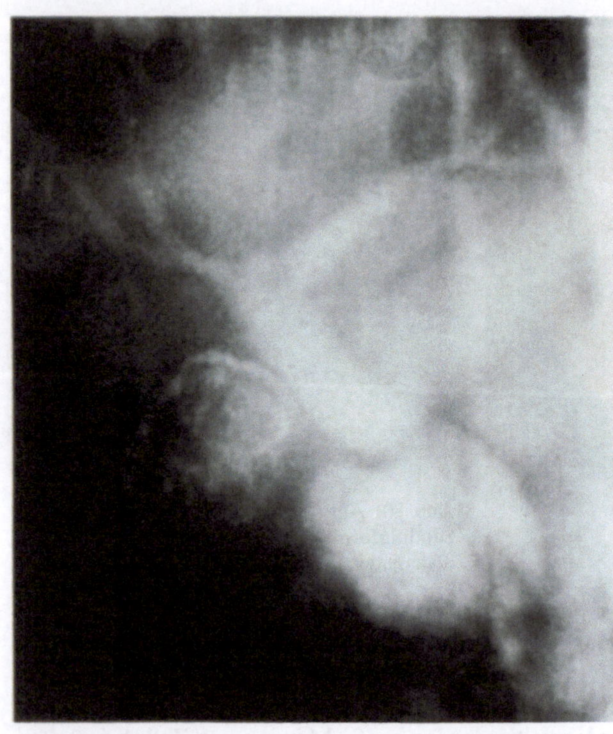

Abb. 81: Negatives Chole-
cystogramm (per os). Iv.
Cholangiogramm: Erweiter-
ter Choledochus mit jedoch
freiem Abfluß des Kontrastmittels in das Duodenum;
Porzellan-Gallenblase.

geführt wird. Dennoch erfordert nicht nur die akute Cholecystitis ein anderes Behandlungsprogramm als die chronische Cholecystitis, sondern auch jeder Einzelfall wirft mitunter andersgelagerte therapeutische Probleme auf.

Behandlung der akuten Cholecystitis

Die Frage einer bestmöglichen Behandlung der Cholecystitis acuta ist zwar immer noch Gegenstand der Diskussion, doch haben sich gewisse therapeutische **Grundsätzlichkeiten** ergeben, die unser Vorgehen richtungweisend bestimmen:

1. **Stationäre Einweisung**

a) Jede akute Cholecystitis ist eine absolute Indikation zur stationären Einweisung!

b) Jede akute Cholecystitis ist grundsätzlich als Not- bzw. Eilfall stationär-aufnahmepflichtig!

c) Jede akute Cholecystitis sollte unbedingt ob ihrer Gangrän- bzw. Perforations-Neigung innerhalb einer Intensivstation zwecks Intensiv-Überwachung untergebracht werden.

208

2. Aufnahme-Untersuchung

a) *Bei jeder stationär aufgenommenen akuten Cholecystitis sind umgehend, d.h. baldmöglichst, folgende Aufnahmebefunde festzulegen:*
   α) Körperliche Befunde
      Abdominaler Befund (peritoneale Reaktion? Darmgeräusche?)
      Rektaler Tastbefund (DD: Appendicitis acuta)
   β) Laborchemische Befunde:
      Urinstatus
      Blutbild + Haematokrit
      Elektrolyte
      Säure-Basen-Haushalt
      Blutzucker
      Bilirubin, Harnstoff
      Quick-Wert
      GOT, GPT, AP, α-Amylase
   γ) Blutgruppen-Bestimmung
   δ) Ekg

b) *Zum baldmöglichen Zeitpunkt sind folgende Maßnahmen zu veranlassen:*
   α) Internistisch-chirurgische Konsiliarberatung
   β) ggf. weitergehende laborchemische Diagnostik
   γ) ggf. Abdomen-Übersichtsaufnahme zum Ausschluß einer Ulcus-Perforation (subdiaphragmale Luftsichel) oder eines Ileus (Flüssigkeitsspiegel)
   δ) ggf. iv. Pyelographie zum Ausschluß einer rechtsseitigen Nephrolithiasis
   ε) Vorbereitung für Blutkonserven-Kreuzprobe

3. Therapeutische Entscheidung

a) *Konservative Behandlung*
b) *Operative Behandlung:*
   α) Sofort-Operation in der akuten Phase
   β) Früh-Operation in der akuten Phase bei Zunahme der peritonealen Reaktion
   γ) Intervall-Operation

4. Konservative Behandlung:

Die konservativen Behandlungsmaßnahmen zielen darauf ab:
a) Beherrschung des akuten Krankheitsbildes
b) Herstellung bzw. Erhaltung einer steten, möglichst guten Operabilität

Dementsprechend sind alle Behandlungsmaßnahmen und die zugehörigen Kontrolluntersuchungen auf folgende Schwerpunkte auszurichten:

a) Erhaltung bzw. Ausgleich der Homöostase
  α) Flüssigkeits-Haushalt
  β) Elektrolyt-Haushalt
  γ) Säure-Basen-Haushalt
b) Erhaltung der Herz-Kreislauf-Stabilität
c) Weitgehende Ruhigstellung des Verdauungstraktes
d) Antiphlogistische Maßnahmen
e) Antibakterielle Behandlung
f) Besserung des subjektiven Befindens
g) Mitbehandlung von Nebenerkrankungen, die den Krankheitsverlauf
   selbst und eine evtl. Operation ungünstig beeinflussen können

Entscheidend ist die sorgfältige, mindestens 3mal tägliche Beobachtung hinsichtlich einer **peritonealen Reaktion** (Bauchdeckenspannung, Perkussionsschmerz, Darmlähmung), da bei einer Zunahme oder Ausbreitung der peritonitischen Erscheinungen wie auch bei einer Zunahme akut-entzündlicher Prozesse die sofortige Operation indiziert ist.

Im einzelnen kommen im Rahmen der konservativen Behandlung einer akuten Cholecystitis folgende Maßnahmen zur Anwendung:

1. Intensiv-Überwachung bei strenger Bettruhe
2. Analgetica (jedoch keine Morphin-Derivate): parenteral, rektal
3. Spasmolytica: parenteral, rektal
4. Nahrungskarenz, evtl. ungesüßter Tee
5. Infusionen:
   physiol. NaCl-Lösung
   Ringersche Lösung $\Big\}$ 1 500–2 500 (–3 000) ml/Tag
   Glukose (5 %), Fruktose (5 %)
   Elektrolyt-Lösungen
   Säure-Basen-Ausgleich
   Human-Albumin $\Big\}$ bei Bedarf
   γ-Globulin (2,5 g)
6. Novocain: 1 %, 50 ml/500 ml Infusion, 2 × tägl.
7. Antibiotica:
   Tetracyclin (500–750–1000 mg) i. v.
   Ampicillin (10–15 g) i. v.
   Ampicillin (6–8 g) + Gentamycin (2 × 40 mg) i. v.
   Carbenicillin + Gentamycin
8. Vitamine: K, B, C
9. Spironolacton: Aldactone® (100–200 mg) i. v.
10. Strophantin, Digitalis
11. Magen-Verweilsonde
12. Allmähliche leichte Cholerese (z. B. $MgSO_4$)

5. Konservative Nachbehandlung:

Nach Abklingen der akuten Krankheitserscheinungen wird das weitere Vorgehen von 3 Zielsetzungen bestimmt, wofür etwa 1–2 Wochen zur Verfügung stehen:

1. Umstellung der Therapie:
   a) Antibiotica/Chemotherapeutica
   b) Choleretica, Cholekinetica
   c) Diät
2. Zielstrebige, ausführliche Detail-Diagnostik
3. Indikationsstellung zur operativen Behandlung

6. Operative Behandlung

Hinsichtlich des günstigsten Zeitpunktes einer Gallenblasen-Operation bei akuter Cholecystitis werden gelegentlich noch unterschiedliche Auffassungen vertreten. Bei näherer Betrachtung der vorliegenden Untersuchungsergebnisse und bei kritischem Abwägen aller Gegebenheiten lassen sich aber doch gewisse Richtlinien für ein grundsätzliches Vorgehen aufstellen, auch wenn an sich das eher komplexe Krankheitsbild der akuten Cholecystitis sowie das sehr heteroklite Krankengut hierfür wenig geeignet erscheinen.

Aus den vielfältigen Diskussionen um einen günstigen Operations-Zeitpunkt haben sich **3 Termine** als für den jeweiligen Einzelfall geeignet erwiesen:

1. Sofort-Operation
2. Früh-Operation
3. Intervall-Operation

Die Entscheidung zur operativen Behandlung wird in jedem Einzelfall von sehr unterschiedlichen **Kriterien** abhängig zu machen sein, wobei sich die differenzierte Entscheidung nach einer Reihe eher pragmatischer Gesichtspunkte zu richten hat:

1. Lebensalter?
2. Vorkrankheiten des Patienten?
3. Begleitkrankheiten?
4. Gleichzeitige Gravidität?
5. Verlaufsform der akuten Cholecystitis:
   a) Cholelithiasis?
   b) Stein-Verschluß?
   c) Cholangitis?

d) Perakuter oder eher akut-allmählicher Verlauf?
e) Peritonitischer Reizzustand?
f) Septisches Krankheitsbild?
6. Ausreichende praeoperative Detail-Diagnostik?
7. Kontraindikationen für evt. intraoperative Zusatzdiagnostik?
8. Allgemeines Operationsrisiko?

Die operative Behandlung einer akuten Cholecystitis ist an sich als indiziert anzusehen, da weitere, in der Folgezeit meistens zu erwartende Rezidive der Cholecystitis die Komplikationsquote einerseits und das Risiko der nun unumgänglichen Operation andererseits deutlich erhöhen.

Es stellt sich daher eigentlich nur die Frage: Zu welchem Zeitpunkt sollte die Operation vorgenommen werden: sofort in der akuten Phase oder nach einem kürzeren bzw. längeren Intervall?

Die **Sofort-Operation** innert 24–48 (–72) Stunden ist indiziert, wenn

1. komplikative Entwicklungen sich anbahnen
2. peritonitische Erscheinungen auftreten bzw. weiter zunehmen
3. die Akuität bzw. der septische Charakter des Krankheitsbildes eine Zunahme erfährt
4. die eingeleitete Therapie erfolglos blieb
5. eine Gravidität besteht

Jeder operative Eingriff an der Gallenblase bzw. an den Gallengängen hat die Vollständigkeit der praeoperativen Diagnostik zur Voraussetzung; in der akuten Initialphase der Cholecystitis ist aber die Diagnostik noch recht unsicher. Die hierzu erforderlichen Untersuchungstechniken verbieten sich jedoch oftmals in der akuten Krankheitsphase; auch intraoperativ lassen sich gelegentlich röntgenologische Techniken wegen einer bestehenden eitrigen Cholangitis nicht durchführen. Eingriffe am Choledochus, die auf Grund einer in 28–40% bestehenden Choledocholithiasis erforderlich wären, sind ebenfalls in der akuten Phase kontraindiziert, so daß sich eine technisch schwierige, risikoreichere Zweitlaparotomie dieser Sofort-Operation späterhin anschließen müßte. Darüber hinaus sind die Kreislaufverhältnisse, der Flüssigkeits- und Elektrolyt-Haushalt in der Akut-Phase oftmals derart instabil und unausgeglichen, eine evtl. begleitende Cholangitis oder Pankreatitis noch unzureichend therapiert, so daß ein operativer Eingriff in dieser Situation das Operationsrisiko erheblich vergrößern würde. Es ist dann verständlich, daß unter solchen Bedingungen bzw. Gegebenheiten die Letalität bei einer Sofort-Operation etwa 4–5(–6)mal größer ist als im Intervall – ohne Einbeziehung der späteren Operationsrisiken infolge einer evtl. erforderlich werdenden Reoperation wegen Choledocholithiasis. Es ist allerdings zu bedenken, daß vor allem bei älteren Menschen eine akute Cholecystitis nicht nur häufiger auftritt, sondern auch schwieriger erkennbar sein kann!

Aus diesen vielfältigen Gründen und Überlegungen wäre die Sofort-Operation nur unter den oben dargelegten Gründen zu akzeptieren, zumal auch die konservative Behandlung in 85–95 % der Fälle erfolgreich ist. Diese konservative Behandlung – und das muß nochmals mit Nachdruck betont werden – sollte nur stationär und nur unter Intensivüberwachungs-Bedingungen bei steter Operationsbereitschaft(!) – durchgeführt werden. Nach Abklingen der akuten Krankheitsphase kann nun innerhalb der nächsten 1–2 Wochen eine gezielte und detaillierte praeoperative Diagnostik angeschlossen werden.

Die **Früh-Operation** folgt der konservativen Behandlung der Akut-Phase mit anschließender praeoperativer Detail-Diagnostik unmittelbar, d.h. während des gleichen Krankenhausaufenthaltes, nach. Innerhalb dieses kurzen Intervalls von 1–2 Wochen sind auch allfällige konkomittierende Krankheiten zu behandeln.

Somit stellt die Frühoperation innerhalb 1–2 Wochen die i. allg. stets anzustrebende Behandlung bei akuter Cholecystitis dar. Die Sofort-Operation sollte dagegen die Ausnahme sein, deren Indikation nur von besonderen Gegebenheiten bzw. komplikativen Entwicklungen gestellt wird.

Die **Intervall-Operation** folgt der akuten Cholecystitis etwa 3–6 Monate nach, wobei konservative Behandlung und Detail-Diagnostik während des ersten Krankenhausaufenthaltes abgeschlossen wurden.

Der *Vorteil* liegt gegebenenfalls in einer besseren körperlichen Erholung des Patienten und einer i. allg. günstigeren Operationsfähigkeit; der Operationstag kann von Arzt und Patient auf einen möglichst optimalen Termin festgelegt werden. Dementsprechend liegt das Operationsrisiko auch „nur" bei 1,4–2 %.

Als *Nachteile* sind jedoch die erhöhte Rezidivgefahr innerhalb eines solchen langen Intervalls, die Notwendigkeit einer nochmaligen Detail-Diagnostik – da die ehedem festgestellten Befunde während dieses längeren Zeitraumes sich grundlegend verändert haben können – und die Erfahrung, daß ein konservativ erfolgreich behandelter Patient die Einsicht in die Notwendigkeit einer erneuten stationären Behandlung mit Cholecystektomie verliert. Daher sollte die Intervall-Operation – wenn nicht besondere Gründe im Einzelfall vorliegen – ebenfalls als Ausnahme oder als Kompromiß gelten.

Behandlung der chronischen Cholecystitis

Auch die chronische Cholecystitis stellt in jedem Einzelfall die kritische Frage nach dem einzuschlagenden Behandlungsweg: *Konservative Therapie oder operative Therapie.* Diese Entscheidung muß zunächst ärztlicherseits bei kritischer Würdigung aller Faktoren und aller Detailbefunde, am besten in konsiliarischer Besprechung zwischen Internist und Chirurg, getroffen werden. Dieser nach sorgfältiger Prüfung vorgeschlagene Behandlungsweg wird mit dem Patienten zu besprechen und nun auch mit allem Nachdruck zu vertreten sein. Die letztendliche Entscheidung muß der Patient selbst treffen, wozu ihm aber ärztlicherseits eine ausführliche Beratung gewährt werden muß.

1. Konservative Behandlung

Soweit eine chirurgische Behandlung nicht möglich ist, sei es infolge fehlenden Einverständnis des Kranken oder sei es auf Grund komplikativer, die Operationsfähigkeit entscheidend beeinträchtigender Faktoren, kann die Behandlung der chronischen Cholecystitis nur auf folgende **Zielsetzungen** gerichtet sein:

1. *Verhinderung von akuten Exacerbationen*
2. *Verhinderung von komplikativen Entwicklungen*

Akute Exacerbationen einer chronischen Cholecystitis sollten am besten unter stationären Bedingungen behandelt werden, wobei jeweils ein abschließender klinischer und laborchemischer Befund festzulegen ist; er dient als Vergleich für spätere Verlaufskontrollen.

Für die Langzeit-Behandlung einer chronischen Cholecystitis gelten die Grundsätze der diätetischen Schonung und der „drainierenden sowie trainierenden" Gallenwegstherapie:

    a. **Diät** (s. S. 102):
Die Diät eines chronischen Gallenkranken läßt sich zweifelsfrei nicht in ein bestimmtes Diätschema zwingen; jeder Einzelfall hat seine eigenen Verträglichkeiten bzw. Intoleranzen. Dennoch sind die dargelegten Vorschläge und Grundsätzlichkeiten zu bedenken und den Diätberatungen zugrunde zu legen. Lockerungen des Diätregimes sind korrekter, psychologisch richtiger und auch gefahrloser, während allzu forsche Freigabe der Diät auch allzu leicht erneute Beschwerden oder sogar Exacerbationen bzw. Koliken nach sich ziehen kann. Auch Begleitkrankheiten (Magen-, Leber- oder Pankreas-Mitbeteiligung) sind diätetisch zu berücksichtigen.

    b. **Choleretica/Cholekinetica** (s. S. 117):
Eine Dauer-Therapie mit choleretischen und leicht-cholekinetischen Substanzen ist in der Regel unerläßlich. Kontraindikationen bei der Anwendung dieser Substanzen bestehen bei der chronischen Cholecystitis praktisch nicht. Dagegen sind Präparate mit stärker-cholekinetisch wirksamen Inhaltsstoffen zu vermeiden, da mit heftigen Irritationen des muskulär-biliären Systems gerechnet werden müßte. So haben sich uns vor allem Cholagogum-Kapseln® (3 × 1 bis 3 × 2) und -Tropfen® (3 × 20 bis 5 × 30), Hepatofalk® (3 × 1 bis 3 × 2) und Temoebilin® (3 × 1 bis 3 × 2) sowie Tromgallol® (3 × 1 bis 3 × 2 Teel.) gut bewährt.

c. **Antibiotica, Chemotherapeutica** (s. S. 125):
Die Anwendung von Antibiotica ist an sich nur bei akuten Exacerbationen einer chronischen Cholecystitis indiziert. Aber auch laborchemisch erfaßbare Entzündungsprozesse können eine zwischenzeitliche 1–3wöchige Verabfolgung von Antibiotica (z. B. Tetracyclin, Ampicillin) oder Chemotherapeutica (z. B. Sulfonamide, Trimethoprim) ratsam erscheinen lassen, wobei eine Besserung der entsprechenden Labor-Werte als eine retrospektive Bestätigung des therapeutischen Vorgehens gewertet werden darf.

d. **Spasmolytica, Analgetica:**
Im Einzelfall kann eine spasmolytische bzw. analgetische Behandlung erforderlich werden, wobei die üblichen Präparate – vor allem in der Kombination dieser beiden Wirkgruppen – zur Anwendung gelangen.

e. **Substitutions-Therapie** (s. S. 147):
Miterkrankungen von Magen-Duodenum, Leber oder Pankreas stellen den behandelnden Arzt oftmals vor therapeutische Probleme: bahnt sich doch hier bereits die „Gefahr" einer ziellosen Polypragmasie an. Es wird im Einzelfall zu prüfen sein, ob solche Begleiterscheinungen tatsächlich bestehen, und es wird abzuwägen sein, ob und welche medikamentösen Hilfen angeraten erscheinen. Auch hier kann oft nur das Erfahrungsergebnis im einzelnen Krankheitsfall weiterhelfen.

f. **Trinkkur, Kurortbehandlung** (s. S. 141):
Gerade für Kranke mit chronischer Cholecystitis ist eine jährlich zu wiederholende Kurort-Behandlung in einem fachärztlich geleiteten Sanatorium von oft unschätzbarem Wert. *Mehrere Kranke meines Klientels haben – auf Grund guter Erfahrungen – die Umfunktionierung des üblichen Jahresurlaubs in einen entsprechenden Kurortbehandlungs-Urlaub als entscheidende Hilfe für die Erhaltung ihrer Berufsfähigkeit empfunden!*

2. Operative Behandlung

Bei einer Entscheidung zur operativen Behandlung gilt es, den bestmöglichen Operations-Zeitpunkt mit bestmöglicher Operations-Vorbereitung und bestmöglicher Operations-Taktik zu wählen (s. S. 156).

An sich ist die operative Behandlung einer chronischen Cholecystitis stets als der vorrangige, erfolgreichere, komplikationenverhindernde und somit stets als der richtigere Behandlungsweg anzusehen!

Insbesondere gelten chronisch-rezidivierende Cholecystitis, Gallenblasen-Hydrops, Gallenblasen-Empyem und Schrumpfgallenblase als absolute Indikation zur Cholecystektomie. Diese kann auch indiziert sein bei steinfreier sekundärer Dyskinesie, mechanischer Siphonopathie oder anatomischen Deformitäten der Gallenblase.

Literatur

12, 19, 28, 32, 40, 47, 73, 74, 80, 83, 89, 91, 102, 113, 126, 149, 158, 163, 169, 182, 189, 191, 215, 223, 228, 229, 230, 231, 233, 248, 258, 268, 269, 276, 282, 284, 285, 288, 296, 297, 306, 325, 330, 336, 351, 361, 364, 376, 390, 395, 400.

III. Cholangitis

Definition

Unter Cholangitis verstehen wir die bakterielle (selten auch abakterielle) Entzündung der extrahepatischen und/oder intrahepatischen Gallenwege – unter Ausschluß der Gallenblase und des D. cysticus – und grenzen sie auch ab gegenüber der Cholangiolitis und der cholostatischen Hepatitis.

Häufigkeit

Die Cholangitis stellt ein häufiges, ein häufig verkanntes und ein häufig komplikativ verlaufendes Krankheitsbild dar.

Mit zunehmendem Lebensalter nimmt auch die Häufigkeit der Cholangitis zu (Maximum: 65.–75. Lebensjahr), so daß in 1,5–2% aller Autopsien die Cholangitis als letztendliche Todesursache festgestellt wurde.

In 93–95% der Fälle ist die Cholangitis als Zweitkrankheit (Selberg) anzusehen, da sie einer anderen Gallenwegserkrankung nachfolgte oder sich als sog. Begleit-Cholangitis bei Erkrankungsprozessen der Nachbarschaft entwickelte.

Aetiopathogenese

Die Aetiologie der Cholangitis beruht auf 3 grundlegenden Voraussetzungen, die in nahezu allen Fällen für die Entstehung der Cholangitis verantwortlich sind:

1. *Disposition*
2. *Cholostagnation*
3. *Infektion*

Sehr viel seltener – in Einzelfällen – können auch Noxen bzw. Toxine (Blei, Arsen, Chloroform, Alkohol, Sulfonamide, Thiozyanate, Pankreassekret u. a.) sowie Antigen-AK-Reaktionen bzw. autoimmunologische Prozesse zu einer Dyscholie mit Wandveränderungen der Gallenwege führen mit nachfolgender, zunächst abakteriell-obstruktiver, schließlich bakteriell-entzündlicher Cholangitis. So finden sich auch bei chronischen Alkoholikern erhebliche Schädigungen der Gallenkapillaren im Sinne „chemischer Ausscheidungsnekrosen". Dabei sind durchaus Übergänge bzw. Kombinationen mit dispositionellen Faktoren, Cholostagnation und bakterieller Infektion möglich.

Die hieraus resultierende Cholangitis kann sich extrahepatal oder intrahepatal – und zwar isoliert als auch kombiniert – ausbilden; sie kann akut oder chronisch verlaufen und sie kann primär oder sekundär entstehen (Abb. 82). Einschränkend ist jedoch festzustellen, daß eine derartige klinische Differenzierung der Cholangitis meistens nicht möglich ist.

1. Disposition

Zur Entstehung einer Cholangitis scheinen dispositionelle Faktoren eine bedeutsame Rolle zu spielen; ihr Fehlen verhindert zwar keine Cholangitis, ihr Vorhandensein fördert jedoch das Auftreten.

So sind hier die verschiedenen biochemischen Parameter einer „Dyscholie" zu erwähnen (die eine Verminderung der bakteriellen Abwehrkraft der Galle zur

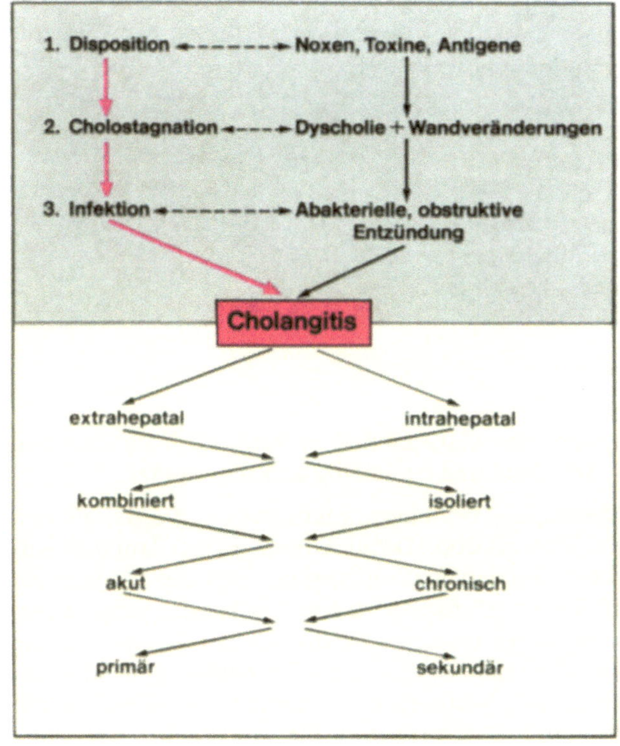

Abb. 82: Aetiopathogenese der Cholangitis

Folge hat), sowie Sub- oder Anacidität des Magensaftes (wobei jedoch die Salzsäure des Magensaftes allein keinen ausreichenden antibakteriellen Schutz bewirkt), höheres Lebensalter, die Bevorzugung des weiblichen Geschlechtes und eine primäre Dyskinesie. Häufig werden mehrere solcher dispositioneller Faktoren – sich gegenseitig verstärkend – zusammentreffen:

1. **Dyscholie:**
    a) pH-Verschiebung
    b) Proteinocholie
    c) ungesättigte Fettsäuren ↓
    d) Phospholipid-Lezithin ↓
    e) Mucopolysaccharide ↓
    f) Gallensäuren ↓
2. **Sub-Anacidität des Magensaftes**
3. **Organ-Vorschädigung:**
    a) Dyscholie = chologene Cholangitis
    b) Leber   = hepatogene Cholangitis
    c) Magen   = gastrogene Cholangitis
    d) Pankreas = pankreatogene Cholangitis
    e) Darm   = enterogene Cholangitis
4. **Höheres Lebensalter:**
    a) Hypotonie der Gallenwege
    b) Sphinkter-Sklerose
    c) Abwehrschwäche des Alters-Organismus
5. **Weibliches Geschlecht:**
    a) Hormonale Dyscholie
    b) Hormonale Adenomatose
    c) Cholelithiasis-Häufigkeit
6. **Primäre (funktionelle) Dyskinesie**

2. Cholostagnation

Bei bestehender Disposition wird eine Gallenabfluß-Störung als Voraussetzung einer Cholangitis-Entstehung sehr bald und nachhaltig wirksam werden.

Am häufigsten tritt eine Cholangitis bei einem inkompletten Verschluß auf, seltener bei einer kompletten Obstruktion. Dabei kommt es bei langsam-auftretender, oftmals unbemerkter Cholostagnation häufiger zu einer Cholangitis als bei plötzlichem Verschluß. Darüberhinaus wird eine Cholangitis umso wahrscheinlicher und auch umso schwerer auftreten, je distaler zur Papille hin die Abfluß-Störung lokalisiert ist, während bei einem hochsitzenden Verschluß im allgemeinen keine Cholangitis auftritt. Wahrscheinlich kommt es auch im Verlauf einer ausgeprägteren Gallenstauung zu Einrissen in die Mucosa bzw. zu interzellulären Auflockerungen mit Eindringen von Galle, zu Wandödem sowie zu abakteriell-entzündlichen Wandveränderungen, wodurch der bakteriellen Invasion weiter Vorschub geleistet wird.

Als klinisch interessante Anomalie des Choledochus, die zu Cholangitis disponiert, sei die angeborene **Choledochus-Cyste** erwähnt. Sie kann relativ klein angelegt sein, aber auch eine extreme Größe von 5–8 Liter Fassungsvermögen erreichen! Meistens ist das weibliche Geschlecht betroffen. Charakteristisch ist die *Symptomen-Trias:* 1. intermittierender Ikterus (mit oder ohne Fieber), 2. Oberbauchschmerzen, 3. palpabler praller Tumor wechselnder Größe.

Ursächlich können zahlreiche **Möglichkeiten** für das Auftreten einer Cholostagnation angeschuldigt werden:

1. **Abfluß-Störung im Bereich der Papille:**
   a) Entzündungsprozesse
   b) Narben, Strikturen
   c) Sklerosierung
   d) praepapilläre Choledocholithiasis
   e) Neoplasie
   f) Parasiten
   g) funktionelle Dyskinesie
2. **Abfluß-Störung im Bereich des Choledochus/Hepaticus:**
   a) Choledochus-Cyste
   b) Narben, Strikturen
   c) Ligatur
   d) Cholelithiasis
   e) Verziehung bzw. Abknickung
   f) Kompression
   g) Parasiten
   h) Mykosen
   i) Neoplasie
   k) Haemobilie (SANDBLÖM, 1948)
      haemobiliäres Syndrom (GOLA, 1958; STUCKE, 1961)
      infolge: Traumen, Haemangiom,
              Tumorblutung, Parasiten,
              Verschluß der A. hepatica u.a.
3. **Abfluß-Störung im Bereich der intrahepatalen Gallenwege bzw. Cholangiolen:**
   a) toxisch-bedingt
   b) allergisch-bedingt
   c) immunologisch-bedingt
   d) mechanisch-bedingt
   e) thrombotisch-bedingt

3. Infektion

Eine *Gallenabfluß-Störung* ist in der Regel die Voraussetzung einer Bakterien-Besiedelung, einer daraus folgenden Bakterien-Vermehrung und letztlich einer bakteriellen Infektion mit Keiminvasion in die Gallengangswand.

Eine *Bakteriocholie* ist an sich ohne klinische Bedeutung und kann nicht als Hinweis auf eine Cholangitis gelten – solange der Galleabfluß ungestört ist –, zumal auch der papillen-nahe Abschnitt des Choledochus bei etwa $^1/_3$ aller Personen – auch jeweils vielleicht nur interkurrent – bakteriell besiedelt ist.

Eine Bakteriocholie der A-Galle sollte jedoch bei gleichbleibendem oder verstärktem Bakterien-Nachweis in der B-Galle bzw. C-Galle nach Decholin®-Injektion und bei Berücksichtigung der Chole-Cytologie sowie entsprechender klinischer Symptome unbedingt Berücksichtigung finden.

So zeigten bereits NAUNYN und WINTRAUB (1895), daß eine iv. Bakterien-Zufuhr zwar eine Bakteriocholie, aber keine Cholangitis bewirkte, daß aber eine bereits kurzzeitige Choledochus-Ligatur eine Cholangitis auslöste. Dies konnte in neuerer Zeit von CHOU und GIBSON (1968) auch bei Coli-Injektion in die V. portae bei fehlender bzw. gleichzeitiger Choledochus-Ligatur nachvollzogen werden.

Für die bakterielle Infektion kommen **4 Wege** in Frage:

1. *kanalikulär-aszendierend*
2. *haematogen-deszendierend*
   a) A. hepatica
   b) V. portae
3. *lymphogen*
4. *per continuitatem*

Die kanalikulär-aszendierende Infektion gilt als häufigster Infektionsweg. Bei einer haematogen-deszendierenden Infektion der Gallenwege über die V. portae besteht meistens eine septische Thrombose bei Appendicitis (Abb. 83), Diverti-

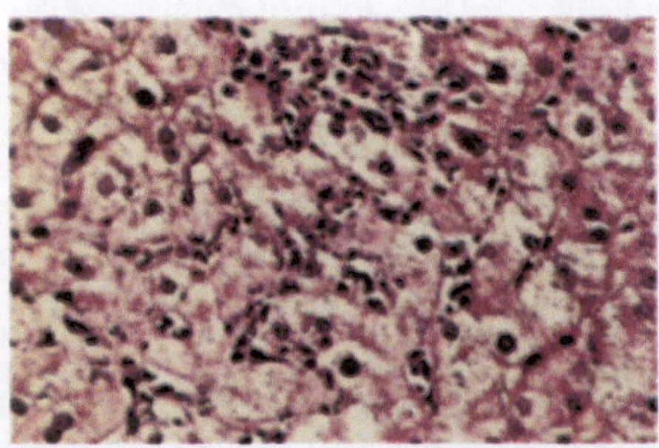

Abb. 83: Sepsis-Herd (Leukozyten, Sternzellen) der Leber bei Cholangitis und chronisch-eitriger Appendicitis

culitis oder Enterocolitis – wie auch bei dem noch selteneren lymphogenen Infektionsweg, der darüber hinaus auch in einer Pankreatitis seinen Ausgangspunkt haben kann. Demgegenüber nimmt in der Regel eine haematogen-deszendierende Infektion über die A. hepatica ihren Ausgang von einer Sepsis bei Tonsillitis, Osteomyelitis, Pyelonephritis u.a. mit oft nachfolgender eitriger Cholangitis und ggf. multiplen Leberabszessen. Ein direktes Übergreifen einer Infektion auf einen Gallengang ist bei eitriger Pyelophlebitis oder bei eitriger Cholecystitis über die LUSCHKAschen Gänge zu erwarten.

Als **bakterielle Erreger** einer Cholangitis müssen angeschuldigt werden:

1. *B. coli* und coliforme Erreger (ESCHERICH, 1859)
   B. coli + Staphylokokken
   B. coli + Streptokokken
2. *Salmonellen:*
   S. typhi (EBERTH, 1880)
   S. paratyphi A (KAYSER, 1902)
   S. paratyphi B (SCHOTTMÜLLER, 1900)
   S. paratyphi C (WEIL, 1917)
   S. enteritidis (GÄRTNER, 1888)
   S. typhi-murium (LÖFFLER, 1891)
3. *Streptokokken:*
   Str. pyogenes
   Enterokokken
   Str. viridans
4. *Staphylokokken:*
   M. pyogenes (aureus) (ROSENBACH, 1884)
5. *Proteus vulgaris* (HAUSER, 1885)
6. *Pseudomonas aeruginosa* (LÜCKE, 1862)
7. *Klebsiella pneumoniae* (FRIEDLÄNDER, 1883)

Dabei kommt den verschiedenen Erregern keine unterschiedliche Wertigkeit für die Verursachung einer Cholangitis zu, entscheidend sind – neben der Pathogenität und Anzahl der Erreger – die Cholostagnation und disponierende Faktoren.

Die tabellarische Aufzählung der bakteriellen Erreger einer Cholangitis entspricht in etwa der Häufigkeitsverteilung bakterieller Untersuchungsergebnisse, die MÖSSNER aus etwa 24000 Kulturen der Jahre 1957–1967 gewann: Coli-Gruppe etwa 44%, Streptokokken (inkl. Enterokokken) etwa 24%, Staphylokokken etwa 17%, Proteus vulgaris etwa 10%, Pseudomonas etwa 4%. Dabei stellen B. coli, Salmonellen und Enterokokken ausgesprochen cholephile Erreger dar, während für Pneumokokken die Galle bakterizid ist.

Als **parasitäre Erreger** einer Cholangitis – mit dementsprechend häufig nachweisbarer Eosinophilie – kommen in Frage:

1. Lamblia intestinalis (Lambl, 1859)
2. Ascaris lumbricoides (Linne, 1758)
3. Clonorchis sinensis (McConnel, 1874)
4. Opisthorchis felineus
5. Fasciola hepatica
6. Strongyloides stercoralis

In etwa 1–8% der Fälle von chronischer Cholangitis sind *Lamblien* im Duodenal-Sondat nachweisbar. Dieser Befund erlaubt zwar nicht in jedem Einzelfall die Annahme, daß die nachgewiesenen Lamblien als Ursache der bisher „therapie-resistenten" Cholangitis chronica anzusehen sind, doch sollte in jedem Falle eine gegen Lamblien gerichtete chemotherapeutische Behandlung (s. u.) durchgeführt werden.

Die Einwanderung eines Spulwurmes *(Ascaris lumbricoides)* durch die Papilla Vateri in den Choledochus kann ein Verschluß-Syndrom hervorrufen. Infolge ödematöser Schwellung des eingeklemmten Spulwurmes ist in der Regel dieser parasitär-mechanische Verschluß irreversibel, so daß eine umgehende operative Behandlung erforderlich wird, um der Entwicklung einer eitrigen Cholangitis vorzubeugen (Abb. 38, 84).

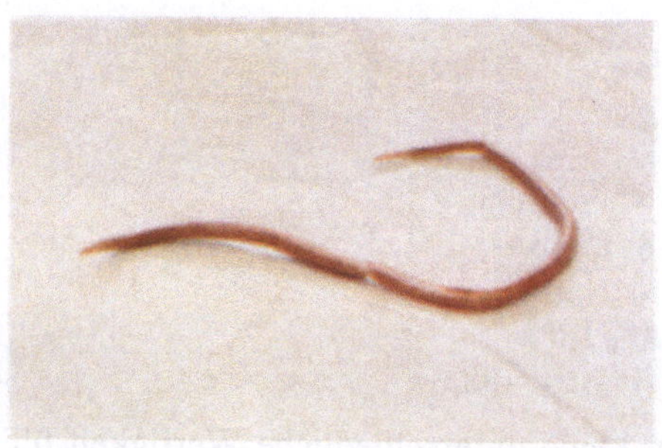

Abb. 84: Ascaris lumbricoides (zu Abb. 38)

Der chinesische Leberegel *(Clonorchis sinensis)* lebt als 10–20 mm langer lanzett-förmiger, blutsaugender Parasit in den Gallengängen. Als Zwischenwirt kommen Wasserschnecken und Süßwasserfische in Betracht. Durch Genuß von rohem bzw. ungenügend gekochtem Fischfleisch gelangen die Cysten in den menschlichen Darm. Die Egel wandern über den D. choledochus in die Gallen-wege ein, vor allem in die Gallenwege des linken Leberlappens. Sie können hier bis zu 20 Jahre leben, wobei sie Proliferationen, Fibrosierungen und entzündliche Stenosierungen verursachen – mit Disposition für ein Gallengangs-Karzinom (Hou, 1956). Die Eier werden im Stuhl oder in der Galle ausgeschieden und sind als solche hier nachweisbar.

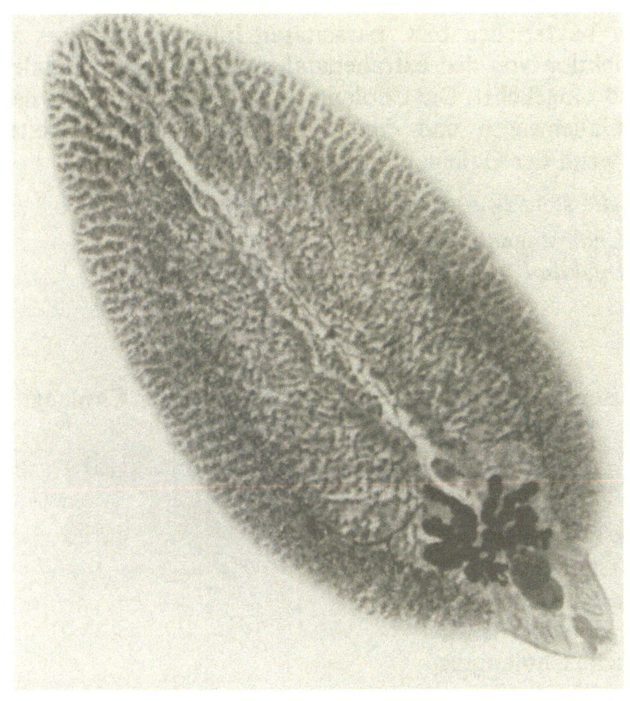

Abb. 85: Fasciola hepatica
(3-fache Vergr.)

Auch der sibirische Leberegel *(Opisthorchis felineus)* siedelt sich als 5–10 mm langer, blutsaugender Parasit in den Gallengängen an und verursacht ebenfalls obstruierende Fibrosierungen und Proliferationen der Gallenwände mit nachfolgender Entwicklung einer Cholangitis.

Wesentlich häufiger ist die ubiquitäre Infektion mit dem Vieh-Leberegel *(Fasciola hepatica)*. Dieser 20–30 mm lange, blutsaugende Parasit lebt ebenfalls in den Gallengängen bzw. in ihrer direkten Nachbarschaft. Die Infektion erfolgt vorwiegend über den Genuß von rohem bzw. ungenügend gekochtem Fleisch (Abb. 85).

Der 0,5–2 mm lange Zwergfadenwurm *(Strongyloides stercoralis)* lebt im Duodenum und oberen Dünndarm. Er kommt auch bei Hunden, Katzen und Schweinen als Darmparasit vor. Die Infektion erfolgt perkutan (mit pulmonal-gastralem Entwicklungsweg wie bei Ascaris lumbricoides) und peroral. Der Entwicklungsgang erfolgt parasitär im Darm parthenogenetisch, im Freien jedoch getrenntgeschlechtlich. Die lebhaft-beweglichen, 0,2 mm großen Larven sind nach Zentrifugieren im Duodenal-Sondat und Stuhl nachweisbar. Darüber hinaus steht für die Diagnose auch ein Intrakutantest sowie eine Komplementbindungsreaktion (>1:8) zur Verfügung.

223

Im weiteren Verlauf einer bakteriellen bzw. parasitären Infektion kann es zu einem Übergreifen der Infektion von den extrahepatalen auf die intrahepatalen Gallenwege kommen – und umgekehrt. Die Cholangitis kann aber auch von den entzündlich-veränderten Gallenwegen und der infizierten Gallenblase weiter unterhalten werden, auch wenn der Gallenabfluß ungestört ist.

Hieraus ergibt sich bereits die stets zweiseitige Therapie-Forderung:
1. *Beseitigung der Cholostagnation*
2. *Beseitigung der Infektion*

Pathologische Anatomie

Aus pathologisch-anatomischer Sicht können folgende Formen der Cholangitis unterschieden werden:

1. **Extrahepatale Cholangitis:**

   a) katarrhalische Cholangitis
   b) serofibrinöse Cholangitis
   c) nekrotisierende Cholangitis
   d) phlegmonöse Cholangitis
   e) haemorrhagische Cholangitis
   f) sklerosierende Cholangitis

2. **intrahepatale Cholangitis:**

   a) katarrhalische Cholangitis
   b) nicht-eitrige Cholangitis
   c) eitrig-abszedierende Cholangitis
   d) nekrotisierende Cholangitis
   e) granulomatöse Cholangitis
   f) sklerosierende Cholangitis

Die **Gallenwege** reagieren zunächst mit Hyperaemie und schleimiger Exsudation der Wand, mit zunehmender Ausbildung eines Wandödems, entzündlichen Wandinfiltraten (teils Rundzellen, teils Histiozyten bzw. histiozytäre Riesenzellen bei der granulomatösen Form). Bei chronischem Krankheitsverlauf kommt es immer mehr zu einer schwieligen Wandverdickung, Narbenbildung und entzündlich-proliferativen stenosierenden Prozessen.

Die **Galle** ist eingedickt, schleimreich und bakteriell-infiziert, teilweise eitrig. Die normalerweise natriumbikarbonat-haltige Cholangiolen-Sekretion (POPPER) ist verändert.

Bei einer Mitbeteiligung der **Cholangiolen** wird relativ schnell das direkt-benachbarte Lebergewebe mit einbezogen: es finden sich entzündliche Infiltrierungen

224

und Verbreiterungen der Periportalfelder (Leukozyten, Rundzellen), eine Proliferation und Ektasie der Cholangiolen, Schwellung der v. KUPFFERschen Sternzellen, intrakanalikuläre Cholestase, Arteriitis, Zunahme des periportalen Bindegewebes und periductuläre Fibrose sowie Leberzellveränderungen bis zur Zellnekrose. Diese Veränderungen wurden von MARKOFF (1957) und MAGYAR (1959) aus klinischer Sicht als „Cholangiohepatitis" bezeichnet, ein Begriff, der sich auch am Krankenbett und in der klinischen Systematik sehr gut bewährte und sich auch zwischenzeitlich in der Veterinärmedizin einbürgerte (WHITLOCK, 1969). Durch Rückresorption 1-fach hydroxylierter Lithocholsäure aus dem Darm können toxisch-entzündliche pericholangioläre Prozesse unterhalten werden.

Gelegentlich entwickeln sich multiple, meistens subkapsulär gelegene **Leberabszesse.** Dementsprechend finden sich laparoskopisch eine vermehrte mesenchymale Bindegewebszeichnung (netzartig, maschenartig), Narbenfelder, Kapselschwiele, Adhaesionen bzw. Strangbildungen und Verwachsungen.

Klinische Verlaufsformen

Die Cholangitis ist an sich kein einheitliches Krankheitsbild; bei einer Systematisierung müssen verschiedene Gegebenheiten (Aetiopathogenese, Lokalisation, klinische Besonderheiten) berücksichtigt werden. So lassen sich aus morphologischer und klinischer Sicht **3 Verlaufsformen** der Cholangitis unterscheiden:

1. akute Cholangitis
2. perakute Cholangitis
3. akut-rezidivierende Cholangitis

Diesen 3 übergeordneten Krankheitsbegriffen lassen sich jeweils weitere *Varianten* bzw. Verlaufsformen unterordnen, die einerseits das Krankheitsbild der Cholangitis außerordentlich vielfarbig gestalten und andererseits die Differentialdiagnose erheblich erschweren können:

1. Akute Cholangitis

Bei der akuten Cholangitis, die meistens bei jüngeren Personen mit Gallensteinen auftritt, sind folgende **Verlaufsformen** abgrenzbar:

1. Akute Cholangitis
2. Chronische Cholangitis
3. Septische Cholangitis

Die akute Cholangitis stellt die übliche und weitaus häufigste Form der akuten Cholangitis dar, während die perakute Cholangitis als seltenere, eitrige Verlaufsform gilt, die sich i. allg. aus einer eitrigen Cholecystitis entwickelt und als schweres Krankheitsbild mit Bildung multipler Leberabszesse meistens in der 2.–3. Woche letal endet. Die akute-rezidivierende Cholangitis entspricht dem Krankheitsbild der GILBERTschen Kolibazillose und ist meistens auf sog. Pendelsteine in infizierten Gallenwegen zurückzuführen.

Symptome

Die akute Cholangitis weist folgende Symptome auf, die sich entsprechend dem Schweregrad und der Verlaufsform auch individuell unterschiedlich stark ausprägen:

Beginn: Die akute Cholangitis beginnt in der Regel plötzlich mit akuten, teilweise perakut-dramatischen Beschwerden.

Subjektive Beschwerden: Plötzliche starke Oberbauchschmerzen, die sich bis zu kolikartigen Schmerzanfällen steigern können; Inappetenz, Schwäche mit ausgeprägtem bis schwerem Krankheitsgefühl, Dyspepsie, Übelkeit (=Vagusreiz) und Schwindel (=Vagus-Kern/Vestibularis-Reiz).

Fieber: Häufig beginnt die akute Cholangitis mit Schüttelfrost (nahezu „99%" aller Fälle von Schüttelfrost sind auf 1. Thrombophlebitis, 2. Pyelonephritis und 3. Cholangitis zurückzuführen) mit nachfolgendem Schweißausbruch; das nachfolgende Fieber stellt sich in Form einer Continua, eines intermittierenden bzw. septischen Fiebers oder als Intervall-Fieber („Pseudomalaria") dar.

Lokalbefunde: Ausgeprägte lokale Abwehrspannung im rechten Oberbauch, starke Druckschmerzhaftigkeit im Bereich der Leber und des Gallenblasenbettes; zunehmende Leber-Vergrößerung sowie allmählich sich entwickelnder Milz-Tumor; Meteorismus.

Ikterus: Eine ikterische Skleren- oder Hautverfärbung ist selten nachweisbar, während sich im späteren Krankheitsverlauf gelegentlich subikterische Verfärbungen nachweisen lassen.

Hautjucken: Ebenso ist das Symptom des Hautjuckens anfangs praktisch nie nachweisbar, während es im weiteren Krankheitsverlauf gelegentlich in mäßiger Form auftreten kann.

Cardiale Befunde: Toxischer Myocardschaden und Herzrhythmusstörungen („Cholangitisherz", CACHERA, 1951) sowie stenocarde Beschwerden (cholecystocoronares Syndrom, FRANKE, 1955) sind häufig nachweisbar und können die Differentialdiagnose erschweren.

Pulmonale Befunde: Besonders bei der akuten, eitrigen Cholangitis findet sich oftmals ein Zwerchfellhochstand rechts mit pleuritischen Reizerscheinungen; gelegentlich stellt sich ein rechtsseitiger Pleuraerguß dar oder es kommt zum Auftreten rechtsseitiger bronchopneumonischer Herde, Befunde, die auch als „respiratorische Form der akuten Cholangitis" bezeichnet wurden.

Laborchemische Befunde:
   Unspezifische Entzündungszeichen:
   Leukozytose + +
   Linksverschiebung + +
   Blutsenkungsgeschwindigkeit ↑↑
   α_2-Globuline ↑
   CRP-Reaktion + +

   Enzym-Diagnostik:
   GLDH, γGTP, LAP, AP (↑), ↑
   GPT, GOT, LDH (↑), ↑
   Gallenfarbstoffe (+), +
   Cholestase-Syndrom (+), +
   Prothrombin N, (↓)

Erreger: Gelegentlich können in der Blutkultur pathogene Keime nachgewiesen werden, vor allem dann, wenn die Blutabnahme während bzw. kurz nach dem Schüttelfieber oder während septischer Temperaturen erfolgt. Der Nachweis von Erregern im Duodenal-Sondat kann nur im Einzelfall bei kritischem Abwägen weiterer, gleichzeitig erhobener Befunde therapeutisch nutzbar gemacht werden; abgesehen davon ist die Untersuchung mit der Duodenalsonde in der Regel dem schwerkranken Patienten nicht zumutbar. Daher wird, bei auch bakteriologisch negativer Blutkultur, eine zwar optimal-dosierte, jedoch hinsichtlich der ursächlichen Erreger „ungezielte" Breitbandantibiotica-Therapie eingeleitet werden müssen.

Laparoskopie: Auch die laparoskopische Untersuchung – falls indiziert – sollte i. allg. (wie auch die Duodenal-Sondierung) erst nach Abklingen der akuten Krankheitssymptome vorgenommen werden.

Differentialdiagnostisch kommen bei diesem schweren Krankheitsbild der akuten Cholangitis in Frage:
   Pyelonephritis,
   Endocarditis,
   Appendicitis,
   Pleuritis bzw. Pleuropneumonie,
   Cholecystitis,
   Pyelophlebitis,
   paranephritischer Abszeß,
   subphrenischer Abszeß,
   Malaria u. a.

2. Chronische Cholangitis

Bei der chronischen Cholangitis lassen sich folgende **Verlaufsformen** morphologisch und/oder klinisch abgrenzen:

1. primär-chronische Cholangitis
   a) primär-sklerosierende Cholangitis
   b) primär-chronisch-destruierende Cholangitis
2. sekundär-chronische Cholangitis
   a) chronische Cholangitis
   b) chronisch-rezidivierende Cholangitis
   c) chronisch-obliterierende Cholangitis

Die **primär-chronische Cholangitis** tritt vorwiegend bei Patienten jüngeren oder mittleren Lebensalters auf, und zwar in Form von 2 eigenständigen Varianten:

Die *primär-sklerosierende Cholangitis* (CRESSMAN, 1954) stellt eine seltene, vorwiegend segmental in bestimmten Gallenwegen sich manifestierende Cholangitis unbekannter Aetiologie dar. Dieses Krankheitsbild wurde erstmals 1924 von DELBET beobachtet und in der Folgezeit wiederholt – auch statistisch-summarisch – beschrieben (SCHWARTZ, DALE, 1958; SMITH, LOE, 1965). Andere Ursachen, wie Zustand nach Cholecystektomie, Cholelithiasis, chronische Cholecystitis bzw. sekundär-chronische Cholangitis, Pankreatitis u.a. sollten ausgeschlossen sein. Dieses Krankheitsbild schreitet allmählich ascendierend fort und führt zu narbigen Obliterationen der Gallenwege. Es betrifft nicht nur die extrahepatischen, sondern auch die intrahepatischen Gallengänge (KLEMPERER, 1937). Männer und Frauen sind gleich häufig betroffen. Anfänglich bestehen nur die Symptome einer zunehmenden Cholestase, erst später entwickelt sich eine Hepatomegalie bei ansonsten relativ symptomarmem Krankheitsverlauf. Die primär-sklerosierende Cholangitis ist auffallend oft mit Colitis, M. CROHN, retroperitonealer Fibrose, Kollagenosen, RIEDEL-Struma und disseminierter Vasculitis kombiniert. Die exakte Diagnose wird (leider) meistens erst intraoperativ mittels Cholangiogramm und Probeexcision aus der Leber gestellt (Biopsie ergibt in der Regel Fehldiagnosen!). Eine frühzeitigere Diagnose ist mittels perkutaner transhepatischer Cholangiographie möglich. Laparoskopisch findet sich eine „chronische Hepatitis" oder eine „Lebercirrhose". Die Gallenblase ist meistens mitbetroffen, ebenso die Lymphdrüsen im Bereich der Leberpforte (Differentialdiagnose: Karzinom!). Die häufigste Fehldiagnose ist die primär-biliäre Cirrhose. Trotz rechtzeitiger operativer Behandlung (Bougierung, Drainage, Anastomose, periarterielle Sympathektomie der A. hepatica), Cortison-Therapie und Immunsuppressiva ist die Prognose schlecht.

Die *primär-chronisch-destruierende Cholangitis* entspricht dem Krankheitsbild der primär-biliären Cirrhose bzw. der HANOTschen Cirrhose und deren Früh-

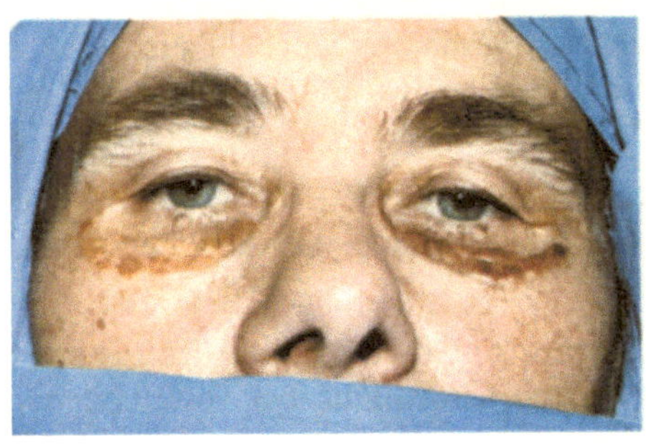

Abb. 86: Ausgeprägte Xanthelasmen bei primär-
chronischer Cholangitis

stadien. Meistens sind Frauen im mittleren Lebensalter betroffen. Zunehmendes
Hautjucken und Hypercholesterinaemie gehen Monate bis Jahre der Krankheit
voraus. Bei relativem Wohlbefinden, aber schließlich unerträglichem Juckreiz
entwickelt sich ein cholestatisches Syndrom mit Xanthom-Bildungen bzw. ausgeprägten Xanthelasmen (Abb. 86). Die laparoskopische Biopsie bzw. die günstigere
intraoperative Probeexcision zeigen die lymphozytär-plasmazelluläre Infiltration
der Cholangiolen mit Cholangiohepatitis und Obliteration der kleinen Gallengänge bis hin zur inkompletten septalen Cirrhose. Ursächlich muß wohl ein gegen
die Epithelien der kleinen Gallengänge gerichtetes autoimmunologisches Geschehen mit Zerstörung der Ductuli angeschuldigt werden, sind doch auch anti-
mitochondriale Antikörper in etwa 90% der Fälle nachweisbar. Die Therapie
besteht in der periarteriellen Sympathektomie der A. hepatica, Cortison-Therapie,
Immunsuppressiva, Cholestyramin (Quantalan® 6–8 g/Tag) und Leberschutz-
therapie.

Die **sekundär-chronische Cholangitis** tritt meistens bei älteren Patienten auf, so
daß sie gelegentlich auch als „*Cholangitis senilis*" bezeichnet wird. Die chronische
Cholangitis ist stets ein sekundäres Krankheitsbild und kann in folgenden Verlaufsformen auftreten:

1. chronische Cholangitis
2. chronisch-rezidivierende Cholangitis
3. chronisch-obliterierende Cholangitis

Diese Formen der sekundär-chronischen Cholangitis verlaufen i. allg. blande, aber
mit dennoch unübersehbaren klinischen Symptomen bis hin zur sekundär-
biliären Cirrhose, die daher oftmals in ihrer Anamnese kein bekanntes Cholangitis-
Krankheitsbild aufweist. Eine biliäre Cirrhose kann angeblich frühestens nach etwa
4 Monaten auftreten, was tierexperimentell auch für die cholestatisch-bedingte
Cirrhose gilt (RICKETTS). Immer dann, wenn eine Cholostagnation sich weder
spontan zurückbildete noch medikamentös oder operativ beseitigt werden konnte,
ist mit der Entwicklung einer sekundär-chronischen Cholangitis bzw. Cholangiohepatitis zu rechnen, auch dann, wenn das Abflußhindernis zwar beseitigt, aber

die bakterielle Infektion der Gallenwege nicht ausgeschaltet wurde. Es ist stets zu bedenken, daß zwischen Gallenwegen und bakterieller Besiedlung bzw. Infektion ein recht labiles Gleichgewicht besteht.

Eine chronische Cholangitis – wie auch die sekundär-biliäre Cirrhose – können bei Beseitigung des Abfluß-Hindernisses und der Infektion in Form der *Leberfibrose* ausheilen.

Die chronische Cholangitis kann sich als Nachfolge-Cholangitis direkt aus einer akuten Verlaufsform entwickeln oder als **Begleit-Cholangitis** bei verschiedenen Krankheitsprozessen auftreten:

> Choledocholithiasis
> Cholecystitis
> Cholelithiasis
> Pankreatitis
> Pankreaskopfkarzinom
> Gastroduodenitis
> Duodenal-Divertikulose
> subhepatale Perivisceritis (ALBOT, 1953)
> postoperativ

Die *chronisch-rezidivierende Cholangitis* ist durch einen vorwiegend intervall-artigen klinischen Verlauf gekennzeichnet; ansonsten gleicht sie der chronischen Cholangitis mit ihrer kontinuierlichen Symptomatologie.

Die *chronisch-obliterierende Cholangitis* mit granulomatösen bzw. narbig-proliferativen Wandverdickungen im Bereich des Hepaticus, des Choledochus, aber auch der Gallenblase bis zu deren völligen Obliteration kann in 2 Formen auftreten:

1. diffuse Cholangitis chronica obliterans
2. segmentär-lokalisierte Cholangitis chronica obliterans

Die *diffuse* Cholangitis chronica obliterans ist sehr selten. Sie entsteht vorwiegend nach Cholecystitis, Infundibulocystitis, Choledocholithiasis, aber auch anscheinend im Verlauf extrahepataler Entzündungsprozesse des Bauchraumes. Die Gallenblase kann mitbetroffen sein („totale plastische Cholangitis", CAROLI).

Die *lokalisierte* Form ist häufiger als die diffuse Variante und tritt vor allem bei stenosierender Papillitis, insbesondere auch postoperativ, aber auch bei Hepaticitis oder Choledochitis auf.

Bei einer, meistens stein-bedingten lokalisierten Stenosierung bzw. Obliteration des D. hepaticus werden die intrahepatalen Gallenwege erweitert mit intrahepatischer Cholestase, während der Choledochus unverändert (bzw. atonisch-erweitert) ist. Dieses Krankheitsbild wurde von MIRIZZI (1945) als organisches Hepaticus-Syndrom bezeichnet und einem (wahrscheinlich nicht existierenden) funktionell-bedingten Hepaticus-Syndrom gegenübergestellt.

Die obliterierende Choledochitis ist häufiger als die Hepaticitis, wobei vor allem der intrapankreatische Anteil des Choledochus betroffen ist (Differentialdiagnose: Pankreatitis!). Fast immer ist eine Choledocholithiasis nachweisbar. Es ist oftmals sehr schwierig festzustellen, ob es sich bei der bestehenden Symptomatologie um eine lokalisierte Choledochitis mit sekundärer Mitbeteiligung des Pankreas oder um eine Pankreatitis mit sekundärer Choledochus-Kompression handelt.

Die *Symptomatologie* der chronischen obliterierenden Cholangitis wird von ihrer jeweiligen Ursache, Ausdehnung und Lokalisation geprägt. Röntgenologisch findet sich i. allg. eine schlechte Ausscheidung der Kontrastmittel über die Leber, wobei dann „zarte" Gallengänge mit „flauer" Ausscheidung als konstitutionell fehlgedeutet werden oder ein Leberparenchymschaden angeschuldigt wird. Die Diagnose wird mittels perkutan-transhepatischer Cholangiographie oder – in der Regel – erst intraoperativ-cholangiographisch mit pathologisch-anatomischer Sicherung gestellt.

Die *Behandlung* besteht in operativen Maßnahmen (Beseitigung von Narben, Strikturen, Schwielen u. a. mittels Bougierung und Drainage, Plastik, Papillotomie, biliodigestiven Anastomosen) sowie in Anwendung von Choleretica, Antibiotica ggf. mit zusätzlicher Cortison-Therapie unter sicherer antibiotischer Abschirmung. Die Prognose ist jedoch sehr ernst.

Symptome

Die chronische Cholangitis weist folgende Symptome auf, die sich wiederum – gleich wie bei der akuten Cholangitis – entsprechend dem Schweregrad und der Verlaufsform ausprägen:

Beginn: Die chronische Cholangitis ist in der Regel durch einen allmählich-unauffälligen Beginn gekennzeichnet, so daß der wirkliche Zeitpunkt des Krankheitsbeginnes meistens nicht angegeben werden kann.

Subjektive Beschwerden: Die Patienten klagen über Inappetenz, Nahrungs-Intoleranzen, Gewichtsabnahme und dyspeptische Beschwerden. Häufig besteht morgendliche Übelkeit mit Erbrechen. Völlegefühl und Stuhlunregelmäßigkeiten (vorwiegend in Form von Obstipation) sowie Schwäche und allgemeine Mattigkeit werden selten vermißt. Mäßige, uncharakteristische Oberbauchschmerzen rechts wechseln mit völlig schmerzfreien Intervallen ab.

Fieber: Es finden sich vorwiegend afebrile bis subfebrile Krankheitsverläufe, während deutliche febrile Temperaturen lediglich intermittierend bzw. im Intervall oder in Form von septischen Schüben mit Schüttelfrost auftreten.

Verlauf: Der Krankheitsverlauf erscheint eher blande und symptomarm mit jedoch ständigem Fortschreiten, wobei erneute Krankheitsschübe und Remissionen sich abwechseln.

Lokalbefunde: Bis auf einen zeitweiligen Meteorismus und gelegentlichen, meistens nicht charakteristischen Oberbauchdruckschmerz ist der palpatorische Bauchbefund weitgehend unauffällig. Gelegentlich findet sich eine vergrößerte und derbe, in der Regel nicht druckempfindliche Leber. Die Milz ist nur selten geringgradig vergrößert tastbar.

Ikterus: Eine subikterische Verfärbung der Skleren oder Haut ist nur gelegentlich nachweisbar, wobei es sich um eine Mischung von parenchymatösem und mechanischem Ikterus handelt.

Hautjucken: Während einige Verlaufsformen der chronischen Cholangitis nur geringes Hautjucken aufweisen, sind vor allem die Varianten der primär-chronischen Cholangitis durch einen schon als Frühsymptom einsetzenden, letztendlich das Krankheitsbild beherrschenden Pruritus gekennzeichnet. Dieses Hautjucken kann im Einzelfall solche Stärkegrade annehmen, daß nur der Verwundungsschmerz durch Kratzen den Juckreiz zu überdecken vermag; in Einzelfällen wurden Patienten – vor allem in früherer Zeit mit geringeren Behandlungsmöglichkeiten – bis zum Suizid getrieben. Heute stehen uns recht wirksame Substanzen in Form von Antihistaminica + Sedativa, Cortison-Derivate und Cholestyramin zur Verfügung.

Cardiale Befunde: Wie bei der akuten Cholangitis lassen sich auch bei Kranken mit chronischen Verlaufsformen häufig Herzrhythmusstörungen und Stenocardie bis zum Beschwerdebild der Angina pectoris beobachten, so daß auch hier der Begriff des „Cholangitisherz" aus klinischer Sicht gerechtfertigt erscheint.

Laborchemische Befunde:

> *Unspezifische Entzündungszeichen:*
> Leukozytose Ø, (+), +
> Linksverschiebung Ø (+), +
> Blutsenkungsgeschwindigkeit N, ↑, ↑↑
> α_2-Globuline (↑), ↑
> CRP-Reaktion Ø, +
>
> *Enzym-Diagnostik:*
> GLDH, γGTP, LAP, AP (↑), ↑, ↑↑
> GPT, GOT, LDH (↑), ↑
>
> *Gallenfarbstoffe:* (+), +
> *Cholestase-Syndrom:* (+), +
> *Prothrombin:* N (↓)

Duodenal-Sondat: Dem Nachweis von pathogenen Keimen in den einzelnen Galle-Fraktionen vor und nach Decholin®-Injektion kommt besonders dann eine pathognomonische Bedeutung zu, wenn gleichzeitig im Sondat eine Albuminocholie feststellbar ist und wenn außerdem peroxydase-positive Leukozyten sowie Gallenwegs-Epithelien (insbesondere im Verband angeordnet) oder sogar Leberzell-Abbauformen nachweisbar sind.

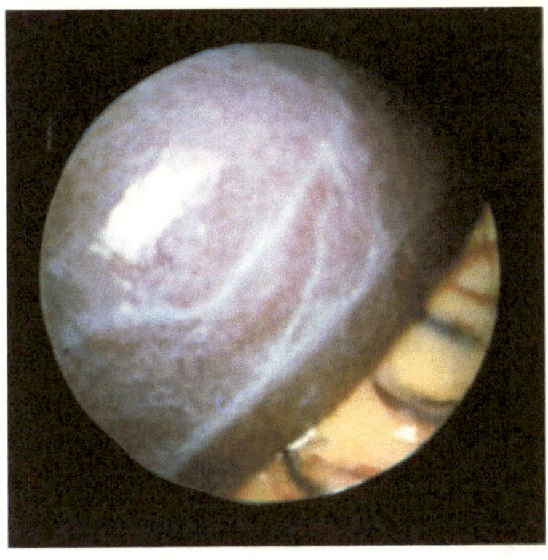

Abb. 87: Ascendierende Cholangitis mit Cholestase

Röntgen-Befunde: Zur differentialdiagnostischen Abgrenzung einer Cholangitis und insbesondere zur Abklärung einer Cholostagnation kann – Schritt-für-Schritt – das ganze Leistungsangebot röntgenologischer Untersuchungstechniken (Cholecystographie, iv. Cholecysto-Cholangiographie, transduodenal-retrograde Cholangiographie, laparoskopische Cholangiographie, perkutan-transhepatische Cholangiographie, Tomographie u. a.) erforderlich werden. Gegebenenfalls sind weitere intraoperative röntgenologische Techniken zur Klärung der Diagnose einzusetzen. Eine Zunahme des Konfluenswinkels (Spreizung) zwischen rechtem und linkem Lebergang von 30° bis auf schließlich 120° soll auf eine schwere Cholangitis und Choledochitis hinweisen (SEYSS, 1966).

Laparoskopie: Laparoskopisch weist die Leber bei chronischer Cholangitis eine schmutzig-grau-grünliche Farbe bzw. eine grünliche Sprenkelung auf; die Oberfläche ist granuliert oder weist kleinere bis mittelgroße postnekrotische Narben auf; meistens ist eine ausgeprägte netzartige Bindegewebsvermehrung erkennbar; die Leberkapsel ist deutlich schwielig verdickt und stellenweise zu besenreiserartigen Strängen umgewandelt mit auch stellenweise ausgeprägteren subkapsulären Gefäßneubildungen; perihepatische Leberrandschwielen, strang- bzw. segelartige Verwachsungen oder strangförmige Adhäsionen vervollständigen das außerordentlich variable laparoskopische Bild der chronischen Cholangitis (Abb. 87–90).

Histologie: Histologisch finden sich bei der chronischen Cholangitis ödematösverbreiterte, abgerundete Periportalfelder mit entzündlicher Infiltration (Rundzellen, polymorphkernige Leukozyten), wobei auch die Grenze zum Leberläppchen infolge infiltrativer Durchsetzung verwaschen erscheint. Im späteren Verlauf wird das Periportalfeld faserreicher. Die Leberzellen werden z. T. kleiner und basophiler, z. T. gehen sie zugrunde (Entparenchymisierung); an ihrer Stelle restiert

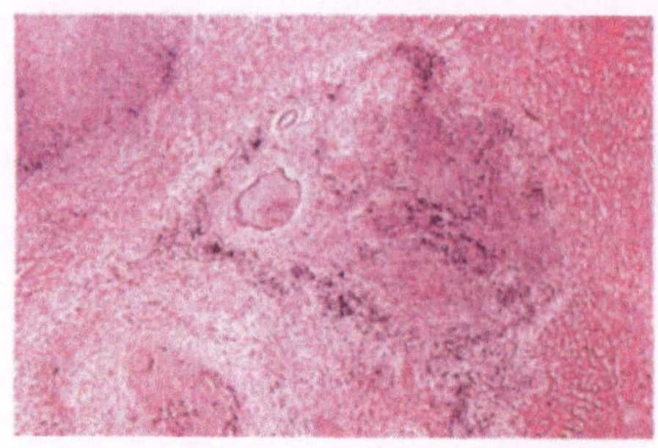

Abb. 88: Ascendierende eitrige Cholangitis

dann ein retikuläres Netzwerk. Charakteristisch sind Gallengangswucherungen mit vereinzelt auch feintropfiger Gallenablagerung in den Leberzellen oder mit kleinkalibrigen Gallenzylindern in den Kanälchen (wobei großkalibrige Gallenzylinder in der Läppchenperipherie für eine extrahepatische Cholestase sprechen). Die Gallengänge weisen eine konzentrische Schichtung mit Verdickung auf. Ein „negativer" histologischer Leberbefund spricht differentialdiagnostisch für eine chronische Cholangitis und gegen eine chronische Hepatitis!

3. Septische Cholangitis

Als 3. Verlaufsform der Cholangitis kann ein variantenreiches septisches Krankheitsbild abgegrenzt werden, das ebenfalls große differentialdiagnostische Schwierigkeiten bereiten kann:

1. akut-septische Cholangitis
2. chronisch-septisch-rezidivierende Cholangitis
3. Cholangitis lenta (SCHOTTMÜLLER, 1921)

Die *Cholangitis lenta* gilt als klinisch-umstrittenes Krankheitsbild und dürfte sich mit chronischen als auch chronisch-septisch-rezidivierenden Verlaufsformen überlagern bzw. identifizieren. Es handelt sich um ein jahrelanges, subfebril-febriles Krankheitsbild mit Leber-Milzbeteiligung, subikterischen Schüben, schweren toxischen Erscheinungen und konsumierendem Krankheitsverlauf. Nicht nur der angeschuldigte Streptococcus viridans, sondern auch andere Erreger-Arten sind nachweisbar. Entsprechend sind metastatisch-embolische Prozesse in Form von Osteomyelitis, Herdnephritis, Lymphangitis, Endocarditis u.a. zu erwarten. Wahrscheinlich handelt es sich bei der Cholangitis lenta um ein früher wohl häufiger beobachtetes Krankheitsbild, das möglicherweise der chronisch-septisch-rezidivierenden Verlaufsform entsprach, aber infolge ungenügender Diagnostik und unzureichenden therapeutischen Möglichkeiten mit infauster Prognose verlief.

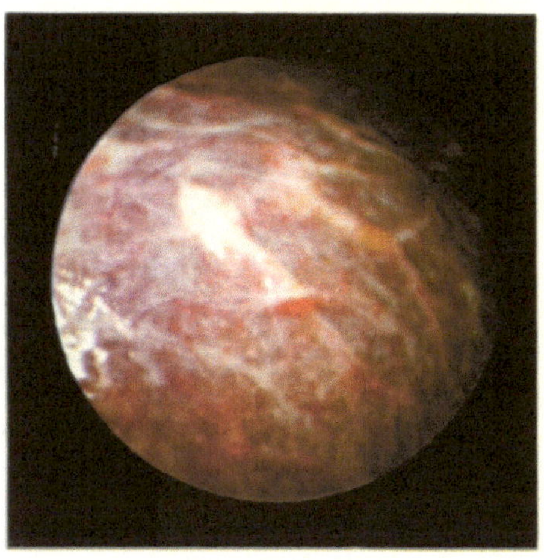

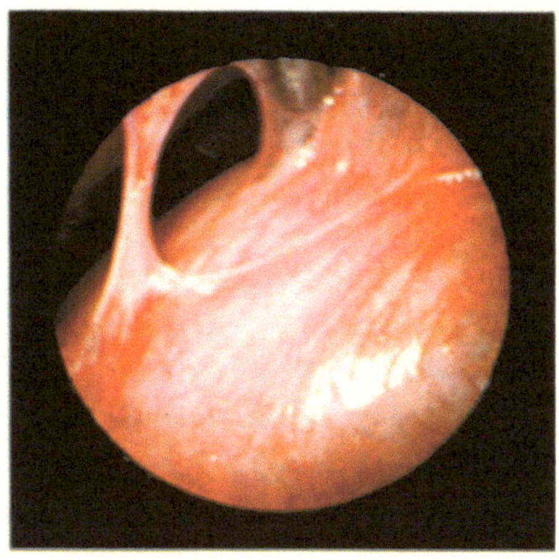

Abb. 89: Chronische, rezidivierende Cholangitis bei Cholelithiasis

Abb. 90: Strangförmige Adhaesionen und ausgeprägte Leberkapselschwiele (rechter Leberlappen) bei chronisch-rezidivierender Cholangitis

Komplikationen

Jede Cholangitis-Verlaufsform ist von vorneherein als ernst anzusehen, da jederzeit mit neuen obstruktiven bzw. bakteriellen Problemen zu rechnen ist, die zum Ausgangspunkt einer oftmals nicht mehr beherrschbaren Komplikation werden können:

KOMPLIKATIONEN

1. Cholangitische Leberabszesse
2. Cholangitische Abszeß-Metastasierung
3. Sepsis
4. Subphrenischer Abszeß
5. Subakute Leberdystrophie
6. Subhepatale diffuse Perivisceritis
7. Chronische cholangiolitische „Hepatitis"
   Chronische Cholangiohepatitis
   ↓
Sekundäre biliäre Cirrhose (VIRCHOW, 1857)

Cholangitische Leberabszesse treten vor allem bei älteren Menschen in zunehmender Häufigkeit auf. Sie finden sich vorwiegend in multipler Ausbreitungsform (Abb. 91), nur selten kommt es zur Bildung eines größeren solitären Abszeß-Herdes. Bevorzugt wird der rechte Leberlappen betroffen. Das Krankheitsbild beginnt mit Schüttelfrost und septischen bzw. febrilen Temperaturen. Die Leber

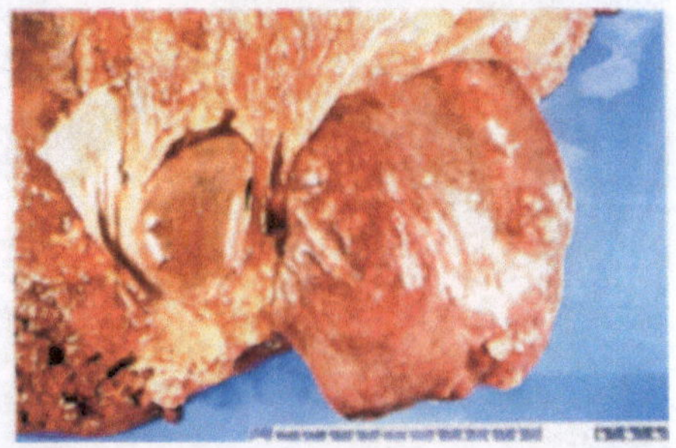

Abb. 91: Multiple cholangitische Leberabszesse

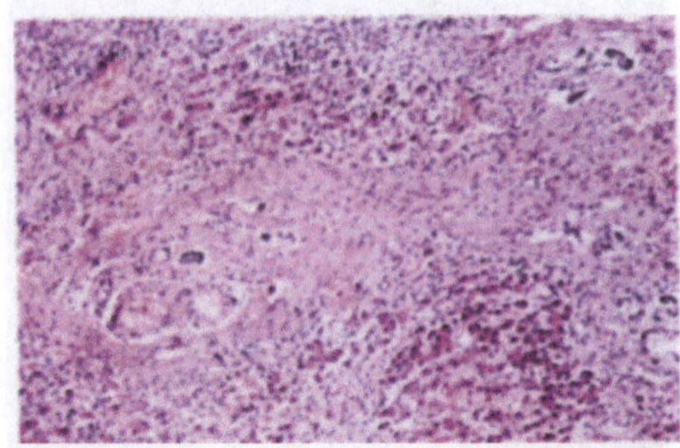

Abb. 93: Narbenfeld mit Parenchyminseln nach Dystrophie

ist vergrößert und druckschmerzhaft, wie überhaupt starke Schmerzen im rechten Oberbauch – ausstrahlend zum Rücken und zur Schulter – bestehen. Röntgenologisch findet sich ein Zwerchfellhochstand rechts mit geringerer Atemverschieblichkeit. Gelegentlich wird ein rechtsseitiger Pleuraerguß beobachtet. Neben ausgeprägten unspezifischen Entzündungszeichen (starke Erhöhung der BSG, der α_1- und α_2-Globuline, Linksverschiebung, erhebliche Leukozytose, stark positive CRP-Reaktion u. a.) finden sich die Zeichen einer Cholestase und einer Leberzellschädigung. Soweit die Schwere des Krankheitsbildes und die Symptomatologie nicht schon die Diagnose ergeben, kann eine diagnostische Sicherung mittels Leber-Szintigraphie angestrebt werden, – Voraussetzung sind jedoch Abszeß-Herde von mehr als 1,5–2 cm Durchmesser. Je nach Krankheitssituation kann eine Laparoskopie indiziert bzw. zumutbar sein und zur diagnostischen Klärung – und damit zu weiteren therapeutischen Konsequenzen – entscheidend beitragen. Eine gezielte Leberbiopsie wird man im Einzelfall riskieren können, wobei die Punktionsstelle sicherheitshalber sorgfältig koaguliert werden sollte. Eine diagnostische Coeliacographie oder Splenoportographie sind nur bei ausreichend gutem Zustand des Patienten vertretbar.

An komplikativen Entwicklungen drohen ein Durchbruch von Abszeßherden in die freie Bauchhöhle, in den subphrenischen Raum, in die Pleura, in die Lunge und in das Pericard.

Vermutete oder nachgewiesene größere Abszeß-Herde erfordern – bei ausreichender antibiotischer Behandlung – die operative Eröffnung (transperitoneal oder extraperitoneal, retroperitoneal bzw. infrapleural, transpleural-transdiaphragmal) und Drainage.

Demgegenüber wird ein *Amöben-Abszeß*, der stets differentialdiagnostisch auszuschließen ist, grundsätzlich konservativ behandelt. Bei einem Amöben-Abszeß handelt es sich um eine cytolytische Nekrose von Lebergewebe mit noch nachweisbaren Amöben im erhaltenen Leber-Randgewebe.

236

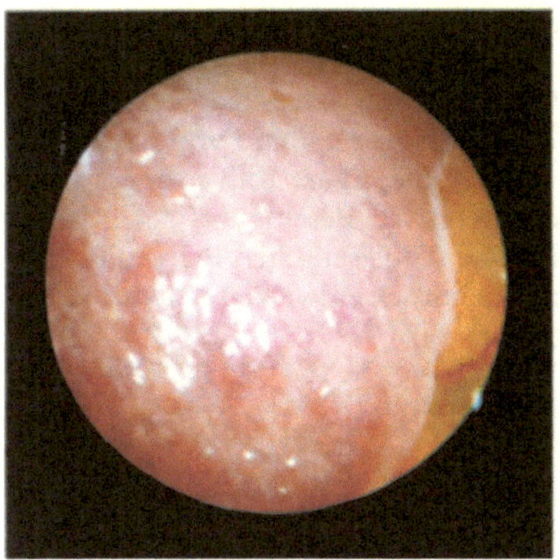

Abb. 92: Subchronische Leberdystrophie bei chronischer Cholangitis

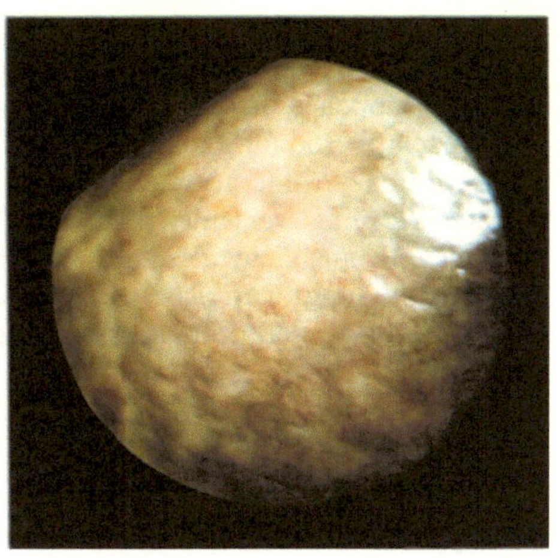

Abb. 94: Sekundär-biliäre Cirrhose mit cholestatischem Syndrom

Der Begriff **Leberdystrophie** ist zwar vorwiegend eine pathologisch-anatomische Bezeichnung, wird aber auch dem klinischen Bild der Leberverkleinerung in morphologischer und funktioneller Hinsicht gerecht. Die subakute Dystrophie ist keine selbständige Krankheitseinheit, sondern ein komplikatives Stadium im Ablauf einer entzündlichen Lebererkrankung, die u.a. auch recht häufig von einer Cholangitis ihren Ausgang nimmt (Abb. 92, 93).

Bei länger dauerndem cholangitischen Krankheitsprozeß kann sich eine **sekundäre biliäre Cirrhose** (AHRENS et alt., 1950) entwickeln, die experimentell aber auch schon innert 4 Monaten zur Ausprägung gebracht werden konnte. Die Leber ist vergrößert und derb. Laparoskopisch stellt sich die Leber meistens grün-grau-fleckig dar mit Leberkapselverdickung, Bindegewebszügen, Gefäßneubildungen und fein-genoppter bzw. granulierter Oberfläche (Abb. 94). Histologisch ist eine intrahepatische Cholestase mit Cholangitis nachweisbar, wobei entzündliche

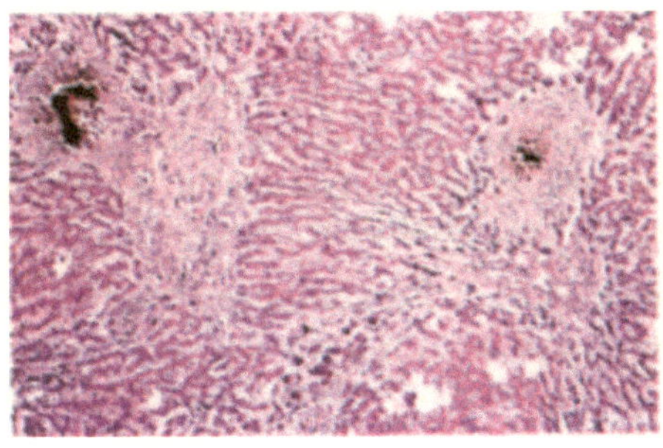

Abb. 95: Sekundär-biliäre Cirrhose

Infiltrate die Läppchengrenze überschreiten; typisch sind Gallengangswucherungen und Gallenzylinder sowie Gallenpigment in den Leberzellen. Allmählich wird das Leberläppchen durch Bindegewebe durchsetzt, ohne daß es jedoch zur echten Pseudoacinus-Bildung kommt (Abb. 95). Die Arteriolen in den Periportalfeldern gehen durch Proliferation zugrunde, wodurch die Sauerstoffversorgung der Leberzelle weiter verschlechtert wird. Bei operativer Beseitigung der Abflußstörung und ausreichender antibiotischer sowie choleretischer Behandlung ist eine Rückbildung zu erreichen. Ein portaler Hochdruck entwickelt sich nur selten, ebenso sind Regeneratknoten kaum anzutreffen.

Therapie

VORAUSSETZUNG

Gallenwegs-Detaildiagnostik:

(Team-Diagnostik)
Internist
Röntgenologe
Chirurg
Pathologe

ZIELE

1. Beseitigung der Cholostagnation
2. Beseitigung der Infektion

MASSNAHMEN

1. konservativ
2. operativ

Stationäre Behandlung: Der Verdacht einer Cholangitis und auch jede im Detail noch ungeklärte Cholangitis rechtfertigen unbedingt die stationäre Abklärung. Die Schwierigkeit der Differentialdiagnose, der große diagnostische Aufwand und die komplikativen Gefahren sind ambulant kaum zu beherrschen.

Akute Exazerbationen werden i. allg. wie eine akute Ersterkrankung konservativ behandelt, um sie in eine diagnostische Phase und in die konservative Langzeitbehandlung zu überführen, oder um die Operations-Indikation im Intervall zu überprüfen.

Die ambulante Behandlung hat in der diagnostisch abgeklärten Cholangitis, deren therapeutische Möglichkeiten somit auch exakter abgegrenzt sind, ein weites und leider oft auch sehr langwieriges und kostenaufwendiges Betätigungsfeld.

Substitutionstherapie: Akute bzw. schwere oder septische Verlaufsformen einer Cholangitis bedürfen – am besten innerhalb einer Intensivstation! – einer täglichen Substitution von Elektrolyten, Wasser und Vitaminen (B, C, K), i.allg. in Form von Fructose-, Glucose- und Elektrolyt-Infusionen. Der Flüssigkeitsverlust durch Schwitzen und evtl. Magensonde oder Gallenfistel kann sehr groß sein! Darüber hinaus ist ein genauer Ausgleich des Säure-Basen-Haushaltes erforderlich. Späterhin können evtl. Magensäure und Pankreas-Enzyme im Sinne einer Substitutions-Therapie angeraten sein.

Analgetica und Spasmolytica: Im Einzelfall werden entsprechende Analgetica oder Spasmolytica unumgänglich sein. Gut bewährt hat sich u.a. auch eine Tropfinfusion mit 50–100 ml 1 %igem Novocain.

Diät: Je nach Akuität und Schweregrad sowie z.B. bei Pankreas-Mitbeteiligung sind Nahrungskarenz, Duodenal-Tropfinfusionen, Teetage, Schleimsuppen, Kompotte und leichte Breikost bis hin zur aufbauenden Gallenschonkost angeraten. Diese diätetischen Maßnahmen müssen jedoch jedem Einzelfall individuell angepaßt werden.

Antipruriginosa: Gegen den bei Cholangitis-Kranken oft unerträglichen Juckreiz stehen u.a. folgende Präparate zur Verfügung: Repeltin®, Fenistil®, Methyltestosteron (25 mg sublingual) und Quantalan®. Es ist zu beachten, daß bei längerer Anwendung von Quantalan® gleichzeitig ein Multivitamin-Präparat verabfolgt werden sollte. Darüber hinaus können Körperabwaschungen mit Menthol-Spiritus oder Essigwasser empfohlen werden.

Choleretica und Cholagoga: Über einen längeren Zeitraum, wenn nicht sogar als Dauer-Therapie, sind choleretische Substanzen zu verabfolgen, wobei eine steigende Dosierung der Choleretica bis zur Normaldosis einen i.allg. besseren Erfolg zu zeitigen scheint (s.S. 117). Als choleretisch-cholekinetische Präparate haben sich uns vor allem Cholagogum-Tropfen® (3 ×20–5 ×30 Tropfen) bzw. Cholagogum-Kapseln® (3 ×1–3 ×2 Kaps.), Hepatofalk® (3 ×1–3 ×2 Drag.), Mendiaxon® (3 ×1–3 ×2 Drag.), Temoebilin® (3 ×1–3 ×2 Drag.) und Tromgallol® (1 ×1 bis 3 ×1–2 Teel.) bewährt. Für die i.allg. stets gleichzeitig bestehende Leberzellschädigung im Sinne einer Cholangiohepatitis sind die im Cholagogum® enthaltene EPL-Substanz sowie die dem Hepatofalk® zugesetzten Wirkstoffe (Cholinorotat, Cystein, B-Vitamine) eine wertvolle Zusatztherapie.

Antibiotica: Für die Behandlung einer Cholangitis können folgende Antibiotica in Frage kommen, wobei die allgemeinen Grundsätze einer Antibiotica-Therapie (Bakterien-Bestimmung, Resistenz-Prüfung, Dosierung, Galle-Gängigkeit, Nierenausscheidung, Leberfunktion, Blutbild etc.) zu beachten sind (s. S. 125):

1. Tetracyclin-Derivate:
   Doxycyclin bzw. Minocyclin, 2–3 × 100 mg täglich; Rolitetracyclin
2. Ampicillin:
   3–4 g oral bzw. 4–6 g i. v. bzw. 2–4 g i. v. + 1–2 g oral
3. Oleandomycin:
   4 ×250 mg–4 ×500 mg täglich
4. Erythromycin:
   4 ×250 mg–4 ×500 mg täglich
5. Penicillin:
   8–10 Mega als Infusion täglich,
   ggf. in Kombination mit Streptomycin.

Wenn auch Carbenicillin und Gentamycin eine nur relativ geringe Gallengängigkeit aufweisen, so sind sie doch vor allem bei den Problem-Keimen Proteus und Pseudomonas aeruginosa wirksam und oft von lebensentscheidender Bedeutung. Als Dosierung empfehlen sich 3 ×10 g Carbenicillin als Infusion sowie 2 ×40 mg Gentamycin i. v.

Eine gut bakterizid-wirksame Kombination liegt im Carbenicillin-Cloxacillin vor, die ein fast lückenloses Bakterienspektrum erfaßt. Allerdings ist wegen der geringen Gallengängigkeit eine recht hohe Dosierung erforderlich (3 × 11–4 × 11 g als Infusion täglich).

Chemotherapeutica: Für die nachfolgende Langzeitbehandlung der Cholangitis haben sich die Sulfonamide wieder in den Vordergrund gerückt. Bei Beachtung der Dosierung, der gelegentlichen Nebenwirkungen und bei Prüfung der Leberfunktion können sie im Einzelfall durchaus mit Erfolg in den Therapieplan einbezogen werden.

In diesem Zusammenhang ist noch das Trimethoprim erwähnenswert, das sich ebenfalls für die Langzeitbehandlung der Cholangitis bisher sehr gut bewährte.

Antiparasitica: Bei Nachweis bestimmter Parasiten, die für die Cholangitis ursächlich oder auch nur als dispositionelle Faktoren angeschuldigt werden können, stehen eine Reihe von gut wirksamen Antiparasitica zur Verfügung (s. S. 139).

Trinkkuren: Trinkkuren mit entsprechenden Mineralwässern können bei richtiger Anwendung in der Langzeitbehandlung der Cholangitis von guter und nachhaltiger Wirkung sein. Eine Kur-Behandlung in einem ärztlich geleiteten Sanatorium eines Leber-Galle-Kurortes jährlich oder 2jährlich wiederholt, ist von zweifelsfrei günstigem Einfluß auf den Krankheitsprozeß (s. S. 141).

Die **primär-chronische Cholangitis** mit ihren beiden Verlaufsformen, der sog. primär-sklerosierenden Cholangitis und der primär-chronisch-destruierenden Cholangitis, erfordert auf Grund ihrer schlechten Prognose bei im einzelnen nicht sicher geklärter Pathogenese eingreifendere und weitergehende therapeutische Maßnahmen. Da eine immunologische Genese – zumindest im Rahmen der self-perpetuation – vorrangig zu diskutieren ist, kommen vor allem auch Cortison-Derivate und Immunsuppressiva in Frage:

Cortison-Derivate: Die Behandlung setzt mit einer sog. Aggressionsdosis ein, d.h. mit etwa 40–60 mg Predniso(lo)n im zirkadianen Rhythmus, wobei sich die Anfangsdosis nach dem Schweregrad des Prozesses und dem Allgemeinzustand des Kranken sowie evtl. komplikativen Situationen richtet. Diese Aggressionsdosis wird i. allg. in etwa 5tägigen Abständen jeweils um 5 mg verringert bis zu einer Erhaltungsdosis, die unterhalb der Cushing-Schwelle liegen sollte. Bei Predniso(lo)n kann z.B. diese Erhaltungsdosis mit etwa 10–12 mg/Tag, bei Betamethason mit etwa 1,0–1,5 mg/Tag angesetzt werden. Bei günstigem Ansprechen der Cortison-Therapie wird die tägliche Dosis auf die gerade noch wirksame Menge im Sinne einer nun erforderlichen Langzeit-Therapie reduziert. Ggf. kann ein weiteres Hintanhalten von unerwünschten Wirkungen der Glukokortikosteroid-Behandlung dadurch erreicht werden, indem diese Tagesdosis oder die verdoppelte Tagesdosis nur an jedem 2. Tag verabfolgt wird. Die Beachtung auftretender unerwünschter Cortison-Wirkungen ist Selbstverständlichkeit.

Immunsuppressiva: Die Anwendung von Azathioprin (Imurek®) ggf. auch von Mercaptopurin (Puri-Nethol®) ergibt sich als therapeutische Konsequenz bei der pathogenetischen Annahme eines immunologischen Prozesses. Wir haben in diesen Fällen stets dem Imurek® den Vorzug gegeben. Als tägliche Imurek®-Erhaltungsdosis können 100–150 mg empfohlen werden, wobei diese Tagesdosis in wöchentlich um 50 mg steigender Dosierung erreicht werden sollte. Ggf. kann eine Dauertherapie auch mit 50–100 mg – in Abhängigkeit von dem therapeutischen Effekt bzw. der Verträglichkeit des Präparates – eingestellt werden. Die Kombination dieser immunsuppressiven Therapie mit einer gleichzeitigen Cortison-Anwendung gilt i. allg. als besonders wirkungsvoll. Eine sorgfältige Beachtung evtl. Nebenwirkungen mit regelmäßiger Kontrolle des Blutbildes ist erforderlich.

Periarterielle Sympathektomie: Die operative Resektion des periarteriellen (sympathischen) Plexus im Bereich der A. hepatica communis (Mallet-Guy) kann in entsprechenden, bislang therapieresistenten und progredienten Fällen durchaus angeraten sein. Zusätzlich werden dabei auch praeganglionäre vagale Fasern durchtrennt. Wir haben in einigen Fällen einen sehr erfreulichen, einmal einen überraschend guten und nachhaltigen Erfolg erreichen können. Da in der Regel gleichzeitig eine intrahepatische Cholestase besteht, ist eine abschließende T-Drainage angeraten.

Literatur

1, 7, 14, 15, 16, 21, 23, 33, 40, 41, 43, 48, 55, 56, 58, 59, 64, 67, 74, 85, 86, 92, 101, 108, 110, 111, 117, 119, 124, 132, 135, 139, 143, 174, 175, 186, 187, 208, 210, 212, 214, 218, 225, 239, 242, 243, 244, 245, 247, 250, 255, 257, 260, 277, 291, 299, 300, 301, 302, 307, 319, 320, 323, 325, 326, 328, 331, 332, 340, 347, 348, 357, 358, 360, 366, 367, 368, 370, 374, 382, 384, 388, 396.

IV. Cholelithiasis

Häufigkeit

Das Gallensteinleiden zählt zu den häufigsten Baucherkrankungen: Etwa 15–20%
aller Menschen in Mitteleuropa jenseits des 30. Lebensjahres haben Gallensteine,
d.h. etwa $^1/_6$ der Bevölkerung. Während die FRAMINGHAM-Studie nur über 8,2%
Gallensteinträger berichtet, geben ENDERLIN (1958) eine Gallenstein-Häufigkeit
von 15,6% und MARKOFF von 18,1% an.

Mit zunehmendem Lebensalter nimmt die Gallenstein-Häufigkeit stetig zu.
Klinische wie auch pathologisch-anatomische Untersuchungen erbrachten eine
Häufigkeit von 25% bei Personen zwischen dem 40. und 50. Lebensjahr, von 40%
ab dem 50. Lebensjahr und von sogar 50% jenseits des 70. Lebensjahres, d.h.
jeder 2. ältere Mensch muß als Gallensteinträger angesehen werden. Diese
Häufigkeitszunahme mit zunehmendem Lebensalter betrifft Männer und Frauen
in weitgehend gleicher Weise, so daß in der Linearität der Häufigkeitszunahme
eigentlich keine Unterschiedlichkeit feststellbar war.

Frauen weisen eine deutlich größere Gallenstein-Häufigkeit als Männer auf:
Dabei beginnt das Überwiegen des weiblichen Geschlechtes bereits vor dem
20. Lebensjahr, anscheinend mit der Pubertät. Die Sexualdifferenz beträgt 1:7
bis 1:8 im 2.–3. Dezennium, während sie sich – mit zunehmender Frequenz – im
9. Dezennium mit 1:1,4 weitgehend angeglichen hat (GROSSE, 1966). Die mittlere
Sexualdifferenz der Gallenstein-Häufigkeit liegt bei 3:1. Während WILSON,
ROBERTSON, SALZER u. Mitarb., WASSNER u.a. eine graviditätsbedingte stärkere
Häufigkeitszunahme ablehnen bzw. in Zweifel stellen, wird auf die klinische Beobachtung eines geradezu frappierenden zeitlichen Zusammenhangs zwischen
Gravidität und Cholelithiasis von zahlreichen Autoren hingewiesen. Zweifellos
sind in diesen Beobachtungen zahlreiche Fälle mit jahrelang „stummer" Cholelithiasis inbegriffen, die nun in bzw. nach der Gravidität zu Beschwerden bzw.
zum Stein-Nachweis führten. Immerhin sind Mütter etwa 3 × häufiger Gallensteinträger als Nulliparae, wobei es sich vorwiegend um Cholesterinsteine handelt.
SALZER fand jedenfalls keine geschlechtsbedingte Unterschiedlichkeit der Gallenstein-Häufigkeit mit zunehmendem Lebensalter, sondern das Häufigkeitsverhältnis
von 20,4% Frauen: 8,6% Männer wurde nahezu linear-gleichmäßig über alle
Lebensabschnitte beibehalten.

Frauen besitzen wesentlich häufiger Cholesterin-Steine als Pigment-Steine;
letztere sind bei beiden Geschlechtern gleich häufig. Frauen weisen auch eine
wesentlich höhere Cholecystektomie-Häufigkeit als Männer auf. Auch scheint die
Sexualdifferenz bei Farbigen noch stärker zugunsten des weiblichen Geschlechtes
ausgeprägt zu sein, wobei insgesamt jedoch farbige Menschen weit seltener Gallensteine besitzen als die weiße Rasse.

Die echte lineare Häufigkeitszunahme der Cholelithiasis während der letzten 35 Jahre erscheint nach allen bisherigen Untersuchungen gesichert, wobei lediglich noch zur Diskussion steht, ob nicht doch exogene Faktoren eine wesentliche ursächliche Rolle spielen. Immerhin ist in den Tropen, Japan, Rußland und in asiatischen Ländern eine Cholelithiasis wesentlich seltener nachweisbar als in USA, Schweden und Mitteleuropa.

Pathogenese

GERLACH hat 1926 alle bis dahin vorliegenden pathogenetischen Hypothesen über die Gallenstein-Entstehung zusammengestellt und diskutiert. Aber auch in der Folgezeit blieb die Pathogenese der Cholelithiasis eines der umstrittensten Probleme der Pathophysiologie, so daß ironisch und resignierend v. BERGMANN feststellen mußte, daß hinsichtlich der Pathogenese es „dem Gallenstein nicht an Weisen fehle".

Unter dem Begriff „*Eucholie*" wird die normale Zusammensetzung der Galle verstanden:

Wasserlösliches Cholesterin bildet zusammen mit Lezithin (Phospholipide) eine flüssig-kristalline Phase, die – wie auch Bilirubin – durch Schutzkolloide (z.B. ungesättigte Fettsäuren, Gallensäuren) in Lösung gehalten wird. Dabei sind die hydrophilen Gruppen der Gallensäuren in das umgebende wäßrige Milieu gerichtet, die hydrophoben Gruppen nach innen als eigene lipophile Phase. In solchen Micellen (s.S. 32) werden Cholesterin-Moleküle in Lösung gehalten.

Gallensäuren + Phospholipide bilden sog. gemischte Micellen. Diese amphipatisch-wirksamen Lezithine lagern sich parallel-geordnet neben die Gallensäuren, so daß auf diese Weise eine noch größere Cholesterin-Menge in Lösung gehalten werden kann.

Die Cholesterin-Löslichkeit ist abhängig von der Relation zu den Gallensäuren und zum Lezithin, nicht von der absoluten Cholesterin-Konzentration. Das beste Löslichkeitsverhältnis bieten: Gallensäuren/Lezithin/Cholesterin wie 60:30:10 bis 70:20:10.

1. Dyscholie

Infolge Gallenstauung kann einerseits eine stark-übersättigte Cholesterin- bzw. Bilirubin-Lösung entstehen, andererseits eine Überalterung des kolloidalen Systems eintreten.

So stellt die Galle im höheren Lebensalter ein instabileres kolloidales System dar, wie auch die Gallenblase älterer Menschen sich nicht mehr vollständig kontrahieren kann, so daß ein Galle-Restvolumen in der Gallenblase verbleibt. Dieses Restvolumen ändert nicht nur seine Inhaltsstoffe, sondern die neueinströmende Galle und die visköse Restgalle mischen sich nicht leicht, so daß eine Gelifikation (PAVEL) einsetzt.

Als *Ursachen einer Dyscholie* sind somit zu nennen:

1. Überalterung des kolloidalen Systems
2. Verminderung der ungesättigten Fettsäuren (DOLKART, 1938)
3. Verminderung der Phospholipide (ISAKSON, 1953)
4. Verminderung der Gallensäuren
5. Verminderung der Mukopolysaccharide (WOMACK, 1963)
6. Verschiebung der Relation: Gallensäuren/Lezithin/Cholesterin bzw. eine Verschiebung des Verhältnisses Cholesterin/Gallensäuren auf < 1:13 (ANDREWS, 1932)
7. pH-Verschiebung
8. Proteinocholie
9. Zunahme der Cholesterin-Ester

Daher ist für eine Eucholie der normale Gehalt der Galle an Gallensäuren oder ungesättigten Fettsäuren (s. S. 30) wichtiger als eine Cholesterin-Senkung, zumal Cholesterin vorwiegend körpereigen-endogen gebildet wird und auch die Ausgangssubstanz der Cholsäure darstellt (s. S. 26).

Eine *Entzündung der Gallenblase* führt zu einer entzündlich-bedingten pH-Verschiebung, aber auch zu einer Proteinocholie. Somit stellt die Entzündung eine entscheidende Dyscholie-Ursache dar. Gleichzeitig bedingt eine Cholecystitis eine Zunahme der *Lysolezithine*, die wesentlich schlechtere Micellen-Bildner als Lezithin darstellen. Ebenso stellt sich gelegentlich im Verlauf einer entzündlichen Gallenwegs-Erkrankung eine Zunahme der *Cholesterin-Ester* ein, die ebenfalls schlechter löslich sind als Cholesterin.

Damit soll nicht die alte Hypothese der entzündlichen Lithogenese in den Vordergrund gestellt werden, sondern lediglich dargelegt sein, daß ein entzündlicher Prozeß eine Dyscholie auszulösen oder zu verstärken vermag. Ob die Entzündung die Ursache oder der manifestierende Faktor der Steinbildung ist oder die Cholelithiasis ihrerseits erst die Entzündung bewirkte, bleibt dahingestellt.

Auch bei *Verlust an Gallensäuren*, sei es in hypoton-dyskinetischen Gallenblasen, bei Leberzirrhose, beim Gallensäuren-Verlustsyndrom oder bei Störung der Gallensäuren-Zusammensetzung (z. B. Zunahme von Lithocholsäure?) kommt es – da gleichzeitig mit der Gallensäuren-Verminderung auch ein Absinken des Phospholipid-Gehaltes eintritt – zu einer Dyscholie mit Neigung zu Cholelithiasis.

Es wird auch zu diskutieren sein, ob eine Störung der Kolloidalität der Galle nicht schon auf eine *abnorme Micellen-Bildung* in den canaliculi, d.h. in den hier angeordneten Leberzellmembranen, zurückzuführen ist.

2. Kristallisationskerne

Bei einem bestimmten Dyscholie-Grad kommt es nun zu einem Ausfallen von Bilirubin oder Cholesterin, wobei sich diese Substanzen an sog. Kristallisations-kerne (Eiweiß-Moleküle, Mucine, Salzkristalle, Zellen, Fremdkörper u.a.) anlagern. Bereits LICHTWITZ betont daher, daß die „Steinbildung ein Vorgang an fremden Oberflächen" sei, wobei organische Grundgerüste im Sinne von MECKEL eine solche fremde Oberfläche darstellen können.

Dabei muß die Petrifikation nicht unbedingt mit einem zentral gelegenen Kristallisationskern beginnen und peripherwärts fortschreiten, sondern sie kann auch peripher beginnen, worauf bereits NAUNYN hingewiesen hat. Wahrscheinlich wird je nach der Stein-Zusammensetzung und Lithogenese das Wachstum der Steine unterschiedlich erfolgen: zentrifugal oder zentripetal. Bei nachfolgender Untersuchung von Gallensteinen läßt sich oftmals feststellen, daß das Stein-Zentrum zu einem Hohlraum oder in eine dunkle, halbflüssige Masse umgewandelt wurde.

Aus solchen kleinsten Kristallisationskernen entwickeln sich dann *Mikrolithen* (ASCANAZY, 1915) bzw. *Mikrosphärolithen* (ROUS, 1924).

In der Rest-Galle kann gelegentlich ein gelartiges, visköses Gebilde nachgewiesen werden, das Kugel- oder Maulbeerform aufweist (PAVEL, GROSSE u.a.). Diese Gebilde besitzen gelegentlich auch brotkrustenartige Verdickungen ihrer schalen-artigen Wand; sie können leicht zerstört werden bzw. zerfallen und somit verschwinden.

Röntgenologisch findet man oft ein schalenartiges Wachsen der Gallensteine, wobei ursprünglich kalkarme oder kalkfreie Steine in der äußersten Rinden-schicht sekundär verkalken (CUTLER, BAGGS, 1935):

> Eine *eigene röntgenologische Beobachtung* eines Gallensteines zeigt deutlich das kalkfreie Zentrum mit nachfolgender sekundärer schalenartigen Verkalkung und einer erneuten kalkfreien (gelartig-viskösen?) äußersten Zone (Abb. 96).

3. Bildungs- und Wachstums-Zeit

Die Bildungszeit der Gallensteine von kleinsten Kristallisationskernen bis zu nachweisbaren kleinen Steinen beträgt wenige (2–4–6) Monate bis Jahre. Die Größe der Steine gibt keinen Anhalt auf ihr Alter, da kleinere Konkremente Steintrümmer und größere Steine Konglomerate darstellen können.

WOLPERS nimmt eine jährliche Wachstumsrate von 1 mm an, wobei anscheinend im ersten Jahr das Wachstum schneller verläuft (BRANDBERG, 1950). Feinkristalline Steine sollen schneller entstehen als grobkristalline. Wachstumsphasen wechseln mit oft auch jahrelangem Wachstums-Stillstand ab mit dabei auch oftmals in unerklärlicher Weise sich ändernden Kristallisationsformen. Solche Kristallisationsprozesse können sich in Stunden abspielen, so daß auch das Wachstum

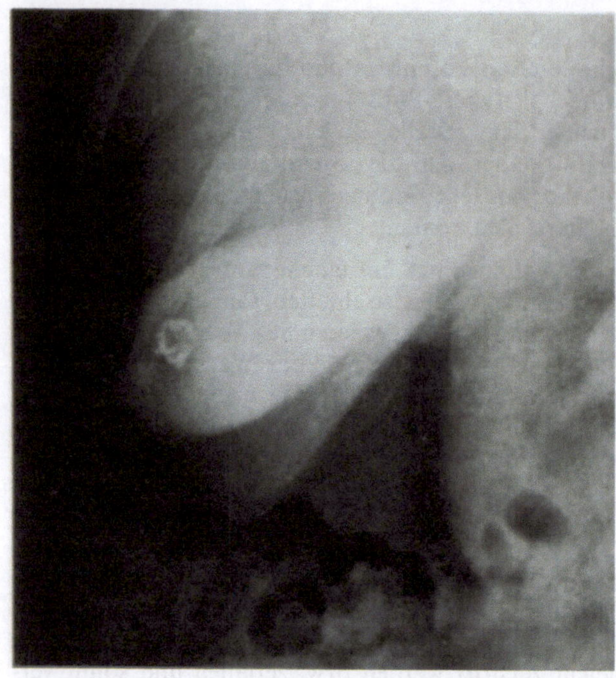

Abb. 96: Cholelithiasis:
kalkfreies Zentrum mit nachfolgender sekundärer
schalenartiger Verkalkung
und erneuter kalkfreier
äußerer Zone

recht unterschiedlich ausgeprägt ist: flächenhaft-gleichförmig-glatt, höckerig, langgestreckt bzw. breitenförmig, kanten- oder eckenförmig.

Ursachen

Die Betrachtung der Pathogenese zeigt, daß die Gallenstein-Entstehung noch nicht eindeutig geklärt ist, ja sogar teilweise umstritten ist. Daher ist auch eine gewisse Prophylaxe recht schwierig, wenn nicht sogar unmöglich. Als wahrscheinliche *Ursachenkette*, die nur in ihrer Komplexität den pathogenetischen Mechanismus in Gang zu setzen vermag, sind zu nennen:

URSACHEN

1. *Gallenstauung*
2. *Entzündung:*
   infektiös-toxisch
   allergisch
   bakteriell
   parasitär
3. *Dyscholie (Dyskolloidalität)*

246

Disposition

Zahlreiche dispositionelle Faktoren scheinen bei der Lithogenese eine wesentliche Rolle zu spielen, wobei die ironische Definition der Gallensteinkranken als „female, fertile, fair, fat and forty" nur teilweise berechtigt ist:

1. **Ernährung**: Hyperlipoproteinämie
   Hypercholesterinämie
   Mangel an Vitamin A
   Mangel an Vitamin E
   Mangel an ungesättigten Fettsäuren

Diese und andere ernährungsbedingte Faktoren werden im Schrifttum erwähnt, ohne daß sichere Ergebnisse, abgesehen von nicht in jeder Hinsicht überzeugenden Beobachtungen, vorliegen. So wird sogar über das gehäufte Vorkommen von Cholelithiasis bei cholesterin-senkender Diät berichtet (STURDEVANT et alt., 1973).

2. **Adipositas**:
   Auf eine positive Syntropie zwischen Übergewicht und Cholelithiasis haben bereits HUCHARD sowie CHAUFFARD (1913) hingewiesen, eine Beobachtung, die auch heute durchaus geläufig ist.

3. **Sitzende Lebensweise**:
   Körperlich träge Menschen sind in der Regel auch übergewichtig – und umgekehrt – mit auch Neigung zu Obstipation und weiteren Stoffwechselstörungen, so daß hier eine additive Dispositionsreihe vorliegt.

4. **Familiäre Dispositionen**:
   WEITZ hatte 1949 einen Erbfaktor diskutiert, der auch für die Neigung zur Adipositas oder sonstigen hier erwähnenswerten Dispositionen bzw. Syntropien (z. B. Diabetes mellitus, Gicht) angeschuldigt wird. Es ist aber mit Recht die Frage aufgeworfen worden, ob sich die familiäre Häufigkeit von Gallenwegserkrankungen nicht eher auf eine die ganze Familie umfassende Fehlernährung und Lebens-Fehlhaltung zurückführen läßt.

5. **Diabetes mellitus**:
   Ein dispositioneller Zusammenhang bzw. eine positive Syntropie zwischen Diabetes und Cholelithiasis wird überzeugend schon seit langem angenommen. So fand WARREN (1952) dieses Zusammentreffen in 30,7% der Fälle, LIEBER in 30,2%, PAVEL (1962) in 28,9% und SCHMAUS in 12,7%. BAUMGARTEL (1970) stellte bei Cholelithiasis-Patienten in etwa 75% der Fälle einen subklinischen oder bereits manifestierten Diabetes fest! So schreiben BERTRAM und JOSLIN bei vorhandener Erbanlage für Diabetes der Cholecystopathie einen die Manifestierung begünstigenden Einfluß zu; sie folgern daher in konsequenter Weise, daß bei familiär-belasteten Patienten die rechtzeitige Cholecyst-

ektomie als eine gewisse Prophylaxe gegenüber dem drohenden Diabetes
indiziert sei.

6. Psychische Alteration:

Seelische Belastungen, vor allem eine übersteigerte vagotone Reaktionslage, werden als disponierender Faktor für die Lithogenese angeschuldigt.

7. Haemolyse:

Haematologische Erkrankungen mit haemolytischer Komponente wie
familiärer haemolytischer Ikterus, Perniziosa, Thalassämie, Haemo-
siderose, Sichelzell-Anämie führen in ausgeprägter Weise zur Cholelithiasis, wobei vorwiegend Pigmentsteine entstehen. Immerhin wiesen
49% aller Patienten mit Sichelzell-Anämie eine Cholelithiasis auf (mit
einem Häufigkeitsgipfel zwischen dem 20.–30. Lebensjahr mit 62%).

8. Hypothyreose:

HILLEMAND konnte 1958 nachweisen, daß bei etwa 75% aller Hypo-
thyreose-Patienten eine Cholelithiasis bestand. Diese sehr große
Korrelation sollte bei Kranken mit Unterfunktion der Schilddrüse
stärker bedacht werden.

9. Hyperparathyreoidismus:

Eine Cholelithiasis mit vorwiegend kalzium-haltigen Konkrementen
ist bei 25–40% aller Kranken mit Hyperparathyreoidismus feststellbar.
Die Pathogenese kann nicht sicher erklärt werden, auch wenn zweifellos
der erhöhte Kalzium-Spiegel mit hierdurch bedingter Steigerung der
Magensekretion und Magenazidität eine ursächliche Rolle spielt.

10. Cholesterose:

Etwa 20% aller Patienten mit Cholesterose weisen eine Cholelithiasis,
vorwiegend in Form von Cholesterin-Steinen auf. Diese Häufigkeitsangaben müssen jedoch bei entsprechender zeitlicher Dauer des Leidens höher angesetzt werden.

11. Oestrogene:

Cholesterin stellt die Ausgangssubstanz auch des Oestrogens dar.
Letzteres greift nachhaltig in den Lipidstoffwechsel ein und bewirkt
u.a. als „phlogogenes Hormon" auch eine *fibroadenomatöse Dysplasie*.
Ggf. kann die von zahlreichen Autoren immer wieder konstatierte
Korrelation zwischen *Gravidität und Cholelithiasis* auf das Überwiegen
eines Hormons bzw. (wahrscheinlicher) auf ein Mißverhältnis in der
Relation Oestrogen/Progesteron oder Oestrogen/Androgen ursächlich
zurückgeführt werden. Es kann aber auch in diesem Zusammenhang
die Möglichkeit einer eventuellen ungünstigen Einwirkung von stärker
oestrogen-haltigen Antikonzeptiva auf die Gallenwege – bei längerem

Gebrauch – nicht verneint werden (s. S. 191). DITSCHY teilte 1973 mit, *daß jüngere Frauen, die die „Pille" gebrauchen, vermehrt Gallensteine aufweisen.*

12. Magenresektion:

Die auffällige Häufung von Cholelithiasis bei Personen mit Zustand nach Magenresektion wurde als sog. Postresektions-Cholelithiasis (SZENDRÖI, 1964) bezeichnet. Erstmals hatten wohl MAJOOR und SUREN 1947 auf die enge Beziehung zwischen Magenresektion – Ulcus pepticum – und Cholelithiasis hingewiesen. Diese positive Syntropie bzw. Disposition, die nach GROSSE 30–40% beträgt, ist zwar nicht unwidersprochen geblieben, doch können gewichtige Gründe für einen solchen Zusammenhang vorgebracht werden:

1. Infolge operativer Durchtrennung vegetativer Bahnen kommt es zur Gallenblasenatonie.
2. Infolge Fehlens der Duodenal-Passage fällt natürlich der Sekretin-Pankreozymin-Cholecystokinin-Reflex aus, so daß wiederum eine hypotone Dyskinesie resultiert.
3. Infolge Fehlens der Magen-Salzsäure wird einer Keim-Ascension in die Gallenwege Vorschub geleistet.
4. Ein Mangel an Sekretin hat eine Verminderung der Cholerese zur Folge, da Sekretin eine gewisse choleretische Wirkung zukommt.
5. Der Galle selbst wird ein gewisser Anti-Ulcus-Effekt zugesprochen. Es scheint eine gültige chirurgische Regel zu sein, daß da, wo der Duodenalbereich von Galle benetzt wird, keine Ulcera entstehen und daß umgekehrt die peptischen Ulcera sich post operationem dort vor allem finden, wo infolge Entero-Anastomose keine Galle hingelangt.

13. Saintsche Trias:

Das Zusammentreffen von Hiatushernie, Colondivertikulose und Cholelithiasis ist weit häufiger als angenommen. Anstelle von Colondivertikeln wird auch gelegentlich eine Duodenaldivertikulose beobachtet.

14. Blutgruppe:

Bereits 1920 hatte FLAMM mitgeteilt, daß vorwiegend Personen mit Blutgruppe A eine Cholelithiasis aufweisen. 1963 stellte dagegen HAUCH eine signifikante Häufigkeitszunahme der Cholelithiasis bei Blutgruppe AB fest, während Personen mit B kaum betroffen waren.

Während ein Zusammenhang der Cholelithiasis mit Typhus, Ileitis terminalis, Pyelonephritis, psychischen Erkrankungen und Uterus myomatosus (u.a.) vorwiegend verneint wird, kann eine Häufigkeitszunahme der Cholelithiasis nach Hepatitis infectiosa abgelehnt werden.

Anzahl der Konkremente

Je größer die Konkremente, um so niedriger die Steinzahl. Die bisher wohl größte Steinzahl wurde von Schahombany mit 20000 angegeben. Grosse berichtet über einen Patienten mit etwa 30000 stecknadelspitzgroßen Pigmentsteinchen und außerdem noch 10062 stecknadelkopf- bis linsengroßen bräunlichen Konkrementen.

In einem eigenen beobachteten Krankheitsfall konnten wir exakt auszählen:

    38 kirschgroße Steine
  117 haselnußkerngroße Steine
  324 linsengroße Steine
1218 hirsekorngroße Steine
<u>   </u>
1697 + ungezählte (und unzählbare) stecknadelspitzgroße Konkremente (Grieß) + Eiter.

Dabei bleiben alle Angaben über die Steinzahl unzulänglich, da jederzeit kleinere Steine und Grieß die Gallenblase verlassen können – die Zahlfeststellung bleibt somit eine „Momentaufnahme" zum Operations- oder Sektions-Zeitpunkt.

Größe der Konkremente

Verständlicherweise werden die größten Steine unter den Solitär- bzw. Ausguß-Steinen gefunden. So sind in der Literatur die größten Gallensteine mit 110 g (Ach, 1917), 106 g (Bell), 101 g (Mehrkorn, 1908), 95 g (Grosse, 1966), 80 g (Gosset, 1930; Chauffard, 1922) beschrieben worden.

Der größte Gallenstein (Ausguß-Stein) aus eigenem Krankengut wog 78,0 g (trocken!) bei einer Größe von 7,5 × 4,3 cm (Abb. 97). (Feuchtgewicht: 96,0 g)

Anscheinend stehen Steingröße und Schweregrad der Gallenblasen-Wandentzündung in engem Zusammenhang. Dabei scheint weniger die Größe des Einzelsteines als vielmehr das Gesamtvolumen aller Steine der entscheidende Faktor zu sein. Am häufigsten werden Narben und Entzündungen der Gallenblasenwand von Facettensteinen hervorgerufen.

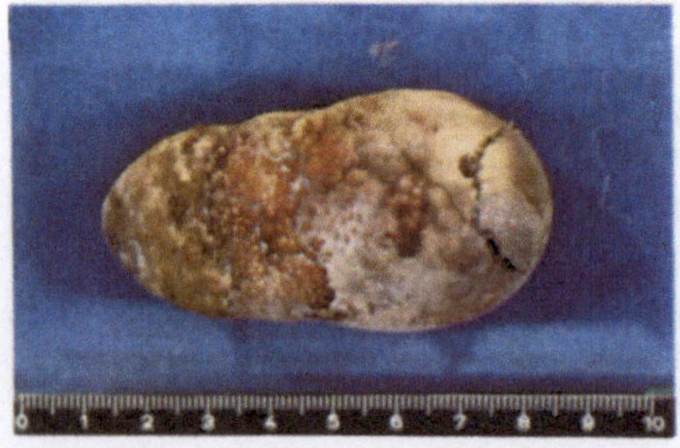

Abb. 97: Ausguß-Stein der Gallenblase (78,0 g; 7,5 × 4,3 cm), sog. Kombinationsstein (zu Abb. 112)

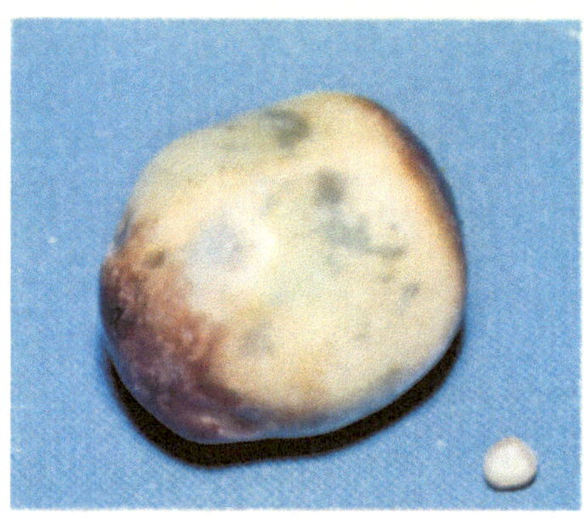

Abb. 98: Cholesterin-Stein

Klassifikation

In einer Modifikation eines Einteilungsschemas (n. SCHÖNDUBE, WOLPERS, HESS) läßt sich folgende Klassifikation aufstellen, wobei aber jedem Klassifizierungsversuch immer wieder die Individualität des einzelnen Konkrementes gegenübersteht. Je mehr sich ein Einteilungsversuch lediglich auf Größe, Form, Aussehen und Farbe beschränkt, erscheint ein solcher Versuch relativ leicht, – werden aber die inneren Strukturen und die chemischen Analysen mit herangezogen, wird dieser Versuch eher zu einer unlösbaren Aufgabe.

1. **Homogene Steine** = metabolische Steine

   Diese Gallensteine entstehen vorwiegend durch Stauung oder Dyscholie infolge Stoffwechselstörungen allgemeiner Art (z. B. Ernährungsfehler, Diabetes, Gicht u. a.) oder spezieller Art (Haemolyse, Hypothyreose, Hyperparathyreoidismus u. a.). Sie werden auch reine Steine genannt.

   a) **Cholesterin-Steine**

      Cholesterin-Steine kommen meistens als Solitärsteine vor, weisen eine helle Farbe mit glatter bis feinkristalliner Oberfläche auf und sind von runder oder ovaler Form. Die Schnittflächenstruktur ist radiär. Daher wird dieses Konkrement auch als Radiärsolitärstein bezeichnet. „Reine" Cholesterin-Steine bestehen zu 98 % aus Cholesterin (sowie zu etwa 1 % aus Fettsäuren und Lezithin). Sie finden sich häufiger bei Frauen als bei Männern, weisen keine Wanderungstendenz auf und sind stets röntgen-negativ (Abb. 98).

      Daneben werden oft auch grobkristalline, balkige Cholesterinsteine beobachtet, wobei diese Oberfläche als noch aktiv angesehen wird, während bei den glatten Oberflächen die Wachstumsfähigkeit erloschen erscheint.

      Solche Primärsteine können sich leicht auch durch Umschalungen zu einem Kombinationsstein umwandeln.

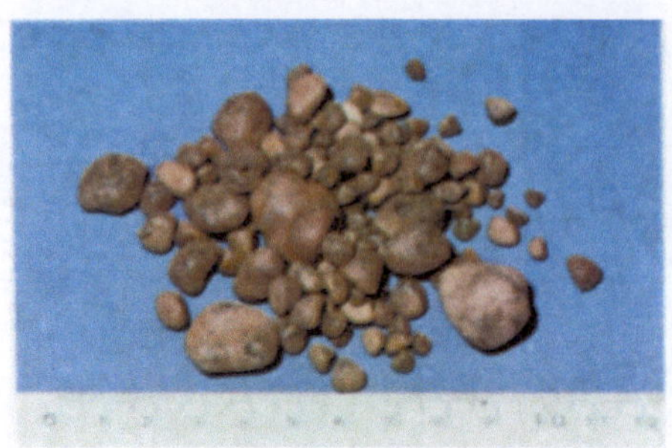

Abb. 99: Erdige Pigment-Steine

b) Pigment-Steine

Pigment-Steine bestehen aus Bilirubin, Biliverdin sowie weiteren Gallenfarbstoffen. Sie können auch als Solitärstein vorkommen, am häufigsten finden sie sich in Herdenform. Sie sind häufiger in den Gallenwegen als in der Gallenblase angesiedelt. Besonders häufig sind Pigment-Steine in Ländern mit fettarmer Ernährung (z. B. Asien, Japan), aber auch vor allem bei haemolytischen Störungen sowie bei Lebererkrankungen. Es werden 2 Formen unterschieden: die erdigen Pigment-Steine und die Pigment-Kalksteine.

Die *erdigen Pigment-Steine* sind von rotbrauner Farbe, finden sich vorwiegend bei der Choledocholithiasis und können auch leicht extravesikal entstehen. Sie sind aus Cholesterin, Fettsäuren, Wasser und Bilirubin-Kalk zusammengesetzt und weisen eine breit-grobe konzentrische Schichtung auf, die beim Trocknen leicht abblättert. Daher gehört der oftmals im Choledochus vorgefundene erdige „Schlamm" zu dieser Stein-Gruppe, wie überhaupt die erdigen Pigment-Steine weichkrümelig sind. Diese Konkremente finden sich meistens als Herde und weisen eine große Wanderungstendenz auf. Sie sind röntgen-negativ (Abb. 99).

Die Vielfalt der beobachteten erdigen Pigment-Steine ermöglicht eine weitere Differenzierung (GROSSE, 1966):

    größere Solitärsteine
    multiple korallenförmige Steine
    multiple facettierte Steine
    multiple atypisch-facettierte Steine
    längliche Steine
    halbflüssige erdige Schlammassen

Daneben grenzt GROSSE Kombinationsformen der erdigen Pigment-Steine ab:

    Radiärstein mit erdiger Pigmentrinde
    Schichtsteine mit erdigen Schichten
    multiple Facetten-Steine mit erdigem Kern

multiple Facetten-Steine mit erdiger Rinde
Pigment-Kalksteine mit erdigem Kern
Pigment-Kalksteine mit erdiger Rinde

Die *Pigment-Kalksteine* werden auch als „Kokssteine" (NAUNYN) (Abb. 100) bezeichnet. Sie weisen dementsprechend eine oftmals bizarre Brombeer- oder Maulbeerform auf, sie sind eher klein, fast immer multipel, von schwarzgrüner bis schwarzbrauner Farbe – gemäß ihrem Gehalt an Biliverdin oder Bilirubin. Während erdige Pigment-Steine etwa $^2/_3$ Cholesterin enthalten, weisen Pigment-Kalksteine $^1/_3$ Cholesterin auf. Dementsprechend sind sie auch kompakter und härter, wobei sie selten Erbsengröße erreichen. Aufgrund ihres hohen Kalk- und Kupfer-Gehaltes weisen sie einen stark positiven Röntgenkontrast auf. Infolge des hohen spezifischen Gewichtes finden sie sich meistens auf dem Gallenblasenboden abgelagert. Auffällig ist ihr gehäuftes Vorkommen bei Lebercirrhose.

Stecknadelspitzgroße braunschwärzliche Pigmentkalk-Konkremente werden als sog. *Gallengrieß* bezeichnet.

c) **Seltene Steine**
Nur gelegentlich werden Konkremente beobachtet, die aus ungewöhnlichen Substanzen zusammengesetzt sind und somit als „seltene Steine" bezeichnet werden. Sie sind in der Regel alle röntgennegativ.

In diese Gruppe gehören: Fettsäure-Kalksteine
Kalzium-Karbonat-Steine
Eiweiß-Steine
Polysaccharid-Steine
Triglycerin-Steine
Melanin-Steine.

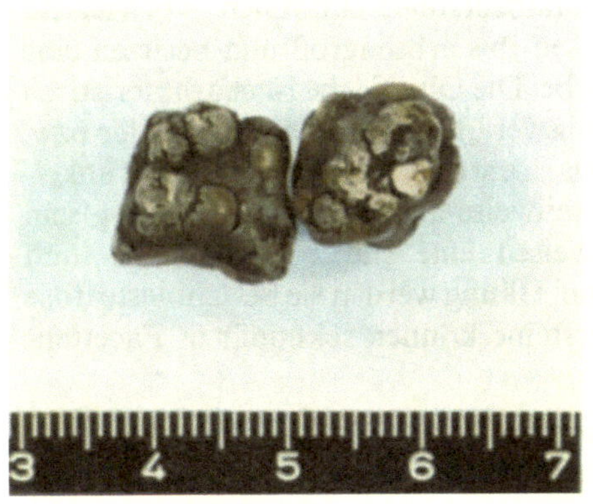

Abb. 100: Pigment-Kalk-Steine („Kokssteine")

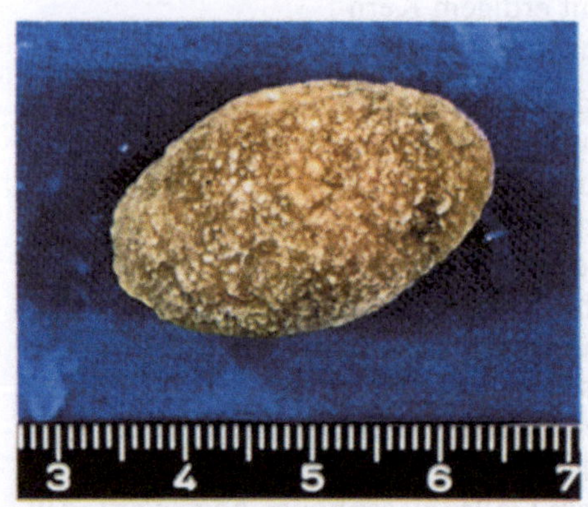

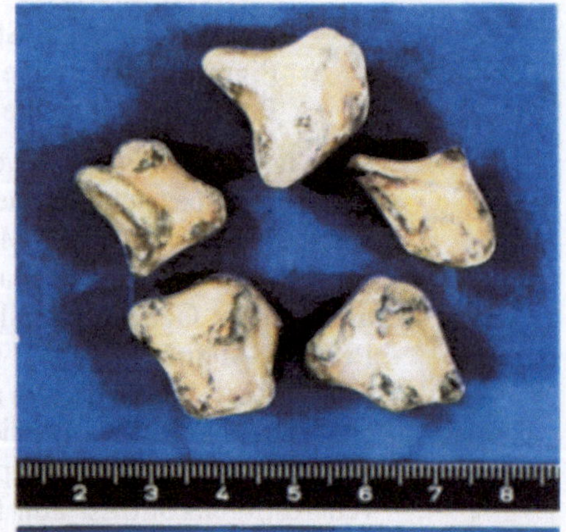

Abb. 101: CPK-Maulbeerstein   Abb. 102: CPK-Facettensteine

2. Heterogene Steine = entzündliche Steine

Heterogene Steine entstehen vorwiegend durch entzündliche Prozesse in den Gallenwegen.

Diese gemischten, heterogenen, vorwiegend entzündlich-entstandenen Steine sind am häufigsten (etwa 75–80 %). Sie weisen i. allg. einen organischen Kern auf, um den sich Cholesterin, Bilirubin-Pigment, Kalzium u. a. schalenartig schichten. Sie sind fast immer gelbbraun, multipel, polyedrisch oder facettiert.

Innerhalb dieser Cholesterin-Pigment-Kalksteine (= CPK) lassen sich verschiedene Steinarten abgrenzen:

a) **CPK-Maulbeersteine:** ~ 30 bis 40 % aller Gallensteine
CPK-Maulbeersteine sind aus Cholesterin-Pigment-Kalk aufgebaut. Sie weisen jedoch einen relativ geringen Kalzium-Gehalt auf, so daß sie röntgen-negativ sind. Maulbeersteine kommen vorwiegend multipel vor, sind meistens linsen- bis erbsengroß und besitzen eine gelbliche bis gelb-weißliche Farbe. Die Oberfläche ist charakteristisch himbeerartig bzw. warzenförmig verändert bei eher sphäroider bzw. ovoider Form (Abb. 101). Das Zentrum wird von einer dunkelgefärbten Masse gebildet, die teilweise auch flüssig oder breiig sein kann. CPK-Maulbeersteine weisen eine starke Wachstums- und starke Wanderungs-Tendenz auf. Häufig werden sie bei Cholesteatose vorgefunden. Solche Maulbeersteine können sekundär in Facettensteine übergehen.

Gelegentlich finden sich aber auch röntgen-positive CPK-Maulbeersteine: Hierbei handelt es sich um Pigmentsteine (= Kokssteine), die

254

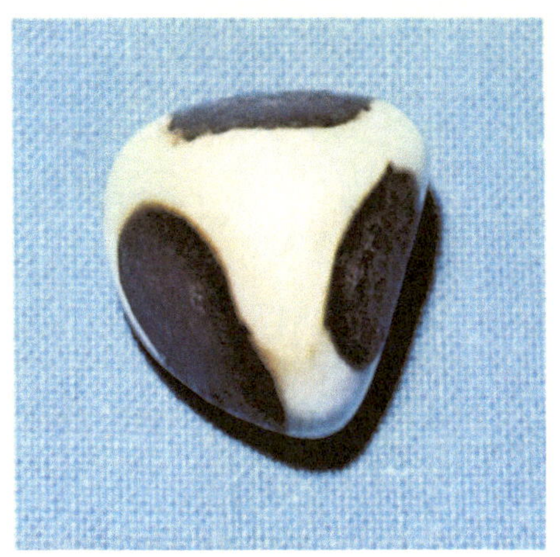

Abb. 103: CPK-Facettenstein

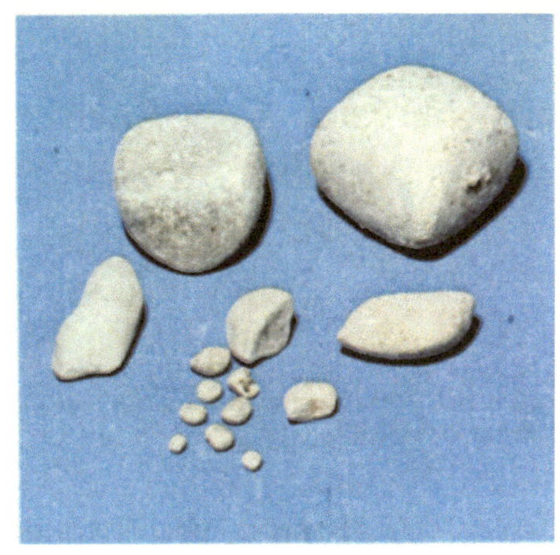

Abb. 104: CPK-Facettensteine (atypisch facettiert)

lediglich eine Maulbeerform angenommen hatten. Außerdem sind sie wesentlich härter als die an sich weicheren und fragilen CPK-Maulbeersteine.

b) **CPK-Facettensteine:** ~25–35% aller Gallensteine

CPK-Facettensteine entstehen nur unter beengten Raumverhältnissen in der Gallenblase. Sie werden bis kirschgroß und weisen eine pyramidenförmig- oder polyedrisch-facettierte Form auf. Infolge unterschiedlichem Pigment-Gehalt reicht ihre Farbe von schwarzbraun bis grauweiß, wobei die Kanten und Ecken meistens dunkler als die Flächen gefärbt sind. Sie kommen fast immer in größerer Anzahl vor, wobei Frauen 3 bis 4 × häufiger CPK-Facettensteine als Männer aufweisen (Abb. 102, 103, 104).

CPK-Facettensteine sind immer röntgen-positiv und kommen in 2 Formen vor: als typisch-facettierte Steine (etwa $^2/_3$ aller Facettensteine, ♂:♀ wie 1:4,5) und als atypisch-facettierte Steine (etwa $^1/_3$, ♂:♀ wie 1:1).

c) **CPK-Tonnensteine:** ~8% aller Gallensteine

CPK-Tonnensteine liegen meistens als Solitärsteine in Tonnen-, Zigarren- oder Torpedo-Form vor. In der Regel stellen sie oftmals einen exakt-formgetreuen Ausguß der Gallenblase dar. Sie weisen keine Wanderungstendenz auf, stellen jedoch für den Träger eine große Perforationsgefahr infolge Drucknekrose dar. Sie sind immer röntgen-positiv (Abb. 105).

Neben diesen typischen solitären Tonnensteinen kommen auch multiple Tonnensteine mit partiell-facettierten Oberflächen oder in

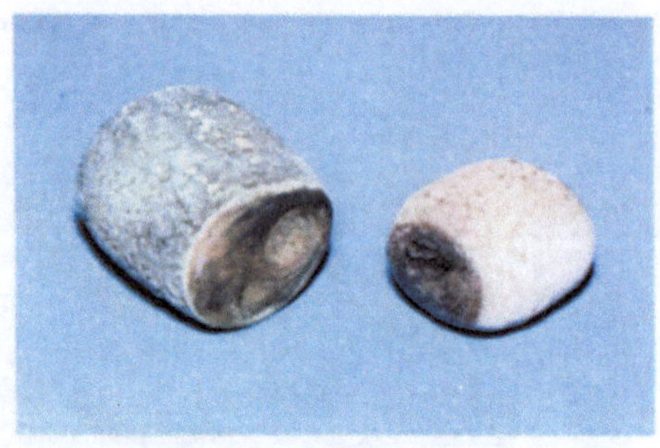

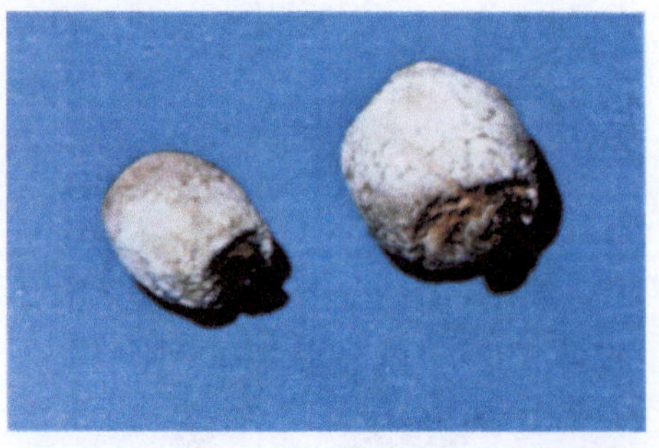

Abb. 105: CPK-Tonnensteine (von 2 verschiedenen Patienten)

Abb. 106: CPK-Perlensteine (von 2 verschiedenen Patienten)

Hexaeder- oder Tetraeder-Form vor. Dabei wird die Gesamtzahl von 8 Steinen in der Regel nicht überschritten.

Nur selten finden sich CPK-Tonnensteine in Form eines, die ganze Gallenblase ausfüllenden Steinsystems, das möglicherweise auch durch Zerbröckelung eines großen Ausgußsteines entstanden ist.

d) **CPK-Perlensteine:** ~4% aller Gallensteine
CPK-Perlensteine sind fast immer multipel und weisen eine sphäroide bzw. ovoide Form auf. Sie sind von hellgrauer-gelber oder grau-weißer Farbe. Entsprechend ihrem ausgeprägteren Kalzium-Gehalt sind sie stets röntgen-positiv (Abb. 106).

3. Kombinations-Steine

Kombinations-Steine sind stets sekundär entstanden. Sie bilden sich durch die Kombination von metabolischen und entzündlichen Prozessen, wobei meistens ein praeexistenter radiärer Cholesterin-Solitärstein als Kern vorlag. Meistens sind sie solitär und in der Regel von sehr großem Ausmaß, wobei eine Tonnen-, Zigarren-, Eier- oder Pflaumen-Form überwiegt. Entsprechend ihrer Zusammensetzung lassen sich vorwiegend 2 Formen unterscheiden:

a) Cholesterinkern-CPK-Schichten-Stein
b) Erdiger CPK-Schichten-Stein

Jeder Klassifikations-Versuch der Gallensteine weist Vorteile, aber auch Nachteile oder sogar Unzulänglichkeiten auf; die Variationsbreite der Steine ist doch recht groß. So will auch das von uns bevorzugte Schema nur eine Hilfe bei der Zuordnung der einzelnen Konkremente zu bestimmten Stein-Arten geben.

Darüber hinaus wird zwischen primären und sekundären Gallensteinen unterschieden:

256

Primäre Gallensteine: Zu ihnen rechnet man die reinen radiären Cholesterinsteine, die reinen Pigment-Kalk-Steine, die cholesterinreichen Maulbeersteine und die erdigen Pigmentsteine.

Sekundäre Gallensteine: In diese Gruppe gehören die verschiedenen Arten der Kombinations-Steine. Sie sind entstanden durch sekundäre Umschalungen anders zusammengesetzter Kerne durch abwechselnde erdige Schichten, Cholesterin-Seifen oder Cholesterinpigment-Kalkschichten.

Chemische Zusammensetzung

Bedingt durch die große Variationsbreite der Gallensteine, die auch ein exaktes Klassifikations-Schema erschwert, ist auch die chemische Zusammensetzung der Gallensteine sehr variabel.

Den Hauptbestandteil stellt zweifelsfrei *Cholesterin* dar – Cholesterin wurde sogar erstmals überhaupt aus Gallensteinen gewonnen und danach benannt. Entsprechend der Steinart schwankt der Cholesterin-Gehalt zwischen 2% und 98%.

Zusätzlich finden sich – in ebenfalls unterschiedlicher Menge – *Fettsäuren* und *Lezithin;* vor allem Facetten- und Pigmentsteine weisen einen relativ hohen Fettsäure-Gehalt auf.

Bereits 1928 stellte THENARD fest, daß Gallensteine auch *Pigment* und *Kalzium* beinhalten. GERLACH wies 1926 verschiedene Metalle in Gallensteinen nach, nachdem bereits 1910 HAMMARSTEN *Eisen* und *Kupfer* festgestellt hatte.

Der *Wassergehalt* der Gallensteine ist ebenfalls sehr unterschiedlich hoch, so daß durch Trocknen Gewichtsverluste bis zu 50% eintreten können; vor allem erdige Pigmentsteine und Pigmentkalk-Steine weisen einen hohen Wasserverlust auf.

An *Farbstoffen* finden sich Biliverdin, Bilirubin-Salze, Pyrrol-Derivate; die schwarzbraunen Farbtönungen sollen durch Polymerisation von Pyrrolringen entstanden sein.

Der *Kalk-Gehalt* wird in der Regel überschätzt. Immerhin sind etwa 80% aller Gallensteine röntgen-negativ und somit kalk- bzw. metallarm. Dies wird auch daran ersichtlich, daß der Kalzium-Gehalt der Blasengalle nicht wesentlich höher ist als der der Lymphe oder des Blutes.

Interessant ist die Mitteilung von GROSSE, daß die Galle der Frau 6mal mehr *Oestrogene* als die des Mannes enthält!

Klinik

Die Cholelithiasis ist zwar nur selten ein lebensbedrohendes Leiden (etwa 8–16% der Fälle), jedoch meistens eine erheblich lebensbeeindruckende Erkrankung.

Hinsichtlich der Lokalisation der Gallensteine innerhalb des Gallenwegsystems unterscheidet man folgende Formen:

Aufgrund der Tatsache, daß zahllose Beobachtungen vorliegen, die eine völlig beschwerdefreie Cholelithiasis sogar über Jahrzehnte hinweg bestätigen, lassen sich 2 Verlaufsformen unterscheiden:

1. **Latente Cholelithiasis** = *symptomlose Gallensteinträger:* Der symptomlose Steinträger wird i.allg. durch Zufall röntgenologisch oder operativ entdeckt. Vorwiegend sind Steine im Gallenblasen-Fundus oder im -Corpus beschwerdefrei (sog. „stumme Zone", PRIBRAM, 1952). Ob ein solcher stummer Stein jemals in Erscheinung tritt und durch Beschwerden oder klinische Befunde bemerkbar wird, ist nicht vorauszusagen. In der Regel werden ein Drittel bis zur Hälfte aller Steinträger im Laufe der Jahre auch zu Steinkranken:

So stellte WENCKERT bei Gallensteinträgern innert 11 Jahren 51% Komplikationen fest. SCHRIEFERS errechnete unter 1009 Gallensteinträgern im Laufe der Folgezeit eine Kolikhäufigkeit von 72% und Ikterusschübe in 22% der Fälle. LUND berichtete, daß von 526 Gallensteinträgern 30–50% innerhalb von 5–20 Jahren ernste Komplikationen erlebten; etwa 25% wiesen letztlich eine den Krankheitsverlauf und die Operation komplizierende Choledocholithiasis auf. COMFORT (1948) hat stumme Gallensteinträger über 10–20 Jahre beobachtet: Etwa die Hälfte dieser Patienten bekam in dieser Zeit typische Gallensteinbeschwerden; 23 davon mußten nunmehr doch noch operativ behandelt werden, wobei 3 Patienten an dem Eingriff verstarben. ENDERLIN stellte fest, daß nur 60% aller obduzierten Steinträger während ihres Lebens beschwerdefrei geblieben waren und sich keine sekundären Folgen entwickelt hatten. BÜRGER berichtete über 58% symptomlose Gallensteinträger, BOCK und HENNING sahen von 130 nichtoperierten Gallensteinträgern noch 40% nach 3–7 Jahren in beschwerdefreiem Zustand; HORN gab die Zahl der symptomlosen Gallensteinträger mit 57–60% an, während HAFTER lediglich 12,8% beschwerdefreie Steinträger fand.

Dabei scheinen Pigmentsteine mit 3% am seltensten die Todesursache abzugeben, dagegen die Solitärsteine in 9%, während Tonnen- und

Facetten-Steine mit 15% die höchste Letalitätsziffer aufweisen. Als prognostisch schlecht müssen auch die erdigen Pigmentsteine wegen ihrer Neigung zur Choledocholithiasis beurteilt werden, da hierdurch der Krankheitsverlauf und die Operation erheblich komplikationsreicher werden.

Insgesamt gesehen ist somit festzustellen, *daß von vorneherein 30–40% der stummen Gallensteinträger – bei retrospektiver Beurteilung – die Cholecystektomie gerechtfertigt hätten. Dabei ist die 5mal höhere Mortalität (etwa 5%) bei komplizierten Cholecystektomien nur selten oder überhaupt nicht dem Chirurgen anzulasten, sondern demjenigen, der die Operation zum günstigen Früh-Zeitpunkt verzögerte.*

2. **Manifeste Cholelithiasis** = *symptomreiche Gallensteinkranke:* Mit dem ersten Auftreten von Beschwerden oder Befunden wird der Gallensteinträger zu einem Gallensteinkranken. Dabei spielt weniger die Größe und Art der Gallensteine die entscheidende Rolle als vielmehr die Stein-Lokalisation in Richtung Cysticus-Choledochus.

Symptome der Cholelithiasis sind nun bereits als Komplikationen aufzufassen, da die nun aufgetretenen Beschwerden oder Befunde auf folgende komplikative Entwicklungen hinweisen:

> 1. Motilitätsstörungen
> 2. Entzündungen
> 3. Steinwanderungen

Aber nicht jeder Cholelithiasis kann hinsichtlich der bestehenden subjektiven Beschwerden ein Krankheitswert zugesprochen werden, sondern erst dann, wenn die Nachbarorgane als Ursache der Beschwerden weitgehend ausgeschlossen werden konnten.

Aufgrund der im Vordergrund stehenden Beschwerden bzw. Befunde unterscheiden sich 3 Verlaufsformen der manifesten Cholelithiasis:

a) **Dyspeptische Verlaufsform**
   Die dyspeptische Verlaufsform ist gekennzeichnet durch eine Anzahl unterschiedlich stark ausgeprägter gastrointestinaler Beschwerden wie: Unverträglichkeit von Speisen oder Getränken,
   Völlegefühl, Flatulenz, Meteorismus,
   Obstipation,
   Inappetenz,
   Aufstoßen, Übelkeit, Erbrechen,
   Superazidität und Supersekretion (übergehend in Sub- bzw. Anazidität)

b) **Algische Verlaufsform**

Stein-bedingte Schmerzen kündigen an, daß ein Konkrement die an sich „stumme Zone" im Bereich des Gallenblasen-Fundus oder -Corpus verlassen hat und sich im Collum oder Cysticus befindet. Besonders nachhaltige Schmerzen treten verständlicherweise bei Choledocholithiasis auf. Die geklagten Schmerzen zeigen eine große Variationsbreite hinsichtlich Art und Intensität:

> Druckschmerz im rechten Oberbauch
> Druckschmerz im Epigastrium
> Ziehende, bohrende oder drückende Spontanschmerzen
> Koliken
> Reflektorische Schmerzen:
>> rechte Schulter
>> rechte Halsseite
>> rechter Rücken
>> Hinterkopf
>> rechtsseitige Migräne
>> Stenocardie

c) **Cholangitische Verlaufsform**

Eine cholangitische Verlaufsform wird in der Regel durch eine Choledocholithiasis verursacht, die sich in 10–50% aller Fälle vorfindet, wobei die Häufigkeitszahl mit zunehmendem Lebensalter korreliert. Allerdings können sich Konkremente auch im Gallengang selbst bilden. Folgende Symptome weisen auf eine solche außerordentlich ernste, die Prognose wesentlich trübende Verlaufsform hin:

> Subfebrile bis febrile Temperaturen
> Schüttelfrost
> Subikterische bis ikterische Schübe
> Laborchemische Befunde:
>> erhöhte BSG
>> Leukozytose
>> Linksverschiebung
>> positive CRP-Reaktion
>> ggf. leicht-erhöhter Kupferwert
>> Erhöhung von γGTP, GLDH, AP, LAP
>> Gallenfarbstoffe im Urin +
>> u. a.

Darüber hinaus finden sich im interkurrenten Stadium der manifesten Cholelithiasis eine Anzahl weiterer Befunde oder Symptome:

1. *Reflektorische Krankheitszeichen* treten vor allem bei gelegentlichen Gallen-
   blasen-Dehnungsreizen auf (s. S. 39). An dieser Stelle darf nochmals mit
   Nachdruck auf die häufige Korrelation zwischen Angina pectoris (FRANKE)
   bzw. Koronartod (DÖRKEN) mit Cholelithiasis hingewiesen werden. Oftmals
   wird eine „Stenocardie" als Kontraindikation einer erforderlichen Cholecystektomie angesehen, ohne zu bedenken, daß die Angina pectoris auch
   Ausdrucksform der Cholelithiasis sein könnte. Darüber hinaus wirft mit Recht
   GROSSE die Frage auf, ob „der Herzinfarkt mit mustergültigen Gallenwegen
   dem Herzinfarkt mit Cholelithiasis gleichzusetzen sei".

2. *Röntgenologisch* können folgende Befunde beweisend oder hinweisend sein:
   a) positives Cholecysto-Cholangiogramm, aber mit unterschiedlichem Kon-
      traktionsvermögen der Gallenblase:
       mit Stein-Aussparung (röntgen-negativ) (Abb. 37, 107, 108)
       mit röntgen-positiven Steinen (Abb. 96, 109)
   b) negatives Cholecystogramm:
       ohne erkennbare Steine
       mit röntgen-positiven Steinen (Abb. 110)
   c) Colon-Meteorismus
   d) Hypotonie der rechten Niere und des rechten Ureters mit verminderter
      Ausscheidung des Kontrastmittels durch die rechte Niere

3. *Laborchemisch* lassen sich keinerlei Befunde erheben oder es sind folgende
   Untersuchungen im Einzelfall mehr oder weniger pathologisch (s. S. 50):
   a) unspezifische Entzündungszeichen
   b) Gallenfarbstoffe im Urin
   c) Gallengangs-Enzyme
      Leber-Enzyme
      Pankreas-Enzyme
   d) Erhöhung des Serum-Bilirubins
   e) Quick-Wert
   f) Cholestase-Zeichen

Die Symptomatologie und die Verlaufsformen einer Cholelithiasis können sich
erheblich ändern, wenn die Lokalisation der Gallensteine dies bedingt. Dennoch
ist i. allg. mit folgender Lithiasis-Symptomatologie zu rechnen:

VILLARDSCHE TRIAS:
1. Schmerzen oder Koliken
2. Fieber
3. Ikterus

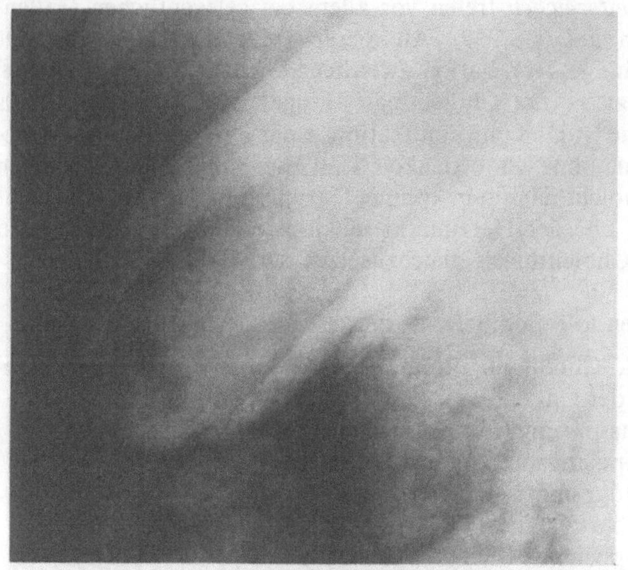

Abb. 107: Cholelithiasis
(Cholecystographie per os):
röntgen-negative Steine im
Gallenblasen-Fundus

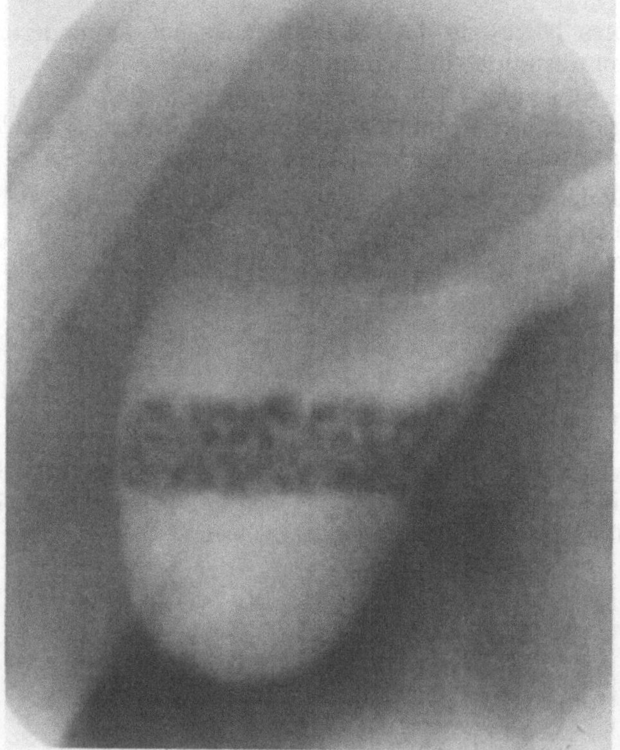

Abb. 108: Cholelithiasis
(Cholecystographie per os):
multiple röntgen-negative
(cholesterinreiche) Steine
im Gallenblasen-Corpus als
„schwebende Steine" in
„Paradeform"

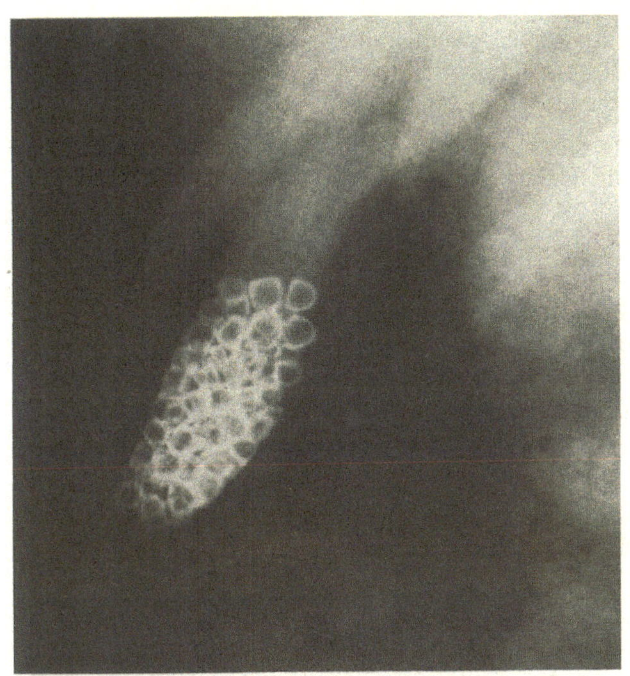

Abb. 109: Cholelithiasis
(Cholecystographie per os):
multiple, facettierte, röntgen-
positive Steine; sehr schwache
Kontrastmittelanfärbung.

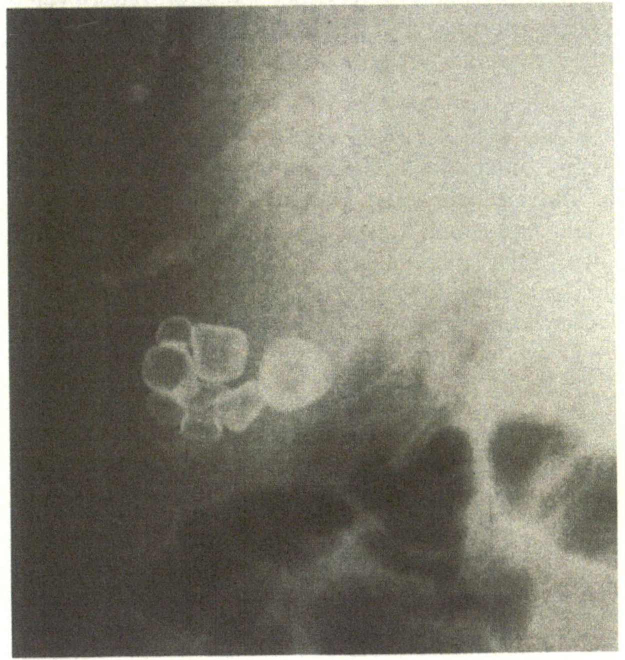

Abb. 110: Cholelithiasis
(Leeraufnahme; Cholecystographie per os: negativ):
multiple, facettierte, röntgen-
positive Steine

Komplikationen

Mit dem Auftreten von subjektiven Beschwerden oder objektiven Befunden bzw. Folgezuständen hat das gefürchtete komplikative Stadium der Cholelithiasis bereits seinen Anfang genommen.

Die Untersuchungen von ENDERLIN ergaben, daß in 16,4% aller obduzierten Todesfälle die Cholelithiasis die Ursache oder zumindest wesentliche Teilursache des Todes war.

Unter 1850 Sektionen stellte GROSSE fest, daß von den einzelnen Erscheinungs-formen einer Cholelithiasis am häufigsten (35%) eine Choledocholithiasis die Todesursache darstellte, gefolgt von der Cholelithiasis mit schwerer Entzündung. Dabei war keine Geschlechtsdifferenz festzustellen. Die Auswertung aller Sektionsfälle ergab, daß 2% der autoptisch untersuchten Männer und 7,4% der Frauen an einem Gallensteinleiden verstarben und 11,5% der Männer sowie 16% der Frauen (gesamt: 13%) an Komplikationen der Cholelithiasis verstorben waren!

Verschiedene Statistiken bzw. Beobachtungen zeigen, daß das durchschnittliche Lebensalter der *an* Gallensteinen Sterbenden deutlich niedriger ist als das der *mit* Gallensteinen Verstorbenen.

Über die vielfältigen Folgezustände bzw. Komplikationen einer Cholelithiasis bestehen kaum unterschiedliche Meinungen, wenn auch einige der an sich schon variablen morphologischen Erscheinungsbilder unterschiedlich interpretiert werden können. Dabei ist eine Differenzierung in Komplikationen infolge mechanischer oder entzündlicher Folgen meistens nur sehr unzuverlässig möglich.

1. Sekundäre Dyskinesie

Eine Cholelithiasis – mit oder ohne entzündliche Begleiterscheinungen – bewirkt häufig eine Störung des Motilitätsmechanismus: Gallenblasen-Kontraktion – Sphinkteröffnung (s. S. 185). Erfahrungsgemäß können solche Beschwerden leicht durch seelische Erregungen oder Diätfehler ausgelöst bzw. verstärkt werden. Sogar Steinwanderungen bis hin zur Choledocholithiasis mit Verschlußsyndrom sind unter dem Einfluß gehäufter seelisch- bzw. diätetisch-bedingter Kontraktionen der Gallenblase und des D. cysticus durchaus möglich.

2. Tetanie

Infolge Störung der Fettverdauung kann es zu einer mangelhaften Kalzium-Resorption und u. U. zur enterohepatischen Form der Tetanie kommen (BOHN).

3. Entzündung

Die sekundäre Entzündung der Gallenblasenwand und der Gallenwege ist die häufigste Komplikation der Cholelithiasis. Dabei scheinen Männer relativ

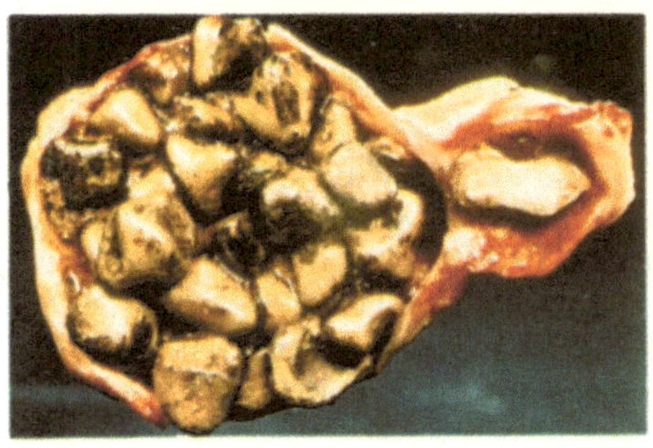

Abb. 111: Chronisch-eitrige Cholecystitis mit stark schwieliger Gallenblasenwand bei Cholelithiasis

häufiger als Frauen betroffen zu sein, vor allem hinsichtlich akuter Schübe einer sekundär-chronischen Cholecystitis bei Steingallenblase:

a) *Cholecystitis:*

Mit zunehmender Cholecystitis wird die Kontraktionsfähigkeit der Gallenblase immer mehr eingeschränkt und schließlich – da die Wand zu einer Narbenplatte umgewandelt wurde – ganz aufgehoben. Das Gallenblasen-Volumen, das sich bei Cholecystitis zunächst erweitert, nimmt mit zunehmender narbiger Umwandlung der Gallenblasenwand und dementsprechend auch zunehmender Schrumpfung deutlich ab (Abb. 111).

Alle die auch der steinfreien Cholecystitis eigenen Komplikationen sind auch bei der Steingallenblase zu erwarten (s. S. 205):

1. Pericholecystitische Folgezustände (Abb. 62, 64)
2. Hydrops
3. Empyem, ggf. mit drucknekrotischer Perforationsgefahr
4. Gangrän mit Perforationsgefahr
5. Sepsis
6. Schrumpfgallenblase (Abb. 77)
7. Porzellan-Gallenblase (Abb. 79)
8. Kalkmilchgalle
9. Pankreatitis
10. Sekundär-biliäre Cirrhose (Abb. 78)

Bei einem *Gallenblasen-Hydrops* findet sich in der Regel eine deutlich erweiterte Gallenblase mit hell-schleimigem und cholesterin-reichem Inhalt. Der Gallenfarbstoff ist eliminiert; auch die vorhandenen Gallensteine haben oftmals infolge Pigmentverlust eine helle bzw. weißgraue Farbe angenommen.

Seltener kommt es zu einem Gallenblasen-Gallengangs-Hydrops, wenn sich infolge Choledochus-Verschluß eine Erweiterung des ganzen Gallenwegsystems mit Anreicherung von pigmentfreier Flüssigkeit entwickelt.

Eine sekundäre Infektion wandelt den Hydrops in ein *Gallenblasen-Empyem* um. In diesem Fall enthält die Gallenblase einen weißlich-eitrigen (farbstoff-freien) Inhalt, während eine Empyembildung infolge akutem Cysticus-Verschluß in der Regel einen mehr oder weniger grünlich-gefärbten (farbstoffreichen) Inhalt aufweist. Auch die Gallensteine sind bei akutem Gallenblasen-Empyem unverändert. Dagegen werden bei chronischen Eiterungen die Steine angenagt bzw. zerstört, wodurch sich ein weißgelblicher, cholesterin-reicher und breiartiger Gallenblaseninhalt bildet. Solche Gallenblasenwände neigen zur Einlagerung von Kalzium und entsprechender Entstehung einer Porzellan-Gallenblase.

b) *Cholangitis:*

Es ist im Einzelfall nicht zu entscheiden, warum es zur Entwicklung einer Cholangitis kommt oder im anderen Fall die Entzündung auf die Steingallenblase beschränkt bleibt. Mit der Entstehung einer intrahepatischen Cholangitis ist jedoch eine schwerwiegende Komplikation eingetreten, die als solche bereits zu folgenden Komplikationen neigt (s. S. 235):

1. Cholangitische Leberabszesse (Abb. 91)
2. Cholangitische Abszeß-Metastasierung
3. Sepsis (Abb. 83)
4. Subphrenischer Abszeß
5. Subakute Leberdystrophie (Abb. 92)
6. Subhepatale diffuse Perivisceritis
7. Chronische Cholangiohepatitis
   Sekundär-biliäre Cirrhose (Abb. 78)

c) *Pankreatitis:*

Eine relativ häufige und gefürchtete Komplikation sowohl der Cholecystitis einerseits als auch der Cholelithiasis bzw. Choledocholithiasis andererseits stellt die Pankreatitis dar. Sie wird vor allem bei Pigmentkalksteinen beobachtet und kann in 3 Verlaufsformen auftreten:

Cholecysto-Pankreatitis:
Hierbei handelt es sich um eine lymphogene Kopfpankreatitis, die in der Regel stets die Indikation zur Cholecystektomie darstellt.

Retentions-Pankreatitis: (OPIE-*Syndrom*, 1902)
Infolge eines Papillensteines kommt es gelegentlich zur Ausprägung einer sog. Retentions-Pankreatitis mit mehr oder weniger stark ausgeprägtem Verschluß-Ikterus.

Als häufigste Ursache einer Retentions-Pankreatitis wird ein biliopankreatitischer Reflux bei stenosierender Papillitis infolge Drucksteigerung im D. pankreaticus mit Ernährungsstörungen und mikrotryptischen Herden im Pankreas angesehen. Der Verlauf ist in der Regel chronisch-rezidivierend. Ein Übergang in die Pankreasfibrose ist durchaus möglich.

4. Wandnekrose

Eine überdehnte, meistens steinfreie Stauungsgallenblase hat in der Regel die Kontraktionsfähigkeit verloren. Demgegenüber kann sich eine Steingallenblase noch über einen längeren Zeitraum auf Reiz kontrahieren, wobei sich zunehmend eine muskuläre Hypertrophie im Bereich der Gallenblasenwand entwickelt unter gleichzeitiger kompensatorischer Weiterstellung der Gallenblase.

Ab einem Stein-Partialvolumen von mehr als 4 ccm wird die Funktion der Gallenblase immer mehr eingeschränkt. Es kommt zu Granulationen der Schleimhaut mit gesteigerter Schleimbildung, zu sackförmiger Erweiterung der ASCHOFF-LUSCHKASCHEN Sinus, die gelegentlich auch kleinste Konkremente beinhalten können. Je stärker und häufiger nun die Gallensteine den Gallenblasenhals reizen, umso stärker und häufiger wird es auch zu Schmerzzuständen kommen. Der zunehmend enge Kontakt zwischen Gallensteinen und entzündeter bzw. narbig-schrumpfender Gallenblasenwand führt einerseits zu weiterer Anregung der Entzündung und der Schrumpfungsprozesse, andererseits aber auch zur Gefahr einer Wandnekrose infolge mechanischem Druck oder infolge Wandgangrän durch Lysolezithin-Bildung.

Die erste **Gallenblasenperforation** wurde anscheinend erstmals von DUNCAN (1844) beobachtet und erstmals 1891 von HOTCHKISS operiert. Am häufigsten (85–95%) wird eine Gallenblasenperforation durch eine komplikative Cholelithiasis verursacht, sehr selten nur durch Trauma oder Karzinom (wobei eine Cholelithiasis ein disponierender Faktor darstellt). Bei relativer Bevorzugung des männlichen Geschlechts treten Gallenblasenperforationen fast ausschließlich im höheren Lebensalter auf; Einzelfälle wurden aber auch bei Kindern und Säuglingen beobachtet. Die Symptomatologie ist sehr variabel: Sie hängt ab vor allem von der Lokalisation und dem Perforationsweg, so daß dementsprechend STOUT und HIBBARD (1943) folgende *Einteilung* vorschlugen:

1. Freie Perforation in die Bauchhöhle
2. Pericholecystitischer Abszeß
3. Perforation in die Leber
4. Perforation in die Bauchdecke
5. Perforation in Hohlorgane

a) Eine *Perforation in die freie Bauchhöhle*, die das häufigste Ereignis darstellt, führt zu einer schweren eitrig-galligen Peritonitis, die in der Regel rasch letal endet. Demgegenüber weisen gedeckte Perforationen, vor allem auch in Form

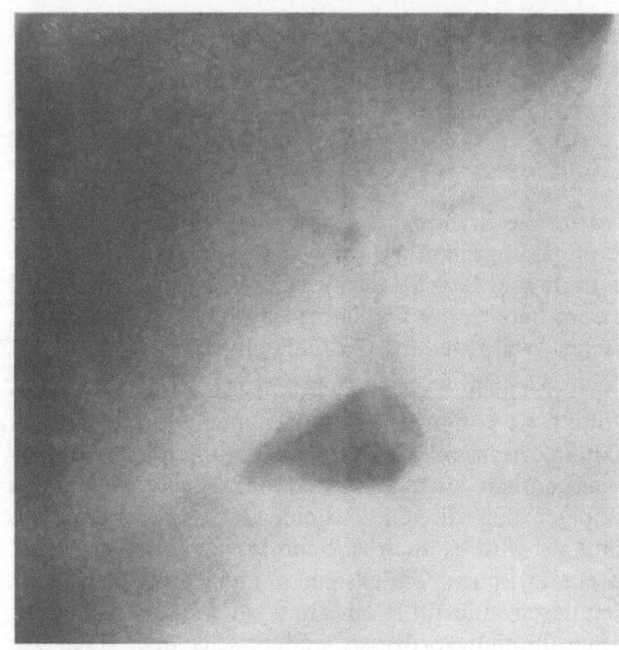

Abb. 112: Gallenstein-Ileus: Cholangiopneumopathie mit Spiegelbildung im Darm bei Stein-Perforation in das Duodenum und Stein-Einklemmung am Ileocoecal-Übergang (s. Abb. 97)

des subphrenischen Abszesses, eine wesentlich günstigere Prognose auf. Insgesamt wird im Schrifttum eine Letalität von 28,7% angegeben, während KUNZ auf eine wesentlich günstigere Letalitätsquote von 16,6% kommt.

Die Therapie kann nur in sofortiger Operation bestehen, wobei die Cholecystektomie zwar angestrebt wird, aber meistens infolge des schlechten Allgemeinzustandes und des vorgeschrittenen Lebensalters nicht mehr möglich ist. Dann kann nur die Cholecystostomie mit ausreichender Drainage und kombinierter Antibiotica-Therapie in Frage kommen.

Auf solche Weise perforierte Gallensteine sind – soweit sie intraoperativ nicht aufgefunden wurden – in den verschiedensten Stellen der Bauchhöhle „eingeheilt": Leberbett, Magenwand, Bauchwand, V. portae, Netz u. a. Dabei sind auch Beobachtungen mitgeteilt worden, in denen ein perforierender Stein mehr oder weniger die narbig-verschwielte Gallenblasenwand unter gleichzeitiger Bildung einer gedeckten Perforation durchwachsen hat. Auf diese Weise sind relativ blande Perforationen in die Nachbarschaft der Gallenblase mit Ausbildung eines Konglomerat-Tumors entstanden.

b) Bei einer *Perforation des Gallensteins in den Darm* sind folgende 3 Möglichkeiten gegeben:

1. Spontan-Abgang
Spontan-Abgang des Steines auf natürlichem Weg, wobei Perforationsereignis und Abgang unbemerkt bleiben können. Konkremente

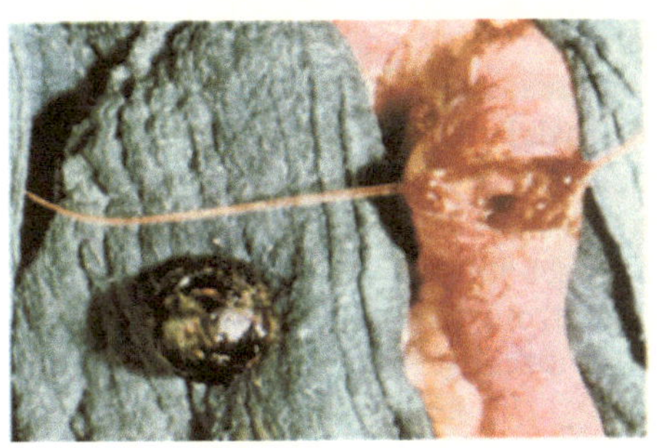

Abb. 113: Gallenstein-Ileus: Enterotomie mit Stein-Entfernung

von einem Durchmesser bis 2,5 cm (!) können im Einzelfall die Papille passieren.

2. **Entwicklung eines Gallenstein-Ileus:**

Der Durchbruch eines größeren Steines in das Duodenum bzw. in eine Jejunumschlinge über eine entzündlich-bedingte Verschwielung zwischen Gallenblase und Darmwand kann ebenfalls an sich unbemerkt erfolgen. Plötzlich, unter meistens kolikartigen Schmerzen, kommt es zu einem zunächst inkompletten, sehr schnell aber zu einem kompletten Darmverschluß. Meistens handelt es sich um einen Verschluß im Bereich des End-Ileum. Die praeoperative Diagnostik kann recht schwierig sein, zumal dem schwerkranken Patienten mit dem Bild des „akuten Abdomen" wichtige diagnostische Maßnahmen nicht mehr zugemutet werden können. Ein fakultativer, aber wichtiger Röntgen-Befund stellt die Cholangiopneumopathie dar, wobei nicht nur die Gallenwege mit Luft angefüllt sind, sondern gelegentlich – neben den üblichen Spiegelbildungen – auch der der Fistelstelle zugehörige Darmbereich (Abb. 112). Die relativ späte Diagnostik bei oftmals sehr launischem Krankheitsverlauf und das meistens hohe Lebensalter des Patienten sind die Ursache der mit 25–40% recht hohen Letalitätsquote eines Gallenstein-Ileus. Ein Ileus-Rezidiv ist praktisch immer letal. Somit ist die Letalitätsquote des Gallenstein-Ileus seit 1890 (COURVOISIER) mit 44% bis 1964 (MAURER) mit 37% nahezu gleich häufig geblieben. Erst in letzter Zeit konnte die Letalität auf 12–20% gesenkt werden.

Etwa 0,3–0,5% aller Cholelithiasis-Kranken haben einen Gallenstein-Ileus zu befürchten; etwa 2–7% aller mechanischen Ileus-Fälle sind durch Gallensteine bedingt.

Die operative Behandlung mit Enterotomie und Stein-Entfernung (Abb. 113) muß stets durch eine abschließende, sehr sorgfältige Darmrevision hinsichtlich weiterer Konkremente und Darmwandschädigungen ergänzt werden!

3. **Entstehung biliodigestiver Fisteln:**
Biliodigestive Fisteln werden oftmals erst intraoperativ oder autoptisch entdeckt. Ihre Häufigkeit beträgt 0,9–5% aller Gallenstein-Träger. Jahrelange Beschwerdelosigkeit ist ebenso charakteristisch wie ausgeprägte Diarrhoen, Exsikkose, Hypokaliaemie mit Alkalose oder Steatorrhoe bei Galle-Mangel im Duodenum. Eine Reflux-cholecystitis – bei Gallenblasen-Darmfistel – mit Entwicklung einer eitrigen Cholangitis sind schwerwiegendste Komplikationen. Auch multiple Fisteln sind durchaus möglich und beobachtet worden.

Hinsichtlich der Perforationsstelle werden folgende *Formen* unterschieden:

Sehr selten sind biliobiliäre Fisteln; eine Rarität stellt eine biliopleurale Fistel mit Ausbildung eines Cholothorax dar.

c) **Gefäßarrosion mit Blutung:**
Über die seltene Komplikation einer durch Wandnekrose verursachten Gefäßarrosion mit tödlich verlaufener Blutung im Bereich der A. cystica berichteten MOLNAR und MOSONY.

5. Stein-Wanderung

Eine gefährliche und auch recht häufige Komplikation stellt die Stein-Wanderung dar, die folgende Verlaufsmöglichkeiten aufweist:

a) *Spontan-Abgang des Steines* durch die Papilla VATERI, evtl. mit Kolik oder kurzdauerndem Ikterus. Im Einzelfall können relativ große Konkremente ($<2,5$ cm) die Papille passieren, so daß im Fall einer praepapillären Steineinklemmung sachgemäße Abtreibungsversuche indiziert sein können und der operativen Behandlung vorangestellt werden sollten.

b) *Gallenkolik* (s. S. 283)

c) *Verschlußikterus:*
Ein Verschlußikterus kann sich in sehr unterschiedlicher Weise darbieten:

Entsprechend der Verschluß-Lokalisation werden ein Hepaticus-, Cysticus-
oder Choledochus-Verschluß abgegrenzt.

1. MIRIZZI-Syndrom (1945)

Das MIRIZZI-Syndrom ist identisch mit dem WESTPHAL-BERNHARD-
Syndrom. Es besteht aus der von MIRIZZI 1945 beschriebenen *Trias*:
    Cysticusstein
    Cholecystitis
    benigne Hepaticus-Stenose

Dabei handelt es sich entweder um eine entzündliche Hepaticus-
Stenose oder um einen Hepaticus-Verschluß infolge Kompression
von außen bzw. Obturation von innen.

Pathogenetisch kommt es – vor allem bei einem relativ parallelen
Verlauf von D. cysticus und D. hepaticus – durch einen Cysticusstein
bei Cholelithiasis zu einer Cholecystitis mit übergreifender Entzündung auf den Hepaticus und gleichzeitiger Kompression des Hepaticus
durch den gestauten Cysticus. Infolge der Hepaticus-Stenosierung
bildet sich eine Cholestase aus mit Erweiterung der intrahepatalen
Gallenwege und Gefahr der Cholangitis.

Die Symptome werden von der Verschluß-Intensität bestimmt; sie
gleichen meistens einem inkompletten Choledochus-Verschluß. Dabei
ist der D. choledochus normal weit; Ikterus besteht in von Fall zu Fall
unterschiedlicher Stärke; die entsprechenden laborchemischen Befunde (AP, LAP, γGPT, GLDH u.a.) sind in der Regel pathologisch,
wie auch meistens die Transaminasen, LDH und BSG. Subjektiv
klagen die Patienten über kolikartige oder dauernde Schmerzen. Eine
zuverlässige Diagnostik ist mittels der praeoperativen, perkutan-
transhepatischen Cholangiographie möglich.

2. Cysticus-Verschluß

Ein Cysticus-Verschluß entsteht meistens durch einen kleineren Stein
mit unregelmäßiger Oberfläche, der sich fest in die entzündlich-
reagierende und ödematös-anschwellende Schleimhaut einlagert.
Oftmals verursacht er keine Beschwerden, nachdem meistens ein
anfänglicher, rasch abgeklungener kolikartiger Schmerzzustand für
den Patienten „in Vergessenheit geriet". Gelegentlich bestehen aber
auch Dauerbeschwerden wie bei chronischer Cholecystitis. Das orale
und intravenöse Cholecystogramm sind negativ. Der eingeklemmte
Cysticus-Stein wird in der Regel nach einiger Zeit durch Depigmen-
tierung weißgrau bzw. hellgelblich.

271

Falls keine Rückverlagerung des Steines – sei es spontan oder infolge medikamentöser Maßnahmen – in die Gallenblase erfolgt, ist mit z. T. recht schwerwiegenden *Komplikationen* zu rechnen wie:

1. Gallenblasen-Hydrops
2. Gallenblasen-Empyem
3. Cholecystitis
4. Cholangitis
5. Schrumpfgallenblase

3. Choledocholithiasis

Eine Choledocholithiasis nimmt im Rahmen der Cholelithiasis infolge ihrer zahlreichen Komplikationen eine zentrale Stellung ein; sie stellt

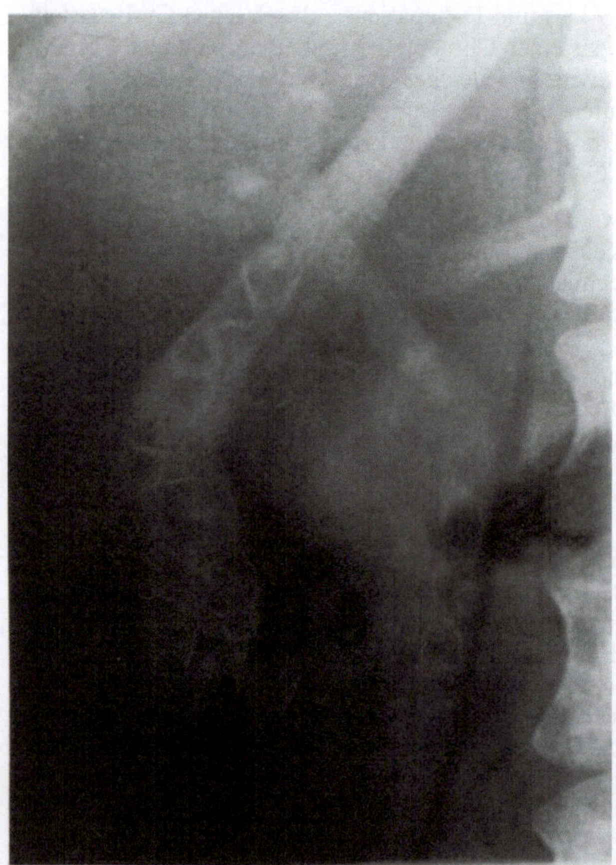

Abb. 114: Cholecystolithiasis
mit Choledocholithiasis
(E. P., ♀ 30 J.)

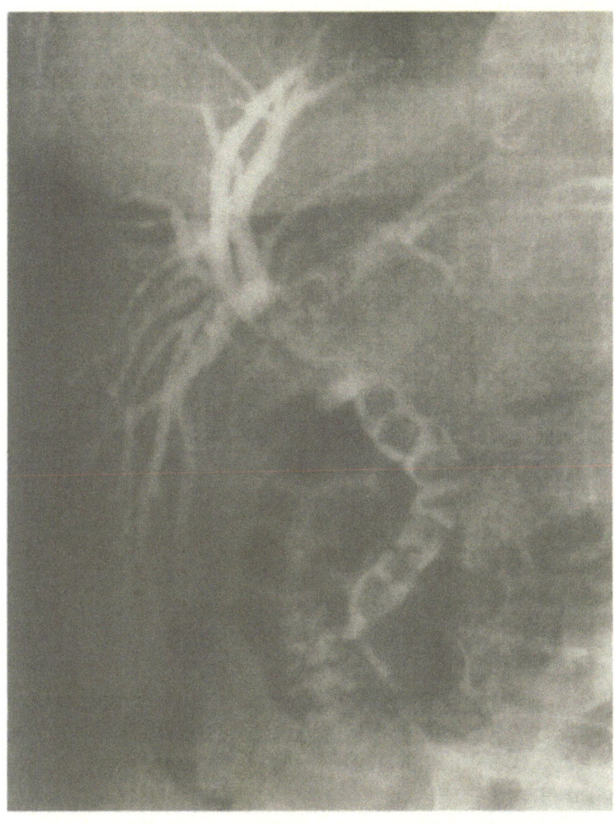

Abb. 115: Perkutane transhepatische Cholangiographie:
Choledocholithiasis („Steinsäule") mit Verschluß-
Syndrom (M. F. ♀ 59 J.)

in jedem Einzelfall eine schwerwiegende Gefahr dar. Mit Recht folgert STERLING (1955), daß Steine bei 80jährigen Personen harmlos sein könnten, dagegen stenosierende Steine bei 40jährigen oft tödlich enden.

Choledochus-Steine können (weitaus am häufigsten!) von einer Cholecystolithiasis durch Stein-Wanderung dorthin gelangt sein (Abb. 114), sie können sich aber auch (in selteneren Fällen) primär im Choledochus entwickelt haben.

Meistens handelt es sich um Bilirubinkalksteine (LAHEY, 1949), aber im Grunde genommen können sich fast alle Stein-Arten im Chole-dochus finden, soweit sie eine Wanderungsmöglichkeit hatten. Aber auch strukturlose kitt- oder schlammartige Massen können den Choledochus verlegen, wie auch Grieß bzw. Mikrolithen. In seltenen Fällen fand sich ein Ausgußstein des Choledochus. Eindrucksvoll ist stets der röntgenologische Nachweis einer „Steinsäule" (Abb. 46, 115).

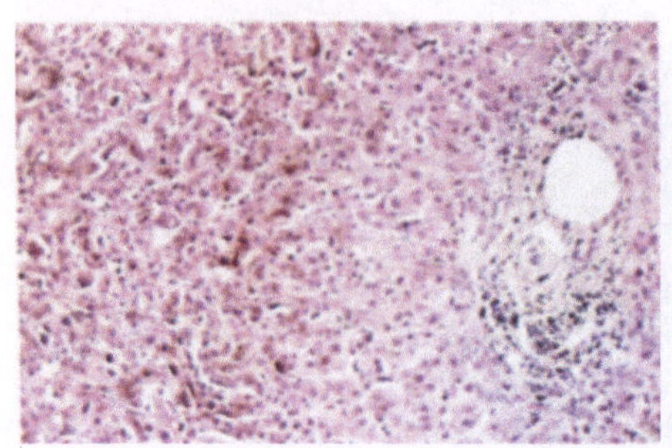

Abb. 116: Extrahepatischer Verschluß

In 10–25% der Fälle ist eine Cholecystolithiasis mit einer Choledocholithiasis kombiniert (EDER: 12,1%, WAY: 14,4%, BERGERHOF: 16%, HESS: 25,7% u.a.). Nur in etwa 5% war die Gallenblase (noch oder – nach vorherigem Steinabgang – wieder) steinfrei. BERGERHOF fand unter seinen 518 Choledocholithiasis-Kranken in 9% eine bereits vorausgegangene Cholecystektomie!

Der Häufigkeitsgipfel liegt zwischen dem 50. und 60. Lebensjahr. Etwa $^1/_3$ aller Choledochus-Steinträger bleibt klinisch stumm, vor allem im höheren Lebensalter.

Bei 50–75% aller Patienten ging ein (oftmals ob der Flüchtigkeit bereits wieder in Vergessenheit geratener) kolikartiger Schmerzzustand voraus. Etwa $^2/_3$ aller Patienten hatten zu irgendeiner Zeit einen Ikterus. Dementsprechend ist auch bei etwa der Hälfte aller Kranken ein erhöhter Serumbilirubin-Spiegel nachweisbar. Nur etwa 5–10% aller Fälle weisen einen kompletten Verschluß auf, bei 80–90% aller Fälle entwickelt sich ein inkompletter Dauerverschluß, wobei sich auch ein Ventilmechanismus ausbilden kann (Abb. 49, 116).

Für die *Diagnose* ist die intravenöse röntgenologische Kontrastdarstellung der Gallenwege von entscheidender Bedeutung; bei bestehendem Verschlußikterus können lediglich aufwendigere röntgenologische Techniken wie perkutane transhepatische Cholangiographie (Abb. 41, 117), laparoskopische Cholangiographie, Arteriographie sowie die intraoperative Radiomanometrie weiterhelfen. Röntgenologisch gilt es, eine Cholecystolithiasis festzustellen und auszuschließen, den Choledochus hinsichtlich Konkremente, Erweiterungen (etwa 75% der Fälle), lokale Stenosierungen, Kontrastmittelabfluß in das Duodenum u.a. zu überprüfen. Immerhin ist auch in 30–40% der Fälle mit einem „falsch-normalen" Cholangiogramm zu rechnen. Eine Verbesserung dieses Ergebnisses ist evtl. durch die gleichzeitige Verabfolgung von Morphin-Derivaten zu erreichen:

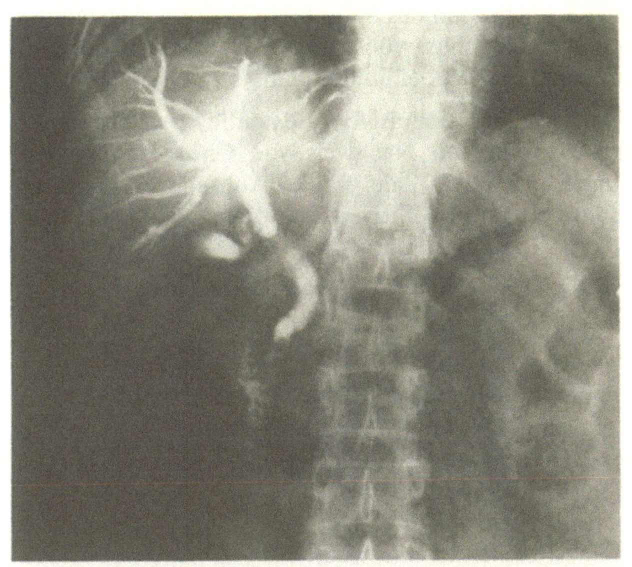

Abb. 117: Perkutane transhepatische Cholangiographie
bei Verschluß-Syndrom:
bohnengroßer suprapapillärer
Choledochus-Stein, von
Kontrastmittel umflossen
(W.M. ♂ 55 J.)

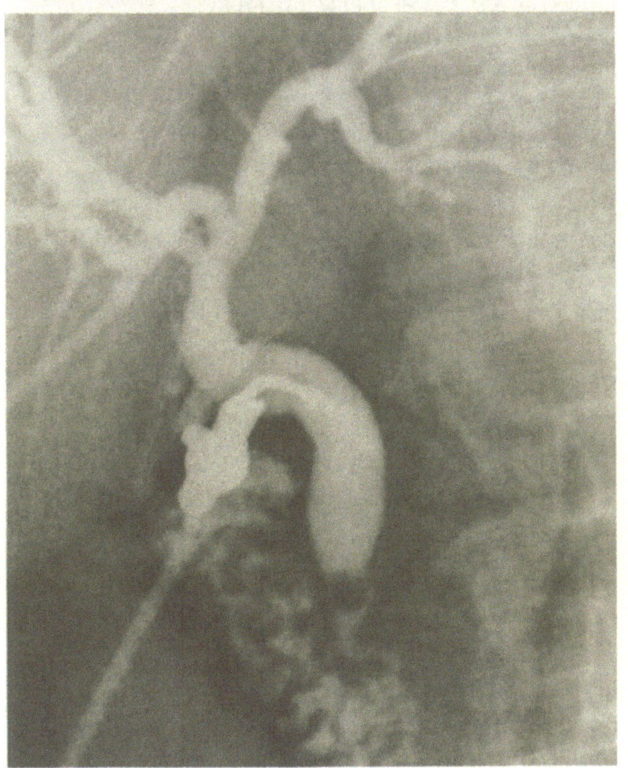

Abb. 118: Intraoperative
Cholangiographie: praepapil-
lärer Choledochus-Stein
(W.G. ♂ 72 J.)

275

Es kommt zu einer Kontraktion des Sphinkter ODDI mit Aufstau des Kontrastmittels im Choledochus, wobei sich dieser erweitert darstellt und mitunter ein sog. „Pflastersteinbild" ergibt.

Die stets im Rahmen der operativen Behandlung erforderliche Cholangiographie erbringt den Nachweis von Choledochus-Konkrementen in immerhin 90–98 % der Fälle (Abb. 44, 45, 46, 118). Demgegenüber führt die intraoperative palpatorische Untersuchung nur in etwa $^1/_3$ der Fälle zum Steinnachweis!

Für die *praeoperative Diagnostik* haben sich folgende Untersuchungskriterien als brauchbar erwiesen:

1. *i.v. Cholangiogramm:*
   Konkrement-Nachweis
   Abflußstörung des Kontrastmittels
2. *Ikterus* oder *Kolik* in der Anamnese
3. *Erhöhung des Serumbilirubin*
4. *Laborchemische Befunde:*
   Gallenfarbstoffe im Urin (s. S. 53)
   Erhöhung von AP, LAP, γGTP, GLDH
   Erhöhung von Cholesterin
   Erhöhung von Kupfer
   Eisen-Kupfer-Quotient < 1
   Erhöhung der β-Lipoproteide
   Erhöhung der Chenodesoxycholsäure

Bei Auswertung dieser Untersuchungskriterien kann doch in etwa 75 % aller Fälle die praeoperative Diagnose einer Choledocholithiasis gestellt werden

An *Komplikationen* sind im weiteren Verlauf zu erwarten:

1. Cholangitis und Cholangiohepatitis
2. Leberabszesse
3. Sekundär-biliäre Cirrhose
4. Choledochus-Atonie
5. Pankreatitis
6. Sekundäre Papillenstenose
7. Cholaemie

Erwähnung verdient auch die Mitteilung von DÖRKEN (1961), der unter 1453 Koronar-Todesfällen in 3,3 % eingeklemmte Gallensteine in den Gallenwegen fand. Diese Beobachtung läßt sich zwanglos dem sog. „Cholecystocoronaren Syndrom" (FRANKE, 1955) zuordnen.

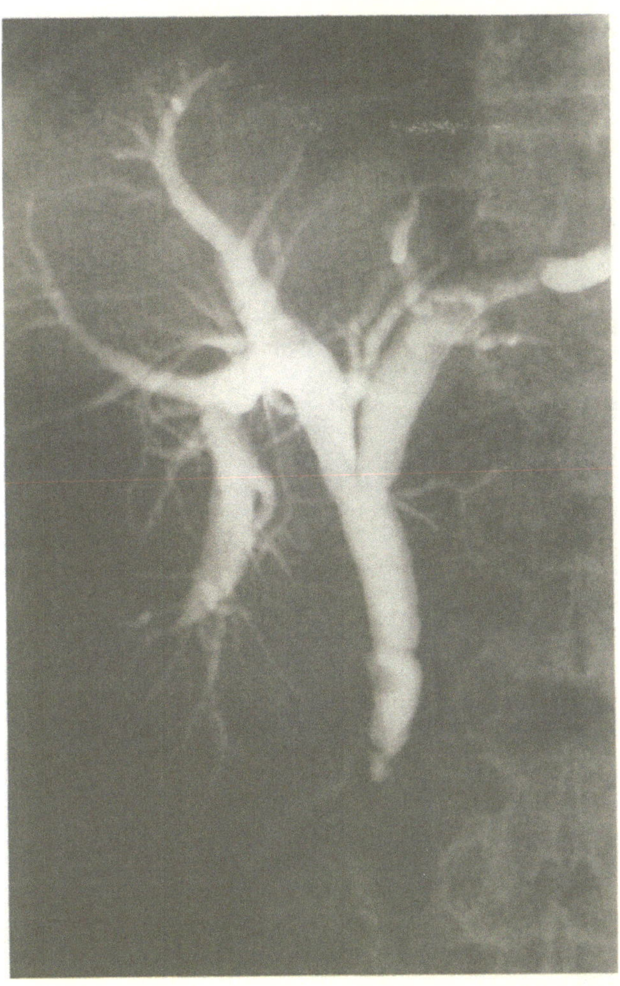

Abb. 119: Perkutane trans-
hepatische Cholangiographie:
Papillitis stenosans bei
Choledocholithiasis
(G.S. ♀ 32 J.)

Etwa die Hälfte aller Cholangitis-Fälle sind durch Choledocho-
lithiasis bedingt. ENDERLIN fand bei 19,4% der Kranken mit biliärer
Cirrhose und bei 20,5% der Pankreatitis-Fälle eine Choledocho-
lithiasis. Etwa 30–40% aller Choledochus-Steine werden im Laufe der
Zeit zur direkten Todesursache oder zumindest zur entscheidenden
Teilursache.

Eine wichtige und gefährliche Komplikation stellt die **Papillenstenose**
dar: Nunmehr wird nicht nur der spontane Stein-Abgang verhindert
bzw. auf nur noch sehr kleine Konkremente beschränkt, sondern es hat

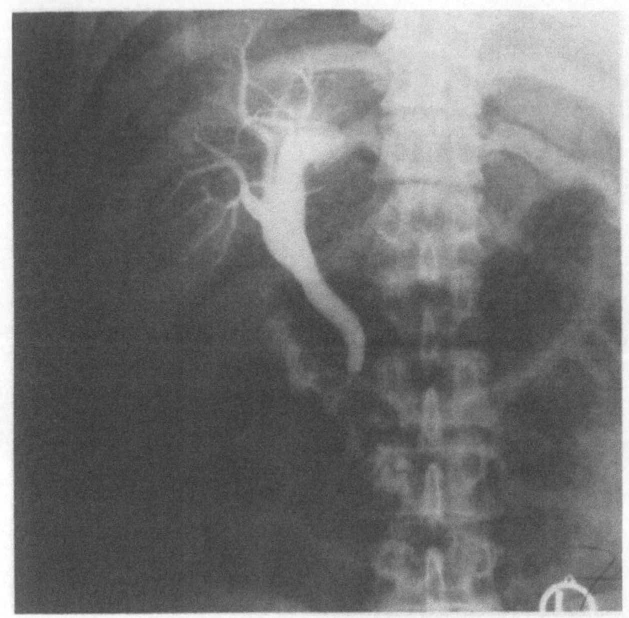

Abb. 120: Perkutane transhepatische Cholangiographie
bei Subikterus: narbig-ent-
zündliche Papillenstenose bei
Zustand nach Cholecystektomie. Keine Konkremente.
(F. C. ♂ 47 J.)

sich eine noch gefahrvollere Komplikation der Choledocholithiasis eingestellt. Die Häufigkeit dieser Komplikation wird von HESS mit 30–40 % beziffert. Dabei ist in 20–65 % der Fälle auch die Mündung des D. pankreaticus mitbetroffen; $^{1}/_{3}$ aller Pankreatitis-Fälle beruhen ursächlich auf einer Papillenstenose (Abb. 119, 120).

Die Papillenstenose stellt die häufigste Gallenwegs-Stenose dar. Die *Ursachen* sind recht vielfältig:

1. Papillenstein
2. postoperative Sklerose (10–15 %)
3. Alters-Sklerose
4. Papillen-Adenomyomatose
5. Papillen-Ödem:
   entzündlich
   infektiös-toxisch
   allergisch
   mechanisch

Pathophysiologisch kommt es bei einer Papillenstenose zu einem Rückstau in den D. pankreaticus mit Gefahr einer Pankreatitis. Ein Rückstau erfolgt aber auch in den Choledochus, wobei es bei intakter Gallenblase nicht zu einer Erweiterung des Choledochus kommt, weil die Gallenblase den Gallenrückstau aufzufangen vermag.

278

Die *Symptome* sind uncharakteristisch und gleichen der Symptomatologie anderer Gallenwegserkrankungen.

Die *Therapie* kann nur in operativer Behandlung bestehen [Cholecystektomie mit oder ohne Choledochotomie, Papillenplastik (NIEDNER), transduodenale Sphinkterotomie, Papillendilatation, Choledochoduodenostomie oder Choledochojejunostomie], wobei die intraoperative Taktik und Operationsmethode vom jeweiligen Befund bestimmt werden.

6. Karzinom-Entstehung

Das Gallenblasen-Karzinom, wahrscheinlich erstmals von STOLL 1777 beschrieben, steht an 5. Häufigkeitsstelle aller Karzinome im Magen-Darm-Bereich (s. S. 303). Bereits 1949 bezeichnete K. H. BAUER die Cholelithiasis als echte fakultative Praecancerose, nachdem vor allem STERNBERG (1935) auf das häufige Zusammentreffen von Gallensteinleiden und primärem Gallenblasen-Karzinom hingewiesen hatte und darlegte, daß bei 65–90% aller Gallenblasen-Karzinome eine seit langer Zeit bestehende Cholelithiasis vorlag. Auch LINDLAR berichtete 1973, daß 90% aller Patienten mit Gallenblasen-Karzinom Steinträger waren.

Demgegenüber muß bei 1–2 (–5)% aller Cholelithiasis-Fälle mit der Entwicklung eines primären Gallenblasen-Karzinoms gerechnet werden (REIFFERSCHEID: 1,8–2%, MILLNER, 1963: 3,4%, ENDERLIN, 1958: 5,2% u.a.). SPOHN et alt. fanden in 3,8% aller Gallenwegsoperationen einen malignen Tumor. Jenseits des 70. Lebensjahres muß mit einem noch etwas höheren Prozentsatz gerechnet werden. Auch bei biliodigestiven Fisteln scheinen Gallenblasen-Karzinome häufiger vorzukommen.

Es besteht eine ausgesprochene Bevorzugung des weiblichen Geschlechts: während STERNBERG (1935) und GROSSE (1966) bei Männern mit Cholelithiasis eine Häufigkeit von 10% Gallenblasen-Karzinome nachwiesen und bei Frauen eine Häufigkeit von fast 28% (1:2,8), fanden TORVIK und HOIVIK (1960) eine Geschlechtsdifferenz von sogar 1:12!

Am häufigsten sind bei einem primären Gallenblasen-Karzinom diejenigen Stein-Arten vertreten, die auch am häufigsten eine Cholecystitis verursachen: Facettensteine, Tonnensteine, Kombinationssteine. Auf diesen Zusammenhang zwischen Gallenblasen-Karzinom und rezidivierender Cholecystitis hatte bereits BÜCHNER aufmerksam gemacht, eine Feststellung, die von BICALHO et alt. bestätigt werden konnte. Dagegen sind Cholesterinsteine, Pigmentkalksteine und Maulbeersteine bei einem Gallenblasen-Karzinom relativ selten vertreten.

Das primäre Gallenblasen-Karzinom beginnt meistens im Bereich des Blasenfundus, und zwar an der der Leber zugewandten Seite. Es weist eine große Malignität auf, breitet sich rasch lymphogen aus und infiltriert sehr schnell per continuitatem in Leber, Magen, Darm und Netz.

7. Fettleber

In einem recht hohen Prozentsatz wird bei Gallenwegserkrankungen mittels intraoperativ entnommener Leberstanze eine Fettleber festgestellt: EDER 1970: 31,2%, BRAUNSTEINER, 1968: 35%, BAUMGARTL und STEINER, 1970: etwa 60%, DALICHAU und UNGEHEUER, 1960: 64,4% u. a. Die Ursache der Fettleber ist im Einzelfall sicherlich vielschichtig, wobei extrabiliäre Ursachen (Ernährungsfehler, Diabetes mellitus, Alkoholabusus u.a.) mit größter Wahrscheinlichkeit weit im Vordergrund stehen. Diese Faktoren disponieren gleichzeitig auch zur Entstehung einer Cholelithiasis. So fand DAVIDSON bei Lebercirrhose-Kranken mit gleichzeitigem Alkoholabusus eine doppelt so häufige Cholelithiasis-Quote als bei Cirrhose-Kranken ohne Alkoholabusus.

Therapie:

Die Feststellung einer Cholelithiasis fordert folgerichtig eine anschließende internistische Detail-Diagnostik unter Einschluß der Nachbarorgane; konsequenterweise schließt sich die Prüfung der Operabilität und die Klärung der grundsätzlichen Operationswilligkeit des Patienten an.

Die Frage der Operationsindikation bzw. der Kontraindikation läßt sich nach Vorliegen dieser Ergebnisse korrekter, sicherer und kritischer prüfen. Dabei ist nach Möglichkeit eine Frühoperation anzustreben. Jeder Einzelfall erfordert seine eigene individuelle Beurteilung, jeder Extremismus oder Schematismus ist abzulehnen (s. S. 170).

Gallensteinträger mit stummen Steinen, subjektiver Beschwerdefreiheit und ohne jegliche klinische oder laborchemische Befunde erfordern keine Operation. Der meistens zufällig festgestellte Befund einer Cholelithiasis sollte mit dem Patienten sachlich-nüchtern besprochen werden. Jede emotionale Dialektik ist dabei seitens Arzt und Patient zu meiden bzw. zu unterbinden. In gleich sachlicher Form sollten Empfehlungen ausgesprochen werden: normale Lebensführung in Alltag und Beruf wie bisher, jedoch Vermeidung von erheblicheren diätetischen Belastungen bzw. Noxen oder sogar Exzessen, Erhaltung oder Wiederherstellung eines normalen Körpergewichtes, vernünftige körperliche Aktivität bzw. leichte sportliche Betätigung, laborchemische Kontrolle einiger wichtiger Parameter in etwa 6monatigem Abstand u. a. Eine solchermaßen aufgebaute Aussprache und Führung werden nie zur Hypochondrie oder Neurotisierung führen – es sei denn, der Patient ist an sich schon dieser (behandlungsbedürftigen) Gruppe zuzuordnen.

Gallensteinkranke sollten möglichst bald einer Frühoperation zugeführt werden, soweit der Diagnose-Zeitpunkt überhaupt noch den Begriff Frühoperation erlaubt. Jedenfalls ist der frühest mögliche Operationstermin zu wählen in einem möglichst nicht vorgeschrittenem Lebensalter und nach möglichst kurzer Erkrankungsdauer.

Ein stetes Zuwarten und Hinausschieben der operativen Behandlung erbrachte dann Jahre später anläßlich der nun dringend erforderlichen Operation folgende zusätzliche Komplikationen (HESS): Choledocholithiasis (24%), Papillenstenose (8%), Cholecystitis (8%), Empyeme (3%), Gallenblasen-Karzinome (2%).

Neben eindeutigen (absoluten) Operationsindikationen wird in zahlreichen Fällen die Indikationsstellung von der Wahrscheinlichkeit abhängen, mit welcher im Einzelfall komplikative Entwicklungen ohne Operation zu erwarten sind (relative Indikation):

ABSOLUTE OPERATIONS-INDIKATION
1. Chronisch-rezidivierende Stein-Cholecystitis
2. Choledocholithiasis
3. Cholelithiasis mit Cholangitis
4. Cholelithiasis mit rezidivierenden Koliken
5. Cholelithiasis mit Ikterus-Schüben
6. Cholelithiasis mit Pankreatitis-Schüben
7. Cholelithiasis mit Leberzellschädigung
8. Gallenblasen-Empyem bei Cholelithiasis
9. Schrumpfgallenblase bei Cholelithiasis
10. Cysticus-Verschluß

RELATIVE OPERATIONS-INDIKATION
1. Großer Solitärstein
2. Cholelithiasis bei Diabetes mellitus
3. Beschwerdefreie Cholelithiasis mit multiplen kleinen Steinen
4. Gallensteine bei (vor allem weiblichen) Jugendlichen
5. Sekundäre symptomatische Dyskinesie bei Cholelithiasis
6. Soziale oder berufliche Gründe

Echte (funktionelle) Dyskinesien stellen *keine Operations-Indikation* dar, da nicht nur die Gallenblase oder die Gallenwege dyskinetisch reagieren. Anomalien der Gallenwege sollten nur dann im Sinne der relativen Indikation operiert werden, wenn sie subjektive Beschwerden verursachen oder bereits zu sekundären Folgeerscheinungen führten. Auch die steinfreie, klinisch-latente chronische Cholecystitis ohne Beschwerden gibt an sich keine Operationsindikation ab. Älteren Menschen, etwa jenseits des 70.–75. Lebensjahres, wird man ebenfalls dann von einer Operation abraten, wenn nur geringfügige Beschwerden bzw. Befunde bestehen.

Die *Frühoperation* (s. S. 175) ist nach wie vor eine noch immer nicht überall akzeptierte oder realisierte Hauptforderung bei der Therapie von Gallenwegserkrankungen. Früher vorhandene Gegensätze zwischen Chirurg und Internist sind heute unverständlich geworden. *Jede zusätzliche Komplikation, die der konservativen Behandlung einer an sich in die Gruppe der absoluten Operationsindikation gehörenden Gallenwegserkrankung folgt, geht zu Lasten des Patienten und auf das Schuldkonto des die bisherige konservative Therapie führenden Arztes!*

Kontraindikationen ergeben sich eigentlich nie vom Gallenleiden selbst. Vielmehr sind es cardiale, cerebrale oder respiratorische Insuffizienz, schwerere Nieren- bzw. Lebererkrankungen oder auch sehr hohes Alter, erhebliche Adipositas und schwere Durchblutungsstörungen, die ein derart hohes Operationsrisiko mit sich bringen, daß ein Eingriff unverantwortlich wäre. Aber auch bei solchen Kranken kann im Einzelfall eine Gallenoperation erforderlich werden, wenn die Beschwerden unerträglich sind oder die komplikativen Entwicklungen konservativ nicht mehr beherrschbar erscheinen.

Auch an dieser Stelle sei nochmals darauf hingewiesen, daß ein operativer Eingriff möglichst nicht während einer zyklischen Verstimmung erfolgen sollte, da mit einer gefährlichen postoperativen Psychose gerechnet werden muß. Eine ausreichende erfolgreiche Vorbehandlung mit Psychopharmaka gehört ebenfalls in den Katalog praeoperativer Maßnahmen, mittels derer ein möglichst günstiger Operationstermin mit möglichst günstigem Operationsrisiko erzielt werden soll (s. S. 175).

Konservative Behandlungsmaßnahmen sind eigentlich nur bei folgenden Kranken gerechtfertigt:

1. Kranke mit absoluten Operations-Kontraindikationen
2. Kranke, die einen operativen Eingriff ablehnen
3. Kranke ohne echte Indikation

Darüber hinaus ist eine konservative Therapie indiziert bei Kranken mit *Zustand nach Cholecystektomie.* Zweifellos sind zahlreiche Patienten postoperativ völlig beschwerdefrei, haben keinerlei Intoleranzen und weisen auch keine objektiven klinischen oder laborchemischen Befunde auf. Zweifellos wird aber auch bedauerlicherweise einer regelmäßigen Nachuntersuchung in konstanten Zeitabständen zu wenig Bedeutung beigemessen – obwohl u. a. Thurmayr in 70–75 % der Fälle cholangitische Befunde nach Cholecystektomie registrieren mußte. Zweifellos lassen sich manche unerwünschten postoperativen Beschwerden bzw. Befunde durch eine gemäßigte Therapie-Empfehlung vermeiden.

Je enger die Zusammenarbeit zwischen Internist und Chirurg, je sorgfältiger die internistische prae- und postoperative Betreuung, um so besser werden die Behandlungsergebnisse sein und um so seltener werden Erscheinungen eines Postcholecystektomie-Syndroms auftreten!

Somit bieten sich an konservativen Behandlungsmaßnahmen an:

1. Diätetische Empfehlung (s. S.102)
2. Choleretica (s. S. 117)
3. Antibiotica (s.S.125)
4. Spasmolytica bzw. Analgetica
5. Substitutionstherapie (s. S. 147)
6. Kreno- und Balneotherapie (s. S. 141)
7. Stein-Abtreibungskur (s. S. 289)
8. Stein-Auflösung (s. S. 148)

Literatur

2, 3, 11, 16, 17, 20, 24, 30, 31, 32, 34, 37, 39, 44, 45, 50, 56, 58, 63, 71, 75, 82, 88, 90, 93, 99, 100, 104, 114, 118, 122, 123, 128, 129, 131, 133, 137, 139, 156, 157, 161, 163, 166, 170, 173, 174, 177, 180, 183, 190, 191, 196, 197, 203, 205, 220, 233, 237, 249, 252, 259, 264, 272, 274, 280, 294, 305, 308, 310, 312, 314, 315, 317, 319, 322, 327, 329, 335, 342, 350, 351, 359, 371, 372, 375, 377, 379, 380, 393, 394, 395, 399

V. Gallenkolik

Das griechische Wort „kolikos" bedeutet ursprünglich Darmkrampf. So wurde auch in der Folgezeit unter Kolik jeder unvermittelt entstehender heftiger und krampfartiger Schmerz im Bauch verstanden. Die Bezeichnung Kolik ist daher weder an den Begriff des Steinleidens noch an ein bestimmtes Organ gebunden.

Definition

Unter Gallenkolik ist eine Asynergie zwischen Expulsion und Abflußöffnung mit nachfolgendem plötzlichen Druckanstieg in den Gallenwegen zu verstehen.

Ursache

Als Ursache wird eine plötzliche Drucksteigerung in den intra- und extrahepatischen Gallenwegen, insbesondere die Drucksteigerung im Choledochus über 270–300 mm H_2O und in der Gallenblase über 350 mm H_2O angesehen. Entscheidend ist, daß die Drucksteigerung schnell einsetzt (= Dehnungsschmerz), während eine allmähliche Drucksteigerung keine Schmerzen, insbesondere auch keine Kolik verursacht.

Pathogenese

Für die Entstehung einer Gallenkolik spielt das funktionelle Wechselspiel zwischen Kontraktion der Gallenblase mit Erhöhung des intravesiculären Druckes (CAROLI, 1947), der Funktion des Collum-Cysticus-Sphinkter und der Durchgängigkeit des Sphinkter ODDI eine entscheidende Rolle.

Normalerweise führt eine Drucksteigerung in der Gallenblase von mehr als 100–120 mm H_2O zu einer Erschlaffung und Öffnung des Sphinkter ODDI. Da der Sekretionsdruck der Leberzelle 320–345 mm H_2O beträgt, kann die Leber schon von sich aus den nötigen „Kolikdruck" von 300 mm H_2O in den Gallenwegen erzeugen. Ein zusätzliches obstruierendes Hindernis in den Gallenwegen – gleich welcher Art – muß daher sehr schnell zu einer starken Zunahme des intracholangiolären Druckes mit Auslösung einer Gallenkolik führen. *Somit ist eine Gallenkolik niemals gleichbedeutend mit dem Bestehen einer Cholelithiasis!*

Dennoch muß die *Cholelithiasis* als vorrangige Ursache einer Gallenkolik angesehen werden, da $^2/_3$ bis $^3/_4$ aller Gallensteinträger eine Gallenkolik erleben.

Als eine weitere Ursache der Gallensteinkolik muß der *Dyskinesie* eine größere Beachtung geschenkt werden. Es ist durchaus verständlich, daß es bei gesteigerter Reizbarkeit des vegetativen Nervensystems bzw. bei psychischer Alteration zu einem spastisch-bedingten Verschluß des Sphinkter ODDI mit Drucksteigerung in den Gallengängen und somit schließlich auch zu einer plötzlichen schweren Gallenkolik kommen kann. Diese organo-funktionelle Theorie haben CHIRAY und PAVEL bereits 1949 vertreten.

Als dritte Ursache sind sodann *entzündliche Prozesse,* wie Cholecystitis und Cholangitis, zu nennen.

Seltenere Ursachen stellen *haemolytischer Ikterus* mit seiner pleiochromen Galle sowie eine grobknotig-postnekrotische *Cirrhose* dar (KALK, 1947; YAZIGI et alt., 1951), aber auch die *Hepatitis infectiosa.* Daher gebraucht die französische Medizin für Gallenkolik den Begriff „colique hépatique", jedoch sollte dem umfassenderen und pathogenetisch korrekteren Begriff „Gallenkolik" der Vorzug gegeben werden.

Diese 3 Erkrankungen des Gallenwegsystems: Dyskinesie, Cholecystitis, Cholelithiasis hat der große Kliniker v. BERGMANN 1936 unter dem Begriff *„Cholecystopathie"* zusammengefaßt. Als pathogenetische Faktoren sind der Cholecystopathie daher Stauung, Entzündung und Steinbildung zuzuordnen. *Die Gallenkolik kann nicht nur symptomartige Ausdrucksform jeder dieser 3 Erkrankungen sein, sondern auch das zu Komplikationen führende Wechselspiel zwischen diesen pathogenetischen Faktoren einleiten oder manifestieren.*

Auslösung

Die Auslösung einer Gallenkolik erfolgt durch fettreiche bzw. cholesterinreiche Mahlzeiten, seelische Erregungen oder Angst- und Schreckzustände, Traumata, körperliche Schüttelbewegungen, Kältereize, Menstruation und Vagotonie.

Klinische Symptomatologie

Die Symptomatologie der Gallenkolik ist für den Betroffenen wie auch für die Umwelt ein höchst eindrucksvolles Erlebnis:

Die Gallenkolik beginnt plötzlich, zumeist ohne jegliche Prodromalerscheinung, vorwiegend abends oder nachts („wie die Kinder"), entsprechend der nächtlichen Vagotonie.

Meistens nach einem Diätfehler setzen die Schmerzen im Epigastrium oder unterhalb des rechten Rippenbogens ein; sie werden als krampfartig, schneidend, bohrend oder durchdringend geschildert und verlaufen in wellenförmiger, zunächst steigender Intensität. Charakteristisch ist die Schmerzausstrahlung in die rechte Bauchseite, zum Rücken und in die rechte Schulter (Plexus brachialis; M. phrenicus). Vereinzelt zieht der Schmerz aber auch in die linke Bauch- und Rückenseite, vor allem bei einem Stein in der Papille oder bei einer Pankreas-Mitbeteiligung. Der Kranke krümmt sich mit schmerzvoll-verzerrtem Gesicht und wälzt sich stöhnend hin und her. Die Schmerzen erscheinen unerträglich. Dauer, Intensität und Ausstrahlungsgebiet des Schmerzes sind jedoch im Einzelfall sehr unterschiedlich.

Die Bauchdecken sind reflektorisch gespannt und gebläht. Es kommt zu reflektorischer Obstipation sowie Oligurie bzw. Anurie. Fast regelmäßig treten infolge Vagusreiz Übelkeit, schmerzhaftes Würgen und Erbrechen auf, oft mit Galle-Beimischung.

Als sog. reflektorisches Krankheitszeichen findet sich eine rechtsseitige Mydriasis bei weiter Lidspalte sowie eine rechtsseitige Hyperhydrosis. Die rechte Schulter und der Rücken weisen gelegentlich ein Druckerythem auf. Über einen viscerovisceralen Reflexbogen (BREIFOGLE, 1940) treten Tachycardie, Extrasystolie, Stenocardie und Arrhythmie – bis hin zum Koronartod (DÖRKEN, 1961) – auf.

Infolge reflektorischer Mitbeteiligung des Zwerchfells und der Intercostalmuskulatur können sogar Atemnot und Asthma bronchiale-Beschwerden auftreten.

Bereits nach kurzer Zeit können Fieber und Leukozytose feststellbar sein.

Mit Abklingen der Gallenkolik innerhalb 2–6 Stunden setzt meistens eine Urina spastica ein. Der Kranke fällt erschöpft in den Schlaf, aus dem er, bei komplikationslosem Verlauf, relativ beschwerdefrei erwacht.

Es ist aber zu bedenken, daß eine chronisch-veränderte Gallenblase keine Kolik mehr verursachen kann, da die Kontraktionsfähigkeit verloren ist. Die Kolik ist daher ein Initial-Symptom, danach kann eine jahrelange „Latenz" infolge Kolik-

Unfähigkeit der Steingallenblase bestehen. Außerdem gibt es auch „schmerzlose Steinwanderungen" (SCHRIEFERS, 1963).

Differentialdiagnose

Differentialdiagnostisch bedeutsam ist, daß kein rektaler Tastschmerz und auch kein Loslaß-Schmerz feststellbar ist (DD: Appendicitis, vor allem retrocoecal). Weiterhin sind vor allem Nierensteinkolik, Pyelonephritis, Adnexitis, Darmkolik, Magenkrämpfe, Ulcusperforation, Myocardinfarkt und Pankreatitis abzugrenzen.

Komplikationen

An sich weist die Gallenkolik keine Komplikationen auf, vielmehr sind es die zeitliche Dauer einer Drucksteigerung im Gallengangssystem bzw. die in 20–30% der Fälle vorkommende Steineinklemmung, die zu vielfältigen Komplikationen Anlaß geben:

Begleitikterus
Cholangitis ggf. mit Sepsis
Cholecystitis
Gallenblasen-Hydrops
Gallenblasen-Empyem
Pericholecystitis mit Adhaesionen
Perforation ggf. mit Fistelbildung oder Gallensteinileus
Subphrenischer Abszeß
Pleuraerguß rechts
Streifenatelektasen im rechten Lungenunterfeld
Pankreatitis
Reflektorischer Ileus
Dehydratation bzw. Elektrolytverluste

Therapie

Die Gallenkolik ist Ausdruck des – meistens vergeblichen – Bestrebens der Gallenblase, einen Stein über den D. cysticus in den Choledochus auszutreiben. In der Regel gleitet der Stein, nach Lockerung des Spasmus im Collum-Cysticus-Bereich, wieder in die Gallenblase zurück; Nur seltener wird ein Stein über die großen Gallenwege in das Duodenum ausgetrieben werden. Es gilt also, mit der einzuschlagenden Therapie beiden Möglichkeiten gerecht zu werden.

Der kolikartige Schmerz bei Dyskinesie oder entzündlichen Gallenerkrankungen ist in der Regel nicht so schwer und das Krankheitsbild auch nicht so dramatisch. Das eventuelle Bestehen einer Cholecystitis bzw. Cholangitis ist ebenfalls im Behandlungsprogramm zu bedenken.

Die Behandlung ist individuell und wird von der Akuität, dem Schweregrad und der Ursache der Gallenkolik bestimmt. Per os verabfolgte Medikamente sind zu meiden da sie eine Verstärkung der bestehenden Übelkeit bewirken.

1. Körperliche und seelische Sedierung:
Auch bei leichteren Koliken steigert sich ein Patient gelegentlich in eine zunehmende motorische und psychische Unruhe, vor allem dann, wenn ähnliche eindrucksvolle Kolik-Erlebnisse vorausgegangen sind. Es gilt, von vorneherein das
alterierte vegetative System zu beruhigen, wofür sich vor allem Diazepam (Valium®
i.m., i.v.) sehr gut bewährte.

2. Feuchte Wärme:
Die Verabfolgung von feucht-warmen (Priessnitz-) Umschlägen auf den Gallenblasen-Bereich wirkt auf reflektorischem Weg spasmolytisch und subjektiv wohl-
tuend. Es ist jedoch zu bedenken, daß ein eventuell bestehender Entzündungsprozeß einerseits mit einer heftigen Schmerzzunahme reagiert und andererseits auch
die Entzündung „angeheizt" werden kann und die Entstehung eines Empyems
allzuleicht gefördert wird.

3. Nahrungskarenz:
Es ist verständlich, daß jegliche Nahrungs- und Flüssigkeits-Aufnahme im Kolik-
anfall unerwünscht ist. Gelegentlich kann – bei längerem Bestehen – ein schluck-
weises Teefasten akzeptiert werden.

4. Spasmolytica:
Bei relativ leichter Gallenkolik genügen oftmals i.m. bzw. i.v. und gleichzeitig
rektal verabfolgte Spasmolytica:

     Baralgin® (i.m., i.v.)
     Baralgin® compositum (Supp.)
     Buscopan® (i.m., i.v., Supp.)
     Buscopan® compositum (i.m., i.v., Supp.)
     Eupaco® (i.m., i.v., Supp.)
     Papaverinhydrochlorid (40 mg)
     Pelerol® (i.m., i.v., Supp.)
     Spasmo-Cibalgin® (Supp.)

5. Atropin:
Atropin bewirkt eine Erschlaffung der Gallengänge und gleichzeitig eine Minderung des Erbrechens. Auf die Anwendung von Atropin (0,5 mg, i.m., i.v.) wird man
in der Regel nicht verzichten!

6. Nitroglycerin:
Nitroglycerin (z.B. Nitrolingual®, 0,8 mg) bewirkt eine Erschlaffung des Sphinkter-Spasmus. Somit ist auch seine Kombination mit Atropin von besonders
günstiger Wirksamkeit.

7. Opiate:
Bei starken Kolik-Anfällen wird man ohne Opiate in der Regel nicht auskommen
können. Dabei bewirken jedoch Morphium bzw. Morphin-Derivate eine Steigerung des Tonus des Sphinkter ODDI, eine Steigerung des Choledochus-Druckes

und eine Erhöhung des Druckes im D. pankreaticus; gleichzeitig führt Morphium zu einer erwünschten Erschlaffung der Gallenblase.

Morphin-Derivate sind daher *indiziert* und gut wirksam bei Gallenblasen-Steinen bzw. Konkrementen im Anfangsteil des D. cysticus, da diese durch den gesteigerten Choledochusdruck und die erschlaffte Gallenblase in diese zurückfallen.

Morphin-Derivate sind daher *kontraindiziert* bei Choledochus-Steinen oder bei Zustand nach Cholecystektomie, da in diesen Fällen mit stärkerer Kolik zu rechnen ist; sie sind aber auch kontraindiziert bei chronischer Pankreatitis und bei Papillen-Stein, da allzuleicht eine akute Pankreatitis ausgelöst wird.

Daher sollten von vorneherein Morphin-Derivate gleichzeitig mit Atropin verabfolgt werden, um diesen ungünstigen Wirkungen des Morphins entgegenzuwirken. Hier bieten sich Morphium-Atropin, Dolantin®+Atropin sowie Dilaudid-Atropin® an, wobei anscheinend Dilaudid-Atropin® von Frauen am besten vertragen wird.

Morphin-Derivate sind darüber hinaus als stark wirksame Narkotica des ZNS bei stark-schmerzhaften Kolik-Anfällen unerläßlich; sie dämpfen aber auch die Gallensekretion, was ebenfalls zur Minderung der Kolikschmerzen beiträgt.

8. Novocain:
Die langsame i. v. Injektion von 1 %igem Novocain (5–15 ml) wirkt spasmolytisch im Bereich des Sphinkter ODDI.

Außerdem sollen Novocain-Hautquaddeln über dem Gallenblasen-Bereich – in der Gegend des größten übertragenen Druckschmerzes („referred pain") – wirkungsvoll sein, obgleich diese Stelle im rechten oberen Quadranten am lateralen Rand des geraden Bauchmuskels nicht der Gallenblasen-Lokalisation entspricht.

Auch soll eine Infiltration über dem rechten Auge eine nachhaltige Wirkung auf den Kolikschmerz ausüben (sensibler Anteil von Trigeminus/Vagus).

Von LAEWEN wurde bereits 1922 angegeben, daß mittels einer paravertebralen Infiltration im Bereich Th_9–Th_{10} eine Gallenkolik wirksam behandelt werden kann (s. S. 40).

Bei Schmerzzuständen im Bereich des N. phrenicus, vor allem ausstrahlend in die rechte Halsseite, können Novocain-Infiltrationen zwischen beide Insertionen des M. sternocleidomastoideus erfolgreich sein.

9. Antibiotica:
In Anbetracht der Tatsache, daß oftmals chronisch-latente Entzündungsprozesse im Bereich der Gallenblase oder Gallenwege bestehen, die unter dem Ereignis der Gallenkolik mit dem pathogenetischen Faktor der „Stauung" allzuleicht aktiviert werden, ist eine vorsorgliche Antibiotica-Therapie, vor allem in Form von Ampicillin (z. B. Binotal® i. v.) erforderlich. Auch in den nachfolgenden Tagen ist eine antibiotische Weiterbehandlung mit gallengängigen Substanzen (s. S. 125) ratsam.

10. Steinabtreibung:

Bei einem eingeklemmten Choledochus-Stein kann man – nach völligem Abklingen der Kolik – zunächst zu einem Steinabtreibungsversuch raten. Erst wenn nach 2–3maligen ergebnislosen Versuchen der oft relativ kleine, verschließende Stein nicht abgetrieben werden kann, ist die Operation unumgänglich. Vor allem bei Personen mit (noch) eingeengter Operabilität, gleich wodurch auch immer, wird ein Steinabtreibungsversuch zu rechtfertigen sein. Allerdings darf sich keinesfalls eine zusätzliche Gefährdung des Patienten durch eine solche Kur ergeben; am besten erfolgt ein solcher Steinabtreibungsversuch unter klinisch-stationärer Kontrolle:

1. Tag: morgens Olivenöl (1–2 Eßlöffel)
vormittags $MgSO_4$ (1–2 Teelöffel in 1 Glas Wasser)
$3 \times$ Atropin (0,5) sc.
$3 \times$ Buscopan® (Supp.)

2. Tag: Duodenal-Sonde:
Decholin® (10 ml) + Glukose i.v.
45 Minuten später: Hypophysin® sc.
45 Minuten später in Duodenal-Sonde:
1. 100 ml 33 %iges $MgSO_4$
2. 5 ml 1 %iges Novocain
3. Olivenöl
15 Minuten später: Cecekin® i.v.

Bei kolikartigen Schmerzen werden Atropin sc. oder i.m. sowie Novocain über die Duodenal-Sonde verabfolgt.

11. Pankreatitis

Bei den Zeichen einer Begleitpankreatitis sind Trasylol®, Atropin, Antrenyl®, Diamox® und Glucagon (zur Einschränkung der Pankreassekretion), Magensonde sowie Ausgleich des Flüssigkeit-, Elektrolyt- und Säure-Basen-Haushaltes vorrangig indiziert.

12. Reflektorischer Ileus:

Ein reflektorischer Ileus macht Infusionen mit Prostigmin® und Bepanthen® (4–10 Amp.) erforderlich.

13. Dehydratation, Elektrolytverluste:

Flüssigkeitszufuhr per infusionem.
Ausgleich des Elektrolyt-Haushaltes:

$0,2 \times kg\,KG \times Na^+$-Defizit = Erforderliche Na^+-Menge in mval

$0,4 \times kg\,KG \times (4,5 - K^+$-Wert in mval) = Erforderliche K^+-Menge in mval

Ausgleich des Säure-Basen-Haushaltes:

$0,3 \times kg\,KG \times$ Basenexcess = Ausgleich einer Acidose mittels Natriumbikarbonat (8,4 %) in mval (1 ml = 1 mval)

$0,3 \times kg\,KG \times$ Basenexcess = Ausgleich einer Alkalose mittels L-Arginin-Hydrochlorid in mval (1 ml = 1 mval)

VI. Postcholecystektomie-Syndrom

Definition

Als Postcholecystektomie-Syndrom bezeichnet man alle Beschwerden, die nach einer Cholecystektomie andauern oder nach einigen Wochen bis Monaten (MARKOFF, KAISER) bzw. innerhalb eines Jahres (BLOCK), spätestens jedoch innerhalb von 3 Jahren (SAINT) auftreten.

PRIBRAM (1934) führte die Postcholecystektomie-Beschwerden auf eine gestörte Dynamik der Gallenwege, eine Dysfunktion der Papille und eine cholecystoprive Dyspepsie zurück, wobei er gleichzeitig den Ausfall eines hypothetischen, in der Gallenblasenwand lokalisierten Aktivators der Pankreaslipase ursächlich mit anschuldigte.

Im Laufe der Zeit ist dieser von PRIBRAM (1934) und COLP (1944) geprägte Begriff „Postcholecystektomie-Syndrom" zu einem Schlagwort und zu einem Sammeltopf geworden, in den man alle postoperativen Beschwerden werfen konnte, ohne sich der Mühe einer aufwendigen Diagnostik unterziehen zu müssen.

Aber nur die Analyse der Beschwerden und Befunde, vor allem der komplexen Ursachen dieses Syndroms verspricht Hinweise auf ein geeignetes prophylaktisches Vorgehen oder auf erforderliche therapeutische Maßnahmen.

Häufigkeit

Es steht außer Zweifel, daß sich nach einer Cholecystektomie in einem relativ hohen Prozentsatz Beschwerden einstellen bzw. weiterbestehen oder sogar verschlimmern. Die Angaben im Schrifttum liegen zwischen 20–50%, heute – bei entsprechend besserer Beachtung eines optimalen prophylaktischen Vorgehens – bei 5–20%:

BODVALL:	39,6%
GRÖZINGER et alt.:	37,5%
HÜDEPOHL:	5–20%
KOELSCH:	32,4%
MARKOFF et alt.:	10–25%
RATHCKE:	3–45%
SCHMIDT:	3,3%
SCHÖNDUBE:	5–45%
WASSNER:	4–55%

Dabei sind die oft sehr divergierenden Zahlenangaben darauf zurückzuführen, daß es sich im Einzelfall um eine chirurgische oder um eine internistische Statistik

handelt, wobei in der Regel diese Patienten zunächst einmal den Internisten um
Hilfe ersuchen.

Symptome

Das Postcholecystektomie-Syndrom stellt kein festumrissenes Krankheitsbild dar,
sondern es handelt sich vielmehr um eine Fülle von Beschwerden, die alle gemeinsam haben: ihr Weiterbestehen oder Auftreten nach der Cholecystektomie. Daher
wird dieses Syndrom oft auch der gesamten Gallenchirurgie fälschlicherweise
pauschal angelastet.

Die geklagten Beschwerden treten teils in Abhängigkeit von den Mahlzeiten, teils
aber auch unabhängig davon auf. Sie können zeitweilig ganz fehlen, um dann
aber auch wieder zu exazerbieren. Gelegentlich läßt sich auch ein zeitlicher Zusammenhang mit seelischer Erregung angeben – wie bei der Cholelithiasis.

Die geklagten Beschwerden sind recht vielfältig, uncharakteristisch, aber auch
recht eindrucksvoll:

BESCHWERDEN

1. Schmerzen: leicht bis heftig, teils kolikartig andauernd, teils anfallsweise	70–75 %
2. Fettintoleranz	70–75 %
3. Blähungen, Völlegefühl, Meteorismus	50–60 %
4. Obstipation, gelegentlich Diarrhoe	40–50 %
5. Intoleranzen: Eier, Kuchen, Kohl, Kakao etc.	30–40 %
6. Übelkeit, Brechreiz	30–40 %
7. Ausstrahlende Schmerzen zum Rücken und Bauch	20–30 %
8. Gewichtszunahme	10–20 %
9. Subfebrile Temperaturen	10–20 %
10. Juckreiz, Subikterus	0–10 %

Diagnose

Die Diagnose bzw. Differentialdiagnose des Postcholecystektomie-Syndroms
und somit auch seine aetiologische Differenzierung verursachen in der Regel einen
großen klinischen Aufwand und letztlich auch eingreifendere diagnostische Maßnahmen:

1. Detaillierte Anamnese:
   a) praeoperativ
   b) postoperativ
2. Beiziehung des Operationsberichtes
3. Körperliche Befunde
4. Laborchemie:
   a) praeoperative Befunde
   b) postoperative (jetzige) Befunde:
      BSG, Blutbild, Urinstatus
      GPT, GOT, GLDH, γGTP, LDH, AP, LAP
      Diastase, α-Amylase, Lipase
      Bilirubin, Cholesterin, Eisen, Kupfer,
      Bromsulfophthalein
      Porphyrine
5. Funktionsproben:
   a) fraktionierte Magensaft-Untersuchung
   b) Pankreas-Stimulation: Sekretin-Test
   c) Duodenalsonde: Bromsulfophthalein-Erscheinungszeit
   d) Duodenalsonde: pathogene Erreger
6. Gastroskopie und Magenschleimhautbiopsie
7. Duodenoskopie
8. Röntgen:
   a) Abdomen-Leeraufnahme im Stehen
   b) iv.Cholangiogramm mit Tomographie
   c) Magen-Duodenum
   d) hypotone Duodenographie
   e) Colon-Kontrastdarstellung
   f) diagnostisches Pneumoperitoneum mit Zeitaufnahme
   g) perkutane transhepatische Cholangiographie
9. Ultrasonographie des Bauchraumes
10. Laparoskopie mit Leberbiopsie
11. Relaparotomie:
    a) Revision der Bauchhöhle
    b) intraoperative Cholangiographie
    c) Manometrie
    d) Choledochoskopie

Ursachen

Die Ursachen des Postcholecystektomie-Syndroms sind außerordentlich vielfältig und können in 2 große Gruppen eingeordnet werden:

1. Beschwerden, denen ein morphologisches Substrat zugrundeliegt und die somit durch eine Zweitoperation gebessert werden können.
2. Beschwerden, die durch eine Zweitoperation nicht behandelt werden können.

Die beiden Hauptfragen bei der Ursachen-Suche sind die Feststellung einer Gallenabfluß-Behinderung oder eines unzulänglichen bzw. fehlerhaften operativen Vorgehens.

1. Fehlindizierte Cholecystektomie

An erster Stelle ist als Ursache des Postcholecystektomie-Syndroms die fehlindizierte Cholecystektomie zu nennen. Hier wurde versäumt, die wahren Ursachen der Beschwerden vor der Cholecystektomie sorgfältig zu klären, so daß eine falsche Operationsindikation durch eine unexakte praeoperative Diagnostik bedingt wurde:

a) Extrabiliäre Ursachen:

In die Gruppe der extrabiliären Ursachen einer fehlindizierten Cholecystektomie sind die Fälle einzuordnen, bei denen in Wirklichkeit extrabiliäre Erkrankungen bereits vor der Operation vorlagen und somit auch nach der Cholecystektomie weiter bestanden:

Hiatushernie
Gastritis
Ulcus pepticum
Pankreatitis
Colon irritabile
Colitis ulcerosa
Dünndarm-Carcinoid
Rechtsseitige Nieren-Erkrankungen
Osteochondrose, Spondylarthrose u. a.

So fanden MAURER und BRUG eine praeoperative *Pankreatitis* in 14,9% der Fälle und eine postoperative Pankreatitis in 4,6%. Dabei konnte eine Pankreatitis bei schwerer chronischer Cholecystitis in 30,2%, bei Choledocholithiasis in 23,4% und bei Cholelithiasis in 17,1% der Fälle nachgewiesen werden.

In gleiche Richtung weisen Untersuchungen von WILDE und SCHLEICHER, die bei 20–30% der Fälle von Choledochus-Revision eine postoperative Erhöhung der Urin-Diastase feststellen konnten, ein Befund, den EDER bei 20% der Fälle und KLUG bei 10% seiner Kranken beobachtete.

MEESTER fand in 5,6% der Fälle eine Pankreatitis als Ursache postoperativer Beschwerden und KOURIAS in 7,1% der Fälle.

b) Biliäre Ursachen

An hepato-biliären Ursachen eines Postcholecystektomie-Syndroms sind folgende Möglichkeiten zu nennen, die verständlicherweise postoperativ weiter bestehen:

Dyskinesie der Gallenwege
posthepatitische Folgezustände
Cholangiohepatitis
Fettleber
Lebercirrhose
akute Cholecystitis
u. a.

Dabei ist jedoch zu bedenken, daß gelegentlich eine hypertone *Dyskinesie* mit sekundärer Hypertrophie im Collum-Cysticus-Bereich oder im Sphinkter-ODDI-Bereich eine Cholecystektomie letztendlich erforderlich machen kann.

Weiterhin sollte eine *Papillenstenose* mittels pharmakodynamischer Tests hinsichtlich ihrer funktionellen Genese geprüft werden. Eine prae- oder intraoperativ nicht erkannte organische Stenose wird meistens postoperativ verschlimmert.

Eine *hoch-akute Cholecystitis* sollte erst im abklingenden Stadium, im Intervall, operiert werden. So stellt überhaupt die Cholecystektomie im komplikativen Stadium eine der Hauptursachen postoperativer Beschwerden dar!

2. Technisch-unvollkommene Operation

Als weitere Ursache eines Postcholecystektomie-Syndroms ist die technisch-unvollkommene Operation anzuführen, so daß dann ein ungünstiges postoperatives Ergebnis der an sich korrekt-indizierten Cholecystektomie angelastet wird.

a) Unsachgemäße Operationstechnik

In jedem Einzelfall ist die jeweilige Operationstechnik individuell festzulegen – ein schematisiertes Operieren kann den vielfältigen Besonderheiten in der Regel nicht gerecht werden. Die Operationstechnik hängt ab:

1. von der praeoperativen Diagnostik
2. vom körperlichen Zustand des Patienten
3. von der Operationsfeld-Situation

Eine manuelle *Ungeschicklichkeit* des Chirurgen kann – unbemerkt – zu Läsionen bzw. fehlerhaften Ligaturen führen, die dann durchaus in der Lage sind, mehr oder weniger ausgeprägte postoperative Beschwerden oder Komplikationen hervorzurufen.

Auch die *Unsicherheit* des Chirurgen im Erkennen oder im Beherrschen besonderer Operationsfeld-Situationen mag gelegentlich die Ursache einer fehlindizierten operationstaktischen oder -technischen Entscheidung sein, die ihrerseits wieder postoperative Beschwerden oder Komplikationen verursacht.

Das **Cysticus-Stumpf-Syndrom** (GARLOCK, 1951), auf das bereits BEYE 1936 hingewiesen hatte, ist die Folge einer technisch-unvollständigen Cholecystektomie. Der intraoperativ zu lang belassene Cysticus erweitert sich allmählich und es entsteht ein gallenblasen-ähnliches, sackförmiges Gebilde. Dieser erweiterte Cysticus-Stumpf wurde fälschlicherweise als „Gallenblasen-Regenerat" (FLÖRCKEN, 1912) gedeutet oder als *Pseudogallenblase* bezeichnet. Die Häufigkeit wird mit 10–20% der Fälle angegeben: WEITZ, 1965: 7,6%; KRAUS et alt., 1965: 12%; MÜLLER-KLUGE et alt.: 13,2%; HEPP, 1966: 22,0%. Die Diagnose ist lediglich röntgenologisch, am besten tomographisch, möglich. Gelegentlich gelingt eine bessere Darstellung 3–4 Stunden nach der Cholangiographie als sog. „Spätphase des Cysticus-Syndroms" (LÖRINC, 1957). Die Beschwerden sind uncharakteristisch und bestehen vorwiegend in Schmerzen, Obstipation, Meteorismus, Übelkeit und Erbrechen. Sie können auf folgende Entwicklungen zurückgeführt werden:

1. Reflektorische Dyskinesie des Sphinkter ODDI
2. Stumpf-Entzündung mit sekundärer Cholangitis
3. Stumpf-Neurinom bzw. Granulom
4. Stein-Rezidiv
5. Maligne Entartung

Stets ist die Reoperation und Resektion des Cysticus-Stumpfes erforderlich, wobei gleichzeitig eine weitere intraoperative Diagnostik durchgeführt werden sollte und der Inhalt des Cysticus-Stumpfes einer bakteriologischen Untersuchung zuzuführen ist.

Eine *Choledochus-Striktur* (Abb. 121) bzw. -Ligatur tritt meistens infolge eines zu kurzen operativen Absetzens des D. cysticus auf. Sie erfordert in der Regel ebenfalls eine Reoperation.

Sicherlich ist eine *große Schnittführung* für die Übersichtlichkeit des Operationsfeldes von Nutzen. Dennoch kann eine zu große Schnittführung die Ursache postoperativer Beschwerden werden, so daß von verschiedenen Autoren eine kleine und transrektal-mediane Schnittführung empfohlen wird.

b) Intraoperative Versäumnisse

Die Unterlassung der intraoperativen Cholangiographie (ggf. in Kombination mit Manometrie und Choledochoskopie) bedingt die wohl häufigsten Ursachen des Postcholecystektomie-Syndroms: Der sog. vergessene Stein und die übersehene Papillenstenose. In der Regel führt dies sogar zu einer postoperativen Zunahme der Beschwerden,

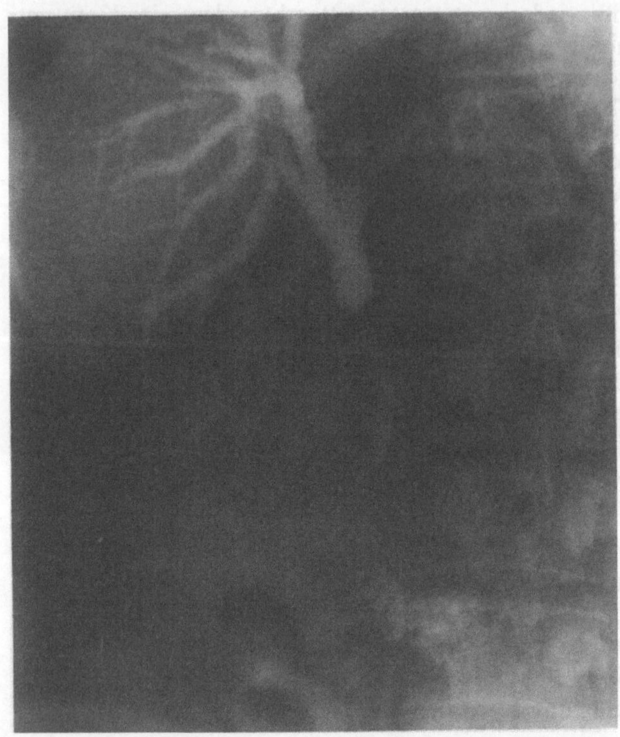

Abb. 121: Perkutane transhepatische Cholangiographie bei Subikterus: postoperative narbige Choledochus-Striktur (S. R. 27 J.)

da die Gallenblase als Druckreglersystem nunmehr fehlt. Diese versäumte intraoperative Diagnostik erfordert dann i.a. eine Reoperation mit nunmehriger „Zwangsdiagnostik". Eine solche Reoperation sollte aber sowohl dem Patienten als auch dem Chirurgen erspart bleiben!

Die Häufigkeit des sog. „vergessenen Steins" beträgt nach Literaturangaben 20–45% (HESS: 30%; MEESTER: 30%; GLENN: 40% u.a.). So deckte die intraoperative Cholangiographie in 25,7% Choledochus-Steine auf, während ohne diese Untersuchungstechnik nur 7,8% der Konkremente gefunden wurden, d.h. 18% der Choledochus-Steine wurden ohne intraoperative Cholangiographie übersehen! (HESS). VESIN wies mittels postoperativer Cholangiographie in der 2. Woche durch den liegenden T-Drain in 16,5% Choledochus-Steine nach, die intraoperativ übersehen worden waren oder postoperativ aus intrahepatalen Gängen abwärts gelangten (Abb. 47). Insgesamt konnte die Häufigkeit des vergessenen Steins unter optimalen Bedingungen von 8,4% auf 0,4% gesenkt werden (HESS). Auch KAISER beziffert die Häufigkeit mit nur noch etwa 1%. Ein solcher vergessener Stein kann dann weitere, schwerwiegende postoperative Komplikationen nach sich ziehen wie Cholangitis, Papillitis, Verschluß-Ikterus, Pankreatitis.

Relativ häufig besteht eine **narbige Papillenstenose,** die durch spontan-abgehende oder stationäre Choledochus-Konkremente (prae- oder intrapapillär) infolge Drucknekrotisierung entstanden ist (Abb. 119, 120). Aber auch durch sekundär-entzündliche Prozesse bei Cholangitis kann eine Papillenstenose entstehen, wie auch infolge intraoperativer Laesionen bei forcierter Sondierung oder erschwerter Stein-Beseitigung. Zu einer eher röhrenförmigen Papillenstenose kommt es gelegentlich aber auch bei einer chronischen Retentions-Pankreatitis, wenn dieser Choledochus-Anteil innerhalb des chronisch-entzündeten Pankreaskopfes verläuft und schließlich narbig-deformierend stenosiert.

Eine postoperative *Fistelbildung* infolge Nahtdehiszenz ist außerordentlich selten und wird in größeren Statistiken kaum je erwähnt.

Gelegentlich kann sich infolge chronisch-fibrosierender Cholangitis eine *narbige Hepaticus-Stenose* im Sinne eines MIRIZZI-Syndroms entwickeln. Es resultiert eine Erweiterung der intrahepatalen Gallengänge bei normaler Choledochusweite. Die Symptome und Beschwerden gleichen i. allg. dem inkompletten Choledochus-Verschluß.

Diese verschiedenartigen Ursachen postoperativer Beschwerden infolge fehlindizierter Cholecystektomie oder technisch-unvollkommener Operation sind natürlich kein Postcholecystektomie-Syndrom, sondern wie BLOCK 1956 treffend formulierte ein **„Trotz-Cholecystektomie-Syndrom".** Man müßte sonst auch alle Ereignisse, die bei und nach einer Injektion auftreten, als „Postinjektions-Syndrom" bezeichnen!

Was verstehen wir somit unter dem Begriff „Postcholecystektomie-Syndrom"? Dieser im Schrifttum allgemein bekannte, in Klinik und Praxis oft gebrauchte Begriff ist nicht präzise, aber an sich recht anschaulich. Man muß sich nur unbedingt der aetiologischen Vielseitigkeit des „Trotz-Cholecystektomie-Syndroms" bewußt sein und dieses exakt ausschließen. *Auf keinen Fall dürfen also dem Postcholecystektomie-Syndrom solche Kranke zugeordnet werden, bei denen diese Beschwerden auch schon vor der Cholecystektomie bestanden – nur wurden sie praeoperativ nicht diagnostiziert oder falsch interpretiert oder nicht beachtet. Solche Beschwerden können durch die Operation nicht beseitigt werden. Es wurde an der wahren Ursache der Beschwerden vorbeioperiert!*

3. Postcholecystektomie-Syndrom

Unter dem Begriff des echten Postcholecystektomie-Syndroms sind subjektive Beschwerden oder auch objektive Befunde nach Gallenblasen-Operation einzuordnen. Sie können funktioneller oder organischer Art sein:

a) Funktionelle Ursachen

Funktionell-bedingte Beschwerden treten vor allem bei vegetativ-labilen Personen und vor allem nach Entfernung einer noch funktionstüchtigen Gallenblase auf:

Bei diesen besonderen „Ausnahmezuständen" des Organismus reagiert nun das Gallenwegssystem vor allem mit postoperativen dyskinetischen Vorgängen am Sphinkter ODDI, da durch die Cholecystektomie das *Gallenblasen-Druckregler-System* weggefallen ist. Drucksteigerungen im Choledochus sind die Folge. Dabei kommt es zu keiner Erweiterung des Choledochus, es sei denn, daß es bereits zu hypertrophie-bedingter Papillenstenosierung gekommen ist. Eine Choledochus-Erweiterung über 12 mm ist stets das Zeichen einer echten, länger bestehenden Abflußstörung, während die ROST-ODDIsche These von der kompensatorischen Erweiterung des Choledochus nach einfacher, komplikationsloser Cholecystektomie widerlegt erscheint.

Eine weitere Ursache funktioneller Beschwerden ist in der postoperativen *Störung des Pankreas-Reglersystems* zu suchen, das sich aus den Faktoren: Gastrin – Sekretin – Pankreozymin – Cholecystokinin zusammensetzt, worauf vor allem NIEDNER mit Nachdruck hingewiesen hat.

Hinzu kommt eine *Störung der Fettverdauung* infolge unregelmäßigen, nicht duodenal-gesteuerten Gallenflusses mit gleichzeitigem Mangel an konzentrierter Galle (COLE, 1952; KRUMHAAR, 1962).

Letztendlich kann bei bereits vegetativ-labilen Personen eine *Somatisierung von Neurosen* eintreten.

b) Organische Ursachen

In diese Gruppe sind alle die Kranken einzuordnen, bei denen nachweisbar eine korrekt-indizierte Cholecystektomie mit technisch-einwandfreier Methode bei sorgfältiger prae- und intraoperativer Diagnostik durchgeführt wurde. Diese Fälle können dem Postcholecystektomie-Syndrom im weitesten Sinne zugerechnet werden. Häufig wird eine Reoperation erforderlich sein:

Natürlich kann es im Choledochus (Hepaticus) zur Bildung von neuen Steinen kommen (*autochthone Steinbildung:* 3–6% der Fälle), denn die Neigung zur Cholelithiasis bzw. die dispositionellen Faktoren wurden operativ nicht entfernt.

Mitunter können auch strang-, segel- oder waldförmige *Verwachsungen* im Ober-Mittelbauch erhebliche Beschwerden verursachen und den Kranken vielleicht sogar stärker belästigen als ehemals seine praeoperativen Beschwerden. Es fällt jedem Laparoskopiker bei dem Erlebnis derart ausgedehnter Verwachsungen schwer, an eine Störungs-freiheit zu glauben!

Leberhilus-Granulome oder neurinom-artige Bildungen können ge-legentlich im Operationsfeld auftreten und heftige, klinisch kaum deutbare Beschwerden hervorrufen. Die Diagnose gelingt, wenn über-haupt, nur mittels Reoperation.

Prophylaxe

Gestützt auf klinische Beobachtungen wird immer wieder die Meinung geäußert, daß das Auftreten eines echten Postcholecystektomie-Syndroms von im einzelnen oft nicht überschaubaren dispositionellen Faktoren abhängig sei und daß besondere *Konstitutionstypen* hiervon betroffen werden. In diesem Zusammenhang ist die Mitteilung von BODVALL et alt. interessant, die eine Häufigkeitszunahme des Postcholecystektomie-Syndroms bei Kranken mit *Blutgruppe 0* beobachteten und daraus folgerten, daß genetische Faktoren das Auftreten postoperativer Beschwerden begünstigen könnten.

Eine entscheidende Verringerung postoperativer Beschwerden bei der zahlen-mäßig immer bedeutsameren Cholecystektomie ist durchaus möglich, wenn die wesentlichsten Grundsätze mehr als bisher berücksichtigt würden:

PROPHYLAXE

1. Eingehende praeoperative Bauch-Diagnostik
2. Korrekte Indikationsstellung
3. Frühzeitige Cholecystektomie
4. Sachgemäße Wahl der Operationsmethode
5. Sorgfältige intraoperative Diagnostik
6. Isolations-Pneumoperitoneum (im Einzelfall)
7. Postoperatives T-Drain-Cholangiogramm
8. Laparoskopische Korrektur von Adhäsionen

Dabei sollte intraoperativ mindestens die *Cholangiographie* mit dokumentativer Röntgen-Aufnahme eingesetzt werden (Manometrie und Choledochoskopie stellen erstrebenswerte, ergänzende Untersuchungstechniken dar, wobei die Choledochoskopie Übung und Geschicklichkeit erfordert, um nicht hierdurch neue Choledochus-Verletzungen zu provozieren!).

Im Einzelfall bietet sich das *Isolations-Pneumoperitoneum* an, das am 8.–14. post-operativen Tag angelegt und etwa für 8 Tage (und mehr) geführt werden kann. Gleichzeitig ermöglicht es eine röntgenologische Kontrolle des Bauchraumes in seitlicher Aufnahmetechnik. Eventuelle Adhäsionen sind noch frisch und „schwin-den" bei Lufteinblasung, weiterbestehende Adhäsionen können laparoskopisch durchtrennt werden.

Vor der Herausnahme des T-Drain sollte – unter subtil-sterilen Bedingungen! – ein *postoperatives Kontroll-Cholangiogramm* angefertigt werden. Ein nachweisbarer Choledochus-Stein (Abb. 47) kann ggf. mittels Spülungen (Äther-Chloroform-Mischung) aufgelöst und ausgespült werden.

Bei Verdacht auf postoperative Störungen oder Beschwerden sollte rechtzeitig – nicht erst nach Monaten! – eine *erneute internistische Untersuchung* erfolgen.

Therapie

Dyskinetische oder dyspeptische Störungen und Beschwerden des Postcholecystektomie-Syndroms schwinden i.a. im Laufe eines Jahres. Bei vegetativ-labilen Personen bleiben jedoch solche Beschwerden oft für immer bestehen – wie auch bei organischen Defekten. Im letzteren Falle handelt es sich dann um eine sekundäre Dyskinesie.

Voraussetzung jedweder Therapie des Postcholecystektomie-Syndroms ist natürlich eine sorgfältige Diagnostik, die in vollem Umfang ablaufen muß. Die festgestellten Befunde bestimmen dann das therapeutische Vorgehen in konservativer oder reoperativer Hinsicht:

Konservative Maßnahmen

1. Diätetische Maßnahmen:
   a) fettarme Diät, Meiden von gebratenen Fetten
   b) Gallen-Schonkost
   c) evtl. Leber-Diät
   d) evtl. Pankreas-Diät
2. Feucht-warme Kataplasmen
3. Ferment-Substitution:
   a) Pepsin
   b) Pankreas-Ferment
4. Choleretica
5. Antacida bei Superacidität
   Acida bei Sub/Anacidität
6. Cholangitis-Behandlung:
   a) Antibiotika-Sulfonamide
   b) Choleretica
   c) Flüssigkeitszufuhr
7. Pankreatitis-Behandlung:
   a) diätetische Maßnahmen
   b) Atropin, Antrenyl®
   c) Diamox®
   d) Trasylol®
   e) Flüssigkeitszufuhr

f) Elektrolyt-Ausgleich

g) Antibiotica

8. Spasmolytica, Analgetica, Vagolytica

9. Psychopharmaca

Indikationen zur Reoperation

Die Häufigkeit von Reoperationen im Bereich des Gallenwegssystems beträgt nach Schrifttumsangaben 4–10% (GLENN: 4,5%; DALICHAU und UNGEHEUER: 4,8%; HESS: 7,3%; MEESTER: 9,9% u.a.).

Die Letalitätsquote muß bei Nachoperationen mit 5–10% der Fälle angesetzt werden. SCHENKER berichtete über eine Letalität von 7,7%, während eine zweite Nachoperation bereits eine Letalität von 14,3% aufwies.

MEESTER stellt mit Nachdruck fest, daß etwa 70% der Nachoperationen vermeidbar gewesen sei, wenn eine bessere intraoperative Diagnostik durchgeführt worden wäre!

INDIKATIONEN

1. Stein-Rezidiv
2. Narbige Choledochus-Stenose
3. Papillen-Stenose
4. MIRIZZI-Syndrom
5. Cysticus-Stumpf-Syndrom
6. Chronisch-rezidivierende Pankreatitis
7. Chronisch-rezidivierende Cholangitis
8. Komplikative postoperative Verwachsungen
9. Leberhilus-Granulome
10. Neurinom-Bildungen
11. Postoperative Fistelbildung
12. Gallenblasen-Regenerat

Literatur

36, 37, 39, 69, 81, 82, 87, 98, 115, 118, 138, 141, 147, 160, 167, 176, 180, 184, 187, 194, 198, 217, 221, 234, 235, 246, 253, 308, 309, 313, 324, 346, 365, 375, 397.

VII. Geschwülste der Gallenblase und Gallenwege

Geschwülste im Bereich der Gallenblase und der Gallenwege – benigner wie auch maligner Art – sind relativ selten, dennoch von großer klinischer Bedeutung.

Benigne Tumoren

An gutartigen Tumoren kommen gelegentlich Lipome, Fibrome, Myome, Myxome und Adenome vor; letztere werden gelegentlich auch als epitheliale Polypen bezeichnet. Am häufigsten sind gutartige Mischtumoren aus mesenchymalen und epithelialen Anteilen (= Fibroadenome, Adenomyome). Ihre Häufigkeit kann mit 0,1–1% beziffert werden. Das weibliche Geschlecht ist auch hier bevorzugt betroffen (etwa 4:1).

Als *Ursache* wird die Theorie der kongenital-abnormen Anlage (ASCHOFF, BACMEISTER) oder die entzündliche Theorie (LUBARSCH) diskutiert.

Die *Diagnose* gelingt praeoperativ nur selten, im Einzelfall mittels laparoskopischer oder röntgenologischer Technik, wobei KIRKLIN bereits 1931 typische röntgenologische Befunde im Cholecystogramm beschrieben hat. Gelegentlich stellen sich solche wandständigen, lageunabhängigen, meistens scharf begrenzten Gebilde erst nach Entleerungsreiz der Gallenblase dar. OCHSNER (1962) sieht einen Füllungsdefekt an der Fundusspitze nach Kontraktion auf Reiz bei vorherigem normalen Gallenblasen-Befund als typisch für ein Adenomyom an. Im Bereich der Gallenblase verursachen sie gelegentlich dyskinetische Beschwerden, jedoch nur selten einmal klinische oder laborchemische Befunde, es sei denn, daß sie als papilläre Adenome bzw. Papillomatose das Gallenblasenlumen weitgehend ausfüllen und den Gallenabfluß behindern (s. S. 189).

Ein kombiniertes Auftreten mit gutartigen Tumoren in anderen Körperbereichen ist nicht bekannt. Dagegen führen solche Gallenblasen-Tumoren in etwa 75% zu entzündlichen Veränderungen und zur Cholelithiasis. Eine maligne Umwandlung gutartiger Tumoren ist durchaus möglich.

Dagegen können benigne Tumoren im Bereich der Gallenwege rasch zu einer Stenosierung führen mit oft zunehmender Cholestase, die dann einer operativen Klärung und Beseitigung bedarf, wobei vor allem die perkutane transhepatische oder die intraoperative Cholangiographie sowie die Choledochoskopie diagnostisch-entscheidende Untersuchungstechniken darstellen.

Die *Behandlung* besteht in der operativen Entfernung der Gallenblase und in entsprechenden rekonstruktiven Maßnahmen, soweit Gallenwege betroffen waren. Ein Zuwarten ist – außer vielleicht im besonders gelagerten Einzelfall – wegen der komplikativen Entwicklungen nicht angeraten!

Maligne Tumoren

Als seltenste Tumorarten sind primäre Retikulosarkome der Gallenblase sowie Mischtumoren beobachtet worden, häufiger sind Karzinome:

Retikulosarkome kamen vorwiegend als spindelzellige und polymorphzellige, seltener als rundzellige und retikuläre Sarkome sowie als Myofibrosarkome vor. Als Rarität wäre noch das neurogene Sarkom erwähnenswert. Auch das Gallenblasen-Sarkom bevorzugt das höhere Lebensalter und das weibliche Geschlecht, möglicherweise wegen der bei Frauen auch häufigeren Cholecystitis und Cholelithiasis, fand doch ZAFFAGNINI (1952) bei 80% der Gallenblasen-Sarkome eine gleichzeitige Cholelithiasis. Sarkome weisen ein relativ schnelles Wachstum auf, wobei auch eine extreme Größe – bis zu 6 kg! (SCHÖNE) – erreicht werden kann.

Mischtumoren der Gallenblase gehören ebenfalls zu den Seltenheiten. Alle bisherigen Fälle sind bei Frauen beobachtet worden; alle Fälle wiesen eine Cholelithiasis bzw. Cholecystitis auf. In der Regel finden sich Kombinationen von Karzinomen und verschiedenen Sarkom-Arten.

Demgegenüber sind **Karzinome** der Gallenblase und Gallenwege wesentlich häufiger: Sie machen nach Literaturangaben 1–6% (–10%) aller malignen Tumoren aus, womit sie in der Häufigkeitsfolge aller Organ-Tumoren die 6. Stelle einnehmen, während sie im Verdauungstrakt an 5. Häufigkeitsstelle stehen. Etwa 0,1% aller Erkrankungen des Gallenwegssystems sind Karzinome, wovon $^2/_3$ im Bereich der Gallenblase und $^1/_3$ im Bereich der Gallenwege lokalisiert sind.

Entsprechend der *Lokalisation* werden somit 3 verschiedene Karzinomformen unterschieden:

1. Gallenblasen-Karzinom
2. Gallengangs-Karzinom
3. Papillen-Karzinom

1. Gallenblasen-Karzinom

Wahrscheinlich bereits 1777 von STOLL beobachtet und 1914 von KEHR erstmals ausführlich beschrieben, wurde vor allem von STERNBERG (1935) auf das gehäufte Vorkommen eines Gallenblasen-Karzinoms bei Cholelithiasis hingewiesen. K.H. BAUER bezeichnete daher 1949 – gestützt auf weitere gleichartige Beobachtungen – die Cholelithiasis als echte fakultative Praekanzerose (s.S. 279).

Bei einem eindeutigen Überwiegen des weiblichen Geschlechts beträgt das mittlere Erkrankungsalter etwa 58–60 Jahre, wobei etwa 80% der Gallenblasen-Karzinome jenseits des 60. Lebensjahres auftreten bzw. diagnostiziert werden.

Nicht nur bei Kranken mit entzündlicher Cholelithiasis treten Gallenblasen-Karzinome häufiger auf, sondern auch bei Patienten mit biliodigestiven Fisteln.

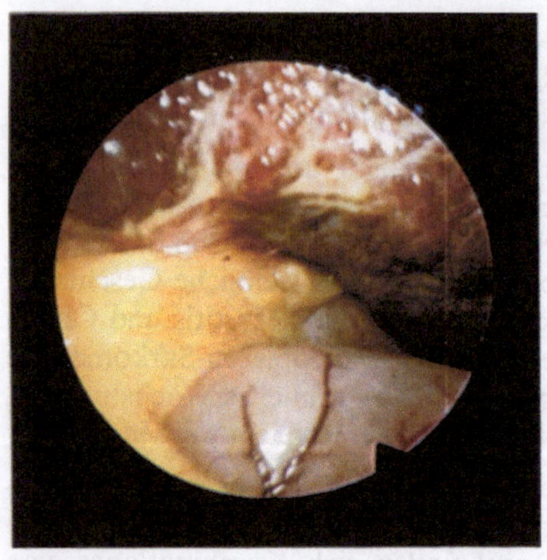 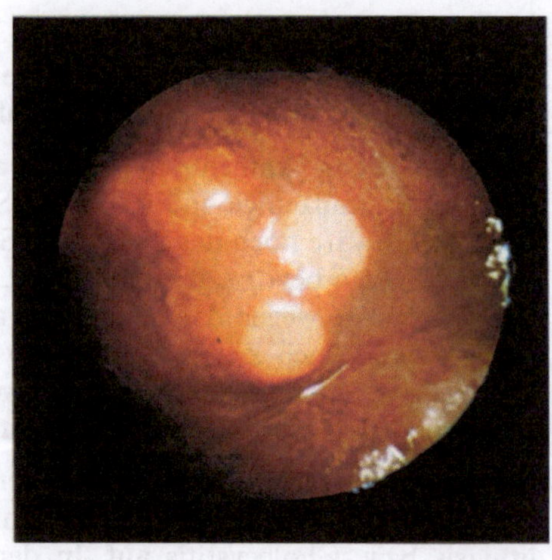

Abb. 122: Gallenblasen-Netz-Konvolut mit Übergreifen des Gallenblasen-Karzinoms auf die Leber

Abb. 123: Leber-Metastasen bei Gallenblasen-Karzinom

Der pathogenetische Zusammenhang zwischen Gallenblasen-Karzinom und Cholelithiasis ist jedoch nicht unwidersprochen geblieben, werden doch nur 2(–5)% aller Cholelithiasis-Kranken von einem Gallenblasen-Karzinom betroffen. Die pathogenetische Bedeutung der Gallensteine wird auch dadurch fraglich, weil nur 25–30% aller Gallengangs-Karzinome eine gleichzeitige Cholelithiasis aufweisen, wobei die Steine sich in der Gallenblase finden und nicht am Ort der Karzinom-Lokalisation. Wahrscheinlich stellen Steine lediglich einen Realisierungsfaktor dar, der die auch heute im einzelnen noch ungeklärte Kette der Karzinom-Pathogenese abschließt. Möglicherweise liegt auch in der Galle ein karzinogener Faktor (Hormon-Metaboliten? Methylcholanthren? u.a.) vor, der auch infolge einer Störung des Leberzellstoffwechsels in die Galle ausgeschieden werden könnte. Dabei führen ggf. Entleerungsstörungen und entzündliche Prozesse zur Konzentrierung und Wirkung solcher karzinogenen Stoffe.

Meistens handelt es sich um Adenokarzinome, nur selten um Plattenepithelzellkarzinome oder gallertige bzw. schleimbildende Tumoren. Die bevorzugte Lokalisation ist der Gallenblasen-Fundus, gefolgt vom Collum und vom Corpus. Das Wachstum ist recht unterschiedlich: knotig, diffus, papillomatös-zerfallen, szirrhös. Sehr rasch greifen Gallenblasen-Karzinome auf die Nachbarschaft (Leber, Colon, Magen, Duodenum, Netz) über (Abb. 122, 123) und schnell werden auch die benachbarten Lymphknoten befallen.

An *Beschwerden* bestehen Druckschmerz im rechten Oberbauch, Inappetenz mit Gewichtsabnahme, Völlegefühl, Übelkeit und Erbrechen, kolikartige Schmerzen und allgemeine Schwäche. Gelegentlich bestehen – auch nach eigenen Beobach-

304

tungen – den übrigen Beschwerden sogar längere Zeit vorausgehende rechtsseitige Rückenschmerzen im Lumbalbereich, die allzu leicht falsch interpretiert werden.

An objektiven *Befunden* finden sich Ikterus, Lebervergrößerung, palpabler Oberbauchtumor, Anaemie sowie eine bereits mehr oder weniger feststellbare Erhöhung der BSG, α_2-Globuline, AP, LAP, GLDH und der Transaminasen sowie des Kupfer-Wertes.

In der Regel wird das Gallenblasen-Karzinom zu spät diagnostiziert, auch wenn röntgenologische Techniken (Cholecystographie mit Tomographie, Colon-Kontrastdarstellung, Cholangiographie, Arteriographie u.a.) eingesetzt werden (Abb. 124).

Die *Laparoskopie* stellt nach eigener Erfahrung eine außerordentlich bedeutsame Untersuchungstechnik dar, die sogar „Frühdiagnosen" oder „Zufälligkeitsdiagnosen" ermöglicht, wie ein *eigener eindrucksvoller Fall* bestätigte (Abb. 125):

> Außer unklaren Rückenschmerzen seit mehr als 4 Monaten keine sonstigen Klagen. Alle klinischen und röntgenologischen Untersuchungen (Magen, Gallenblase, Nieren, Colon, Wirbelsäule) regelrecht. Keine laborchemischen Befunde, lediglich eine mäßig beschleunigte BSG um 25/35–30/40 mm. Die ausschließlich aus diagnostischem Ehrgeiz durchgeführte Laparoskopie ergab ein Gallenblasen-Karzinom auf noch sehr früher Entwicklungsstufe, das operativ entfernt werden konnte mit Ausräumung der benachbarten und erreichbaren, unverdächtigen Lymphknoten. Die bisher verfolgte Überlebenszeit beträgt mehr als 3 Jahre.

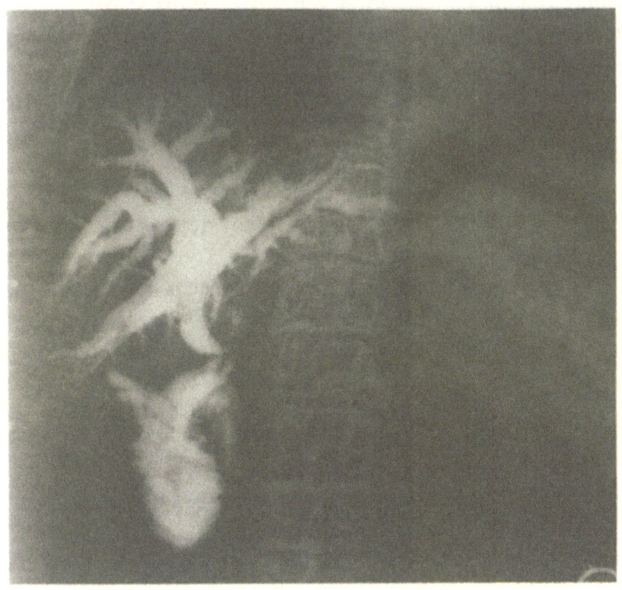

Abb. 124: Perkutane transhepatische Cholangiographie bei Verschluß-Ikterus: Stenose am Übergang vom D. hepaticus communis zum Choledochus. Cysticus-Verschluß bei operativ gesichertem Gallenblasen-Karzinom (L.S.♀ 71 J.)

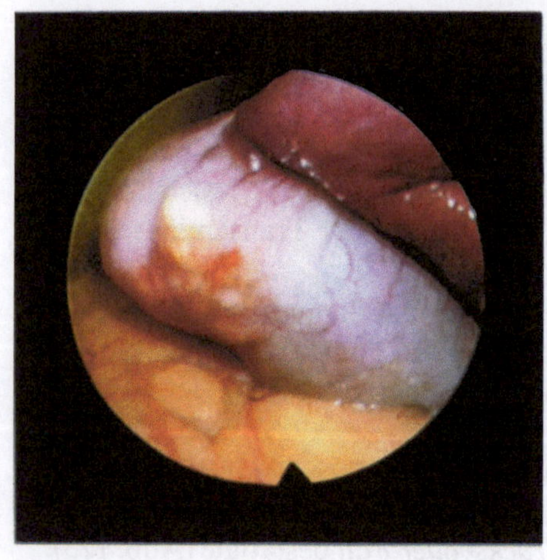

Abb. 125: Gallenblasen-Karzinom

Änderungen des bisherigen Beschwerde-Charakters bei Gallenkranken, Abweichungen der Gallenblasen-Form oder -Funktion bei Patienten jenseits des 60. Lebensjahres – vor allem bei Bestehen von Beschwerden – sollten unbedingt eine sorgfältige und umgehende klinische Untersuchung unter Einschluß der Laparoskopie veranlassen.

In der Regel ist die *Prognose* schlecht: Die postoperative Überlebenszeit kann mit nur 6–9 Monaten angenommen werden bei einer relativ hohen Operations-Mortalität von 10–30%. Sogar die in 12,1% noch scheinbar radikal operierten Gallenblasen-Karzinome wiesen nach REIFFERSCHEID nur eine Überlebenszeit von 11 Monaten auf. Insgesamt überleben nur 10–20% der operierten Kranken das 1. postoperative Jahr (JONES, 1950; TRAGERMANN, 1953). Ein nur auf die Gallenblasenwand begrenztes Karzinom kann eine durchschnittliche Überlebenszeit von 30 Monaten erreichen (SUMA, WILLIAMS, 1951). So empfiehlt REIFFERSCHEID auch bei den nur zufällig festgestellten, vielleicht sogar lediglich histologisch diagnostizierten Frühfällen nicht nur die Cholecystektomie, sondern in einem zweiten Eingriff die Ausräumung der zugehörigen Lymphknoten mit Resektion der rechten und linken paramedianen Lebersegmente, da diese in der Regel zuerst von Metastasen betroffen werden. *Dennoch muß man resignierend feststellen, daß man – mit nur ganz seltenen Ausnahmen – über Mißerfolge berichten muß, wenn operative Ergebnisse beim Gallenblasen-Karzinom dargelegt werden sollen.*

2. Gallengangs-Karzinom

Die malignen Tumoren der Gallenwege gehören fast ausschließlich in die Gruppe der Adeno-Karzinome mit polypösem oder szirrhösem Wachstum. Gallengangs-Karzinome wachsen relativ langsam und neigen relativ spät zur Metastasierung.

306

Als häufigste *Lokalisation* findet sich ein Karzinom im Bereich des Choledochus, gefolgt von den Ductus hepatici, dem Confluens ductum (Hepaticusgabel), D. hepaticus communis und D. cysticus. In zahlreichen Fällen war verständlicherweise eine lokalisatorische Zuordnung des Tumors nicht mehr möglich.

Häufigkeit:
Maligne Gallengangs-Tumoren sind relativ selten: So wurden bei Autopsien 0,12% Gallengangs-Karzinome festgestellt (SAKO et alt., 1957) und bei Gallenoperationen 1,17% (SPOHN, POPP, 1965). Das Gallenblasen-Karzinom dürfte folglich doppelt so häufig sein wie das Gallengangs-Karzinom. Männer und Frauen sind gleich häufig betroffen. Das Durchschnittsalter liegt mit 59–62 Jahren über dem des Gallenblasen-Karzinoms.

Symptome:
Die Mehrzahl aller Kranken mit Gallengangs-Karzinom kommt mit dem Leitsymptom „Ikterus" zur diagnostischen Klärung. Gleichzeitig besteht fast immer ein erheblicher Pruritus. Die im Vordergrund stehenden laborchemischen Befunde entsprechen denen eines mechanischen Verschlusses mit meistens vermindertem, auf Vitamin-K-Gabe ansteigendem Quick-Wert (s. S. 61).

Schmerzen bestehen nur in der Hälfte der Fälle und dann auch erst zu einem fortgeschritteneren Zeitpunkt. Ebenso sind allgemeine Tumor-Symptome anfänglich nicht nachweisbar, sie folgen ebenfalls meistens dem cholestatischen Syndrom zeitlich nach.

Klinisch interessant ist die Feststellung von RANKIN et alt. (1966), daß bei Kranken mit Colitis ulcerosa häufiger ein Gallengangs-Karzinom zu erwarten sei.

Die Leber ist meistens tastbar vergrößert und druckschmerzhaft. Die Gallenblase stellt sich bei einer Lokalisation des Tumors duodenalwärts der Cysticus-Mündung enorm vergrößert und prall-hart (COURVOISIERsches Zeichen), jedoch kaum druckempfindlich dar.

Bei einer Lokalisation des Tumors oberhalb des D. cysticus findet sich eine erschlaffte Gallenblase; bei einem Befall nur des einen D. hepaticus kommt es zur Atrophie des zugehörigen Leberlappens ohne gleichzeitigen Ikterus. Auch ist das Auftreten einer Cholangitis bei hochsitzenden Obstruktionen ein seltenes Ereignis. Bei einem Tumor im Bereich des D. choledochus wie auch im Bereich des D. hepaticus kann sich das Krankheitsbild oftmals über längere Zeit fast beschwerdefrei und symptomlos entwickeln.

Laparoskopisch findet sich eine schwere Cholestase mit grün-gesprenkelter bzw. grün-grauer Leber; gelegentlich lassen sich bereits Lebermetastasen nachweisen, womit die Inoperabilität erwiesen ist. Die gestaute, überdehnte Gallenblase läßt sich gut übersehen und bei Anwendung der Tastsonde auch in ihrer Umgebung inspizieren.

Dennoch ist die *Differentialdiagnose* des im Vordergrund stehenden Verschluß-Ikterus recht schwierig, sie konzentriert sich aber immer wieder auf nur wenige

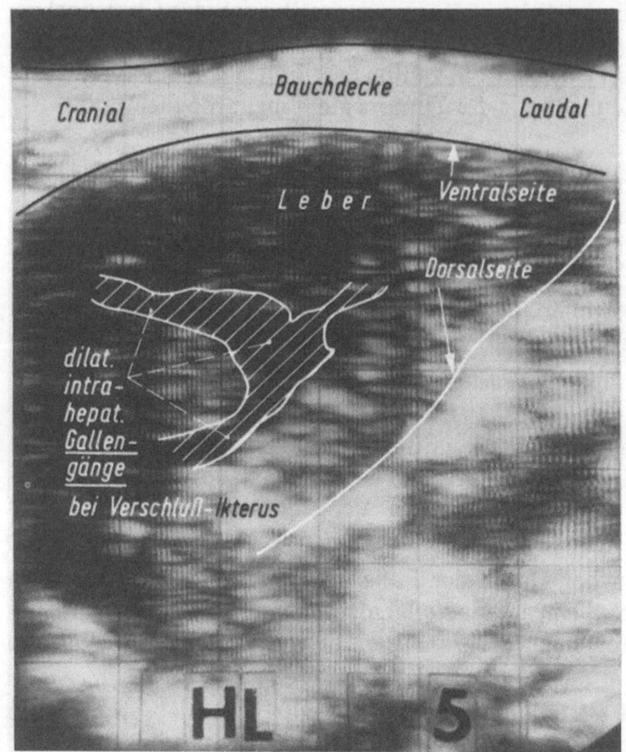

Abb. 126: Longitudinal-Ultrasonogramm bei Verschluß-Ikterus: Deutliche Erweiterung der (reflexfreien) verzeigten intrahepatischen Gallengänge bei mechanischem (extrahepatischem) Verschluß

kausale Fragen: Gutartiger Tumor? Parasitärer Verschluß? Choledocholithiasis? Pankreas-Karzinom?

Die *Behandlung* – soweit man überhaupt von einer Therapie sprechen kann – liegt ausschließlich in der Hand des Chirurgen, *wie in der Regel jeder mechanische (Verschluß-)Ikterus als imperative Indikation zur Laparotomie anzusehen ist.* Soweit noch möglich, wird der maligne Tumor im Bereich des Gallenganges in toto entfernt und eine End-zu-End-Anastomose geschaffen. Eine T-Drainage über die 2.–3. Woche post operationem hinaus wird von einigen Autoren abgelehnt (HENTSCHEL et alt., 1972), dasselbe gilt für die im Einzelfall durchgeführte End-zu-Seit-Anastomose zwischen D. hepaticus und Duodenum wie auch bei einer Cholangio-Jejunostomie im Bereich der Leberpforte. Immerhin konnte eine durchschnittliche Überlebenszeit von 2–3 Jahren nach Radikaloperation erreicht werden (MONGE et alt., 1966; HENTSCHEL et alt., 1972), während Palliativoperationen lediglich eine Überlebenszeit von 3–4 Monaten erbringen. Trotz der vereinzelten operativen Erfolge bei einer Frühdiagnose gilt die Prognose – bei auch sehr hoher Operationsmortalität – als sehr schlecht.

3. Papillen-Karzinom

Während Gallenblasen-Karzinome häufiger bei Frauen vorkommen, ein Gallengangs-Karzinom bei Männern und Frauen gleich häufig beobachtet wird, überwiegt beim Papillen-Karzinom das männliche Geschlecht.

Ein Papillen-Karzinom findet sich in etwa 0,5% aller Autopsien, wobei das Verhältnis zum Pankreaskopf-Karzinom etwa 1:5 beträgt. Es ist weitaus häufiger als das Gallenblasen-Karzinom.

Papillen-Karzinome wachsen – sowohl infiltrativ als auch polypös – relativ langsam und metastasieren spät; da sie für einen operativen Eingriff auch recht günstig liegen, weisen Papillen-Karzinome eine relativ günstige Prognose auf. Immerhin sind bei etwa 75% dieser Kranken zum Zeitpunkt der Operation noch keine Lebermetastasen nachweisbar.

Symptomatologisch beginnt das Krankheitsbild mit Völlegefühl und dyspeptischen Beschwerden; erst in der Folgezeit treten allmählich zunehmend Ober- und Mittelbauchschmerzen, Rückenschmerzen, Ikterus mit Pruritus, subfebrile Temperaturen, Schwäche, Inappetenz und Gewichtsabnahme auf. Die Schmerzen, die gelegentlich sogar kolikartigen Charakter annehmen, sind bevorzugt nach dem Essen vorhanden und werden oft auch nur als zeitweilige linksseitige Rückenschmerzen beschrieben. Zwischenzeitliche Phasen von sogar völligem Wohlbefinden können allzu leicht über den Ernst der Situation hinwegtäuschen. Diese Remissionen mit intermittierendem unvollständigem Verschluß-Ikterus sind charakteristisch. Der meistens inkomplette Papillenverschluß fördert ganz besonders die Entstehung einer Cholangitis, die oftmals sogar als vordergründiges Krankheitsbild imponiert. *Therapie-resistente Cholangitiden sollten stets auch den Verdacht auf ein ursächliches Papillen-Karzinom erwecken!* Mikroblutungen aus dem Papillen-Karzinom können sich bis zu teerstuhlartigen Faeces steigern und zur Anaemie führen. Das letztendlich führende Symptom ist der Ikterus mit anfänglich schwankender Ikterusintensität.

Die Feststellung der meistens recht kleinen Papillen-Karzinome gelingt sogar oftmals nicht bei intraoperativer Palpation. Eine Blutung bei der intraoperativen Papillensondierung gilt als sehr verdächtig auf das Bestehen eines Polypen oder Karzinoms. Solange keine wesentliche Obstruktion besteht, sind auch die laborchemischen Befunde meistens nur gering oder gar nicht verändert, sie korrelieren jedenfalls mit dem Grad der Cholestase und der Cholangitis. Bei einer Obstruktion des D. pancreaticus muß mit pankreatitischen Beschwerden und entsprechenden laborchemischen Befunden gerechnet werden.

Die *Differentialdiagnose* kann letztlich nur intraoperativ mittels Duodenotomie geklärt werden – alle zeitlich vorgeschalteten röntgenologischen und endoskopischen Untersuchungen ergeben nur den stenosierenden Papillenbefund und ggf. die Verdachtsdiagnose eines Papillen-Karzinoms.

Die Bedeutung einer sorgfältigen Beachtung auch relativ geringfügiger klinischer Befunde kann der folgende eindrucksvolle *Krankheitsverlauf* bestätigen:

Ein 44jähriger Patient in gutem und äußerlich gesund wirkendem Allgemeinzustand klagt sei mehreren Wochen über gelegentliche Ober-Mittelbauchschmerzen, oftmals ausstrahlend zum Rücken. Die klinische Untersuchung erbrachte keinen pathologischen Befund, alle röntgenologischen Untersuchungen (Magen, Duodenum, Colon, Gallenblase, Gallenwege, Niere, Wirbelsäule) waren regelrecht. Laborchemisch fanden sich, vereinzelt bei wiederholten Kontrollen, eine geringe Erhöhung der LAP und GLDH bei ansonsten völlig normalen Werten. Die schließlich durchgeführte Laparoskopie erbrachte einen weitgehend normalen Leberoberflächenbefund bei auch völlig normaler Gallenblase. Die Leberbiopsie wies *geringe Hinweise auf eine extrahepatische Obstruktion* auf, bei sonst regelrechtem Leberläppchenaufbau.

Am 2. Tag nach der Laparoskopie traten zunehmende Bauchschmerzen mit Zeichen einer sich allmählich verschlimmernden Peritonitis auf. Die Laparotomie zeigte einen Cholaskos, wobei der Gallenaustritt aus der Punktionsstelle erfolgt sein mußte – obwohl diese sorgfältig und, wie üblich, über eine gewisse Zeit beobachtet worden war und mit Sicherheit eine exakte Blutstillung mit Fibrinbildung festgestellt war.

Die intraoperative Revision erbrachte ein kleines polypöses Papillen-Karzinom, das möglicherweise zu einer interkurrenten Abflußstörung der Galle mit Drucksteigerung auch in den Punktionsbereich geführt haben könnte. Möglicherweise ist so – ggf. auch im Rahmen einer zusätzlichen Spätfibrinolyse – der Cholaskos zu erklären. Der kleine Papillentumor wurde mittels Radikaloperation entfernt mit nunmehr bereits über 3jährigem glatten postoperativen Verlauf und Berufsfähigkeit. *Man kann postulieren, daß in diesem Fall allein der Cholaskos die Frühdiagnose ermöglichte!*

Das operative Verfahren der Wahl stellt bei gesicherter Diagnose und ausreichend gutem Allgemeinzustand die *Duodenopankreatektomie* dar. Dieser sehr schwere Eingriff ist mit einem Mortalitätsrisiko von 12–36% behaftet, wobei aber immerhin unter günstigsten Bedingungen eine Überlebenszeit von 3 Jahren erreicht werden konnte. Bei schlechtem Allgemeinzustand ist oftmals nur die *Papillektomie* oder vielleicht noch eine *Papilloduodenektomie* möglich, wobei auch dieser kleinere Eingriff eine Mortalitätsquote von etwa 15% aufweist. Diese einfachere Operationsmethode kommt ggf. auch bei einem kleinen gestielten Karzinom oder bei einem nicht sicher malignen Befund in Frage.

Literatur

9, 17, 34, 52, 57, 58, 67, 77, 95, 128, 136, 148, 154, 185, 195, 213, 216, 237, 240, 261, 281, 283, 293, 303, 304, 339.

Anhang

Multiple-Choice-Fragen

1. *Wie groß ist der normale Choledochus-Verschlußdruck?*
   a. ( ) 8 – 10 cm H_2O
   b. ( ) 12 – 15 cm H_2O
   c. ( ) 15 – 20 cm H_2O
   d. ( ) 20 – 26 cm H_2O
   e. ( ) 30 – 35 cm H_2O

2. *Was verstehen Sie unter micellarer Phase (Solubilisation)?*
   a. ( ) Fermentative Aufspaltung der Fette durch Lipase
   b. ( ) Entstehung der freien Gallensäuren unter Entkopplung und Dehydroxylierung im Darm
   c. ( ) Abtransport der langkettigen Fettsäuren als Chylomikronen über den D. thoracicus
   d. ( ) Überführung der emulgierten und gespaltenen Fette in kleinmolekulare Aggregate mittels amphiphatischer Stoffe
   e. ( ) Kopplung von Substanzen an Glucuronsäure, so daß diese wasserlöslich und somit nierengängig werden

3. *Was ist direktes Serum-Bilirubin?*
   a. ( ) Mit Diazo-Reagenz und Alkohol nachweisbares, nicht-glucuronisiertes, primäres Bilirubin
   b. ( ) Mit Diazo-Reagenz nachweisbares, glucuronisiertes, wasserlösliches, sekundäres Bilirubin
   c. ( ) Infolge Haemolyse auftretendes Bilirubin
   d. ( ) Im Urin bei Bilirubinurie vorhandenes Bilirubin
   e. ( ) Bilirubin bei Icterus juvenilis intermittens Meulengracht

4. *Bei welchen extrahepatischen Erkrankungen ist die alkalische Phosphatase erhöht?*
   a. ( ) Hyperthyreose, Periarteriitis nodosa
   b. ( ) M. Paget, Osteomalacie, Knochenmetastasen
   c. ( ) Colitis ulcerosa, Colon-Diverticulitis
   d. ( ) Magenpolyposis, Magencarcinom, Zollinger-Ellison-Syndrom
   e. ( ) Chronische lymphatische Leukämie

5. *Bei welchen extrahepatischen Erkrankungen ist die Leucinaminopeptidase erhöht?*
   a. ( ) Hyperthyreose, Dermatomyositis
   b. ( ) M. Paget, Osteomalacie, Knochenmetastasen
   c. ( ) Mammacarcinom, Pankreascarcinom, Gravidität
   d. ( ) Colitis ulcerosa, Colon-Diverticulitis
   e. ( ) Chronische Nephritis, Pyonephrose

6. *In welcher Gruppierung sind führende enzymologische Hinweise auf eine Cholangiopathie mit Cholestase zusammengefaßt?*
   a. ( ) CPK, HBDH, LDH, GOT
   b. ( ) LDH, GPT, SDH, α-Amylase
   c. ( ) Saure Phosphatase, Lipase, LAP, GPT
   d. ( ) LAP, GLDH, AP, γGTP
   e. ( ) GLDH, GOT, GPT, LDH

7. *Was schließen Sie aus einem erniedrigten Quick-Wert?*
   a. ( ) Gamma-Globulin-Mangelsyndrom
   b. ( ) Vitamin-K-Resorptionsstörung
   c. ( ) Fibrinogen-Synthesestörung
   d. ( ) Vitamin-B_{12}-Mangel
   e. ( ) Nebenwirkung der Desferrioxamin-Therapie

8. *Welche differentialdiagnostische Aussage ermöglicht der sog. Koller-Test (Beeinflussung eines erniedrigten Quick-Wertes durch Vitamin-K-Injektion)?*
   a. ( ) Thrompopenische oder vasculäre Blutungsneigung
   b. ( ) Akute oder chronische Lebererkrankung
   c. ( ) Mechanischer oder hepatozellulärer Ikterus
   d. ( ) Funktionelle Dyskinesie oder Cholesterose
   e. ( ) Chronische Cholecystitis oder chronische Pankreatitis

9. *Durch welche Substanzen wird die Bromsulfophthalein-Probe in falsch-positive Richtung beeinflußt?*
   a. ( ) Bilirubin, Gallensäuren
   b. ( ) Röntgen-Kontrastmittel
   c. ( ) Oestrogene, Anabolica
   d. ( ) Immunsuppressiva, Cytostatica, Thyreostatica
   e. ( ) Spironolacton, Salicylsäure, Thiazid-Diuretica

10. *Welche der folgenden Maßnahmen erscheinen Ihnen vor Durchführung einer Cholecystographie bzw. Cholecysto-Cholangiographie erforderlich?*
    a. ( ) Fettarme und schlackenreiche Kost
    b. ( ) Mildes Abführmittel und Rauchverbot
    c. ( ) Entgasung des Darmes
    d. ( ) Schmidtsche Probekost
    e. ( ) Sedativa und Spasmolytica

11. *Worauf weist ein flaues bzw. negatives Cholecystogramm nach oraler Kontrastmittel-Zufuhr hin?*
    a. ( ) Sphinkter-Oddi-Insuffizienz
    b. ( ) Dubin-Johnson-Syndrom
    c. ( ) Chronische Cholangitis bei Choledocholithiasis
    d. ( ) Cholelithiasis bei Gallenblasen-Septierung
    e. ( ) Funktionelle hypertone Dyskinesie

314

12. *Was besagt ein negatives iv. Cholecysto-Cholangiogramm?*
    a. ( ) Chronische Cholecystitis bzw. chronische Cholangitis
    b. ( ) Dyskinesie der Gallenwege bzw. Dubin-Johnson-Syndrom
    c. ( ) Cysticus-Verschluß bzw. Leberparenchymschaden
    d. ( ) Zustand nach Cholecystotomie
    e. ( ) Cholecystatonie bzw. Pendel-Gallenblase

13. *Welches ist die häufigste anamnestische Trias einer Gallenwegserkrankung?*
    a. ( ) Ikterus mit braunem Urin, Steatorrhoe, Erbrechen
    b. ( ) Fettintoleranz, Nausea, Rechtsschmerz
    c. ( ) Juckreiz, Oberbauchschmerz, Widerwillen gegen Fleisch
    d. ( ) Inappetenz, Völlegefühl, acholischer Stuhl
    e. ( ) Kolik mit Erbrechen, Fieber, Ikterus

14. *Welches ist die sog. Villard'sche Trias bei komplikativer Cholelithiasis?*
    a. ( ) Ikterus mit braunem Urin, Steatorrhoe, Erbrechen
    b. ( ) Fettintoleranz, Nausea, Rechtsschmerz
    c. ( ) Juckreiz, Oberbauchschmerz, Widerwillen gegen Fleisch
    d. ( ) Inappetenz, Völlegefühl, acholischer Stuhl
    e. ( ) Kolik mit Erbrechen, Fieber, Ikterus

15. *Welches sind häufige reflektorisch-bedingte Hinweis-Symptome auf eine Cholecystopathie?*
    a. ( ) Extrasystolie, Stenocardie, paroxysmale Tachycardie
    b. ( ) Migräne (rechtss.), Schwindel, Mydriasis (rechtss.)
    c. ( ) Colon irritabile, Diarrhoe, Colon-Meteorismus
    d. ( ) Dysmenorrhoe, Parametropathia spastica, Hyperaesthesie D_{11}-L_3
    e. ( ) Cardiospasmus, Singultus, Epigastrium-Schmerz

16. *Welche laborchemische Befundkonstellation ist bei chronisch-rezidivierender Cholangitis infolge Papillenstenose am wahrscheinlichsten zu erwarten?*
    a. ( ) Bilirubin ↑, Thymol +, GPT ↑, GOT ↑, GLDH ∅, γGTP ∅, LAP ∅
    b. ( ) Eisen ↑, Thymol +, GOT ↑, GPT ↑, Urobilinogen +, AP ∅, LDH ∅
    c. ( ) Bilirubin ↑, Urobilinogen +, α-Amylase +, Quick ↓, GOT ∅, γGTP ∅, GLDH ∅
    d. ( ) Kupfer ↑, α-Amylase +, γ-Globuline ↑, GOT ↑, GPT↑, Urobilinogen +, Quick ↓
    e. ( ) Urobilinogen +, LAP ↑, γGTP ↑, GLDH ↑, GOT ↑, AP ↑, Bilirubin ∅, Thymol ∅,
            α-Amylase ∅

17. *Bei welcher hepatobiliären Erkrankung ist ein tonfarbener Stuhl mit dunklem Urin bei negativer Urobilinogen-Reaktion zu erwarten?*
    a. ( ) Icterus juvenilis intermittens Meulengracht
    b. ( ) Hepatitis infectiosa mit intrahepatischer Cholestase
    c. ( ) Praepapillärer Stein
    d. ( ) Cysticus-Verschluß mit chronisch-rezidivierender Cholangitis
    e. ( ) Cholecysto-Choledocholithiasis

18. *Welche Charakteristica sind dem Gallengangs-Carcinom zuzuordnen?*
    a. ( ) Adenocarcinom mit polypösem bzw. szirrhösem Wachstum
    b. ( ) Langsames Wachstum mit später Metastasierung
    c. ( ) Größere Häufigkeit als das Gallenblasen-Carcinom
    d. ( ) Fast auschließliches Vorkommen bei Choledocholithiasis
    e. ( ) Häufigste Lokalisation am D. hepaticus communis mit Courvoisier'schem Zeichen

19. *Ordnen Sie folgende Begriffe zueinander:*
    1. Choledocholithiasis mit Cholangitis
    1. Cholestatisches Syndrom
    3. Papillen-Carcinom
    A. Erhöhung von Kupfer, LAP, AP, Cholesterin
    B. Erhöhung von GOT, GLDH, AP, LAP
    C. Erhöhung von Bilirubin, GLDH
    a. Rückenschmerzen, Dyspepsie, Remissions-Neigung
    b. Fieber, kolikartige Schmerzen
    c. Juckreiz, Eosinophilie

1		
2		
3		

20. *Was verstehen Sie unter der Saint'schen Trias?*
    a. ( ) Ikterus, Kolik, Fieber
    b. ( ) Hepaticusstenose, Cysticusstein, Cholecystitis
    c. ( ) Hiatushernie, Colon-Diverticulose, Cholelithiasis
    d. ( ) Sphinkter-Oddi-Insuffizienz, Gallensäurenverlust-Syndrom, negatives Chole-
         cystogramm
    e. ( ) Cholesterose, Kalkmilchgalle-Bildung, Steatorrhoe

21. *Welche hepatobiliären Erkrankungen gehen mit starkem und frühzeitig einsetzendem Juck-*
    reiz einher?
    a. ( ) Hyperplastische Cholecystosen
    b. ( ) Infundibulocystitis
    c. ( ) Primär-chronische destruierende Cholangitis
    d. ( ) Choledocholithiasis mit chronischer Pankreatitis
    e. ( ) Chronische Cholangitis bei Cholelithiasis

22. *Welche der nachfolgenden Erkrankungen gilt als häufige Komplikation einer chronisch-*
    rezidivierenden Cholecystitis?
    a. ( ) Mirizzi-Syndrom
    b. ( ) Gallenblasen-Carcinom
    c. ( ) Primär-biliäre Cirrhose
    d. ( ) Pankreatitis
    e. ( ) ulcus pepticum mit chronischer Duodenitis

23. *Was versteht man unter Kalkmilchgalle?*
   a. ( ) Vermehrter Cholesterin- und Lipid-Gehalt der Galle bei hyperplastischer Cholecystose
   b. ( ) Pseudochylöse Galle infolge Abflußstörung im D. thoracicus mit Chylascites
   c. ( ) Vermehrter Calcium-Gehalt der Galle bei Cysticus-Verschluß
   d. ( ) Calcium-Phosphat-Stoffwechselstörung bei Hyperparathyreoidismus
   e. ( ) Galle bei septisch-rezidivierender Cholangitis infolge Anaerobier-Infektion

24. *Bei welchen Erkrankungen ist eine Begleit-Cholangitis häufig zu erwarten?*
   a. ( ) Chronisch-aggressive Hepatitis
   b. ( ) Duodenal-Divertikel bzw. Gastroduodenitis
   c. ( ) ulcus duodeni bei Zollinger-Ellison-Syndrom
   d. ( ) Magencarcinom
   e. ( ) Malabsorption-Syndrom

25. *Welche Gallensteine sind röntgen-negativ?*
   a. ( ) Erdige Pigment-Steine
   b. ( ) Cholesterin-Steine
   c. ( ) Pigment-Kalksteine („Kokssteine")
   d. ( ) CPK-Facettensteine
   e. ( ) CPK-Maulbeersteine

26. *Welche Komplikationen sind bei Choledocholithiasis zu fürchten?*
   a. ( ) Retentions-Pankreatitis (Opie-Syndrom)
   b. ( ) Cholecystokolische Fistelbildung mit Gallenstein-Ileus
   c. ( ) Papillenstenose ggf. mit Choledochus-Atonie bei Schrumpfgallenblase
   d. ( ) Primäre hyperkinetische Dyskinesie
   e. ( ) Primär-sklerosierende Cholangitis

27. *Welche Krankheitsbilder stellen Komplikationen der sekundär-chronischen Cholangitis dar?*
   a. ( ) Subakute Leberdystrophie
   b. ( ) Sepsis mit ggf. metastatischer Abszedierung
   c. ( ) Cholangio-Carcinom
   d. ( ) Hyperplastische Cholecystosen
   e. ( ) primär-biliäre Cirrhose

28. *Was verstehen Sie unter primär-hypertoner Dyskinesie?*
   a. ( ) Cholesterose bzw. Adenomyomatose der Gallenblase
   b. ( ) Dyskolloidalität der Galle (Dyscholie)
   c. ( ) Zustand nach Sphinkterotomie bzw. Choledochoduodenostomie
   d. ( ) Vagotonie mit Motilitätsstörungen vom Sphinkter-Oddi- oder Collum-Cysticus-Typ
   e. ( ) Inkompletter Verschluß bei Choledocholithiasis

29. *Was ist die wesentlichste ursächliche Voraussetzung einer bakteriellen Cholecystitis bzw. Cholangitis?*
   a. ( ) Chronisch-atrophische Gastritis bei Anacidität
   b. ( ) Bakteriaemie bei bakteriellem Focus
   c. ( ) Dysbakterie des Darmes mit aufsteigender Infektion
   d. ( ) Abflußstörung im Bereich der Gallenwege
   e. ( ) Cholelithiasis

30. *Ordnen Sie die entsprechenden Begriffe zueinander:*
   1. Cysticus-Verschluß
   2. Choledochus-Verschluß
   3. Cholecystatonie bei primär-hypotoner Dyskinesie
   A. Konzentrierte B-Galle bei Duodenalsondierung
   B. Nur A-Galle, keine B-Galle
   C. Überhaupt keine Galle
   a. Negatives iv. Cholecystogramm
   b. Negatives bzw. nicht-beurteilbares iv. Cholecysto-Cholangiogramm
   c. Fehlende (bzw. geringe) Gallenblasenkontraktion auf Reiz

1		
2		
3		

31. *Welche der nachfolgenden Behauptungen ist falsch?*
   a. ( ) Etwa 90% aller Gallenblasen-Carcinom-Patienten haben eine Cholelithiasis
   b. ( ) Die Cholangitis senilis ist ein häufiges, oft verkanntes Krankheitsbild
   c. ( ) Dyskinesien sind schmerzhaft, flüchtig und gern rezidivierend
   d. ( ) Bei akuter Cholecystitis ist die rektal-rechtsseitige Douglas-Palpation schmerzhaft
   e. ( ) Die sekundär-biliäre Cirrhose entsteht durch chronische Cholangitis

32. *Welche dispositionellen Faktoren bzw. Krankheiten fördern u. a. die Gallenstein-Entstehung?*
   a. ( ) Lebercirrhose, insbesondere Pigmentcirrhose
   b. ( ) Kongenitaler haemolytischer Ikterus
   c. ( ) Hyperthyreose bzw. sekundärer Aldosteronismus
   d. ( ) Diabetische Stoffwechsellage
   e. ( ) Langzeit-Einnahme von Testosteron, Anabolica

33. *Was verstehen Sie unter dem Cysticus-Stumpf-Syndrom?*
   a. ( ) Angeborene Anomalie des D. cysticus mit sekundärer Dyskinesie
   b. ( ) Erworbene Deformierung des D. cysticus (Siphonopathie)
   c. ( ) Chronische Infundibulocysticitis
   d. ( ) Postoperatives Gallenblasen-Regenerat (Pseudogallenblase)
   e. ( ) Postoperative narbige Choledochus-Striktur mit sekundärer Cysticus-Dilatation

34. *Welche führenden Symptome weisen auf ein Gallensäureverlust-Syndrom hin?*
   a. ( ) Obstipation, Völlegefühl, Meteorismus, Cholesterin ↑, Kupfer ↑, alkal. Phosphatase ↑
   b. ( ) Inappetenz, Gewichtsabnahme, Gärungsdyspepsie, Albumin ↓, Cholesterin ↑, Triglyceride ↑

c. ( ) Meteorismus, Flatulenz, Fäulnisdyspepsie, Indikanurie, β-Lipoproteine ↑, Kalium ↑
d. ( ) Diarrhoe, Steatorrhoe, Tenesmen, Cholesterin ↓, Calcium ↓
e. ( ) Fieberschübe, Koliken mit Subikterus, rö. negatives Cholecystogramm, Quick ↓, Koller-Test +

35. *Welche hauptsächlichen Symptome weist die postoperative Cholecystitis acuta auf?*
    a. ( ) Oberbauchschmerzen, Völlegefühl, Fieber, GOT ↑, GPT ↑, GLDH ↑, γGTP ↑
    b. ( ) Oberbauchschmerzen, Brechreiz, Fieber, paralytischer Ileus, Indicanurie
    c. ( ) Schüttelfrost, Fieber, Kollaps, Diarrhoe, Bilirubin ↑, AP ↑, LAP ↑, Kupfer ↑, α-Amylase +
    d. ( ) Rechtsseitiger Rücken-Schulterschmerz, Erbrechen, Oligurie, Diarrhoe, Harnstoff ↑, Kalium ↑
    e. ( ) Kolikartige Schmerzen, schmerzhafte rektale Douglas-Palpation rechts, GOT ↑, LAP ↑, AP ↑, Courvoisier'sches Zeichen

36. *Worauf weist eine Cholangiopneumopathie hin?*
    a. ( ) Schwerer Meteorismus bei Cholecystopathie mit chronischer Pankreatitis
    b. ( ) Zustand nach Papillenplastik wegen narbiger Papillenstenose
    c. ( ) Hepaticojejunostomie
    d. ( ) Biliodigestive Fistel infolge Steinperforation in das Duodenum
    e. ( ) Paralytischer Dünndarm-Ileus

37. *Welche Maßnahmen sind bei primärer (funktioneller) Dyskinesie indiziert?*
    a. ( ) Gallengängige Antibiotica, Analgetica, Eisblase
    b. ( ) Cholecystektomie ggf. mit Sphinkterotomie
    c. ( ) Analgetica, Laxantien, Diät, Antipyretica
    d. ( ) Gynergen, Dihydroergotamin, Spasmolytica, Psychopharmaca
    e. ( ) Cortison-Derivate, Fructose/Sorbit, Antacida

38. *Für die antibiotische Behandlung einer akuten (eitrigen) Cholangitis eignet sich besonders:*
    a. ( ) Chloramphenicol
    b. ( ) Ampicillin
    c. ( ) Penicillin
    d. ( ) Streptomycin
    e. ( ) Carbenicillin/Cloxacillin, Cephalosporin

39. *Welche Substanzen wirken kontrahierend auf die Gallenblase?*
    a. ( ) $MgSO_4$, Eiweiß, Magensäure (HCl)
    b. ( ) Hypophysin, Cholecystokinin
    c. ( ) Atropin, Scopolamin, Amylnitrit
    d. ( ) Morphin-Derivate
    e. ( ) Choleretica, Cholestyramin, Chenodesoxycholsäure

40. *Welche Substanzen sind als Choleretica wirksam?*
    a. ( ) Convallaria, Crataegus, Amni visnagae, Rauwolfia
    b. ( ) Hamamelis, Extr. Hippocastani, Hesperidin, Aescin
    c. ( ) Guajacol, Kreosotum, Myrtol, Extr. thymi, Extr. lichenis
    d. ( ) Extr. bucco, Extr. uvae ursi, fol. betulae, fr. phaseoli
    e. ( ) Curcuma xanth., Taraxacum, Boldo, Cynara, Mentha pip.

41. *Welche Behandlungsmaßnahmen sind bei Choledocholithiasis-Kolik bzw. bei Kolik nach
    Cholecystektomie kontraindiziert?*
    a. ( ) Atropin, Analgetica, Sedativa, Wärme
    b. ( ) Morphin-Derivate, Choleretica
    c. ( ) Nitroglycerin, Amylnitrit, Novocain
    d. ( ) Spasmolytica, Scopolamin
    e. ( ) Antibiotica, Cholestyramin, Laevulose

42. *Ordnen Sie folgende Behandlungsmaßnahmen den entsprechenden Erkrankungen zu:*
    1. Lambliasis der Gallenwege
    2. Chronische Gallenwegs-Salmonellose
    3. Multiple kleine Gallensteine in der Gallenblase
    4. Chronische Cholangitis bei Choledocholithiasis
    5. Primär-chronische Cholangitis
    a. Ampicillin, Chloramphenicol, Choleretica, Cholecystektomie
    b. Cholecystektomie, Choleretica, Diät
    c. Cortison-Derivate, Immunsuppressiva, periarterielle Sympathektomie,
       Cholestyramin
    d. Acranil, Clont, Atebrin, Choleretica
    e. Cholecystektomie, Choledochotomie, Antibiotica, Choleretica

1	
2	
3	
4	
5	

43. *Welche Medikamente können zur Obstipations-Behandlung bei Cholecystopathie zusätzlich
    zu Choleretica-Gaben in Frage kommen?*
    a. ( ) Phenolphthalein, Anthrachinone, Oxyphenylisatin
    b. ( ) Kalium bzw. Spironolacton
    c. ( ) Lactulose
    d. ( ) Paraffin
    e. ( ) HCl-Pepsin

44. *Welche der folgenden Antibiotica-Kombinationen ist nicht kontraindiziert, vielmehr sogar
    besonders gut wirksam?*
    a. ( ) Ampicillin + Gentamycin
    b. ( ) Cephalosporin + Chloramphenicol
    c. ( ) Penicillin + Tetracyclin
    d. ( ) Carbenicillin + Sulfonamide
    e. ( ) Cloxacillin + Oleandomycin

320

45. *Welche Behandlung ist bei einem Gallensäurenverlust-Syndrom indiziert?*
   a. ( ) Laktulose, Choleretica
   b. ( ) Cholestyramin, mittelkettige Triglyceride
   c. ( ) Milde Laxantien, essentielle Phospholipide
   d. ( ) Kalium, Magnesium, Pankreasfermente, einfach-gesättigte Fettsäuren
   e. ( ) HCl-Pepsin, Pankreasfermente, ungesättigte Fettsäuren

46. *Welches gallengängige Antibiotikum ist vor allem bei Leberparenchymschaden und in der Gravidität zur Behandlung von Gallenwegserkrankungen kontraindiziert?*
   a. ( ) Ampicillin
   b. ( ) Penicillin
   c. ( ) Tetracyclin
   d. ( ) Streptomycin
   e. ( ) Oleandomycin

47. *Welche Behandlungsmaßnahmen sind bei Zwischenfällen durch Röntgenkontrastmittel bzw. Bromsulfophthalein vorrangig indiziert?*
   a. ( ) Analeptica, Plasmaexpander, Strophantin, Beatmung
   b. ( ) Strophantin, Analeptica, Elektrolyt-Infusionen
   c. ( ) Cortison-Derivate, Plasmaexpander, Beatmung, Novocain
   d. ( ) Antihistaminica, Calcium, Strophantin, Analeptica
   e. ( ) Strophantin, Glucose-Infusion, Analeptica, Heparin

48. *Welche Substanzen wirken choleretisch und cholekinetisch?*
   a. ( ) Sorbit, $MgSO_4$, Mentha pip., Boldo, Curcuma xanth.
   b. ( ) Hypophysin, Dehydrocholsäure, Chelidonium, Taraxacum
   c. ( ) Cholin, Fumaria off., $NaSO_4$, Berberis vulg., Ergotamin
   d. ( ) Cholestyramin, Chenodesoxycholsäure, Cholecystokinin
   e. ( ) Podophyllum pelt., Amellus strig., Cyclobutyrol, Terpene

49. *Bei welchen Gallenwegserkrankungen können Cortison-Derivate und Immunsuppressiva indiziert sein?*
   a. ( ) Chronisch-rezidivierende Cholecystitis
   b. ( ) Chronisch-rezidivierende Cholangitis
   c. ( ) Mirizzi-Syndrom
   d. ( ) Primär-chronische sklerosierende Cholangitis
   e. ( ) Hyperplastische Cholecystose in Form der generalisierten Adenomyomatose

50. *Welche der folgenden Kurorte sind für Gallenwegskranke besonders indiziert?*
   a. ( ) Badenweiler, Kohlgrub, Aachen, Wildbad, Wiessee
   b. ( ) Tölz, Neustadt/S., Nauheim, Oeynhausen, Orb
   c. ( ) Ems, Krozingen, Meinberg, Dürkheim, Bocklet
   d. ( ) Neuenahr, Bertrich, Kissingen, Mergentheim, Hersfeld
   e. ( ) Baden-Baden, Dürrheim, Nenndorf, Salzuflen, Rappenau

Bildquellenverzeichnis

Für die Überlassung von Abbildungen bin ich folgenden Kollegen sehr zu Dank verpflichtet:

Prof. Dr. H. W. Altmann, Direktor d. Pathol. Institutes d. Universität 87 Würzburg: Abb. 83

Prof Dr. S. Bayindir, Leiter d. Röntgenol. Abt. d. Chirurg. Univ.-Klinik 63 Gießen: Abb. 41,
117, 120, 124

Priv.-Doz. Dr. D. Beduhn, Chefarzt d. Radiolog. Klinik, Kreis- und Stadtkrankenhaus 633
Wetzlar: Abb. 57, 68, 108, 111, 113, 114, 115, 119, 121

Dr. H. D. Bergerhof, Chefarzt d. Chirurg. Klinik, Dreieich-Krankenhaus 607 Langen: Abb. 43,
44, 45, 46, 118

Priv.-Doz. Dr. M. Classen, Oberarzt d. Med. Univ.-Klinik 852 Erlangen Abb.: 40

Dr. O. Elbert, Leiter d. Röntgenol. Abt. d. Med. Univ.-Klinik 63 Gießen: Abb. 47

Prof. Dr. W. Frommhold, Direktor d. Med. Strahleninstitutes d. Universität 74 Tübingen:
Abb. 65, 66, 67

Prof. Dr. H. L. Keller, Chefarzt d. Strahlenabt. Stadt- und Kreiskrankenhaus 88 Ansbach:
Abb. 69

Priv.-Doz. Dr. K. Otto, Oberarzt d. Chirurg. Univ.-Klinik 24 Lübeck: Abb. 15, 16

Priv.-Doz. Dr. G. Rettenmaier, Oberarzt d. Med. Univ.-Klinik 852 Erlangen: Abb. 48, 126

Dr. A. Schusselé, Chefarzt d. Med. Klinik, Hopital de region, Sion (Schweiz): Abb. 31, 85

Dr. K. H. Vogelgesang, Chefarzt d. Röntgen-Abt. Diakonie-Krankenhaus 717 Schwäbisch
Hall: Abb. 36, 38

Prof. Dr. L. Wannagat, Leitender Arzt d. Stoffwechselklinik LVA Württemberg, 699 Bad
Mergentheim: Abb. 39, 42

Literaturverzeichnis

Einzelarbeiten

1. Abendroth, K., Gühring, H.: Über die Strongyloidosis beim Menschen. Dtsch. Ges. Wesen *19* (1964) 1261

2. Admirand, W.H., Small, D.M.: The physicochemical basis of cholesterol gallstone formation in man. J. clin. Invest. *47* (1968) 1043

3. Aegidius, J.: Cholecystolithotomi. Nord. Med. *65* (1961) 306

4. Aguirre, J.R., Boher, R.O., Guraieb, S.: Hyperplastic cholecystoses: a new contribution to the unitarian theory. Amer. J. Roentgenol. *107* (1969) 1

5. Albeau-Fernet, M., Romani, J.O.: Le role du foie dans le métabolisme intermédiaire des hormones sexuelles ovariennes, oestrogènes et progestérons. Rev. int. Hepat. *4* (1959) 359

6. Albot, G.: Les dysplasies vésiculaires. Sem. Hop. (Paris) *30* (1954) 947

7. Alonso-Lej, F., Rever, W.B., Pessagno, D.J.: Congenital choledochal cyst with a report of 2 and an analysis of 94 cases. Surg. Gynec. Obstetr. *108* (1959) 1

8. Apel, F., Schenk, V.: Vergleichende klinische Untersuchungen über die Reaktion von Magen, Leber und Gallenblase auf Bohnenkaffee. Ärztl. Forsch. *15* (1961) 18

9. Arbab, A.A., Brasfield, R.: Benign tumors of the gallbladder. Surgery *61* (1967) 535

10. Arianoff, A.A., Dessel, A.: Les cholécystoses. Acta gastroenterol. belg. *24* (1961) 400

11. Armbruster, Ch., Gorz, K.: Der Gallensteinileus. Wien. klin. Wschr. *83* (1971) 911

12. Bamberg, H.: Weitere Erfahrungen mit der Ampicillinbehandlung von Typhus-Dauerausscheidern. Med. Welt *19* (1968) 1716

13. Bannaski, H., Fischer, K.H.: Neue diagnostische Möglichkeiten des Ultraschall-Impulsverfahrens. Med. Klin. *53* (1958) 51

14. Bartelt, J.: Bakterienbefunde in der Duodenalsondenflüssigkeit und klinischen Diagnostik. Dtsch. med. Wschr. *82* (1957) 2070

15. Bartelt, J.: Zur Bedeutung von Bakterienbefunden in der Duodenalsondenflüssigkeit für die klinische Diagnostik. Gastroenterologia (Basel) *91* (1959) 20

16. Bartlett, M.K., Waddell, W.R.: Indications for common duct exploration: Evaluation of 1000 cases. New Engl. J. Med. *258* (1958) 164

17. Bauer, M., Flintsch, K., Wiedmann, K.: Der Verschlußikterus. Münch. med. Wschr. *112* (1970) 2035

18. Baumann, J.Ch., Heintze, K., Muth, H.W.: Klinisch-experimentelle Untersuchungen der Gallen-, Pankreas- und Magensaftsekretion unter den phytocholagogen Wirkstoffen einer carduus-marianus-chelidonium-Curcuma-Suspension. Arzneimittelforsch. *21* (1971) 98

19. Baumann, W.: Perforationslose gallige Peritonitis. Dtsch. Ges. Wesen *18* (1963) 1522

20. Baumgartl, E., Steiner, H.: Cholelithiasis, Kohlenhydratstoffwechselstörung und Pathologie des Leberparenchyms. Wien. klin. Wschr. *82* (1970) 50

21. Bayindir, S.: Diagnostik der Gallenwegserkrankungen mit Hilfe der perkutanen transhepatischen Cholangiographie. Acta hepato-splend. *16* (1969) 371

22. Beck, K., Bierwisch, J.: Vergleichende Untersuchungen einiger neuerer choleretisch wirkender Substanzen an der Ratte. Arzneimittelforsch. *20* (1970) 693

23. Becker, H.D., Schaefer, H.E., Peiper, H.J.: Posttraumatische Haemobilie infolge arterio-biliärer Fisteln. Dtsch. med. Wschr. *95* (1970) 2316

24. Beduhn, D., Gögler, E.: Zur praeoperativen Diagnostik des Mirizzi-Syndroms. Fortschr. Roentgenstr. *108* (1968) 122

25. Beiglböck, W.: Über die Wirkung ätherischer Öle auf die sekretorische Leberfunktion und das Serumcholesterin. Wien. med. Wschr. *110* (1960) 11

26. Bekier, J.: Die druckkontrollierte Drainage der Gallenwege: eine Modifikation der Kehrschen T-Drainage des Choledochus. Helv. chir. Acta *39* (1972) 517

27. Bell, D., Whitney, B., Dowling, R. H.: Gallstone dissolution in man using chenodeoxycholic acid. Lancet II (1972) 1213

28. Bergdahl, L., Boquist, L.: Tuberculosis of the gallbladder. Brit. J. Surg. *59* (1972) 289

29. Berger, E.: Klinische Bedeutung freier Antikörper gegen Gliadin, Kuhmilch, Eiereiweiß und andere oral zugeführte Proteine. Dtsch. med. Wschr. *90* (1966) 2121

30. Berger, H.J.: Spontanruptur der Leber als Komplikation des Gallensteinleidens. Med. Welt *20* (1969) 2658

31. Bergerhof, H.D.: Die Erkennung der Cholangiolithiasis aus chirurgischer Sicht. Chir. Praxis *14* (1970) 411

32. Bergmann, F., van der Linden, W., Moell, H.: The connexion between calcium containing gallstones, cholecystitis and stasis. Acta hepato-splenol. *5* (1968) 326

33. Berliner, S.D., Burson, L.C.: Acute obstructive suppurative Cholangitis. Amer. J. Gastroenterol. *59* (1973) 423

34. Bicalho, S.A., Schindler, R., Blomquist, O.A.: Beziehungen zwischen Gallenblasencarcinom und Cholelithiasis. Z. Gastroenterol. *4* (1966) 171

35. Bittmann, O.: Unmittelbare Spätergebnisse nach 202 Sphinkterotomien. Chirurg. *37* (1966) 262

36. Block, W.: Mißerfolge und Beschwerden nach Gallensteinoperation im Blickpunkt der Pathophysiologie. Langenbecks Arch. klin. Chir. *316* (1955) 795

37. Bode, F.F.: Die akute Pankreatitis vor und nach Eingriffen an den Gallenwegen. Chirurg *34* (1963) 207

38. Bodner, E.: Für oder wider die T-Rohr-Drainage nach Choledochotomie? Zschr. Allgem. Med. *48* (1972) 1267

39. Bodvall, B., Övergaard, B.: The association between AB0 blood groups and cholelithiasis with special reference to biliary distress following cholecystectomy

40. Boecker, W.: Die Balneotherapie der Leber- und Gallenerkrankungen. Ther. Gegenw. *97* (1958) 263

41. Boeckl, O., Hell, E.: Intraoperative Gallenwegsdiagnostik mit Radio-Elektro-Manometrie. Dtsch. med. Wschr. *92* (1967) 1708

42. Böhm, K.: Untersuchungen über choleretische Wirkungen einiger Arzneipflanzen. Arzneimittelforsch. *9* (1959) 376

43. Böhmig, H.J., Fritsch, A.: Die Bedeutung der Cholangiometrie für die intraoperative Gallenwegsdiagnostik. Chirurg *37* (1966) 446

44. Boller, R., Deimer, E.: Die Außenseiter der Cholecystektomie. Untersuchungen an einem Krankengut von 1040 Fällen. Internist *3* (1962) 424

45. Bouchier, J.A.D.: Gallstone formation. Lancet I (1971) 711

46. Bräunlich, H.: Die Aufhebung der tonuserhöhenden Wirkung von Morphin und Pethidin an den extrahepatischen Gallenwegen durch spezifische Morphinantagonisten. Z. ärztl. Fortbild. *59* (1965) 1276

47. Bronner, H.: Die Behandlung der akuten Cholecystitis. Internist *1* (1960) 152

48. Bross, W., Orlowski, T., Badura, R.: Zur Therapie von experimentellen Leberschäden. Zbl. Chir. *87* (1962) 1765

49. Brücke, v. H.: Physikalische Meßmethoden in der Gallenchirurgie. Langenbecks Arch. klin. Chir. *321* (1968) 334

50. Brünner, H., Rothmund, M.: Cholelithiasis und primärer Hyperparathyreoidismus. Münch. med. Wschr. *115* (1973) 1208

51. Bünger, P., Koch, G.: Klinische Untersuchungen mit 2-Sulfanilamido-5-methoxy-pyrimidin. Arzneimittelforsch. *15* (1961) 726

52. Burckhart, T., Loew, D.: Das Karzinom der Gallenblase und der Gallenwege. Bericht über 23 Beobachtungen einschließlich 2 Resektionen. Bruns Beitr. klin. Chir. *214* (1967) 314

53. Burgmann, W.: Ein neuer Weg zur Therapie der Gallenwegsbeschwerden. Landarzt *44* (1968) 1270

54. Carey, M.C., Small, D.M.: The characteristics of mixed micellar solutions with particular reference of bile. Amer. J. Med. *49* (1970) 590

55. Chiang, H., Renger, F., Heine, H., Schmidt, H.: Vergleichende quantitativ cytologische Untersuchungen des Duodenalsaftes. Gastroenterologia (Basel) *99* (1963) 343

56. Chou, S.T., Gibson, J.B.: Experimental cholangitis and cholelithiasis. Brit. J. exper. Path. *49* (1968) 565

57. Christensen, A.H., Ishak, K.G.: Benign tumors and pseudotumors of the gallbladder. Arch. Pathol. *90* (1970) 423

58. Chudacek, Z.: Coeliacographie und Angiographie der Arteria mesenterica superior bei ikterischen Kranken. Fortschr. Röntgenstr. *108* (1968) 1

59. Clay, R.C., Straight, W.M.: Surgical removal of liver flukes from the common bile duct. J. Amer. med. Ass. *177* (1961) 786

60. Clotten, R.: Wirksamkeit des Terpengemisches Rowachol® bei gestörter Leberfunktion. Münch. med. Wschr. *114* (1972) 256

61. Cohen, R., Sautai, M., Taurand, S., Luc, S.: Etude pharmacologique du fumeterre officinal. Thérapie *19* (1964) 357

62. Colquhoun, J.: Adenomyomatosis of the gallbladder. Intramural diverticulosis. Brit. J. Radiol. *34* (1961) 101

63. Cowie, A.G.A., Clark, C.G.: The lithogenic effect of vagotomy. Brit. J. Surg. *59* (1972) 365

64. Cronin, K.: Pathogenic abscess of the liver. Gut *2* (1961) 53

65. Czok, G.: Bohnenkaffeewirkung auf Galle und Darm. Arzneimittelforsch. *13* (1963) 908

66. Dahinden, U., Filippini, L., Rondez, R.: Hepatitis durch Laxantien. Schweiz. med. Wschr. *103* (1973) 960

67. Dalichau, H.: Beurteilbarkeit der Papillenfunktion durch intraoperative Fernsehcholangiographie. Med. Klin. *61* (1966) 529

68. Dalichau, H., Ungeheuer, E.: Welche Kriterien rechtfertigen die Cholecystektomie ohne Cholelithiasis? Chirurg *36* (1965) 406

69. Dalichau, H., Ungeheuer, E.: Rezidiveingriffe nach Gallenoperationen und ihre Verhütbarkeit. Med. Klin. *64* (1969) 639

70. Danziger, R.G., Hofmann, A.F., Schoenfield, L.J., Thistle, J.L.: Dissolution of cholesterol gallstones by chenodeoxycholic acid. New Engl. J. Med. *286* (1972) 1

71. Davidson, J.F.: Alcohol and cholelithiasis: a necropsy survey of cirrhotic. Amer. J. med. Sci. *244* (1962) 703

72. Deimer, E.: Die perkutane Hepatographie. Fortschr. Roentgenstr. *114* (1971) 84

73. DeMarco, A., Nance, F.C., Cohn, J.: Chronic cholecystitis. Experience in a large charity institution. Surgery *63* (1968) 750

74. Demling, L.: Bakteriologie und Cytologie bei Gallenwegserkrankungen. Dtsch. med. J. *6* (1955) 353

75. Demling, L., Bahn, K.J., Geidel, H., Bahn, J.: Gallensteinbildung und Virushepatitis. Dtsch. med. Wschr. *92* (1967) 652

76. Demling, L., Classen, M.: Duodenojejunoskopie. Dtsch. med. Wschr. *95* (1970) 1427

77. DenBesten, L., Liechty, R.D.: Cancer of the biliary tree. Amer. J. Surg. *109* (1965) 587

78. Détrie, Ph., Liégeois, A.: Le fonctionnement du sphincter d'ODDI. Nouv. presse méd. (Paris) *1* (1972) 2893

79. Dichtl, K.: Zur Drainage nach Gallenoperationen. Wien. med. Wschr. *122* (1972) 367

80. Dichtl, K.: Akute Cholecystitis als postoperative Komplikation. Zbl. Chir. *97* (1972) 1321

81. Dietrich, H.H.: Regenerat der Gallenblase. Zbl. Chir. *96* (1971) 1195

82. Dietrich, K.F.: Die Hepaticusstenose bei Gallenblasenhals- und Zystikussteinen. (Mirizzi-Syndrom). Bruns Beitr. klin. Chir. *206* (1963) 9

83. Diffenbaugh, W.G., Sarver, F.E., Strohl, E.L.: Gangrenous perforation of the gallbladder. Analysis of nineteen cases. Arch. Surg. *59* (1949) 742

84. Dijian, A., Annonier, C.: La cholécystocholangiographie immédiate par la méthode de perfusion intraveneuse lente. Sem. Hôp. (Paris) *40* (1964) 2323

85. Dombrowski, H., Vielhauer, E.: Die perkutane transhepatische Cholangiographie. Dtsch. Ärztebl. *68* (1971) 2474

86. Dormanns, E.: Über gehäuftes Auftreten schwerer Komplikationen und Todesfälle durch Askariden. Med. Klin. *42* (1947) 145

87. Dreiling, D.A.: The postcholecystectomy-syndrome. The functional aspect of biliary colic persistent after cholecystectomy. Amer. J. dig. Dis. *7* (1962) 603

88. Eck, H.: Verblutung in die freie Bauchhöhle aus der Gallenblase. Zbl. Chir. *93* (1968) 1121

89. Eckmann, L.: Die Behandlung der akuten Cholecystitis. Schweiz. Rundschau (Praxis) *61* (1972) 1543

90. Eder, H.: Zur Chirurgie der extrahepatischen Gallenwege bei Steinerkrankungen. Zbl. Chir. *95* (1970) 1039

91. Edlund, Y.A., Eldh, J., Kock, N.G.: Acute Cholecystitis. Acta chir. scand. *138* (1972) 176

92. Ehrenworth, L., Daniels, R.A.: Clonorchiasis sinensis, clinical manifestations and diagnosis. Ann. intern. Med. *49* (1953) 419

93. Eichen, R., Ackeren, H. van: Gallenstein-Ileus. Münch. med. Wschr. *113* (1971) 1226

94. Eisenreich, F.X., Sailer, F.X., Knoop, D.J.: Moderne Gesichtspunkte zur Taktik und Technik der Gallenchirurgie. Fortschr. Med. *84* (1966) 227

95. El Domeiri, A.A., Brasfield, R.D., O'Quinn, J.L.: Carcinoma of the extrahepatic bile ducts. Ann. Surg. *169* (1969) 525

96. Elias, H.: A reexamination of the structure of the mamalian liver. Amer. J. Anat. *85* (1949) 379

97. Elman, R., Graham, R.: Pathogenesis of strawberry-gallbladder. Arch. Surg. *24* (1952) 14

98. Emmrich, R.: Das Postcholecystektomie-Syndrom. Dtsch. Z. Verdau. u. Stoffwechselkr. *21* (1962) 245

99. Enderlin, N.: Statistische Erhebungen über das Gallensteinleiden. Schweiz. med. Wschr. *88* (1958) 855

100. Erb, W., Leuschner, U.: Die Entstehung von Gallensteinen. Med. Klin. *68* (1973) 131

101. Fahrländer, H., Schäfer, A.: Messung der Erscheinungszeit von intravenös appliziertem Bromthalein in der Leberzelle als Funktionsprüfung des Choledochus. Bericht über 60 operativ kontrollierte Fälle. Gastroenterologia (Basel) *82* (1954) 99

102. Farkas, S.: Cholecystitis tuberculosa. Zbl. Chir. *85* (1960) 2312

103. Farriaux, J.P., Hollinghausen-Colle, J., Saint-Aubert, P., Dupont, A., Fontaine,

326

G.: L'agénésie des voies biliaires intra-hépatique. Sem. Hôp. (Paris) *42* (1966) 2698

104. Flintsch, K., Bauer, M.: Gallenstein-Ileus. Münch. med. Wschr. *112* (1970) 2040

105. Forell, M.M., Stahlheber, H., Scholz, F.: Galle als Reiz der Enzymsekretion des Pankreas. Dtsch. med. Wschr. *90* (1965) 1128

106. Frommhold, W.: Enzym-Untersuchungen nach Infusionscholegraphie bei Kranken mit Leberschaden. Dtsch. med. Wschr. *95* (1970) 1911

107. Frommhold, W., Braband, H.: Zwischenfälle bei Gallenblasenuntersuchungen mit Biligrafin und ihre Behandlung. Fortschr. Röntgenstr. *92* (1960) 47

108. Frommhold, W., Braband, H.: Mißbildungen und Varianten der Gallenblase und der Gallenwege. Radiologe 7 (1967) 33

109. Frommhold, W., Lagemann, K.: Die Adenomyomatose der Gallenblase. Fortschr. Roentgenstr. *115* (1971) 464

110. Germer, W., Young, M.: Die Klinik der Clonorchiasis. Z. Hyg. Infekt. Kr. *141* (1955) 132

111. Gerner, G.: Chemotherapie der Gallenwegsinfektionen. Fortschr. Med. *82* (1964) 251

112. Giese, U., Graudins, J., Schlachetzky, J.: Wirkung von Atropin und Hyoscin-N-butylbromid auf den Sphinkter ODDI. Med. Klin. *67* (1972) 255

113. Glenn, F.: Behandlung der akuten Cholecystitis. Zbl. Chir. *98* (1973) 609

114. Glenn, F., Beil, A.R.: Choledocholithiasis demonstrated on 586 operative cholangiograms. Surg. Gynec. Obstetr. *118* (1964) 499

115. Glenn, F., McSherry, Ch.K.: Secondary abdominal operations for symptoms following biliary tract surgery. Surg. Gynec. Obstetr. *121* (1965) 979

116. Götze, H.: Zur Frage der Gallenblasendyskinesie. Med. Klin. *55* (1960) 2057

117. Grassberger, A., Seyss, R.: Die funktionelle intraoperative Cholangiographie. Wien. klin. Wschr. *75* (1963) 736

118. Grassberger, A., Seyss, R.: Beitrag zum Mirizzi-Syndrom. Chirurg 37 (1966) 484

119. Griessmann, H.: Die Endoskopie der Gallenwege. Langenbecks Arch. klin. Chir. *301* (1962) 321

120. Grill, W., Gröber, L., Wolf, H.G.: Die Operationsindikation bei der Cholesterose. Münch. med. Wschr. *114* (1972) 882

121. Grill, W., Pichlmaier, H., Neff, V., Stuhlfauth, K.: Beitrag zur Motilität der Gallenwege. Münch. med. Wschr. *105* (1963) 130

122. Grözinger, K.H.: Die Auswirkungen chronischer Gallenwegserkrankungen bei Verzicht auf die rechtzeitige Operation. Med. Welt *20* (1969) 391

123. Grözinger, K.H., Scharf, J.: Altersgefährdung bei Cholelithiasis. Med. Welt *23* (1972) 25

124. Güttsches, O.: Blutthromben in den Gallengängen. Med. Welt *20* (1969) 441

125. Haenisch, G.: Zur Operationsindikation bei Krankheiten des Gallensystems. Münch. med. Wschr. *105* (1963) 2113

126. Hahnloser, P.: Zur chirurgischen Behandlung der Cholecystitis acuta. Schweiz. Rundschau (Praxis) *61* (1972) 303

127. Harrison, P.M., Stewart, G.T.: Excretion of antibiotics in bile. Brit. J. Pharmacol. *17* (1961) 420

128. Hart, J., Modan, B., Shani, M.: Cholelithiasis in the aetiology of gallbladder neoplasms. Lancet I (1971) 1151

129. Hauch, E.W., Moore, F.J.: Is cholelithiasis associated with a specific blood group? Gastroenterology *44* (1963) 125

130. Healey, J.E., Schroy, P.: Anatomy of the biliary ducts within the human liver. Arch. Surg. *66* (1953) 599

131. Hedge, A.R.: Cholelithiasis simulating heart disease. J. abdom. Surg. *1* (1959) 15

132. Hegemann, F.: Über den praktischen Wert der zytologischen Gallensaftuntersuchung. Dtsch. med. Wschr. *83* (1958) 1987

133. Heinkel, K.: Medikamentöse Therapie der Cholelithiasis. Dtsch. med. Wschr. *92* (1967) 978

134. Heiss, W.: Bedeutung der transduodenalen Sphinkterotomie in der Gallenchirurgie. Wien. klin. Wschr. *77* (1965) 97

135. Henning, N., Witte, S., Bressel, D.: Über den Befund von Leberzellen im Duodenalinhalt und seinen diagnostischen Wert. Med. Klin. *55* (1960) 692

136. Hentschel, M., Anders, A., Kourias, E.: Das primäre Gallengangscarcinom. Chirurg *43* (1972) 510

137. Hepp, J.: Aktuelle Wege in der Chirurgie der Choledocholithiasis. Münch. med. Wschr. *108* (1966) 1313

138. Herfort, K., Keclik, M.: Zur Klassifikation von Beschwerden nach Cholecystektomien. Münch. med. Wschr. *108* (1966) 45

139. Hermann, R. E., Hoerr, S. U.: The value of the routine use of operative cholangiography. Surg. Gynec. Obstetr. *116* (1963) 731

140. Herzog, B.: Zur Gallengangsatresie. Helv. chir. Acta *35* (1968) 515

141. Herzog, K. H.: Indikation und Technik der Decholedochoduodenostomie. Chirurg *37* (1966) 486

142. Herzog, K. H.: Indikationswandel in der Chirurgie der Gallenwege. Dtsch. Z. Verdau. u. Stoffwechselkr. *28* (1968) 257

143. Herzog, K. H., Pietsch, P., Schade, R.: Operationswahl in der Gallenchirurgie. Erfahrungen mit der Radiomanometrie bei 1456 Operationen. Zbl. Chir. *97* (1972) 225

144. Hess, W.: Probleme der Operationswahl in der Gallenchirurgie. Chirurg *38* (1967) 197

145. Hess, W.: Dyskinesien der Gallenwege. Landarzt *42* (1966) 507

146. Hess, W.: Die Anzeigenstellung zu den operativen Eingriffen an Gallenwegen und Pankreas. Internist *5* (1964) 457

147. Hess, W.: Nacheingriffe nach Gallenoperationen. Wien. klin. Wschr. *80* (1968) 657

148. Higgins, G. A., Turner, J. A.: Mixed tumor of the gallbladder. Arch. Surg. *78* (1959) 173

149. Hinchey, E. J., Elias, G. L., Hampson, L. G.: Acute cholecystitis. Surg. Gynec. Obstetr. *120* (1965) 475

150. Hoeflmayr, J., Fried, R.: Zur raschen quantitativen Bestimmung der Harnurobiline. Münch. med. Wschr. *115* (1973) 1222

151. Höra, F., Schulz, H.: Die Ultrastruktur der Stippchengallenblase. Beitr. Path. *141* (1970) 195

152. Hofmann, A. F., Borgström, B.: Physico-chemical state of lipids in intestinal content during their digestion and absorption. Fed. Proc. *21* (1962) 43; J. clin. invest. *43* (1964) 247

153. Holle, G.: Die Bauprinzipien der Vaterischen Papille und ihre funktionelle Bedeutung unter normalen und krankhaften Bedingungen. Dtsch. med. Wschr. *85* (1960) 648

154. Hollender, L. F., Gillet, M., Weiss, A. G.: Les cancers primitifs de la voie biliaire principale. A propos de 16 observations. Arch. Franc. Mal. App. Digest. *57* (1968) 985

155. Holub, K.: Das Problem der Auflösung von Gallensteinen in Galle und die Nachbehandlung nach Gallensteinoperationen. Wien. klin. Wschr. *83* (1971) 686

156. Horntrich, J.: Die cholelithogenen Leberabscesse. Zbl. Chir. *94* (1970) 1782

157. Howard, J. M., Ehrlich, E. W.: Gallstone pancreatitis: a clinical entity. Surgery *51* (1962) 177

158. Howard, R. J., Delaney, J. P.: Posttraumatic cholecystitis. J. Amer. Med. Assoc. *218* (1971) 1006

159. Hübner, A.: Gallenblasenverlagerung als Komplikationsursache bei perkutaner Leberpunktion. Dtsch. Ges. Wesen *25* (1970) 2397

160. Hüdepohl, M.: Das Postcholecystektomiesyndrom. Med. Klin. *60* (1965) 1893

161. Ibach, J.R., Hume, H.A., Erb, W.H.: Cholecystectomy in the age. Surg. Gynec. Obstetr. *126* (1968) 523

162. Imesch, B., Häcki, W., Bircher, J.: Was mißt die BSP? Schweiz. med. Wschr. *103* (1973) 397

163. Isch, J.H., Finneran, J.C., Nahrwohl, D.L.: Perforation of the gallbladder. Amer. J. Gastroenterol. *55* (1971) 451

164. Jacobi, H., Fontaine, R.: Veränderung des Gallenflusses durch β-Rezeptorenblocker. Z. Gastroenterol. *5* (1967) 386

165. Jacobs, L.A., DeMeester, T.R., Eggleston, J.C., Margulies, St.J., Zidema, G.D.: Hyperplastic cholecystoses. Arch. Surg. *104* (1972) 193

166. Jehmlich, A.: Cholelithiasis als Zweiterkrankung bei malignen Dickdarm-Tumoren. Zbl. Chir. *92* (1967) 2428

167. Jehmlich, A., Nitzsche, L.: Beschwerden nach Cholecystektomie und die Indikation zur Relaparotomie. Zbl. Chir. *97* (1972) 396

168. Johnson, A.G., Rains, A.J.H.: Choledochoduodenostomy. A reappraisal of its indications based on a study of 64 patients. Brit. J. Surg. *59* (1972) 277

169. Johnson, H.C., McLaren, J.R., Weens, H.S.: Intravenous cholangiography in the differential diagnosis of acute cholecystitis. Radiology *74* (1960) 790

170. Jordan, R.A.: Cholelithiasis in sickle cell disease. Gastroenterology *33* (1957) 952

171. Jorpes, E., Mutt, V.: Cholecystokinin. Klin. Wschr. *48* (1970) 65

172. Jutras, J.A., Longtin, J.M., Levesque, H.P.: Hyperplastic cholecystoses. Amer. J. Roentgenol. *83* (1960) 795

173. Kaiser, E.: Indikationen zur Cholecystektomie. Dtsch. med. Wschr. *90* (1965) 396

174. Kakos, G.S., Tompkins, R.K., Turnipseed, W., Zollinger, R.M.: Intraoperative cholangiography during routine cholecystectomy. A review of 3012 cases. Arch. Surg. *104* (1972) 484

175. Kamieth, H.: Die kombinierte Cholangio-Duodenographie. Radiologe *10* (1970) 39

176. Kanzal, G.: Ergebnisse chirurgischer Revisionen nach Cholecystektomie. Zbl. Chir. *86* (1961) 1947

177. Kasper, H., Kühn, H.A., Class, D.: Zur Frage der Beziehung zwischen Virushepatitis und Gallensteinbildung. Dtsch. med Wschr. *93* (1968) 300

178. Kautzsch, E.: Therapievergleiche bei akuter Hepatitis epidemica. Med. Klin. *60* (1965) 1401

179. Kaye, Gordon, Lane, N., Wheeler, H.O., Whitlock, R.T.: Fluid transport in the rabbit gallbladder. Anat. Rec. *151* (1965) 369

180. Keiser, E.: Postoperative Veränderungen des normalen und pathologischen Choledochus. Helv. chir. Acta *25* (1958) 5

181. Keller, Th.: Zur Wirkung eines neuen Choleretikums. Med. Welt (1961) 340

182. Keller, H.L., Ferstl, M., Rupp, N.: Röntgenologische und allgemeine Gesichtspunkte bei der Cholecystitis emphysematosa. Fortschr. Röntgenstr. *115* (1971) 475

183. Kern, E.: Zur Operationstaktik bei Eingriffen wegen Steinleiden der Gallenwege. Chirurg *35* (1964) 37

184. Kern, E.: Operationstechnik der Gallenwegsrevision. Klin. Chir. *313* (1965) 264

185. Kern, E., Gehring-Siebert, A.: Zur Problematik der Gallenwegs- und Gallenblasenkarzinome. Langenbecks Arch. klin. Chir. *309* (1965) 296

186. Kieser, C.: Zur Problematik des Leukozytenbefundes im Duodenalsaft. Gastroenterologia (Basel) *96* (1961) 153

187. Kirtley, J.A.: Hepato-cholangiojejuno-stomy Roux en Y. An alternate method of repair bile duct strictures. Ann. Surg. *151* (1960) 122

188. Kleyensteiber, G., Guskar, D., Wolf, F.: Die pharmakologische Beeinflussung der Cholerese. Untersuchungen mit Radiobengalrot. Z. Gastroenterologie *3* (1965) 23

189. Klose, F., Knothe, H.: Sanierung von Salmonellendauerausscheidern. Dtsch. med. Wschr. *92* (1967) 1977

190. Klug, W.: Hyperamylasurie nach Gallenwegsoperationen. Zbl. Chir. *97* (1972) 656

191. Knorre, D.: Zur Histopathologie der Leber bei chronischer Cholecystitis und Cholelithiasis. Virchows Arch. path. Anat. *335* (1962) 523

192. Köhler, R.: Internistischer Beitrag zur Chirurgie der Gallenwege. Zbl. Chir. *89* (1964) 737

193. Kölling, K., Schoen, D.: Über den Einfluß der Serumbindungskapazität auf den Kontrast im Cholangiocystogramm. Fortschr. Röntgenstr. *113* (1970) 372

194. Koelsch, K.A.: Das „Postcholecystektomiesyndrom". Tägl. Praxis *12* (1971) 47

195. Koiss, G.: Das primäre Karzinom der extrahepatischen Gallenwege. Wien. klin. Wschr. *72* (1960) 301

196. Kort, J., Schulz, G.: Der Gallenstein-Ileus. Med. Welt *22* (1971) 905

197. Kotter, A., Ewe, K.: Spontane cholecystokolische Fistel. Med. Welt *20* (1969) 438

198. Kottlors, W.: Röntgenologische und klinische Beobachtungen bei Gallenweganastomosen. Med. Klin. *64* (1969) 244

199. Kourilsky, R., Halpern, B., Gaudin, O.: Rapport sur un nouveau cholérétique soufré de synthèse. Journ. therap. (Paris) (1955) 381

200. Krammer, F.: Beitrag zur Frage der Kaffeewirkung unter Berücksichtigung des Idee-Kaffees in der Behandlung kaffee-empfindlicher Kranker. Prakt. Arzt (Wien) *178* (1962) 206

201. Krauss, H., Kern, E.: Der primäre Choledochusverschluß nach Choledochotomie. Dtsch. med. Wschr. *86* (1961) 565

202. Krauss, H., Kern, E.: Bougierung der Papilla Vateri. Dtsch. med. Wschr. *88* (1963) 754

203. Kühn, H.A.: Chirurgische Indikation bei Cholelithiasis aus internistischer Sicht. Gastroenterologia (Basel) *107* (1967) 65

204. Kuntz, E.: Gastrointestinale Beschwerden bei Tuberkulose und ihre Behandlung mit synthetischen Azulenen. Medizinische *42* (1956) 1504

205. Kuntz, E.: Die Gallenkolik. Monatskurse f. ärztl. Fortbildung *19* (1969) 415

206. Kuntz, E., Kühn, H.A.: Diätrichtlinien für Leberkranke. Fortschr. Med. *88* (1970) 272

207. Kuntz, E.: Praevention und Rehabilitation der Lebererkrankungen. Münch. med. Wschr. *114* (1972) 165

208. Kuntz, E.: Aktuelle laborchemische Leberfunktionsdiagnostik. Münch. med. Wschr. *114* (1972) 781; 835

209. Kutter, D., Oudheusden, A.P.M. van, Eisenberg, K., Hennecke, A., Helbing, A.R., Busch, E.W.: Die Brauchbarkeit eines neuen Teststreifens zum Nachweis von Urobilinogen im Harn. Dtsch. med. Wschr. *98* (1973) 112

210. Kyrle, P.: Neurectomie de l'Artère hépatique commune dans l'ictère par hépatite. Lyon chirurgical *56* (1960) 55

211. Lapp, H.: Die submikroskopische Organisation der Leberzelle. Münch. med. Wschr. *105* (1963) 1

212. Laube, J., Weise, G.: Idiopathische Choledochus-„Zyste". Zbl. Chir. *97* (1972) 1069

213. Lesch, P., Otto, P., Wagner, H.H.: Diagnostik des Gallenblasenkarzinoms. Med. Klin. *64* (1969) 1595

214. Lichtenauer, F., Treptow, H.R.: Gallen-

330

abflußstörungen. Papillotomie oder Choledochoduodenostomie? Münch. med. Wschr. *112* (1970) 129

215. Lindenbraten, L.D.: Das Schichtungsphänomen der Gallenblase und die Röntgendiagnostik der Cholecystitis. Fortschr. Röntgenstr. *115* (1971) 457

216. Litwin, M.S.: Primary carcinoma of the gallbladder. Arch. Surg. *95* (1967) 236

217. Livingston, H.J., Livingston, S.F.: Reformed gallbladder with stones following cholecystectomy 17 years ago. Arch. int. Med. *89* (1952) 961

218. Lodenkämper, H.: Über die Bakteriologie der Gallenwege. Verh. Dtsch. Ges. Verdau. u. Stoffwechselkr. *17* (1954) 250

219. Löhr, E., Makoski, H.S., Hoffmann, W.: Beiträge zur Infusions-Cholecystographie. Med. Welt *22* (1971) 875

220. Lund, J.: Surgical indications in cholelithiasis. Ann. Surg. *151* (1960) 153

221. Mättig, H., Hitschfeld, H.D.: Die postoperative Untersuchung der Papillenfunktion und ihre Konsequenzen. Zbl. Chir. *93* (1968) 771

222. Maiwald, L., Hengstmann, D.: Objektivierung einer gebesserten Cholerese. Therapie-Woche *19* (1969) 1661

223. Mandelbaum, J., Palmer, R.M.: Posttraumatic acalculous cholecystitis. Arch. Surg. *97* (1968) 601

224. Marth, W.: Klinische Prüfung von Mendiaxon zur Steigerung der Gallenpassage. Med. Welt *20* (1969) 430

225. Matzander, U.: Leberabscess und Cholangitis. Chirurg *43* (1972) 364

226. Maurer, W., Brug, E.: Pankreatitis bei Magen- und Gallenwegsoperationen. Münch. med. Wschr. *113* (1971) 1220

227. Maurer, C.: Beitrag zum Problem der Objektivierung choleretischer Wirkung beim Menschen. Arzneimittelforsch. *21* (1971) 1375

228. May, R.E., Strong, R.: Acute emphysematous cholecystitis. Brit. J. Surg. *58* (1971) 435

229. McDonald, J.A.: Perforation of the gallbladder associated with acute cholecystitis. Ann. Surg. *164* (1966) 849

230. McEachern, C.G., Sullivan, R.E.: Acute cholecystitis. Arch. Surg. *78* (1959) 300

231. Meagher, S.W., Campbell, A.J.A.: Acute and chronic cholecystitis: a review of 329 cases. New Engl. J. Med. *252* (1955) 615

232. Meier, W., Hoffmann, H.: Akutes Nierenversagen nach intravenöser Cholecystographie. Münch. med. Wschr. *113* (1971) 652

233. Merguet, H.: Perforation der Gallenblase. Med. Welt *23* (1972) 162

234. Mester, E., Füsy, J.: Nacheingriffe nach Gallenoperationen. Zbl. Chir. *97* (1972) 1306

235. Mester, E., Wachtl, J.: Jatrogene Choledochusverletzungen. Chir. Praxis *14* (1970) 585

236. Meyer-Burg, J., Kater, F.: Zur Bedeutung der Serumtransaminasen nach Applikation trijodierter lebergängiger Röntgenkontrastmittel. Dtsch. med. Wschr. *95* (1970) 1444

237. Meyer-Wildisen, R.: Sonderfälle von Okklusions-Ikterus. Schweiz. med. Wschr. *77* (1947) 568

238. Michelsen, E.G., Brauner, G.: Unsere Erfahrungen mit der Papillendehnung. Bruns Beitr. klin. Chir. *218* (1971) 622

239. Milliken, N.T., Stryker, H.B.: Suppurative pylethrombophlebitis and multiple liver abscesses following acute appendicitis. New Engl J. Med. *244* (1951) 52

240. Milner, L.R.: Cancer of the gallbladder. Its relationship to gallstones. Amer. J. Gastroenterol. *39* (1963) 480

241. Mincsev, M.: Über doppellappige Gallenblasen. Zbl. Chir. *93* (1968) 1597

242. Mohr, W., Knüttgen, H.: Die Therapie der Leberegelerkrankung des Menschen (Fasciolosis oder Distomatosis). Med. Klin. *46* (1951) 870

243. Mohr, W., Merkle, F.: Clonorchiasis und deren Behandlung mit einem neuen Anthelminthikum. Med. Klin. *65* (1970) 515

244. Moormann, H.: Die Leberegelkrankheit (Fasciolosis) beim Menschen. Med. Klin. *45* (1950) 4

245. Müller, W. A.: Chemotherapie der Gallenwegserkrankungen. Fortschr. Med. *83* (1965) 232

246. Müller-Kluge, M., Spohn, K., Erich, H. J.: Zweit- und Mehrfacheingriffe am biliären System. Fortschr. Med. *87* (1969) 387

247. Mujahed, Z., Glenn, F., Evans, J. A.: Communicating cavernous ectasia of the intrahepatic ducts (Caroli's disease). Amer. J. Roentgenol. *113* (1971) 21

248. Munster, A. M., Brown, J. R.: Acalculous cholecystitis. Amer. J. Surg. *113* (1967) 730

249. Nicholas, P., Rinaudo, P. A., Conn, H. O.: Increased incidence of cholelithiasis in Laennecs cirrhosis. Gastroenterology *63* (1972) 112

250. Nicolic, V.: Les variations du confluent biliaire superieur. Acta anat. *67* (1967) 516

251. Niedner, F. F.: Duodenum, Magen und Pankreas als Funktionseinheit (Das duodenale Verbundsystem). Heilkunst *80* (1967) 8

252. Nilsson, S.: Gallbladder disease and sex-hormones. Acta chir. scand. *132* (1966) 275

253. Nissen, K.: Das Postcholecystektomiesyndrom. Landarzt *33* (1957) 804

254. Norrby, S., Schönebeck, J.: Long-term results with cholecystolithotomy. Acta chir. scand. *136* (1970) 711

255. Oelschläger, H., Hilz, W., Schade, G.: Über die Bestimmung von Sulfamethoxypyrazin (Longum®) in der Galle nach oraler Applikation. Arzneimittelforsch. *26* (1972) 59

256. Olbermann, M., Prellwitz, W., Recke, S.: Evokationstest mit Sekretin und Pankreozymin als diagnostisches Hilfsmittel beim Oberbauchsyndrom. Dtsch. med. Wschr. *98* (1973) 8

257. Ong, G. B.: Study of recurrent pyogenic cholangitis. Arch. Surg. *84* (1962) 199

258. Orth, H.: Primäre Clostridium-perfringens-Cholecystitis mit Sepsis. Münch. med. Wschr. *115* (1973) 916

259. Ortmann, G., Arnold, H.: Gallensteindiagnostik mittels der Ultrasonographie (A-Bild). Dt. Ges. Wesen *27* (1972) 268

260. Ossenberg, F. W., Baghirzade, M., Bekker, K.: Zum Krankheitsbild der primärchronischen Cholangitis. Med. Welt (1968) 733

261. Otto, K., Scheibe, O.: Gutartige Gallenblasentumoren. Zbl. Chir. *94* (1969) 71

262. Otto, K.: Venöse Verbindungen zwischen Gallenblase und Pankreas. Bruns Beitr. klin. Chir. *219* (1972) 210

263. Padelt, H.: Lambliasis. Tägl. Praxis *11* (1970) 57

264. Palvölgyi, L., Laczay, A.: A cholelithiasis conservativ kezelesenek veszelyeiröl. Orvos hetil. *113* (1972) 1588

265. Parr, F., Hassenstein, E.: Aussagewert katamnestischer Untersuchungen und röntgendiagnostischer Befunde nach Choledochoduodenostomie. Mat. med. Nordmark *25* (1973) 127

266. Parr, F., Rudnai, K.: Die Bedeutung der Röntgenuntersuchung und des klinischen Befundes für die Diagnose und Differentialdiagnose der Gallenblasendyskinesie. Mat. med. Nordmark *16* (1965) 157; 216

267. Partington, P. F.: Sphincterotomy for stenosis of the sphinkter of Oddi. Surg. Gynec. Obstetr. *123* (1966) 282

268. Paulisch, G.: Chirurgische Behandlung der akuten Cholecystitis. Zbl. Chir. *98* (1973) 616

269. Pavel, J., Campeanu, S.: Die Ätiopathogenese und die Prophylaxe der chronischen gallensteinfreien Gallenblasenentzündung. Münch. med. Wschr. *100* (1958) 1146

270. Peiper, H.J.: Gesichertes und Problematisches in der Gallenchirurgie. Med. Welt (1964) 1593

271. Pfab, R., Richter, H., Drews, H.: Vergleichende Untersuchungen über die Infusions-Cholangio-Cholecystographie und die intravenöse Cholangio-Cholecystographie. Rö. Bl. *25* (1972) 72

272. Pfeiffer, K.M., Dunant, J.H.: Cholelithiasis als Folge der Magenchirurgie. Schweiz. med. Wschr. *98* (1968) 1975

273. Pförringer, L.: Die arterielle Blutversorgung des Ductus choledochus. Acta anat. *79* (1971) 389

274. Philipps, J.C., Gerald, B.E.: The incidence of cholelithiasis in sickle cell disease. Amer. J. Roentgenol. *113* (1971) 27

275. Pieri, J., Wahl, M.: Recherches sur la cholerèse et la diurese. Resultats obtenus par l'administration de l'alpha (hydroxy-1-cyclohexyl) butyrate de sodium. Presse med. *67* (1959) 2170

276. Pines, B., Rabinovitch, J.: Perforation of the gallbladder in acute cholecystitis. Ann. Surg. *140* (1954) 170

277. Presser, W., Neuheisel, S., Eichler, W.: Beiträge zur Problematik der Cholangitis. Med. Welt (1966) 1743

278. Preuss, H.J.: Schichtungsphänomene der Gallenblase bei der intravenösen Cholangiographie – Ausdruck der resorptiven Schleimhautfunktion? Fortschr. Röntgenstr. *112* (1970) 219

279. Preziosi, P., Loscalzo, B., Marmo, E.: Comparison of choleretic effects of CYN and Na-Dehydrocholate. Experientia *15* (1959) 135

280. Prokscha, G., Schäfer, H.: Perforationen der Gallenblase und der Gallenwege. Med. Klin. *88* (1973) 745

281. Pross, E.: Zur Klinik und Therapie gutartiger Gallenblasentumoren. Dtsch. med. Wschr. *96* (1971) 1002

282. Pulaski, E.J., Fusillo, M.H.: Gallbladder bile concentrations of the major antibiotics following intravenous administration. Surg. Gynec. Obstetr. *100* (1955) 571

283. Reifferscheid, M.: Das Karzinom der extrahepatischen Gallenwege. Münch. med. Wschr. *101* (1959) 272

284. Reinhold, L., Peterhansl, H.: Vergleichende bakterielle Untersuchung von Sondengalle und Gallenblasenpunktat. Z. ges. Hyg. *6* (1960) 365

285. Remmele, W., Lennert, K.: Die Tuberkulose der Gallenwegs-Lymphknoten. Beitr. klin. Tuberk. *117* (1957) 327

286. Rettenmaier, G.: Ultraschall zur Differentialdiagnostik bei umschriebenen Leberprozessen und beim Verschlußsyndrom. Therapiewoche *20* (1970) 1827

287. Rettenmaier, G.: Ultraschalluntersuchungen im Pankreasgebiet. Fortschr. Med. *89* (1971) 1279

288. Rewerts, G.: Aktinomyzeten-Cholecystitis. Med. Klin. *59* (1964) 1202

289. Reynolds, B.M.: Immediate effects of instrumental dilatation of the ampulla of Vater. Visual and histologic observations in man. Ann. Surg. *164* (1966) 271

290. Ritter, U.: Der diagnostische Wert verschiedener Duodenalsondenverfahren. Fortschr. Med. *79* (1961) 511

291. Ritter, U.: Klinik und Therapie entzündlicher Gallenwegserkrankungen. Internist *5* (1964) 469

292. Ritter, U.: Zur Papillenfunktion. Dtsch, Z. Verdau. u. Stoffwechselkr. *25* (1965) 145

293. Rivkin, L.M.: Carcinoma of gallbladder. Résumé of literature. Arch. Surg. *70* (1955) 128

294. Robertson, H.E.: The preponderance of gallstones in women. Surg. Gynec. Obstetr. *80* (1945) 1

295. Rötter, W.: Klinisch-experimentelle Untersuchungen mit Felviten® (Anethol-trithion). Med. Welt *25* (1961) 1353

296. Roost, W.: Die klinische Beurteilung der Cholecystitis acuta auf Grund pathogenetischer Überlegungen. Schweiz. med. Wschr. *87* (1957) 1367

297. Rosa, R. de: Das Krankheitsbild der perforationslosen galligen Peritonitis. Fortschr. Med. *82* (1964) 211

298. Ross, R. J., Sachs, M. D.: Triplication of the gallbladder. Amer. J. Roentgen. *104* (1968) 656

299. Rubin, E., Schaffner, F., Popper, H.: Primary biliary cirrhosis. Chronic non suppurative destructive cholangitis. Amer. J. Pathol. *46* (1965) 387

300. Rubin, E., Lieber, Ch. S.: Early fine structural changes in the human liver induced by alcohol. Gastroenterology *52* (1967) 1

301. Ruckstuhl, P., Cueni, B., Schmid, M.: Chronisch-aggressive Hepatitis in Kombination mit chronisch destruierender nicht-eitriger Cholangitis („sogenannte primäre biliäre Zirrhose"). Schweiz. med. Wschr. *101* (1971) 741

302. Saegesser, F., Veuthey, J.: Un cas des distomatose hépatique et de la voie biliaire principale. Helv. chir. Acta *2* (1959) 155

303. Sagi, T., Györi, S.: Das primäre Reticulosarkom der Gallenblase. Zbl. allg. Path. *116* (1972) 174

304. Sagi, T., Györi, S.: Über eine maligne Mischgeschwulst der Gallenblase. Zbl. allg. Path. *116* (1972) 177

305. Salzer, G. M., Olbrich, E., Kutschera, H.: Zur Epidemiologie der Cholelithiasis. Acta hepato-splenol. *17* (1970) 65

306. Sarmiento, R. V.: Emphysematous cholecystitis. Arch. Surg. *93* (1966) 1009

307. Schamaun, H., Middendorp, U., Akovbiantz, A., Wellauer, J., Rüttimann, A.: Die perkutane transhepatische Cholangiographie zur präoperativen Beurteilung der Gallenwege. Helv. chir. Acta *32* (1965) 60

308. Schamaun, M.: Zur Technik der intrahepatischen Cholangiojejunostomie nach Longmire bei hohem Verschluß des Ductus hepaticus. Chirurg *38* (1967) 236

309. Schenker, U., Mlynek, H. J.: Über Reoperationen an den Gallenwegen. Zbl. Chir. *96* (1971) 1185

310. Schenker, U., Mlynek, H. J., Böttcher, R. F. H.: Beitrag zu den Komplikationen der Cholelithiasis. Zbl. Chir. *97* (1972) 1315

311. Schimpf, K., Krecke, H. J., Herbig, W.: Schock durch Kontrastmittel. Dtsch. med. Wschr. *94* (1969) 379

312. Schmauss, A. K., Weinberger, J., Poley, F.: Diabetische Stoffwechselstörung bei Gallensteinkranken. Münch. med. Wschr. *112* (1970) 1297

313. Schmidt, H. D.: Das „Postcholecystektomie-Syndrom". Fortschr. Med. *89* (1971) 433

314. Schmöger, R.: Die Gallensteinerkrankung bei Kindern. Acta hepato-splenol. *12* (1965) 238

315. Schneeweiss, J.: Diabetes mellitus und Cholecystopathie. Dtsch. med. Wschr. *81* (1956) 1356

316. Schneider, C., Stephan, G., Suwelack, M.: Über das Hyperthyreose-Risiko bei iatrogener Jodzufuhr. Dtsch. med. Wschr. *94* (1969) 2631

317. Schriefers, K. H.: Die Bewertung von Kolik und Ikterus beim Gallensteinleiden. Dtsch. med. Wschr. *88* (1963) 264

318. Schröder, H.: Beobachtungen über den Kohlenhydratgehalt der Leber während und nach mechanischem Choledochusverschluß. Bruns Beitr. klin. Chir. *212* (1966) 111

319. Schröder, H., Buchholtz, L.: Häufigkeit und Prognose latenter und manifester Gallenpassagestörungen. Zbl. Chir. *97* (1972) 1447

320. Schubart, R.: Die Vielgestaltigkeit des Askaridiasissymptomenbildes unter besonderer Berücksichtigung der Askaridiasis der Gallenwege, der Leber und des Pankreas und deren Therapie. Dtsch. med. Wschr. *72* (1947) 410

321. Schubert, E. G.: Erfahrungen mit kofrostabehandeltem Röstkaffee bei kaf-

fee-empfindlichen Personen. Berliner Med. *23* (1963) 25

322. Schüpbach, A.: Probleme der Gallenwegserkrankungen aus der Sicht des Internisten. Schweiz. med. Wschr. *82* (1952) 321

323. Schusselé, A., Laperrouza, C.: Les distomatoses hépatiquese: à propos de 9 observations personelles. Schweiz. med. Wschr. *101* (1971) 1677

324. Schwarz, W., Kommerell, B., Grözinger, K. H., Krumhaar, D., Schüler, H. W.: Ursachen von Beschwerden nach Gallenwegsoperationen. Münch. med. Wschr. *111* (1969) 859

325. Schweitzer, F., Tomschi, F.: Die Refluxcholangitis. Wien. med. Wschr. *114* (1964) 442

326. Seeliger, G.: Balneotherapie bei Gallen- und Leberleiden. Zschr. Allgem. Med. *49* (1973) 412

327. Seifert, G., Lindner, H.: Zur Differentialdiagnose des intra- und extrahepatischen Verschlußsyndroms. Langenbecks Archiv. klin. Chir. *327* (1970) 347

328. Selberg, W.: Die Pathologie der Cholangitis. Dtsch. med. J. *6* (1955) 341

329. Selle, J. G., Altemeier, W. A.: Cholelithiasis in Hyperparathyreoidism. Arch. Surg. *105* (1972) 369

330. Selmair, H., Schmidt, D. S.: Die Häufigkeit von Gallenblasenkomplikationen bei chronisch entzündlichen Lebererkrank. Z. Gastroenterol. *9* (1971) 79

331. Sherman, J. D., Robbins, S. C.: Changing trends in the casuistics of hepatic abscess. Amer. J. Med. *28* (1960) 943

332. Sickinger, K., Creutzfeld, W.: Die primär-stenosierende („sklerosierende") Cholangitis. Acta hepato-splenol. *15* (1968) 153

333. Sickinger, K.: Klinik und Therapie des enteralen Gallensäurenverlustsyndroms: „Chologene Diarrhoe und Steatorrhoe nach Ileumresektion bzw. -Ausschaltung". Méd. Hyg. (Geneve) *27* (1969) 93

334. Siewert, R., Bauers, A., Morkos, N.: Der Primärverschluß an den Gallenwegen. Chirurg *42* (1971) 464

335. Small, D. M.: The formation of gallstones. Adv. Intern. Med. *16* (1970) 243

336. Sotgiu, G., Labo, G.: Alithiasic chronic cholecystitis. Panminerva med. *5* (1959) 155

337. Spängler, H. P.: Die Blutversorgung der Papilla duodeni und des papillennahen Choledochusabschnittes. Anat. Anz. *122* (1968) 371

338. Spohn, K., Müller-Kluge, M.: Technik und Ergebnisse bei 2000 Operationen an den Gallenwegen. Langenbecks Arch. klin. Chir. *313* (1965) 300

339. Spohn, K., Poppe, G.: Das Karzinom der Gallenblase und der extrahepatischen Gallengänge. Langenbecks Arch. klin. Chir. *311* (1965) 431

340. Stadelmann, O., Sobbe, A., Löffler, A., Miederer, S. E.: Die Bedeutung der retrograden Pankreato-Cholangiographie für die klinische Diagnostik. Fortschr. Röntgenstr. *118* (1973) 377

341. Stauber, R.: Zur Frage der Druckmessungen an den Gallenwegen. Dtsch. med. Wschr. *93* (1968) 687

342. Steiger, E., Seltzer, M. H., Rosato, F. E.: Cholecystectomy in the aged. Ann. Surg. *174* (1971) 142

343. Stieve, F. E.: Die Wirkung des Kaffees auf den Magen-Darm-Trakt aus klinischer Sicht. Heilkunst *78* (1965) 55

344. Stille, G., Hilfiker, H.: On the effect of drugs on the biliary system. Arzneimittelforsch. *12* (1962) 461

345. Stiller, H.: Zur Indikation und Problematik transduodenaler Eingriffe an der Papilla VATERI. Med. Welt (1961) 34

346. Stiller, H.: Therapeutischer Stellenwert der Choledochoduodenostomie bei mechanischem Ikterus und Begleitpankreatitis. Münch. med. Wschr. *115* (1973) 1301

347. Stock, F. E., Fung, J. H. Y.: Orientalcholangiohepatitis. Arch. Surg. *84* (1962) 409

348. Storen, E. J., Waaler, G.: Skleroserende Cholangitt. Nord. Med. *83* (1970) 594

349. Strick, W. O.: Die Cholesteatose der Gallenblase. Dtsch. med. Wschr. *92* (1967) 1552

350. Strik, W. O., Müller, K., Fuchs, H.: Hepatitis epidemica und Cholelithiasis. Med. Klin. *68* (1973) 139

351. Strohl, E. L., Diffenbaugh, W. G., Baker, J. H., Cheema, M. H.: Gangrene and perforation of the gallbladder. Surg. Gynec. Obstetr. *114* (1962) 1

352. Szeleczky, G., Nagy, T.: Erfahrungsbericht über die transduodenale Sphinkterotomie: Komplikationen und Letalität. Bruns Beitr. klin. Chir. *217* (1970) 241

353. Tamm, D., Schöll, H.: Atypischer benigner postoperativer Ikterus nach Verbrauchskoagulopathie. Med. Welt *24* (1973) 1973

354. Tarnopolskaja, P. D.: Die Konzentrationsfähigkeit der Gallenblase bei Patienten mit chronischer Hepatitis. Radiolog. Diagn. (Berlin) *9* (1968) 9

355. Taterka, H.: Über eine Verbesserung der Röntgendiagnostik der Gallenblase. Med. Welt *48* (1930) 1722

356. Taubert, E.: Die transduodenale Papillotomie. Zbl. Chir. *90* (1965) 1697

357. Tauchnitz, Ch., Storch, W.: Zur Problematik der bakteriologischen Gallenwegsdiagnostk. Dtsch. Ges. Wesen *44* (1972) 2068

358. Thaler, H.: Die Cholangitis. Zschr. Allgem. Med. *48* (1972) 964

359. Theisinger, W.: Gallensteinbefall nach Magenresektion? Med. Klin. *66* (1971) 930

360. Thompson, B. W., Read, R. C., White, H. J.: Sclerosing cholangitis. Arch. Surg. *104* (1972) 460

361. Thurmayr, R.: Die bakteriologische Untersuchung der Galle bei der Cholecystektomie. Münch. med. Wschr. *101* (1958) 1115

362. Tompkins, R. K., Burke, L. C., Zollinger, R. M., Cornwell, D. G.: Relationship of biliary phopholipid and cholesterol concentrations to the occurrence and dissolution of human gallstones. Ann. Surg. *172* (1970) 936

363. Tzamalukas, G., Jakowidis, Th.: Zur Klinik und Behandlung der Stippchengallenblase. Zbl. Chir. *97* (1972) 375

364. Ulin, A. W., Shoemaker, W. C., Gambescia, J. M.: Studies of the reservoir function of normal and inflamed gallbladders in dogs. Amer. J. med. Sci. *228* (1954) 362

365. Ungeheuer, E., Brandt, P.: Möglichkeiten zur Komplikationseinschränkung bei Eingriffen an den Gallenwegen. Med. Klin. *68* (1973) 135; (Zahlen-Erweiterung: Vortrag 50. Bayr. Chir. Kongreß Juli 1973)

366. Wagner, A.: Azathioprine treatment in primary sclerosing cholangitis. Lancet II (1971) 663

367. Wang, H. C., T'Ang, C. H., Liu, H. H., Kao, H. M.: Biliary ascariasis. An analysis of 141 cases. Chinese med. J. *74* (1956) 445

368. Wanke, M., Geiger, V., Bokelmann, D.: Pathologisch-anatomische Befunde an Leber und Pankreas bei Erkrankungen des Gallengangssystems. Med. Welt *20* (1969) 765

369. Wannagat, L.: Indikationen zur direkten Cholecysto-Cholangiographie und Cholangiographie. Dtsch. med. Wschr. *94* (1969) 2111

370. Warren, K. W., Athanassiades, S., Monge, J.: Primary sclerosing cholangitis. A study of forty-two cases. Amer. J. Surg. *111* (1966) 23

371. Wassner, U. J.: Das Gallensteinleiden im Spiegel der Statistik. Langenbecks Arch. klin. Chir. *285* (1957) 160

372. Way, L. W., Admirand, W. H., Dunphy, J. E.: Management of Choledocholithiasis. Ann. Surg. *176* (1972) 347

373. Wehling, H., Künkel, H. P.: Die perkutane transhepatische Cholangiographie

336

in der Chirurgie. Med. Welt *23* (1972) 720

374. Weiss, H. D., Anacker, H., Wiesner, W.: Die Technik der Duodenoskopie mit retrograder Pankreatico- und Cholangiographie. Fortschr. Röntgenstr. *116* (1972) 517

375. Weitz, G.: 3194 Operationen wegen Cholelithiasis in 15 Jahren. Übersicht über intraoperative Diagnostik, Zweitoperationen und Operationsrisiko. Langenbecks Arch. klin. Chir. *312* (1965) 139

376. Wenckert, A., Hallgren, T.: Evaluation of conservative treatment of acute cholecystitis. Acta chir. scand. *135* (1969) 701

377. Wenckert, A., Robertson, B.: The natural course of gallstone disease. Eleven year review of 781 nonoperated cases. Gastroenterology *50* (1966) 376

378. Wendenburg, H. H., Georgi, M., Misri, H.: Die hypotone Duodenographie. Med. Welt *22* (1971) 879

379. Wenz, W., Beduhn, D., Mennicken, C.: Röntgenologische Differenzierung des Verschlußikterus. Chirurg *41* (1970) 532

380. Wenz, W.: Die perkutane transhepatische Cholangiographie. Röntgenpraxis *20* (1967) 66

381. Wenze, H., Schmidt, H.: Über die Ausscheidung von Bromsulphalein in der Galle. Klin. Wschr. *39* (1961) 924

382. Wenze, H.: Zur Problematik zytologischer Befunde im Duodenalsaft. Münch. med. Wschr. *105* (1963) 850

383. Wheeler, H. O.: The flow and ionic composition of bile. Arch. intern. Med. *108* (1961) 156

384. Whitlock, R. H., Brown, W. R.: Chronic cholangiohepatitis in a dairy cow. A case report. Cornell Veter. *59* (1969) 515

385. Wildbrandt, R., Neuhaus, G., Fritz, K. W.: Zum akuten Nierenversagen nach oraler und intravenöser Cholecystographie. Dtsch. med. Wschr. *93* (1968) 2165

386. Wilde, J., Schleicher, H.: Die postoperative Pankreatitis. Zbl. Chir. *93* (1968) 511

387. Wildhirt, E.: Endoskopische Diagnostik der Gallenwegserkrankungen. Med. Welt *23* (1972) 1906

388. Witte, S.: Der praktische Wert der zytologischen Untersuchung des Duodenalinhaltes. Mat. med. Nordmark *8* (1956) 23

389. Wöhler, F., Otte, W., Jung, H.: Die Bindung des 2-Sulfanilamido-5-methoxypyrimidins an Eiweiß und seine Spiegel in Serum, Geweben, Liquor und Galle. Arzneimittelforsch. *15* (1961) 736

390. Wohlgemuth, B., Herrmann, W., Vogel, K.: Zur Klinik und Morphologie der Gallenblasentuberkulose. Zbl. Chir. *85* (1960) 2327

391. Wolf, H., Berer, W.: Der Magnesiumverlust nach Choledochotomie mit Kehr scher T-Drainage. Zbl. Chir. *91* (1966) 209

392. Wolpers, C.: Spontanauflösung von Gallenblasensteinen. Dtsch. med. Wschr. *93* (1968) 2525

393. Womack, N. A.: The development of gallstones. Surg. Gynec. Obstetr. *133* (1971) 937

394. Wurnig, P.: Gallensteine im Säuglings- und Kindesalter. Wien. klin. Wschr. *80* (1968) 726

395. Yaquin, H. U., Hadfield, G. J.: Cholecystitis and Cholelithiasis. Internat. Surg. *54* (1970) 161

396. Zaslow, J.: Antibiotics in diseases of the biliary tract. J. Amer. med. Ass. *152* (1953) 1683

397. Zehender, K., Goetsch, E.: Die Diagnostik des Zystikusstumpf-Syndroms. Med. Welt *22* (1971) 923

398. Zöckler, Ch. E., Dröge, H., Friedel, R.: Cholerese und Leberdurchblutung. Z. Gastroenterol. *4* (1966) 204

399. Zschoch, H.: Die Häufigkeit von Gallensteinen und ihre Kombination mit anderen Befunden. Dtsch. Z. Verdau. u. Stoffwechselkr. *24* (1965) 145

400. Zschoch, H.: Beziehungen zwischen Cholesteatose und Entzündung der Gallenblase. Zbl. Chir. *93* (1968) 1761

Monographien

1. Bergerhof, H.D.: Praktische Chirurgie des Gallensteinleidens. Barth, München, 1970
2. Boecker, W. (Hrsgb.): Gallenblase und Gallenwege. Thieme, Stuttgart, 1963
3. Braun, H.: Heilpflanzenlexikon für Ärzte und Apotheker. Fischer, Stuttgart, 1968
4. Brücke, H.: Die Eingriffe am Gallensystem. Maudrich, Wien, 1956
5. Caroli, J.: Les dyskinésies biliaires. Masson, Paris, 1949
6. Caroli, J.: Maladies des voies biliaires. Maladie du foie. Flammarion, Paris, 1952
7. Cossel, L.: Die menschliche Leber im Elektronenmikroskop. Fischer, Jena, 1964
8. Franke, H.: Pathogenese, Klinik und Therapie der Cholangitis. Enke, Stuttgart, 1955
9. Grosse, H.: Das Problem der Stippchengallenblase. Thieme, Stuttgart, 1961
10. Grosse, H.: Die Cholelithiasis. Fischer, Jena, 1966
11. Hess, W.: Operative Cholangiographie. Thieme, Stuttgart, 1955
12. Hess, W.: Die Erkrankungen der Gallenwege und des Pankreas. Thieme, Stuttgart, 1961
13. Hloucal, L.: Die Erkrankungen der Gallenblase und Gallenwege. Haug, Heidelberg, 1970
14. Köhn, K.: Der primäre Leberkrebs. Springer, Heidelberg, 1955
15. Körte, W.: Die Erkrankungen der Gallenwege. Steinkopf, Dresden, 1928
16. Kourias, B., Stucke, K.: Atlas der per- und postoperativen Cholangiographie. Thieme, Stuttgart, 1967
17. Markoff, N., Kaiser, E.: Krankheiten der Leber und der Gallenwege in der Praxis. Thieme, Stuttgart, 1962
18. Mirizzi, P.L.: Lithiase de la voie biliaire principale. Masson, Paris, 1957
19. Pavel, J.: Die Gallenblase und die ableitenden Gallenwege. Fischer, Jena, 1962
20. Rathke, L.: Die Nachoperationen am Gallensystem. Enke, Stuttgart, 1959
21. Schöndube, W.: Die Erkrankungen der Gallenwege. Enke, Stuttgart, 1956
22. Tzamalukas, G.: Die Erkrankungen des Gallensystems und seiner Nachbarorgane. Steinkopf, Dresden, 1968
23. Weiss, R.: Lehrbuch der Phytotherapie. Hippokrates, Stuttgart, 2. Auflage 1960
24. Wildegans, H.: Die operative Gallengangsendoskopie. Urban & Schwarzenberg, München, 1960
25. With, T.K.: Biologie der Gallenfarbstoffe. Thieme, Stuttgart, 1960

Sachregister

Adenomyomatose 99, 189
—, Formen 190
Adhaesionen, pericholecystitische 188, 193, 203
—, postoperative 188
Aerocolie 41, 65
Aether-Chloroform-Spülung 149, 300
Albuminocholie 50, 232
Alkalische Phosphatase 57
Alkohol 106
Amoebiasis 141
—, Absceß 236
Amphiate 27
—, amphipatische 32
—, amphiphile 32
Amphocholerese 124
Amylase 56, 60
Amylnitrit 45, 184
Anamnese 36
Anomalien 98
Antibiotica 125, 135
—, Dosierung 132
—, Gallengängigkeit 130
—, Kombination 128
—, Nebenwirkungen 130
—, Pharmakokinetik 128
—, prae- bzw. postoperativ 151
—, Therapie-Versager 134
Antiparasitologica 139
Ascaris lumbricoides 47, 79, 139, 222
Aschoff-Rokitanski-Sinus 10, 189
Atropin-Amylnitrit-Test 77

Bakterien 221
Bakteriocholie 204, 220
Balneotherapie 145
Begleit-Cholangitis 216, 230
biliodigestive Anastomose 162
— Fistel 79, 100, 168, 270, 279, 303
biliorenales Syndrom 169
Bilirubin 23, 55
—, direktes 24, 55
—, indirektes 24
—, Kalkschollen 48
—, primäres 24

—, sekundäres 24
Biliverdin 23
Blindschlingen-Syndrom 29
Blutsenkungsgeschwindigkeit 51
Boas'sche Druckpunkte 40, 201
Bohnenkaffee 106
—, Inhaltsstoffe 107
—, Kohlensäure-Verfahren 107
—, Lendrich-Verfahren 107
Bromsulfophthalein 61
—, Erscheinungszeit 49, 60, 184
—, Nebenwirkungen 62
—, Probe 61, 63

Cecekin 20, 21, 71
—, Test 78
Chenodesoxycholsäure 26, 27, 150
Chiray'scher Handgriff 40, 42, 203
Cholagoga 118
Cholagogie 19
Cholangiographie
—, duodenoskopische 81
—, intraoperative 85, 159, 173, 295, 299
—, postoperative 89, 165, 300
—, transhepatische 82, 83, 84, 85, 271
—, —, laparoskopische 85
—, —, perkutane 83
—, —, transparietale 82
Cholangiohepatitis 225, 239
Cholangiopneumopathie 79, 164, 268, 269
Cholangitis 49, 205, 216, 266
— acuta 225
— chronica 228
—, chronisch-obliterierende 230
—, chronisch-rezidivierende 230
—, extrahepatale 224
—, intrahepatale 224
—, Komplikationen 235
—, Leberabsceß 235
— lenta 234
—, primär-chronisch-destruierende 228
—, primär-sklerosierende 228
— senilis 229
—, septische 234
—, Therapie 238